Die Arthrosis deformans des Kniegelenkes

Ätiologie · Pathogenese · Klinik · Begutachtung

Walter Mohing

Mit einem Geleitwort von K. Idelberger

Mit 188 Abbildungen

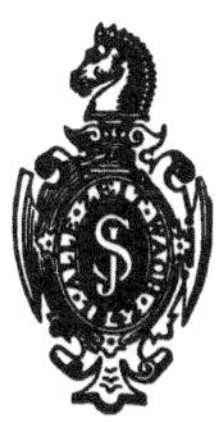

Springer-Verlag · Berlin · Heidelberg · New York · 1966

Aus der Orthopädischen Klinik der Medizinischen Akademie Düsseldorf
(Direktor: Prof. Dr. K. Idelberger)

*Privatdozent Dr. Walter Mohing, Leiter der Orthopädischen Abteilung
der Chirurgischen Klinik der Universität Erlangen – Nürnberg*

ISBN-13: 978-3-642-48467-4   e-ISBN-13: 978-3-642-86211-3
DOI: 10.1007/978-3-642-86211-3

Titel-Nr. 1316

Geleitwort

Als ich vor etwa 7 Jahren meinem damaligen Oberarzt, Herrn Dr. Mohing
für seine Habilitationsarbeit das Thema „Die Arthrosis deformans des Kniegelenkes“ vorschlug, bewegten mich 2 Fragen: 1. Spielen am Kniegelenk präarthrotische Veränderungen eine ähnlich große Rolle wie am Hüftgelenk? und 2. Wird
die Bedeutung statisch-mechanischer Ursachen für die Arthroseentstehung im
Kniegelenk nicht überschätzt? Beide Fragen hängen eng zusammen.

Betrachtet man die Häufigkeit und Schwere der Arthrose an den verschiedenen
Artikulationen, so rangieren die Gelenke der unteren Extremitäten bei weitem
vor denen der oberen. Aber nicht die Sprunggelenke, die die größte Last zu tragen
haben, stehen an erster Stelle, sondern die Kniegelenke. Und nach ihnen kommen
zunächst noch die Hüftgelenke. Für den Vorrang des Hüftgelenkes gibt es eine
plausible Erklärung: die relative Häufigkeit präarthrotischer Krankheiten wie
Epiphysenwanderung, M. Perthes, Hüftluxation. Am Kniegelenk sind jedoch
derartige zur Inkongruenz führende präarthrotische Formänderungen (Osteochondrosis dissecans, Tibia vara (Blount) erheblich seltener. So wurden hier, auf der
Suche nach faßbaren exogenen Schäden, statisch-mechanische Ursachen in den
Vordergrund gerückt, z. B. X- oder O-Beine, überhöhtes Körpergewicht.

Die gründlichen und an einem genügend großen Material durchgeführten
Untersuchungen Mohings zeigen, daß hier zwar Zusammenhänge bestehen, daß
sie jedoch keineswegs so gradlinig sind, wie man auf Grund theoretischer Erwä-
gungen erwartet hatte. Nicht nur daß beim X- und O-Bein vielfach die Schwere
der Kniegelenksarthrose in keinem Verhältnis zur Schwere der Valgus- oder
Varusdeviation steht, beginnt, namentlich beim X-Bein, die Arthrose auch durch-
aus nicht immer auf der stärker belasteten Seite. Beim Übergewichtigen setzt die
Arthrose nicht früher ein als beim Normalgewichtigen. Ähnliches gilt für den
Beinamputierten. „Eine Überlastungsarthrose schlechthin gibt es nicht“, schließt
Mohing aus seinen Befunden.

An dieser Stelle ist freilich eine Einschränkung notwendig: Der alte Satz, daß
die Arthrose auf einem Mißverhältnis zwischen Belastung und Belastbarkeit des
Gelenkknorpels beruht, ist damit nicht außer Kurs gesetzt; nur ist die Belastbarkeit offenbar meist weit größer als man lange Zeit glaubte. Der Gedanke, daß
Knorpel nicht gleich Knorpel ist, setzt sich nur recht zögernd durch. In bezug auf
die angeborene Dysplasie des Hüftgelenkes habe ich früher einmal zwischen einer
quantitativen (formalen) und einer qualitativen Dysplasie unterschieden. Die
Neigung dysplastischer Hüftgelenke zur vorzeitigen Abnutzung ist Folge der
angeborenen qualitativen Minderwertigkeit des Gelenkknorpels. Sie ist zwar in
der Regel mit formalen Veränderungen verbunden, kann aber auch allein auftreten. Wie wichtig die Gewebsqualität ist, hat die histologische Untersuchung
exstirpierter Kniegelenksmenisci bewiesen. Es ist indes nicht einzusehen, warum
die Menisci von besserer oder schlechterer Beschaffenheit sein sollen als der benachbarte, vom gleichen Muttergewebe abstammende Gelenkknorpel. So zeigen denn
auch Menschen mit einer unbehandelten Meniscusverletzung häufig eine auffallend
früh einsetzende Arthrose, die zur Annahme „konstitutioneller Mitursachen“

(MOHING) zwingen. Auch bei der Arthrose der Fettleibigen und Beinamputierten sind Zweitfaktoren (Alter, Osteoporose, X- oder O-Beine) als wesentlich, wenngleich in ihrer Bedeutung oft schwer abschätzbare Einflüsse mitbestimmend.

Ein besonderes Kapitel bildet die sogenannte Arthrosis ovaripriva. MOHING hat an einer Serie jüngerer kastrierter Frauen erkannt, daß die Ausschaltung der Ovarialfunktion nicht zwangsläufig mit einer Arthrose einhergeht. Die Arthrose nach der Menopause hat noch andere Ursachen (Übergewicht, schlechte Gelenkführung durch erschlaffte Muskeln und Bänder, statische Fehler, Osteoporose), deren Einfluß leicht übersehen wird. Das soll freilich nicht heißen, daß hormonelle Ursachen unbeteiligt sind. Die Tierversuche von Ruth und Martin SILBERBERG haben das Gegenteil bewiesen. Neben Einflüssen der Geschlechtsdrüsen sind solche der Hypophyse sowie der Schilddrüse und Nebennieren wahrscheinlich. Das Ehepaar SILBERBERG hat aber zugleich auch festgestellt, wie bedeutungsvoll genetische Ursachen für die Arthroseentstehung sind. Mit Recht weist MOHING auf die vielfach unterschätzte Rolle der Funktion hin. Lange Ruhigstellung der Gelenke fördert die Arthrose, namentlich bei Immobilisation im Kindesalter. In ähnlicher Weise wirken Durchblutungsstörungen (Sudecksyndrom, Frakturfolgen) und Infektionen, selbst wenn sie den Knorpel nicht direkt schädigen.

Von besonderem Interesse erscheinen mir die Ausführungen MOHINGs über die Chondropathia patellae, die er als „juvenile subpatellare Arthrose" auffaßt. Gerade bei diesem Krankheitsbild ist die Bedeutung der Knorpelqualität offensichtlich. Die subpatellare Arthrose geht schließlich in eine Panarthrose des Kniegelenkes über. —

MOHING hat in seinen umfangreichen Untersuchungen, denen in erster Linie das Material unserer gemeinsamen früheren Wirkungsstätte, der Gießener Orthopädischen Universitätsklinik zugrundeliegt, gezeigt, daß der präarthrotische Gelenkschaden am Kniegelenk anders gefaßt werden muß als am Hüftgelenk. Dort sind es hauptsächlich Formveränderungen des Schenkelkopfes, die durch Inkongruenz das arthrotische Geschehen einleiten. Nach FRANCILLON entwickeln sich nahezu 70 % aller Coxarthrosen nach kindlichen und jugendlichen Deformierungen des Hüftgelenkes. Ähnliches gibt es auch am Kniegelenk, aber der Großteil der Kniearthrosen hat weniger an der Oberfläche liegende Ursachen. Die weit verbreitete Meinung, daß die Rolle der „präarthrotischen Deformierung" (HACKENBROCH), die für das Hüftgelenk von so überragender Bedeutung ist, am Kniegelenk von dysstatischen Faktoren übernommen wird, hat MOHING in seiner Arbeit widerlegen können. Am Kniegelenk wird die ganze Problematik der Arthrose-Krankheit offenbar und der Abstand sichtbar, der uns noch von einem wirklichen Wissen trennt. Dies deutlich gemacht zu haben, gehört mit zu den Verdiensten des Autors.

Düsseldorf, im Juli 1964   Prof. Dr. K. IDELBERGER

Vorwort

Das Problem der Arthrosis deformans ist aus verschiedenen Gründen eines der
wichtigsten in der Orthopädie. Der Anteil älterer Menschen an der Gesamtbevölkerung nimmt ständig zu und damit auch die Zahl der Gelenkleidenden. Die sich
häufenden Verkehrs- und Sportunfälle haben oft Gelenkdeformitäten zur Folge.
Andererseits ist unverkennbar, wie sich die Arthroseforschung auf andere Ge-
biete ausgeweitet und besonders die physiologische Chemie und Elektronenmikroskopie einbezogen hat. Es ist daher einleuchtend, daß das wichtige Gebiet der
Arthrosis deformans heute kaum noch erfolgversprechend und umfassend von
einem allein bearbeitet werden kann. Die klinische Forschung hat durch HACKEN-
BROCH erheblichen Aufschwung genommen. Der von ihm für das Hüftgelenk entwickelte Begriff „praearthrotische Deformität" gehört inzwischen fest zum Sprach-
gebrauch der Orthopädie. Da die Arthrosis deformans des Kniegelenkes noch
häufiger ist als die des Hüftgelenkes, lag es nahe zu untersuchen, ob sich die
Hackenbrochschen Vorstellungen auf das Kniegelenk übertragen lassen. Es war
also zu prüfen, ob die meisten Kniegelenkarthrosen auf bereits vor Entstehung
der Arthrosis deformans vorliegenden Veränderungen (praearthrotische Deformitäten) beruhen.

Unsere Arbeit befaßt sich mit der klinischen und röntgenologischen Seite der
Kniegelenksarthrose. Ihr liegt eine Zahl von etwa 2000 Krankheitsfällen zugrunde.
Von einem Teil der Patienten wurden, soweit es die Fragestellung erlaubte, Frage-
bögen ausgewertet, ein anderer, aus casuistischen Gründen wichtiger, wurde zu
Hause aufgesucht.

Diese 2000 Kniegelenksarthrosen haben wir nach einem bestimmten System
in primäre und sekundäre Arthrosen geordnet. Trotz der Bedenken, die gegen
eine derartige Einteilung erhoben werden, halten wir gerade sie wegen der Suche
nach praearthrotischen Deformitäten für geboten.

Uns interessierte besonders der Einfluß statisch-mechanischer Faktoren auf
Entstehung, Verlauf und Lokalisation der Arthrosis deformans. Diese Frage ist
umso wichtiger, als sich die Stimmen derer mehren, welche die mechanischen Gesichtspunkte nicht überschätzt haben möchten. Weiter lag uns daran zu ermitteln,
welche Bedeutung die enchondralen Dysostosen und juvenilen Osteochondrosen
für die Entstehung der Arthrosis deformans des Kniegelenkes haben. Schließlich
gingen wir der Frage nach, wie die Behandlungsmethoden einzelner Krankheiten
und Verletzungen die Ergebnisse im Hinblick auf die Arthrosis deformans beeinflussen. In unsere Untersuchungen schlossen wir auch die Folgezustände von
Stoffwechselstörungen ein. Wir dachten hier besonders an calcipenische Osteopathien und an die „Arthropathia ovaripriva".

Einigen Kliniks- und Institutsdirektoren ist der Verfasser zu großem Dank
verpflichtet, seinen klinischen Lehrern, Herrn Prof. Dr. Dr. h. c. PITZEN, vor allem
aber seinem letzten langjährigen Chef, Herrn Prof. Dr. K. IDELBERGER, für die
vielen Anregungen, die er in zahlreichen Unterredungen und Diskussionen immer
wieder gab. Sein derzeitiger Chef, Herr Prof. Dr. G. HEGEMANN, Direktor der
Chirurgischen Klinik der Universität Erlangen-Nürnberg hat sich kritisch mit dem

Manuskript befaßt. Gerade derjenige, der als Kliniker und Vertreter eines Fachgebietes, zu dem es zahlreiche Berührungspunkte gibt, die Probleme unbefangen betrachten kann, vermag viele Anregungen zu geben.

Die Untersuchungen wurden zum größten Teil noch an der orthopädischen Universitäts-Klinik in Gießen durchgeführt. Der jetzige Direktor der Klinik, Herr Prof. Dr. H. Rettig, gestattete die ungestörte Auswertung der vielen Kliniksunterlagen ohne Zeitdruck. Herr Prof. Dr. W. Rotter, der damalige Direktor des pathologischen Institutes der Justus-Liebig-Universität in Gießen ermöglichte die ergänzenden Untersuchungen an Leichenknien. Er und seine Mitarbeiter haben den Verfasser tatkräftig unterstützt. Eine Menge Anregungen gab auch Herr Prof. Schallock, einer der besten Kenner der Materie, im persönlichen Gespräch und durch seine zahlreichen Arbeiten.

Die Untersuchungen hätten nicht ohne die materielle Unterstützung der deutschen Forschungsgemeinschaft durchgeführt werden können.

Danken muß der Verfasser ferner all denen, die ihn durch Überlassung von Unterlagen, Mitteilung von Befunden, Zuweisung von interessanten Krankheitsfällen und Durchführung von Röntgenaufnahmen in auswärtigen Krankenhäusern unterstützt haben, nicht zuletzt aber auch den Fotoabteilungen der orthopädischen Klinik in Gießen sowie der hiesigen chirurgischen Universitäts-Klinik und seinem Mitarbeiter Herrn Dr. Richter für die wertvolle Unterstützung. Dem Springer-Verlag sei für die gute Ausstattung und das verständnisvolle Eingehen auf viele Wünsche gedankt.

Wir schrieben einleitend, daß die Arthroseforschung heute eigentlich kaum noch von einem allein oder von nur einer Fachdisziplin erfolgversprechend und umfassend durchgeführt werden kann. Wenn wir zu weiterem Zusammenwirken der verschiedenen Fachrichtungen anregen könnten und sich eine echte Zusammenarbeit entwickeln würde, wäre allein damit sicherlich ein wesentlicher Fortschritt erzielt.

Inhaltsverzeichnis

Allgemeiner Teil

Vorbemerkungen zur Anatomie und Mechanik des Kniegelenkes

Das Kniegelenk gilt allgemein als Scharniergelenk, jedoch sind die gelenkmechanischen Verhältnisse durch die Schlußrotation tatsächlich viel komplizierter. MEYER sagte 1873:

> „Das menschliche Kniegelenk ist eine ziemlich komplizierte Bildung, welche im Ganzen zwar als Ginglymus aufgefaßt werden kann, dabei aber so wesentliche Modifikationen und Eigentümlichkeiten zeigt, daß das einfache System des Ginglymus bei der genaueren Untersuchung dieses Gelenkes gar keine Anwendung finden kann."

In der Gelenkverbindung zwischen Tibia und Femur wird das Kniegelenk gebeugt und gestreckt. Volle Streckung ist aber nur bei gleichzeitiger Außendrehung der Tibia oder im Stand, bei Auswärtsrollung des Femur möglich. Die Schlußrotation beträgt ungefähr 5°. Diese Zwangskreiselung (BENNINGHOFF) findet sich übrigens bei allen Gelenken mit mindestens zwei Bewegungsgraden. KNESE bezeichnet das Bewegungsprinzip des Kniegelenkes als Bewegung um freie Drehachsen. MEYER beschrieb noch 1873 die Bewegungen des Kniegelenkes als Rollen und Schleifen der Gelenkteile, als

> „Bewegung eines Rades, welches eine schlüpfrige Anhöhe hinaufrollen soll, einen Teil der durch das Rollen gewonnenen Bewegung aber durch Ausgleiten wieder verliert."

Nach KNESE trifft dieser Vergleich besonders auf Gelenke mit kongruenten Gelenkflächen zu. Die Form von Gelenkknorren und Gelenkpfanne bestimmt die Bewegungen der Gelenkkörper. Beim Kniegelenk werden die Verhältnisse allein schon durch die unterschiedliche Form der Condylen sehr kompliziert, die sich wahrscheinlich auch auf die Bewegungen des Kniegelenkes auswirkt. Für die *Zwangsrotation* hat man noch keine einheitliche Erklärung gefunden. KNESE führt sie auf die unterschiedliche Form der Condylen zurück; sie wurde aber auch mit dem Bandapparat des Kniegelenkes in Verbindung gebracht. Tatsächlich spiegelt sich die Schlußrotation auch in der Anlage der Kreuzbänder, in der Verdrehung kurz vor ihrem Ansatz an den Condylen wider. Sie fängt alle Bewegungen auf, die zur Trennung der Gelenkflächen voneinander führen können. Die Reißfestigkeit der Kreuzbänder wurde mit 1330 kg berechnet; sie läßt sich nur so erklären, daß in den verschiedenen Stellungen immer andere Anteile beansprucht werden.

Der *Formenreichtum* der Gelenkkörper ist beachtlich. Auch ihre Proportionen sind starken Schwankungen unterworfen (GLESER und TROTTER) (s. auch Abb. 1 und 2). KNESE glaubt, bereits die ungleichen Proportionen brächten Unterschiede in der Bewegungsform von Mann und Frau mit sich, von größerer Bedeutung sei aber die Gestalt der Gelenkkörper. Ob die Verschiedenartigkeit der Gelenkanteile bei der individuellen Bewegungsweise mitspricht, wurde, sicherlich weil die Methodik Schwierigkeiten bereitete, bisher nicht geklärt (es kommt dabei auf die Dezimale an) (RIED). An der Individualität der Bewegungsform selbst ist aber nicht zu zweifeln. An bestimmten Beispielen dargestellt, wurde sie einmal „Anekdotik des Kniegelenkes" genannt. Damit beginnt jedoch eine Sexual-Konstitutions- und Individualanatomie (KNESE).

Es lag nahe, die unterschiedliche Bewegungsform mit anatomischen Gegebenheiten zu erklären. Besonders dachte man an die wechselnde Gestalt der Gelenkkörper (KNESE). Wie groß die Variationsbreite der Gelenkkörper ist, hat SCHAL-
LOCK in groß angelegten Messungen festgestellt; auch unsere autoptischen und
röntgenologischen Untersuchungen haben das gezeigt. Wir sind uns dabei aber

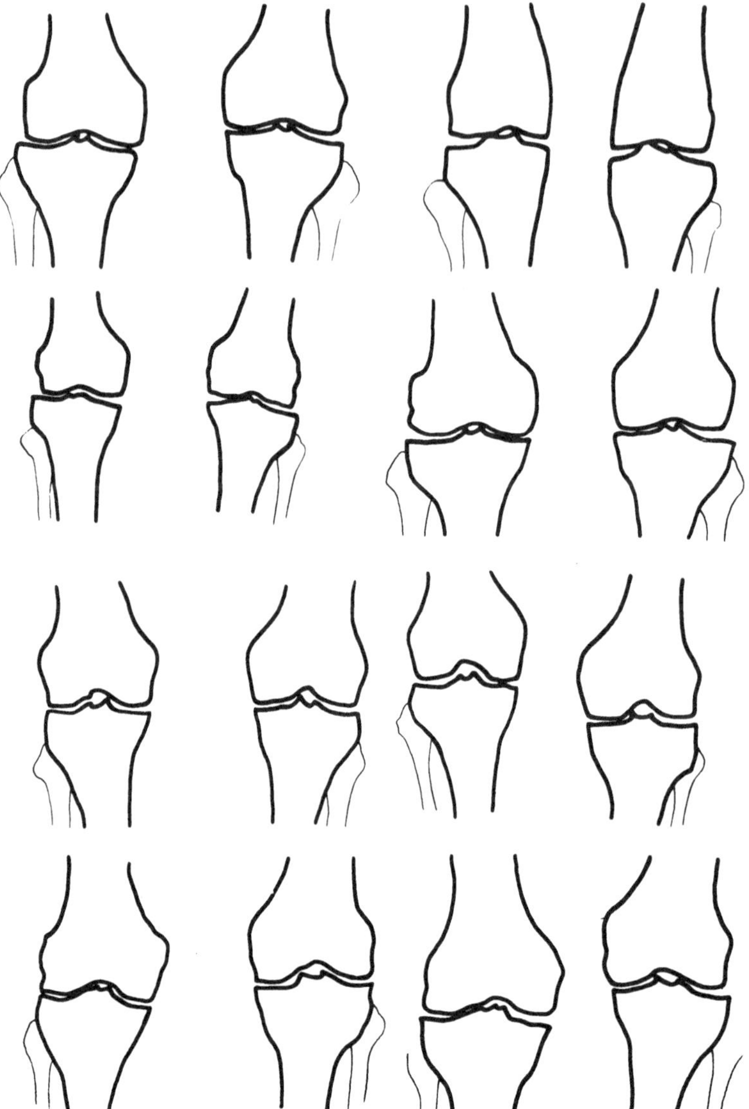

Abb. 1. Schematische Darstellung verschiedener Condylenformen ausschließlich nach Kniegelenken männlicher
Patienten, unausgelesen

auch durchaus der Fehlerquellen bewußt, die in der Auswertung von Röntgenbildern liegen können. SCHALLOCK gewann seine Meßergebnisse an der Leiche. An
etwa 2000 Kniegelenken maß er das Verhältnis der Gleitbahn zu den Condylen sowie das der Länge zur Breite der Condylen. Im Verhältnis von Gleitbahn zu Condylen ergaben sich, vor allem zwischen rechts und links, erhebliche Unterschiede

(15—27 mm). Auch die Breitenmaße wiesen Schwankungen von 1—4 mm
zwischen rechts und links, maximal von 6—10 mm auf. An den Condylen zeigte
sich, daß der mediale Knorren sowohl breiter als auch schmaler sein kann als der
laterale. So war bei 55—60% der Männer der mediale breiter als der laterale, bei
den Frauen jedoch nur in Ausnahmefällen. Die Breitendifferenz betrug bei den

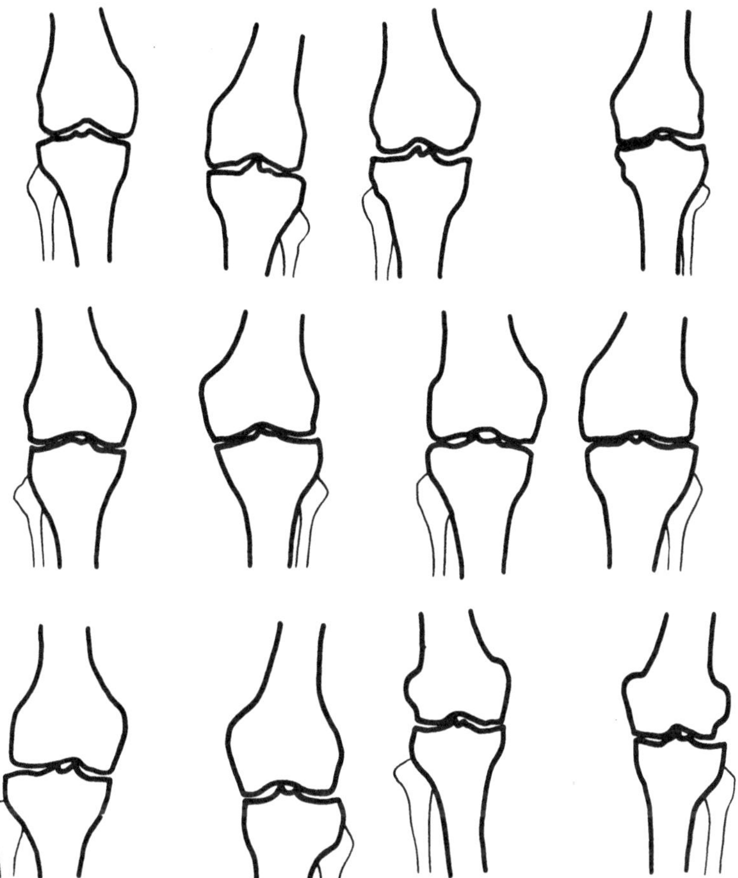

Abb. 2. Schematische Darstellung verschiedener Condylenformen ausschließlich nach Kniegelenken weiblicher
Patienten, unausgelesen

lateralen Condylen bis zu 20 mm. Der mediale Condylus war bis zu 15 mm breiter
als der laterale. Zwischen den Körpermaßen und den einzelnen Maßen der Gelenkkörper des Kniegelenkes bestehen keine Beziehungen. Wiederholt war festzustellen, daß große und kräftige Männer relativ kleine Gelenkkörper hatten. Lediglich Einzelfälle ließen gewisse Relationen erkennen. So lag die Gesamtbreite der
Condylen bei den Frauen etwas unter der der Männer; Pykniker wiesen bisweilen
breitere Condylen auf als athletische Männer, während die Breite bei Leptosomen
schwankte.

  Auch am Schienbeinkopf zeigte sich der Formenreichtum der Gelenkkörper,
wenn auch weniger eindrucksvoll. Hier bestehen Unterschiede hinsichtlich Breite
und sagittalem Durchmesser, doch scheint es keine Gesetzmäßigkeit zu geben.
Sowohl nach SCHALLOCKS als auch nach unseren eigenen Beobachtungen betragen
die Schwankungen bis zu 2,5 mm. Bei den Frauen ist die Einsenkung der medialen

1*

Grube des Schienbeinkopfes stärker. Sie soll im Alter zunehmen. Eine Erklärung dafür hat man bislang nicht gefunden.

Die Unterschiede in der Form der Femurcondylen zeigen sich zwar auch im Röntgenbild, werden jedoch noch eindrucksvoller durch die von SCHALLOCK entwickelte Technik der Gipsmoulagen dargestellt (Abb. 3).

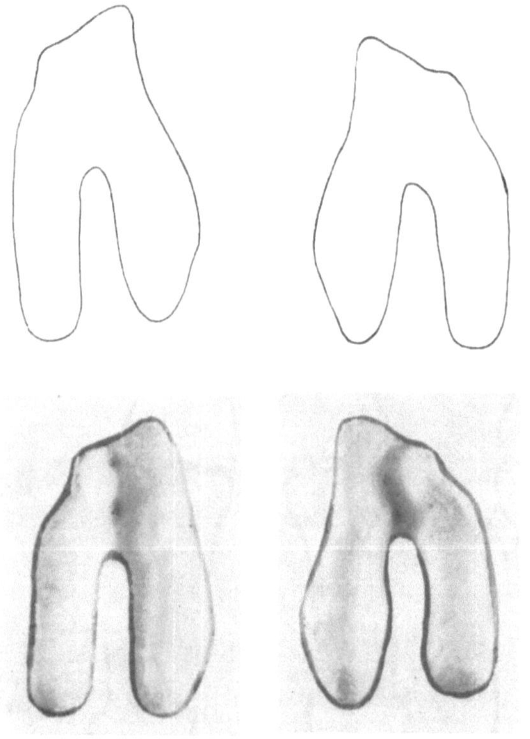

Ob den Verschiedenartigkeiten der Femurrolle für die Entstehung der Arthrosis deformans Bedeutung zukommt, ist zwar schon untersucht, aber nach unserem Dafürhalten nicht eindeutig geklärt worden, zumal auch noch nicht alle mit der Form der Condylen zusammenhängenden Fragen restlos beantwortet sind. Die rollenförmigen Gebilde (FICK) stehen nicht genau parallel, sondern divergieren leicht nach hinten und sind gleichzeitig etwas abwärts geneigt. Welche Bedeutung der Krümmung der Oberschenkelknorren zukommt, weiß man ebenfalls noch nicht bestimmt. Die Brüder WEBER, R. FICK, BUGNION und IMBERT sahen in ihr eine geometrische Spirale, deren einzelne Teile einen unterschiedlichen Krümmungsradius haben, an den vorderen Teilen einen größeren als an den hinteren.

Abb. 3. Gipsmoulagen von Oberschenkelcondylen (Technik nach SCHALLOCK)

Von vorn nach hinten nimmt die Krümmung allmählich zu. LANGER geht noch weiter; er erblickt in der Krümmung der Condylen eine logarythmische Spirale. ALBRECHT und ABY aber stellten etliche individuelle Abweichungen fest. R. MEYER, HYRTL, DOWGJALLO und SCHUBJE halten die Krümmungskurve für den Teil einer Ellipse oder eines Ellipsoids, nicht für eine Spirale, KNESE hingegen sah sowohl Spiralen als auch Ellipsen und Übergangsformen von beiden. GRUETER fand in den vergangenen Jahren bei 12% der ♀ und 13% der ♂ reine Ellipsenform; der mit der Tibia artikulierende Teil war bei allen 300 untersuchten Kniegelenken Teil einer Ellipse. Bestimmte Condylenformen, zu denen er durch Ellipsenkonstruktion kam, betrachtet er als praearthrotische Deformität. BIRCHER ließ Röntgenbilder aus Aarau, Kiel und Frankfurt vergleichen und fand an fast allen Anteilen des Kniegelenkes Differenzen im anatomischen Aufbau; er spricht deshalb von Aarauer, Frankfurter und Kieler Kniegelenken. So war in den Aarauer Kniegelenken die Fossa intercondylica wesentlich tiefer als in den Frankfurter und Kieler Kniegelenken. Unterschiedlich war auch die Stellung der Patella (die der Aarauer stand niedriger) und die Neigung des Schienbeinkopfes (bei den Frankfurter und Kieler Kniegelenken war sie stärker als bei den Aarauer). BIRCHERS Mitarbeiter berichten ferner von stärkerer Valgusstellung des Aarauer Kniegelenkes. BIRCHER selbst sieht in diesen Unterschiedlichkeiten nicht etwa individuelle Raritäten, sondern meint, es gebe auch anthropologische und ethnologische Besonderheiten, die vielleicht für die Pathologie nicht unwichtig seien. WEIDENBRÜCK

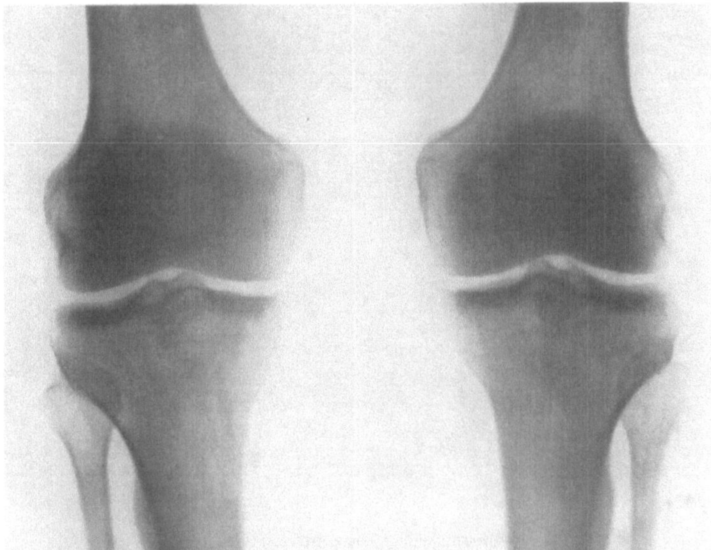

Abb. 4—6. Übersicht über Condylenform mit typischen Beispielen. *Flache Condylen.* Abb. 4. Gut gerundet

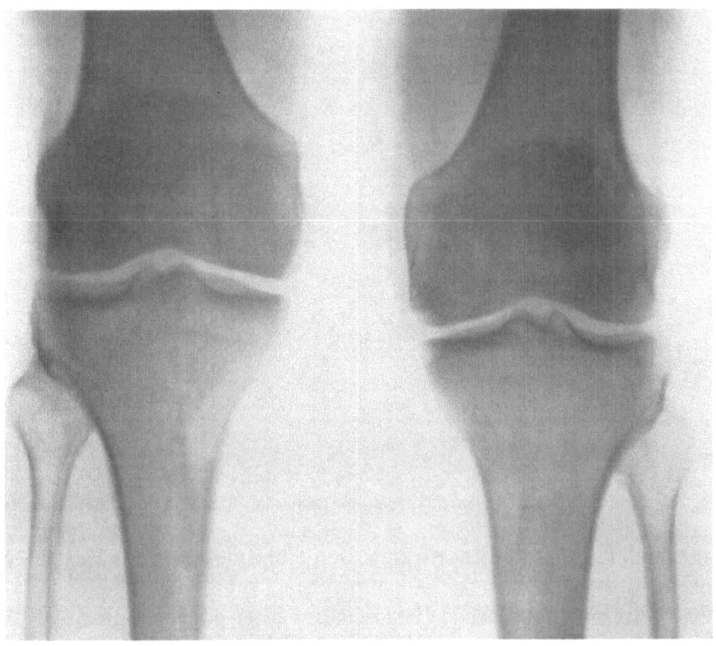

Abb. 5. Schlecht gerundet

trennt die runden Femurcondylen mit tiefer, von den breiteren mit flacher Fossa intercondylica.

Wir haben die Röntgenbilder von 2000 Kniegelenkspaaren auf Form und Aufbau untersucht. Die folgenden Ausführungen geben Aufschluß über unsere Unter-

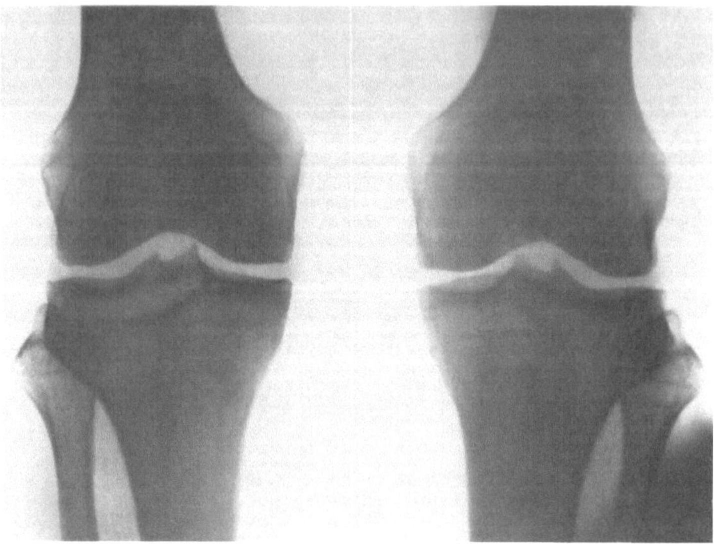

Abb. 6. Flache Form mit hoher Fossa intercondylica (tiefer Einschnitt)

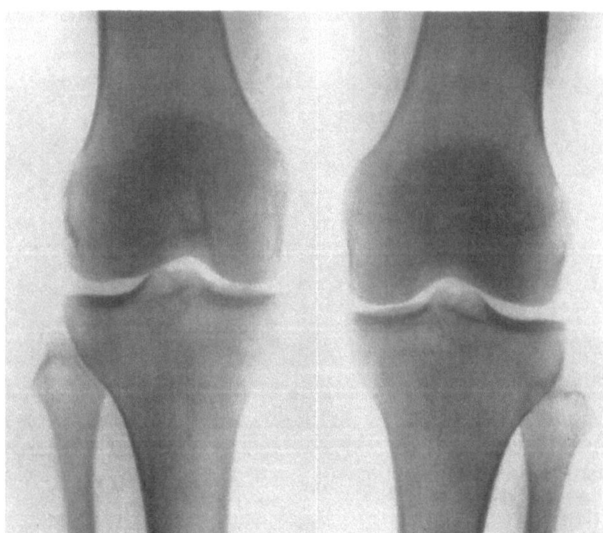

Abb. 7—9. Übersicht über Condylenform mit typischen Beispielen. Runde Formen. Abb. 7. Gut gerundet

suchungsmethoden, unsere Einordnung der Condylenformen und über die gewonnenen Ergebnisse.

Schon die rein informatorische Betrachtung einer großen Anzahl von Röntgenbildern zeigt — wie SCHALLOCK bereits an der Leiche feststellte — in welchem Maße die Form der Kniegelenkskörper variiert (Abb. 1 und 2). Die Übergänge sind nicht klar abgegrenzt (s. auch WEIDENBRÜCK). Wir haben uns deshalb darauf beschränkt, drei *Hauptgruppen* von Femurcondylen mit jeweils zwei *Untergruppen* zu differenzieren.

Die drei Hauptgruppen sind

1. flache Condylen,
2. runde Condylen,
3. Condylen mit hoher Fossa intercondylica (hohem Einschnitt).

Sie werden unterteilt in

1. a) gut gerundet
   b) schlecht gerundet
2. a) gut gerundet
   b) schlecht gerundet
3. a) flache Condylen mit hohem Einschnitt
   b) runde Condylen mit hohem Einschnitt.

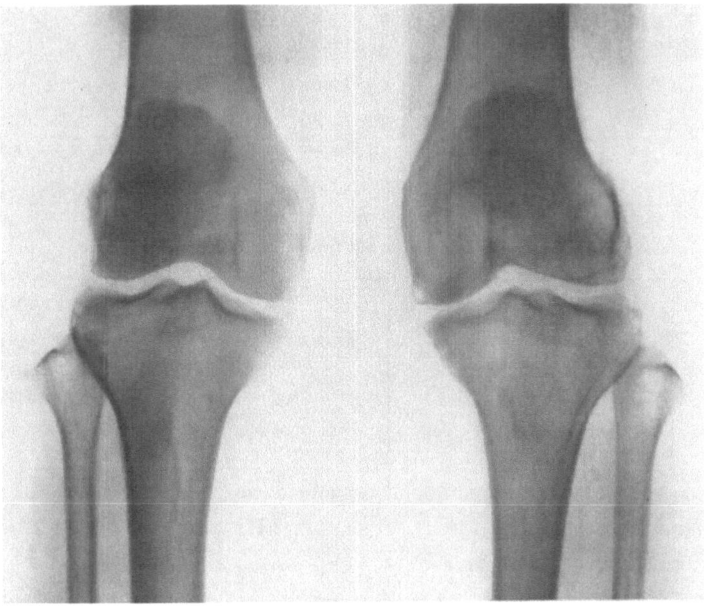

Abb. 8. Schlecht gerundet

Die Bezeichnung ,,gut gerundet" und ,,schlecht gerundet" erfordert noch eine kurze Erklärung, um so mehr, als unregelmäßige, polygonale Entrundung ein Zeichen fortgeschrittener Arthrosis deformans ist. Derartige schlecht gerundete Condylen finden sich bei Erwachsenen und Jugendlichen, ohne daß — von geringfügigen Ausziehungen der Eminentia intercondylica, des oberen und unteren Pols der Patellarückfläche und evtl. angedeuteten Zuspitzungen der Gelenkränder abgesehen — arthrotische Zeichen vorhanden waren. Worin der Unterschied zwischen diesen gut und schlecht gerundeten Condylen besteht, zeigen Abb. 4—9.

Flache und *runde* Condylen kamen etwa gleich häufig vor. Prozentual entfielen auf

Condylenform 1a+b 42,6 % (flache Formen),
Condylenform 2a+b 42,0 % (runde Formen),
Condylenform 3   15,4 % (Condylenform mit hohem Einschnitt,

Diese Einteilung gilt nur für die Gesamtzahl und berücksichtigt nicht das Geschlechtsverhältnis. Ein wesentlicher Unterschied ergibt sich bei der Aufteilung nach dem Geschlecht. Unter den *Frauen* überwogen mit 61,6% eindeutig die

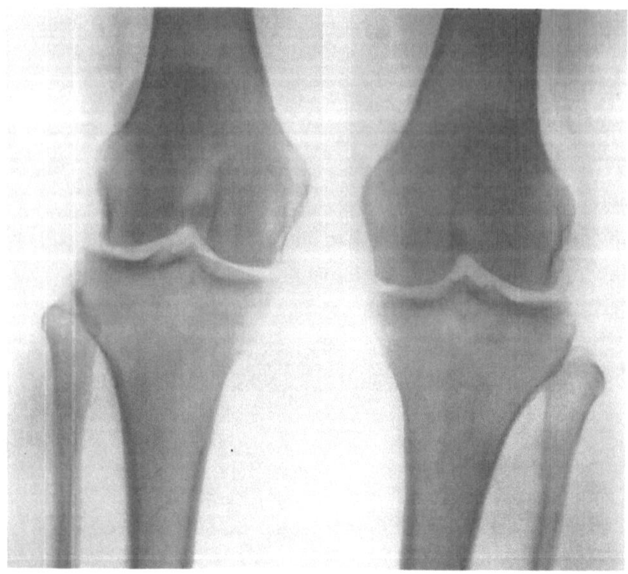

Abb. 9. Runde Condylen mit tiefer Fossa intercondylica

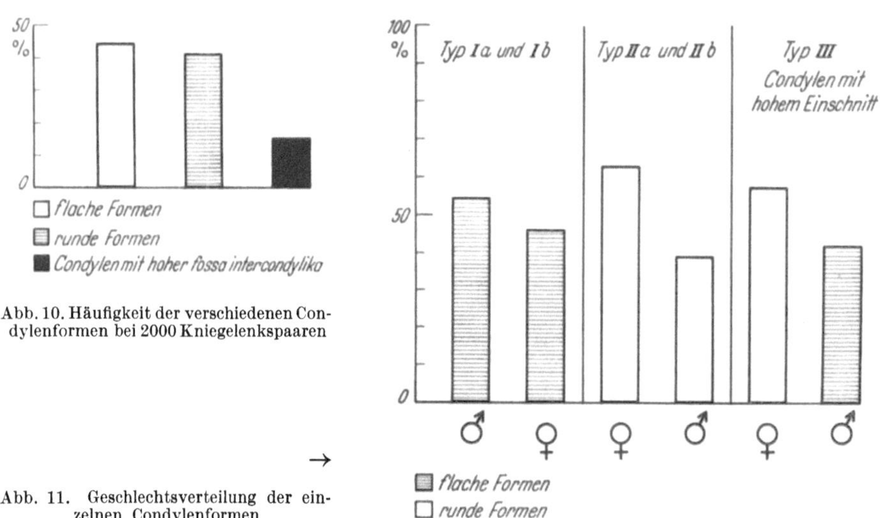

Abb. 10. Häufigkeit der verschiedenen Condylenformen bei 2000 Kniegelenkspaaren

Abb. 11. Geschlechtsverteilung der einzelnen Condylenformen

runden Formen. Bei den *flachen* Formen verschiebt sich das Bild mit 54% zugunsten der *Männer*.

Die 3. *Form*, die Condylen *mit tiefer Fossa intercondylica* ist relativ selten (s. o.). Unsere Feststellungen stimmen mit denen BIRCHERS und seiner Mitarbeiter überein. Unterteilt man diese Condylen wieder in flache und runde Formen, so zeigt sich auch hier, daß die runden Formen bei den Frauen (57,6%), die flachen bei den Männern (42,4%) häufiger sind (s. auch Abb. 11).

Die Differenzierung nach gut und schlecht gerundeten Condylen (Gruppe 1.
und 2. = 2000 Kniegelenkspaaren) ergibt folgende Werte:

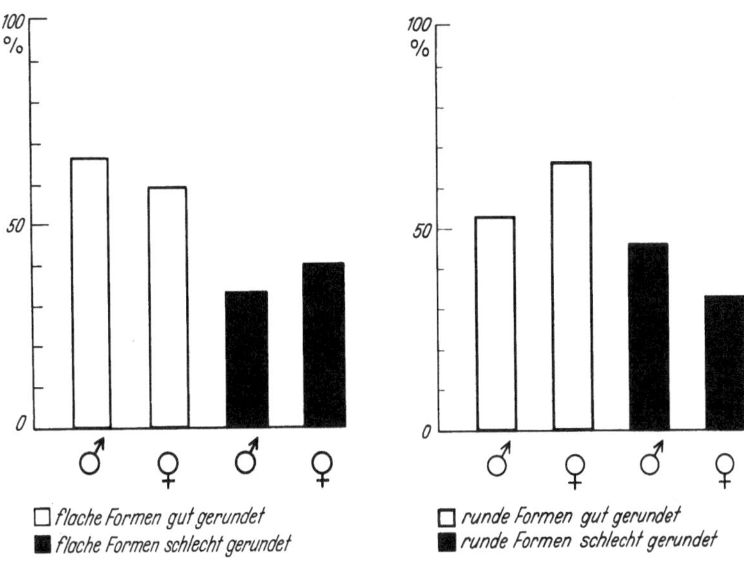

Abb. 12a und b. Differenzierung in gut und schlecht gerundete Condylen.
(Gruppe 1 und 2 = 2000 Kniegelenkspaare)

Es gibt also zweifellos bestimmte, geschlechtsspezifische Unterschiede im Aufbau der Gelenkkörper. Sie finden sich auch unter den selteneren Formen der
Femura mit tiefer Fossa intercondylica.

Gegen die Aufteilung in gut und schlecht gerundete Condylen wären natürliche
Einwände möglich — man könnte z.B. die Entrundung bereits als Folge der
Arthrose ansehen. Wie aber bereits hervorgehoben, kommt dieser als „nicht gut
gerundet" bezeichnete Typ der Gelenkkörper auch beim Jugendlichen vor, ohne
daß Anhaltspunkte für eine Arthrosis deformans bestehen. Im Alter ist er ebenfalls nicht selten. U. E. liegt diese Form der „schlecht gerundeten" Knorren innerhalb der großen Variationsbreite der Femurcondylen. Vielleicht meint auch
GRUETER diese Formen, deutet sie aber als praearthrotische Deformität. Ob das
in jedem Falle richtig ist, erscheint uns zweifelhaft.

GRUETER hat auf der Basis von Ausmessungen an Röntgenbildern arthrotisch
veränderter Kniegelenke insgesamt 11 Formvarianten als praearthrotische Deformitäten festgelegt. Diese Feststellung halten wir für nicht ganz unbedenklich.
Wie bereits mehrfach betont, ist der Formenreichtum des Kniegelenkes, besonders
aber der Femurcondylen beachtlich. Der Großteil der Schwankungen bleibt sicherlich innerhalb der physiologischen Variationsbreite. Sehr schwer ist es zudem, wie
ebenfalls wiederholt gesagt, aus Messungen am Kniegelenk bindende Schlußfolgerungen zu ziehen, da sich z.B. die fehlerhafte Torsion des distalen Femurendes
röntgenologisch gar nicht eindeutig verifizieren, geschweige denn exakt bestimmen
läßt (RÜTT). Das gleiche gilt aber auch für andere Messungen (Femur-Kniebasis-
winkel). Die ganze Problematik solcher Untersuchungsmethoden, vornehmlich im
Hinblick auf die Suche nach praearthrotischen Veränderungen, wird damit offenbar. Wir haben aber noch weitere Bedenken, jetzt schon eine größere Zahl praearthrotischer Deformitäten zu fixieren. GRUETERS Untersuchungen stützen sich
auf ein unausgesuchtes Kollektiv von 300 Röntgenaufnahmen arthrotisch ver-

änderter Kniegelenke. Die Ursache der Kniegelenksarthrosen war z.T. bekannt.
Die Feststellung „praearthrotischer Formfehler" besagt aber wenig, wenn man
ihn nicht in Beziehung setzt zu einer bestimmten Form oder Lokalisation der
Arthrosis deformans; das ist aber nicht geschehen. Aber selbst wenn die „praearthrotischen Deformitäten" unter diesem Aspekt betrachtet worden wären,
müßte man die Schlußfolgerungen doch noch als zu weitgehend bezeichnen, weil
die Beobachtungsreihen, auf die sie sich stützen, zu klein sind. Damit nehmen aber
die Fehlerquellen wesentlich zu. Wir möchten daher unsere Ansichten zu dem
Problem „Messungen am Kniegelenk" wie folgt zusammenfassen: Die bisherigen
Ergebnisse sind lediglich ein Anfang, der gemacht werden mußte. Bindende
Schlußfolgerungen kann man aber, von bereits bekannten Tatsachen abgesehen,
(z.B. Dysplasie des Femuropatellagelenkes) nicht ziehen. Alle Messungsergebnisse
werden überhaupt erst wertvoll, wenn sie sich auf im Stehen angefertigte Ganz-
aufnahmen stützen können und damit Statik und Mechanik des Kniegelenkes
unter dem Einfluß der Belastung berücksichtigen.

Begriffsbildung

Zu den heutigen Kenntnissen über die Arthrosis deformans (A. def.) haben um
1913 POMMER und seine Schule mit ihren Forschungen den Grund gelegt. Es war
jedoch bisher nicht möglich, die vielen mit der A. def. zusammenhängenden Probleme völlig zu klären. Die Schwierigkeiten beginnen bereits mit der *Begriffsbil-
dung.* R. VIRCHOW schlug vor, die A. def. unter Bezeichnung „Arthritis deformans"
von den rheumatischen Krankheiten abzugrenzen. F. VON MÜLLER rechnete sie
zu den funktionell degenerativen Aufbrauchserscheinungen und gab ihr den
Namen „Arthropathia deformans" (1913). Die Trennung hat HELLNER einmal
als Großtat bezeichnet, weil sie für den Kliniker praktisch sei und eine gewisse
Ordnung gebracht habe. Sie wurde durch die Entwicklung der Röntgentechnik
begünstigt und bahnte sich, wenn auch noch mit der Bezeichnung „Arthritis deformans" ebenfalls unter HAGLUND und LUDLOFF an. BURCKHARDT (auch er
spricht von der „Arthritis deformans") sieht in ihr

„eine Veränderung von Gelenken, die sich auszeichnet durch solche verunstaltenden,
regressiven Umbildungen, bei denen die traumatische Einwirkung der Gelenkbewegungen
auf das Gelenk selber sichtbarlich eine Rolle gespielt hat und durch solche verunstaltenden,
progressiven Umbildungen, die auf Grund ihrer morphologischen Beschaffenheit lediglich als
Produkt der von der Natur vorgebildeten Regenerationsmechanismen anzusehen sind, welche
in einem Gelenk mit erhaltener Beweglichkeit tätig sind".

BURCKHARDT hielt die Störung des Gleichgewichtes zwischen Beanspruchung
und Belastbarkeit des Gelenkknorpels für die Ursache der A. def.. F.J. LANG
unterschied Arthrosen und funktionsmechanische Arthropathien. Zu den Arthrosen zählte er außer den reinen alters- und degenerationsbedingten Knorpelveränderungen die Chondropathia patellae, zu den funktionsmechanischen Arthropathien, die A. def.. Er stellt sie zwischen die regressiven und entzündlichen Veränderungen, weil diese Einteilung in wichtigen Punkten die Ursachen der Krankheit berücksichtige. HELLNER stellte die degenerativen Gelenkschäden den posttraumatischen und den entzündlichen gegenüber. Er rechnete aber das Bluter-
gelenk sowie die Gelenkerkrankungen bei Stoffwechselleiden zu den degenerativen
Veränderungen; die hormonalen Störungen schloß er aus. Diese Einteilung war
für HACKENBROCH ein Zeichen der Schwierigkeiten, die einer strengen Systematik
entgegenstehen. SCHALLOCK nennt neuerdings die scharfe Trennung zwischen
Arthrose und Arthritis, ähnlich wie die Trennung der Nierenerkrankungen Nephrose
und Nephritis, unbefriedigend, weil es namentlich im Endstadium unmöglich ist,
zu entscheiden, ob und inwieweit Veränderungen primär entzündlich oder nicht

entzündlich sind. Die Schweizer Kommission zur Bekämpfung der Rheumaerkrankungen unterschied 1953 in ihrem Einteilungsschema ebenfalls zwischen entzündlichem und degenerativem Rheumatismus (WALTHARD). Heute versteht man unter A. def. ausschließlich die Veränderungen am Gelenkknorpel. Sie können sich nach allgemeiner Auffassung nur in beweglichen Gelenken entwickeln.

Ätiologie und Pathogenese der Arthrosis deformans

F.J. LANG hat empfohlen, um die Arthrosis deformans und ihre Entstehung besser verständlich zu machen, zwischen *funktioneller Ätiologie* und *funktioneller Pathogenese* zu unterscheiden.

Funktionelle Ätiologie

An Versuchen, die Ätiologie der Arthrosis deformans zu klären, hat es nicht gefehlt. Man kann die Vorfrage stellen, ob die A. def. überhaupt eine Krankheit oder aber nur Substrat physiologischer Gewebsermüdung bzw. Altersaufbrauchs ist. BURCKHARDT hält sie für physiologischen Verschleiß, HACKENBROCH hingegen für eine Krankheit. Ältere Autoren (WERNHER, 1836; VON ROKITANSKY, 1845 und VOLKMANN, 1865) nahmen Entzündungen in der spongiösen Substanz der Gelenkenden oder der Synovialmembranen als Ursache an. SCHÖMANN (1850) und WEICHSELBAUM (1871) sahen das Wesen der deformierenden Arthrose in „senilen Knorpelveränderungen im Greisenalter". HOFFA und vor allem WOLLENBERG beobachteten Arteriosklerosen und A. def. häufig gemeinsam, woraus WOLLENBERG auf eine gewisse Abhängigkeit schloß. Seine Theorie, die A. def. entstehe vasculär, wurde allerdings abgelehnt. Auch AXHAUSENS Auffassung, eine aseptische Knorpelnekrose leite die A. def. ein, setzte sich nicht durch. 1906 entwickelte H. RIMANN den Gedanken, nicht das Alter bedinge das Leiden, sondern die im Alter häufigen Allgemeinerkrankungen (Tuberkulose, Karzinome, Arteriosklerose usw.) und die mit ihnen verbundene Kachexie bewirkten chemische Veränderungen in den Gewebssäften, durch die der Gelenkknorpel schon bei physiologischer Beanspruchung leide. Ähnlich wie französische Autoren (Arthritismus) glaubte auch LEDDERHOSE (1919) an Disposition und hielt die A. def. für eine hämatogen entstandene Allgemeinerkrankung. MENGE, HEIDENHEIM und LANDECKER beschrieben die Arthropathia ovari priva als eine Sonderform, die bei Frauen im Klimakterium oder nach Sterilisierung durch Ausfall der Ovarialhormone entstünde. Die Ansicht, die A. def. hinge weitgehend von mechanischen Einflüssen ab, wurde schon verhältnismäßig früh vertreten. In altersbedingter Disposition und beruflichen Besonderheiten, wie langem Stehen und schwerer körperlicher Arbeit, hatten bereits SMITH, SCHÖMANN, KÖNIG und LAUENSTEIN ihre Ursachen erblickt. STEMPEL bezeichnete sie geradezu als Berufskrankheit. PREISER und die Brüder WEBER machten auf die physiologische Konsequenz der Gelenkkörper aufmerksam. Nach PREISER gilt das Kniegelenk schon dann als inkongruent, wenn die statische Einheit von Becken-, Ober- und Unterschenkel gestört ist (Albertsches Gesetz). MARCOS und KÖNIGSWIESER äußerten ähnliche Gedanken. KROH nahm nach Tierversuchen an, daß die statischen Veränderungen zwar die Disposition erzeugten, die dauernden mechanischen Reize aber den Ausschlag gäben. So wurde allmählich die Theorie von der funktionellen Entstehung vorbereitet, die sich später mit BENICKE und POMMER durchsetzte. POMMER führte die A. def. auf die Alterung der extrazellulären Grundsubstanz, überwiegend auf mechanische Überbelastung zurück, die sowohl in normaler Belastung eines pathologisch widerstandsfähig gewordenen Knorpels als auch in gesteigerter Beanspruchung eines normalen Gelenkknorpels bestehen könne. Das Mißverhältnis zwischen Beanspruchung und Leistungsvermögen sei oft weniger durch Steigerung der mechanischen Beanspruchung als durch Senkung des Leistungsvermögens bedingt, führte später W. MÜLLER aus. HÄBLER meinte, es könne einerseits „normale Beanspruchung bei verminderter Widerstandsfähigkeit von Knorpel und subchondralem Gewebe, ebenso aber abnorme Beanspruchung bei normaler Widerstandsfähigkeit des Gewebes die A. def. zur Folge haben". HEINE nahm an, die A. def. entstehe humoral und dachte in erster Linie an Vererbung, Konstitution und Disposition, Abhängigkeit der Körpergewebe und der Körpersäfte von Einflüssen des Alters — Gedankengänge, die POMMER allerdings ganz ablehnte. Der Vollständigkeit halber seien noch die Ansichten UMBERS und PODKAMINSKYS erwähnt: UMBER vermutet konstitutionelle Disposition des mesenchymalen Gewebes, PODKAMINSKY konstitutionell bedingte Veränderungen in der Zusammensetzung der Gelenkflüssigkeit.

Heute hat die Theorie von der funktionellen Entstehung der A. def. die meisten Anhänger. BAETZNER hält die degenerativen Gelenkerkrankungen bei jungen Sportlern für Sportschäden, hervorgerufen durch langdauernde und unphysiologische Gelenkbeanspruchung (Abnutzung). HACKENBROCH stimmt dieser Ansicht grundsätzlich zu, läßt aber offen, inwieweit noch ein traumatischer oder dysfunktioneller Faktor hinzukommt. WEISS sieht auch im Wegfall des spezifischen Erhaltungsreizes auf den Knorpel, wie er bei Unterbeanspruchung eines Gelenkes gegeben ist, eine Entstehungsmöglichkeit der A. def.

Die Vorstellung, für die A. def. seien rein mechanisch-funktionelle Faktoren verantwortlich, hat jedoch Lücken, da sie die unterschiedliche Gewebsqualität nicht berücksichtigt. Die Bestrebungen, mehr über die Ursachen des Geschehens in Erfahrung zu bringen, gehen deshalb weiter. So entwickelte VIKTOR SCHAEFER seine Herd-Hof-Lehre, die er auch auf die A. def. anwandte. Sie fußt auf RICKERS Relationspathologie und besagt, ein lokaler Prozeß im Körper bleibe niemals auf sich selber beschränkt, sondern erzeuge in seiner Umgebung reflektorisch eine Umkreisreaktion, einen Hof, der den Herdvorgang im abgeschwächten Maße mitmache. Jeder örtliche Prozeß besteht also aus Herd und Hof (der Herd ist hier nicht identisch mit dem Focus, die Auffassung nicht mit der Fokallehre). Auf die A. def. angewandt, würden die Vorstellungen SCHAEFERS bedeuten, daß die Ursache nicht im Gelenkknorpel liegen kann, weil der Knorpel frei von Nerven und Gefäßen ist und daher ein kartilaginärer Herd die Grenzen des Knorpels nicht zu überschreiten vermag. Nach SCHAEFER entsteht der Herd vielmehr durch eine starke Zirkulationsstörung im spongiösen Teil des Knochens unter dem Gelenkknorpel. Weiteres Hofgebiet sind das ganze Gelenk, die Randschlingen des Knorpels und die Gefäße der Synovialis, die beide den Knorpel durch Diffusion ernähren. Die Wirkung des Herdes auf diese beiden, den Knorpel ernährenden Hofgebiete habe den degenerativen Schwund des Knorpels zur Folge, der so weit gehen könne, daß der eburnisierte Knochen gänzlich freigelegt wird. Durch die Zerfallsvorgänge im Herd unter dem Knorpel entstünden durch Hofwirkung Randwülste. Die Verdickung der Gelenkkapsel und Vergrößerung der Zotten seien ebenfalls als Hofwirkung aufzufassen. Den Beweis für seine Anschauung glaubt SCHAEFER in den nach Gelenksfrakturen auftretenden Arthrosen gefunden zu haben. VOGEL mißt dem vegetativen Nervensystem entscheidende Bedeutung für die Entstehung degenerativer Gelenkerkrankungen zu. Bei allen krankhaften Vorgängen sei das im Vordergrund stehende Nervensystem selbst primär geschädigt. Die Krankheitsbilder an den Organen seien nur eigentümlicher Ausdruck der darauf folgenden Reaktion. Das Skelett bilde hier keine Ausnahme.

Es steht bisher noch dahin, ob vasculäre Störungen mit direkten oder indirekten Rückwirkungen auf die Synovialis und den Gelenkknorpel für die A. def. weittragende Bedeutung haben. O. MEYER und H. STORCK halten einen solchen Einfluß zumindest nicht für ausgeschlossen. Schallock (1959) dagegen bezeichnet die mechanischen Faktoren als die wesentlichen, auslösenden Momente, die auf einen „arthrosebereiten" Knorpel treffen. Diese Arthrosebereitschaft könne verschiedene Ursachen haben und äußere sich in vorübergehender oder dauernder Unfähigkeit der entsprechenden Knorpelabschnitte, Druckbelastung bestimmter Stärke auszuhalten. Sie sei bedingt durch Eigentümlichkeiten im Verhalten der Grundsubstanz des Knorpels und der Fasern. Dabei spiele der gewohnheitsmäßige Gebrauch der Gelenke und eine Fülle von Faktoren, die die Viskosität der Grundsubstanz verändern, eine wesentliche Rolle.

Funktionelle Pathologie

Die Arthrosis deformans (Arthritis deformans nach Pommer) entwickelt sich nur in beweglichen Gelenken, setzt also die Beanspruchung des Gelenkes und eine wenigstens teilweise erhaltene Funktion voraus. F.J. Lang gibt ihr eine Zwischenstellung, indem er sie zwischen regressive Veränderungen und Entzündungen einordnet; diese Einteilung berücksichtige die kausale Genese in den wichtigsten Punkten. Maßgebend für die Diagnose „Arthrosis deformans" ist das gemeinsame Vorkommen von regressiven Veränderungen am Knorpel und reaktiven Umgestaltungen an der Knorpel-Knochengrenze, als Ausdruck der wiedereinsetzenden enchondralen Ossifikation. Pommer bezeichnete diese Definition ausdrücklich als mikroskopisch begründet. Dem Einwand, die Diagnose sei demnach häufig an ein optisches Hilfsmittel gebunden, begegnete F. J. Lang mit dem Argument, letztlich könne manche Diagnose nur mit Hilfe des Mikroskops gestellt werden. In solchen Fällen spricht man wohl besser von A. def. „sine deformatione" oder von Mikroformen der Arthrosis deformans. Auffaserung, Zerklüftung und Auflockerung des Gelenkknorpels sowie qualitative Substanzänderungen sind die Vorbedingungen des Knorpelschadens oder leiten ihn ein. Man muß sie unter dem Gesichtswinkel einer spezifischen Eigenschaft des Knorpels sehen — seiner Scherfestigkeit. Mit Scherkräften verbundener Druck stellt den Lebens- und Bildungsreiz des Knorpels dar (Roux). Fallen diese Einflüsse fort, so kann der Knorpel verknöchern. F.J. Lang erläuterte ihre Bedeutung an folgendem Beispiel: Eine oberflächliche Knorpelusur kommt einer umschriebenen Verringerung der Knorpeldicke gleich. Da sich die Usur mit inkompressibler Synovia ausfüllt (dasselbe gilt bei Knorpelfissuren, die den Knorpel u.U. bis auf die Kalkschicht durchsetzen), stehen Knorpel- und die darunter gelegenen Knochenschichten unter vergrößertem Druck. Entweder wird der Knochen relativ verstärkt (lokale Sklerose) oder die Kalkschicht wird, wenn nicht genügend Zeit zur Verfügung steht, örtlich verdickt (K. Weiss). Die Wirkung der Scherkräfte bei Verlust der Scherfestigkeit des Knorpels erklärt die Entstehung der arthrotischen Randwülste. Im Gegensatz zum Hüftgelenk überwiegt beim Kniegelenk aber die Druckbelastung. Die Bügelkonstruktion des Gelenkknorpels (Benninghoff) ermöglicht es ihm jedoch, diesen Druck in Scherkräfte, die den Gelenkknorpel zu verbreitern trachten, umzuwandeln. Der normale, scherfeste Knorpel flacht sich nur wenig ab. Verliert er jedoch einen Teil seiner Scherfestigkeit, „läuft" er, unter starker Abflachung nach den Seiten, „auseinander". Er überlappt dabei seine Ansatzzone am Knochenrand. Die daraus resultierende verstärkte Zugspannung bringt hier in der Randzone die enchondrale Ossifikation wieder in Gang. Es bilden sich Randwülste, die das Knochenplateau, welches den Knorpel trägt, ballonartig verbreitern. Dadurch aber verringert sich der Druck pro cm² Knorpeloberfläche. Teleologisch betrachtet, kann man diesen Vorgang auch als Versuch zur Selbstheilung des Organismus auffassen.

Pathologische Anatomie

Die Arthrosis deformans beruht primär auf Veränderungen des *Knorpels*. Im Frühstadium ist der Knorpel, besonders an den Gelenkrändern, aufgerauht, zerklüftet, zerfasert und erweicht, durch lokale Druckeinwirkung verdichtet, hyalinisiert oder atrophisch, vor allem in den oberflächlichen Schichten. Wie von Sury und F.J. Lang nachwiesen, sind aber auch die tiefen Knorpelschichten traumatisch-mechanischen Einwirkungen ausgesetzt. Im Übergangsgebiet zur Synovialis ist der Knorpelrand nicht mehr geradlinig, sondern weist Einkerbungen, Vertiefungen und Randexostosen auf. Das fortgeschrittene Stadium der A. def. wird durch Randwülste charakterisiert. Sie sind keine Osteophyten, sondern aus der Spongiosa hervorgehende und mit ihr zusammenhängende Gebilde, die später in das trajektorielle System des Gelenkkörpers mit eingebaut werden. Endostale Randerhebungen können durch spätere periostale Apposition unter Umständen mächtiger werden. Im Röntgenbild läßt sich die periostale Apposition oft deutlich vom endostalen Anteil unterscheiden (z.B. bei der Spondylosis — Pommer u.a.). Da die Wülste unter dem Einfluß verstärkter Zugspannungen an den Gelenkrändern entstehen, sind sie als funktionelle Anpassungsvorgänge anzusehen (s. o.) oben). Schon Volkmann wies darauf hin, daß echte, allein vom Periost ausgehende Randerhebungen bei der A. def. selten sind. Er faßte die Randwülste als Residuen des alten Gelenkknorpels oder verknöcherte Knorpelauswüchse, nicht aber als Neubildungen auf. Nicols und Richardson dagegen erblickten in ihnen periostale oder perichondrale Wucherungen, Ziegler und Kimura sprachen von Randumkrempelungen, entstanden durch Umbiegung der Corticalis. Pommers Ansicht über die Natur der Randwulstbildung fand Zustimmung vor allem bei von Sury, Erdheim, Burckhardt und W. Müller, Ablehnung nur bei Heine; heute ist sie allgemein anerkannt. Im fortgeschrittenen Stadium können die Randwülste des Gegenpols den Knorpel ganz oder teilweise abschleifen und so den subchondralen Knochen freilegen. Die Gelenkkapsel wird unter Umständen durch die Exostosen regelrecht „gefräst", was zu reaktiv-entzündlichen Veränderungen führt, die schon mit primären (bakteriellen) Entzündungen verwechselt wurden (Gardemin). Gelegentlich bleiben einzelne Knorpelreste stehen und überragen die Schliffflächen. In der Spongiosa bilden sich kleine, ein- oder mehrkammerige Hohlräume (Zysten), die F.J. Lang nicht nur für abgekapselte Blutergüsse, sondern für Detritus- oder Trümmerzysten, Hackenbroch für Insuffizienzzysten hält. Neuere Arbeiten von Bernbeck, Landell, Rütt, Schallock, F.R. Schmitz, Trueta, u.a. widmen diesen Zysten besondere Aufmerksamkeit. Bernbeck und Landell nehmen als ziemlich sicher an, daß sie mit dem Gelenkraum kommunizieren und durch die osteolytische Wirkung der eindringenden Synovialflüssigkeit zustande kommen (richtiger ist wohl, daß sie z. T. mit dem Gelenkraum kommunizieren). F. Schmitz beobachtete im Zentrum der Zysten große, runde Zellen, die er als „Hungerzellen" bezeichnet, weil er glaubt, sie vergrößerten bei schlechten Ernährungsbedingungen die Zelloberfläche zur besseren Nahrungsaufnahme (Solche Zellen vergrößern sich, wenn sie dem Druck des Zellverbandes entkommen). Trueta und Mitarbeiter halten diese Zysten auch für die Folge einer durch Stase ausgelösten Stoffwechselstörung. Nach Trueta behindert die Verstärkung der Trabekelstruktur den lokalen Kreislauf. Rütt unterscheidet mehrere Arten von Zysten. Die subchondral gelegenen, meist mit dem Gelenkraum verbundenen, faßt er als Fissuren oder Drucknekrosen in der oberen Knochendecke auf, in die der Gelenkknorpel prolabiert. Abschirmend bilde sich, ähnlich den Schmorlschen Knorpelknötchen, eine sklerotische Trabekelwand. Die Entstehung tiefer, z.B. im Hüftgelenk an der Kopf-Halsgrenze gelegene Zysten sei noch nicht voll geklärt, ein Zusammenhang mit dem arteriellen Gefäßverlauf aber unwahrscheinlich. Ausbuchtungen des Gelenkraumes, die mit Knorpel ausgekleidet sind, aber nicht in den Gelenkraum einmünden, bezeichnet Rütt als Pseudozysten. Schallock ist nicht davon überzeugt, daß die Zysten durch Eindringen von Synovialflüssigkeit entstehen. Es könne sich genauso gut um resorptive, umschriebene Vorgänge bei einer Ostitis handeln, wie man sie auch bei anderen Entzündungen der Knochen fände.

Im mikroskopischen Bild unterscheidet F.J. Lang (1925) drei Arten von Knorpelregression:

1. diffuse, faserige Entartung mit Demaskierung der Fibrillen und degenerativem Zellschwund;

2. ödematöse Verquellung der Grundsubstanz mit Weichselbaumschen Lücken; diese Hohlräume bildeten sich stets aus den Knorpelzellhöhlen; die verjüngten Knorpelzellen vergrößerten sich, bringen die Kapsel zum Schwinden und erweiterten die Knorpelhöhlen durch ihre Vermehrung;

3. unvollständige, lacunäre Resorption; einzelne Knorpelzellen bleiben mit ihren Knorpelsubstanzhöfen wie Inseln erhalten.

In der älteren Literatur berichteten Lang, Pommer u. a. zwar ausführlich über die Veränderungen des Knorpels bei der A. def., schrieben aber verhältnismäßig wenig über die Veränderungen an den Weichteilen der Gelenke. Pommer stellte als sicher fest, daß die entzündlichen Veränderungen im Gelenk bei der A. def. stets sekundäre seien. Es handele sich um krankhafte Vorgänge, die nicht zum Wesen der A. def. gehörten. Stärkere, proliferative entzündliche Veränderungen entstünden nur nach hochgradiger A. def.. Payr wies nach, wie die Synovialis durch Randexostosen zahnradartig ausgefräst werden kann und mit Ergüssen und Hyperplasie reagiert. In den letzten Jahren haben sich Hackenbroch, Lloyd, Roberts, Rütt, Schallock und Schmitz besonders der Untersuchung der veränderten Gelenkweichteile zugewandt. Vor allem Hackenbroch warf öfter die Frage auf, ob nicht Gefäßveränderungen maßgeblich an den zur A. def. führenden Veränderungen beteiligt seien. Rütt konnte trotz ausgedehnter Untersuchungen keine organischen Veränderungen an Arterien und Venen finden. Er stellte nur, wie vor ihm schon Lang, Luna und Staubesand, arterio-venöse Anastomosen und Polstergefäße fest. Außer Hypertrophie und Gefäßneubildung fand er ein Kapselödem, bevorzugt an der schon z. T. zerstörten Gefäßwand. War jedoch das Gewebe selbst befallen, so blieb die Gefäßwand erhalten. In der weiteren Umgebung der Gelenke war der Befund normal. Nur in den in die Gelenkkapsel einstrahlenden Muskelfasern ließen sich vacuoläre Degenerations- oder Coagulationsnekrosen nachweisen. Rütt glaubte aus seinen Befunden folgern zu können, daß an der A. def. weder primär noch sekundär organische Gefäßerkrankungen beteiligt sind. Alle Untersuchungen ergaben eine mehr oder minder ausgeprägte chronische Entzündung der Gelenkkapsel als Antwort auf die mechanische Irritation. Rütt hielt die Entzündung für das histologische Substrat des klinischen Reizzustandes.

Histochemie

Pommer und seine Schule haben die histologischen Veränderungen am Gelenkknorpel geklärt. In den letzten Jahren galt das Interesse den Methoden zur Erforschung der chemischen Zusammensetzung der Grundsubstanz, der Elektronenmikroskopie und der Klärung der Beziehungen zwischen Hormonen und bradytrophen Geweben. Einheitliche Ergebnisse sind dabei jedoch bisher nicht erzielt worden.

Die Grundsubstanz — substantia fundamentalis, auch als substantia intermedia oder Kittsubstanz bzw. Zement bezeichnet — wurde erstmals von Meck-

Auer beschrieben. Ihre Selbständigkeit war lange Zeit umstritten und steht auch heute noch nicht endgültig fest. Schade und Häbler erkannten ihr Stütz-, Füll- und Gleitfunktionen, außerdem elastizitätserhaltende Eigenschaften zu. Die Grundsubstanz ist ferner Vermittler des Stoffaustausches zwischen den Gefäßen und den Parenchymzellen und wahrscheinlich auch Schauplatz der Abwehrvorgänge. Im Gegensatz zu den Zellularpathologen sprachen ihr Tenderich (1893) und Hansen (1952) volle Lebensfähigkeit zu. Alle Untersucher waren sich darin einig — dafür sprachen auch die elektronenmikroskopischen Untersuchungen von Gross und Sylven — daß die Grundsubstanz aus einer amorphen, strukturlosen Masse besteht, die ein feines Netz von Fibrillen einschließt (maskiert), von denen einzelne die Charakteristika kollagener Fasern zeigen (Martin, Zbinden). Sumita und Wassermann vermuteten, aus ihnen würden durch Kondensation die Kollagenfasern gebildet. Schallocks Auffassung, kollagene und retikuläre Fasern seien identisch, wurde von Irving und Tolin bestätigt.

Die Grundsubstanz füllt die Lücken zwischen Fasern und Fibrillen aus. Sie besteht chemisch aus einem wasserhaltigen Gemisch von Polysacchariden und Proteiden. Die Struktur der Eiweißkörper ist weitgehend unbekannt. Bei den Polysacchariden handelt es sich hauptsächlich um die chemisch identische, sich nur durch den Polarisationsgrad unterscheidende Chondroitinschwefelsäuren A und B, die über die Säuregruppe mit den Aminogruppen verbunden sind. Die Chondroitinschwefelsäuren nehmen bis zum zehnten Lebensjahr zu; der jugendliche Knorpel hat etwa 20% davon in seiner Trockensubstanz. Meyer und Rappert haben aber außerdem drei weitere Polysaccharidmischungen in der Grundsubstanz gefunden — Hyaluronsäure, Hyaluronschwefelsäure und Mucoitinschwefelsäure. Die Chondroitinschwefelsäuren sind für die Wasserbindung im Knorpel verantwortlich. In den einzelnen Gelenkabschnitten ist der Wassergehalt verschieden und wahrscheinlich vom Polarisationsgrad abhängig. Mit fortschreitendem Alter verringert sich der Gehalt an Chondroitinschwefelsäuren (Schümmelfeder). Da die Kollagenfasern durch die Chondroitinschwefel zusammengekittet werden, läßt die Stabilität der Protein-Polysaccharidmischung mit der Verarmung an Chondroitinschwefelsäure nach.

Im Zusammenhang mit der Arthrosis deformans spielen die Methoden zur Untersuchung der Grundsubstanz eine besondere Rolle, da nur sie Einblick in das die Knorpelregression einleitende Geschehen vermitteln. Die Färbung mit basischen Anilinstoffen steht dabei an hervorragender Stelle. Cornil, Jürgens und Hecke beobachteten erstmalig die Metachromasie, ein Begriff der von Paul Ehrlich stammt und unter der man die Fähigkeit gewisser Gewebe versteht, sich unter bestimmten Farbstoffen anders zu färben als die Farbstoffe selbst. Die Farblösung ist orthochromatisch, die neue Farbe metachromatisch. Die sich färbenden Stoffe bezeichnet man als chromotope Substanzen. Durch die Metachromasie läßt sich die Chondroitinschwefelsäure, der einzige im Knorpel bekannte Ester, nachweisen. Woher sie kommt, weiß man nicht. Es ist auch noch nicht erwiesen, ob sie von Zellen gebildet wird. Die oberflächlichen Knorpelzellen enthalten weniger Chondroitinschwefelsäure als die tieferen. Roulet stellt den Verlust an Chondroitinschwefelsäure an den Anfang der Knorpelveränderungen. Lindner erkannte auf Grund histochemischer Untersuchungen, daß allen arthrotischen Gelenkveränderungen die gleichen Vorgänge zugrunde liegen. Der Nachweis gelang durch die metachromatische Reaktion nach Hale und mit der PAS-Reaktion.

Durch die Halesche Reaktion lassen sich die bei Knorpelveränderungen vermehrten, ungebundenen Polysaccharidsäuren nachweisen. Sie sind in ungebundenem Zustand instabil und werden mit zunehmender Alkalisierung depolimerisiert. Das an sich schon labile Protein-Polysaccharidsäuresystem wird gestört, alkalische Phosphatasen und Kalksalze werden ausgefällt. Die zunehmende Depolimerisation führt zur Abnahme des Wasserbindungsvermögens und mindert die Stabilität und damit auch die Reißfestigkeit der Fasern. Das ermöglicht der Synovialflüssigkeit mit ihren Fermenten, Diastasen, Phosphatasen und Hyaluronidasen auf die Knorpeloberfläche einzuwirken. Nach SCHALLOCK können die beim Rheumatismus gefundenen Veränderungen in der Synovialflüssigkeit unter Umständen sekundär, d. h. durch die Auflösung der Knorpelgrundsubstanz bedingt sein. Er bezeichnet die zur Auflösung der Knorpelgrundsubstanz führenden Reaktionen als Entmischungsvorgänge. Ihrem Wesen nach sind sie, im weiten Sinne des Begriffes, entzündlich. Der Zerreissung der Fasern folgt ihre Demaskierung von der Grundsubstanz. So entstehen senkrecht zur Knorpeloberfläche verlaufende Einrisse und Spalte. Oberflächliche Knorpelbestandteile werden abgerieben, lösen sich auf oder bilden die Kerne freier Gelenkkörper. Die Knorpelzellen sterben entweder ab oder werden durch Proliferation zu Knorpelriesenzellen, die in kleinen Höhlen liegen. Angesichts der Entstehung der Knorpelriesenzellen erhebt sich die Frage, ob nicht bei den Entmischungsvorgängen freiwerdende Stoffe die lokale Gewebsproliferation verursachen. Auch das Wachstum freier Gelenkkörper kann durch derartige Proliferationsvorgänge erklärt werden.

In jüngerer Zeit beginnt sich eine Wandlung in der Arthroseforschung anzubahnen. Zwar stehen histologische und histochemische Untersuchungsmethoden nach wie vor an erster Stelle, doch gilt ihnen nicht mehr das nahezu ausschließliche Interesse. Die Zahl derer, die im Gelenk, also in Gelenkknorpel, Gelenkkapsel und subchondralem Knochen eine funktionelle Einheit sehen, wächst. Wesentlich zu diesem Wandel beigetragen hat die Elektronenmikroskopie mit ihren Möglichkeiten, die feineren Strukturen, die „Infrastruktur" von Gelenkknorpel und Gelenkkapsel zu erforschen (COTTA u. a.). So wurde geklärt, daß die Gelenkkapsel Träger wichtiger sekretorischer Funktionen ist und in ihrem serösen Teil die sauren Mucopolysaccharide gebildet werden, während die Vorstellung, daß Saftstraßen vom Gelenkinnern bis zum Capillaranteil der Kapsel reichen, nicht mehr aufrechterhalten werden kann. Aus der Bedeutung der Gelenkkapsel als sekretorischem Organ geht hervor, daß jede Störung des Stoffwechsel der Gelenkkapsel die Ernährung des Gelenkknorpels und damit auch seine Stabilität und Belastbarkeit beeinflußt. Auch in anderer Hinsicht hat die Elektronenmikroskopie wesentlich neue Gesichtspunkte erbracht. Die Ernährung der basalen Anteile des Gelenkknorpels erfolgte nach den bisher gültigen Anschauungen durch die subchondrale Knochenschicht. Die besonderen Diffusionsverhältnisse können diese Ernährung aber nur für die basalen Schichten gewährleisten. Daraus folgt aber auch, daß es innerhalb des Knorpels eine Grenzschicht als Stoffwechselscheide geben muß (COTTA und DETTMER). Gerade die Untersuchung der Infrastruktur mahnt uns, die der Arthrosis deformans zugrundeliegenden Vorgänge nicht ausschließlich unter dem Aspekt der Statik und Mechanik zu sehen. Gerade hierin liegen wesentliche Fortschritte der modernen Forschung.

Die Morphologie der Arthrosis deformans in Beziehung zu den Besonderheiten der Beanspruchung des Kniegelenkes

Das Kniegelenk besteht aus mehreren *gegeneinander verschieblichen Teilen*, von denen die Femurcondylen einschließlich des Gleitlagers der *Patella*, die Patella mit ihrer *individuell unterschiedlich* geformten *Rückfläche* und schließlich der Schienbeinkopf mit seinen relativ flachen Gelenkpfannen für die Mechanik bedeutungsvoll sind. Art und Intensität der Belastung dieser Abschnitte sind verschieden. So stehen z. B. am Schienbeinkopf und an den Femurcondylen *relativ kleine Bezirke* unter *Druck*. Weitaus *größere* Bereiche des Kniegelenkes werden aber durch die *gleitende Reibung* der Patella auf ihrer Unterlage sehr stark beansprucht. Die Patella gleitet in ihrem Gleitlager caudal und wird gleichzeitig durch den Quadriceps fest auf ihre Unterlage gepreßt. Diese gleitende Reibung ist eine *Kombination* von *Druck* und *Zug* (Radierwirkung nach SCHALLOCK). Im Stehen überwiegt der *reine Druck* auf die Patella durch den Quadriceps, bei Beugung, Treppensteigen und Übergang vom Sitzen in den Stand die gleitende Reibung. Die dabei wirksamen Muskelkräfte erreichen je nach Körpergewicht bis zu 950 kg.

Die Untersuchungen BENNINGHOFFS haben ergeben, daß sich der Gelenkknorpel durch die *Anordnung* der *Fibrillen* der unterschiedlichen Beanspruchung *anpaßt*. BENNINGHOFF spricht von „*Bügelkonstruktion*". Im polarisierten Licht läßt sich gut erkennen, wie sich die Fibrillen im Bereich der Gleitflächen *senkrecht* überkreuzen, während sie an den Stellen der Druckbelastung *spitzwinklig* verlaufen. HULTKRANZ hat diese Beobachtungen durch Untersuchung der sog. *Spaltlinien* bestätigt (Abb. 16 und 17). Da sich die unterschiedliche Beanspruchung im

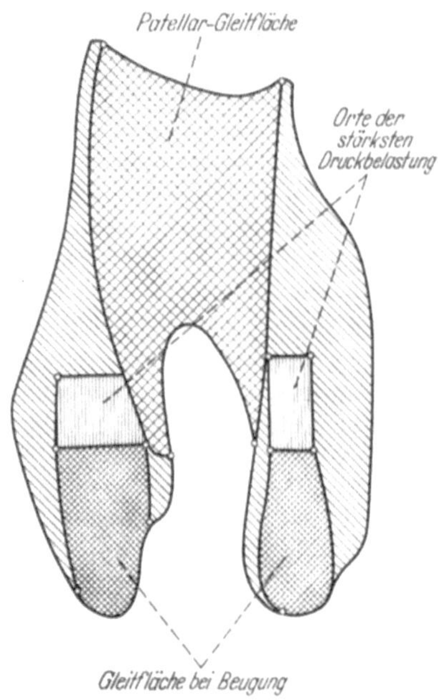

Abb. 13. Schematische Darstellung der verschiedenen Belastungsarten am dist. Femurende

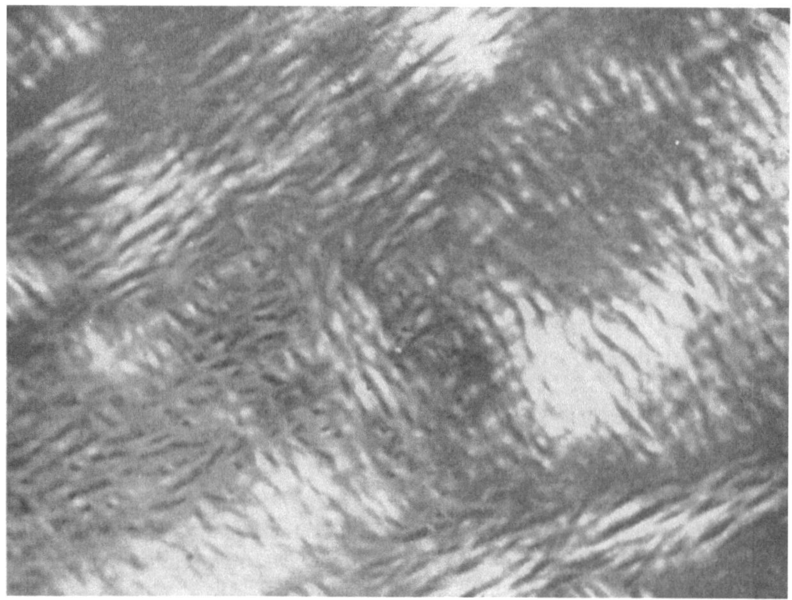

Abb. 14. Polarisationsaufnahmen. Überwiegend senkrechte „Überkreuzung" der Fibrillen (Knorpel aus der Gleitfläche)

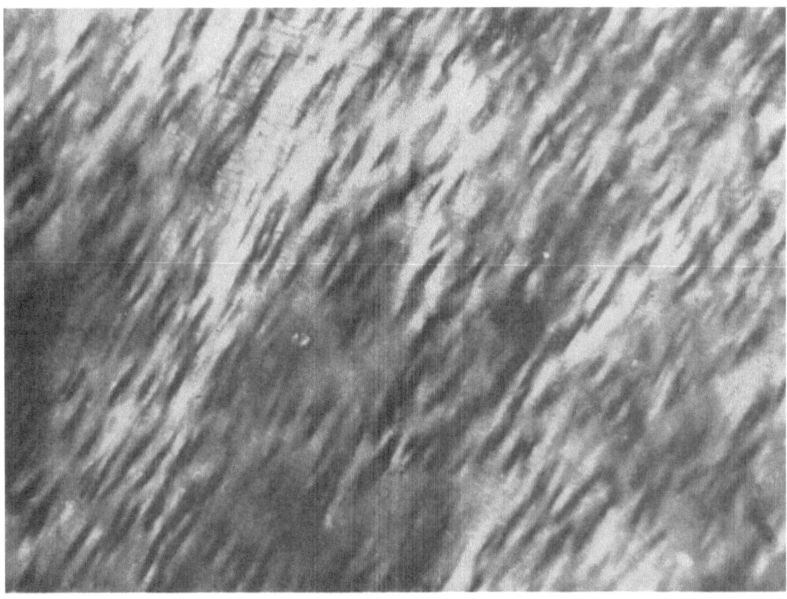

Abb. 15. Polarisationsaufnahmen. Überwiegend spitzwinkliger Verlauf der Fibrillen (Knorpel aus Zonen der Druckbelastung) (Aufnahmen nach BENNINGHOFF)

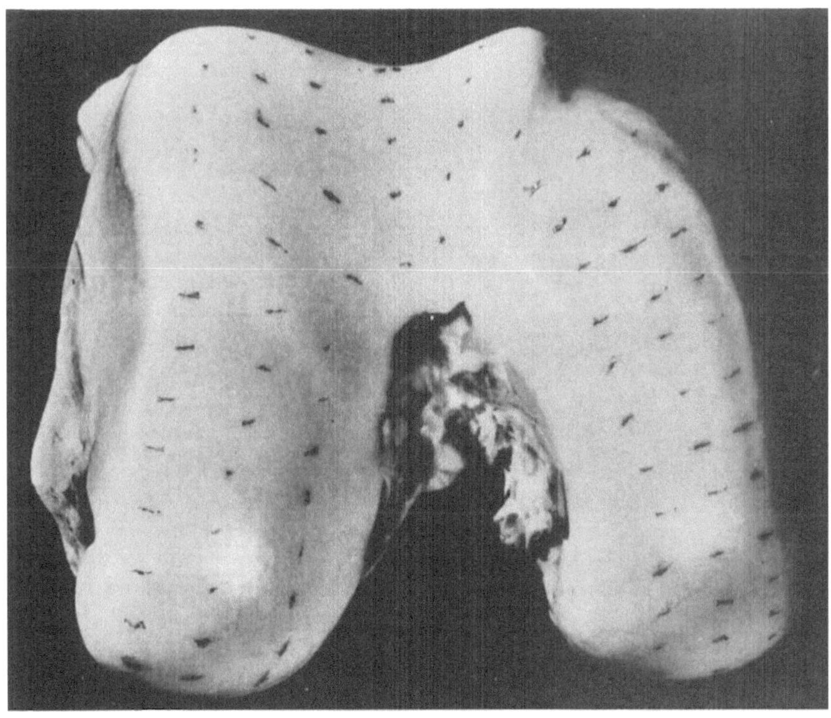

Abb. 16. Unteres Femurende einer jungen Erwachsenen. Die Condylen und die Facies patellaris sind reihenweise mit Einstichen versehen und zeigen nach der Behandlung mit Druckerschwärze die für den gesunden Knorpel typischen Spaltlinien. (Aus Documenta Geigy, acta clinica. Die Arthrosis des Kniegelenkes I.)

2*

Feinaufbau des Gelenkknorpels widerspiegelt, fragt es sich, ob auch die Art der Knorpeldegeneration von der Beanspruchung abhängt. An 300 Leichenknien

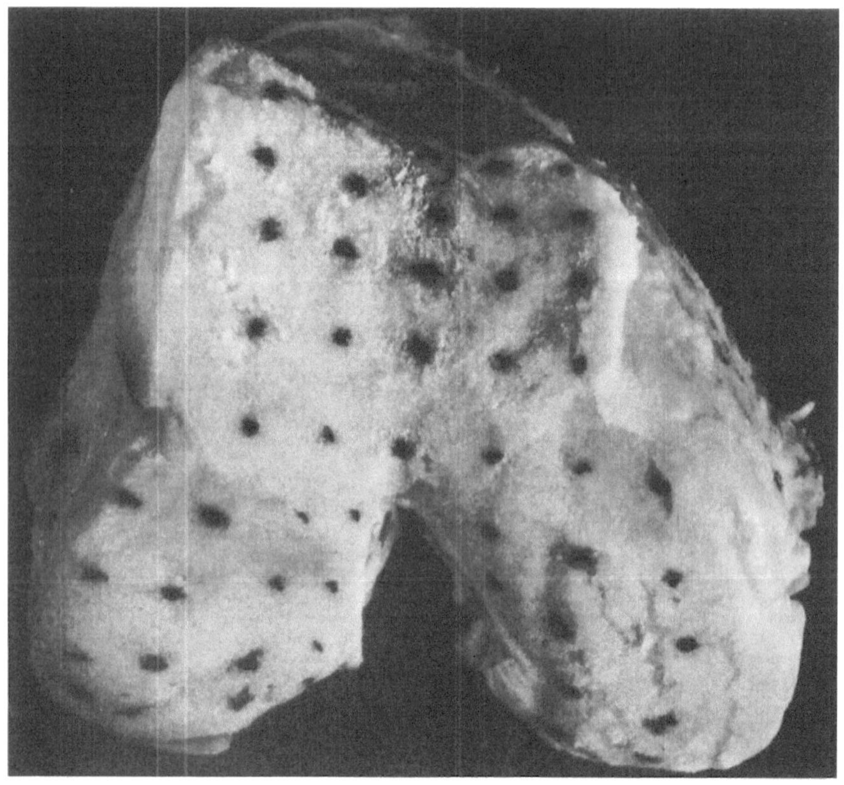

Abb. 17. Arthrotisch veränderte Femurcondylen. Bearbeitung nach der Spaltlinienmethode ergibt an den Stellen der Knorpeldefekte unregelmäßig begrenzte Löcher. (Aus Documenta Geigy acta clinica, die Arthrosis des Kniegelenkes III.)

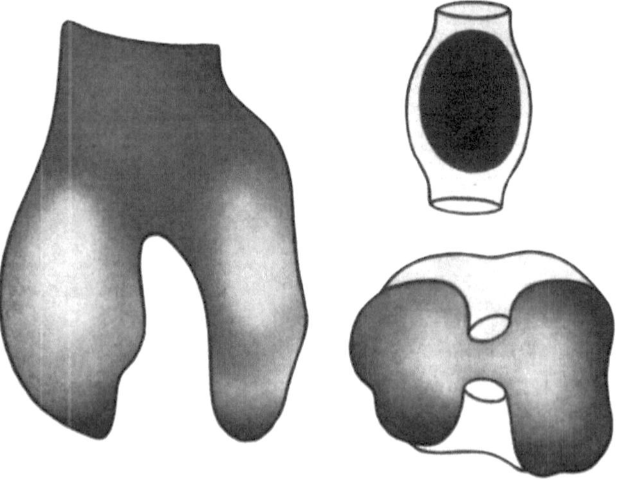

Abb. 18. Die Farbintensität gibt die Häufigkeit der Knorpeldegeneration am Kniegelenk wieder

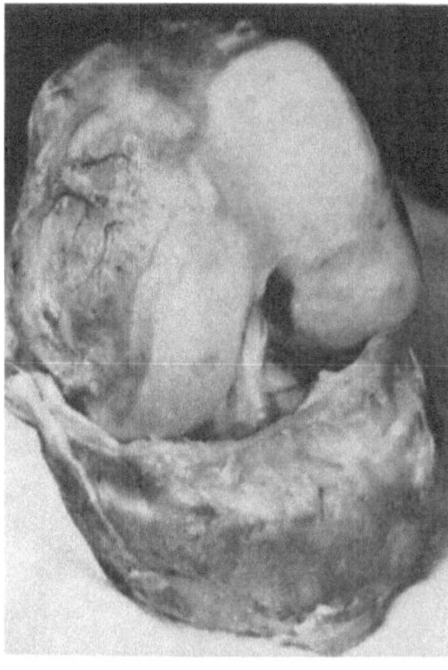

Abb. 19. 56jährige Frau. Unregelmäßige auf die Gleitbahn verteilte „Impression" im Gelenkknorpel

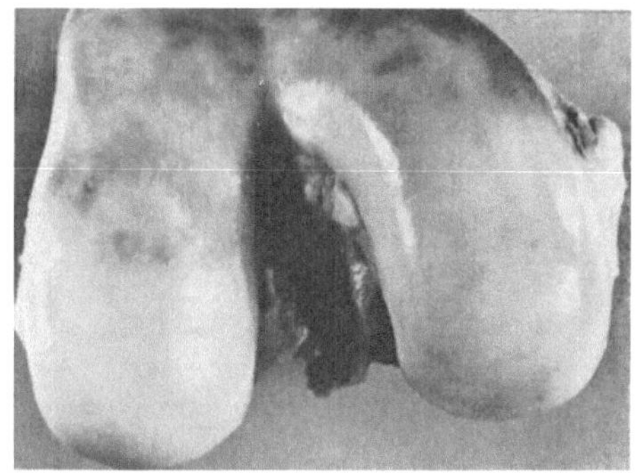

Abb. 20. 38jährige Frau. Leichte Eindrücke am Übergang des Femurs von Gleit- zur Druckbelastung

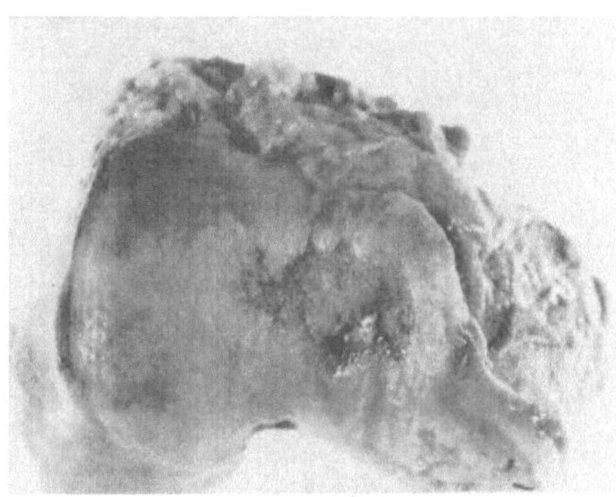

Abb. 21. 73jähriger verstorbener Mann. Der Knorpel ist an der ganzen Gleitbahn unregelmäßig aufgerauht und fühlt sich höckerig an

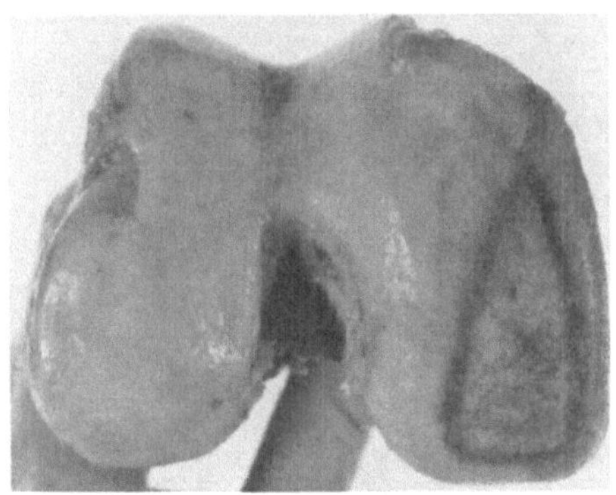

Abb. 22. Im Alter von 68 Jahren verstorbene Frau. Gleichmäßig breite Schleiffurche li. im medialen Teil der Gleitbahn

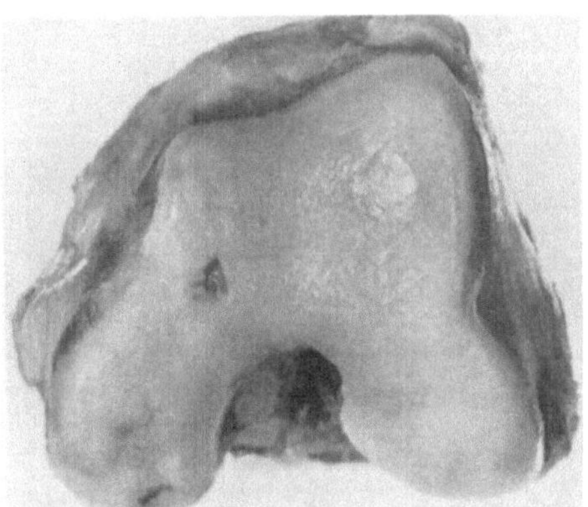

Abb. 23. 71jähriger ♂. Isolierte Defekte, überwiegend im Gleitlager der Femurrolle

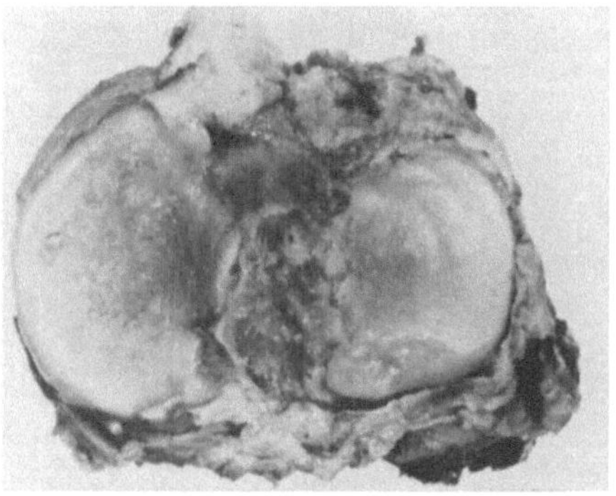

Abb. 24. 58jährige Frau. Einseitiges O-Bein, Knorpelabschliff überwiegend auf den medialen Schienbeincondylus beschränkt

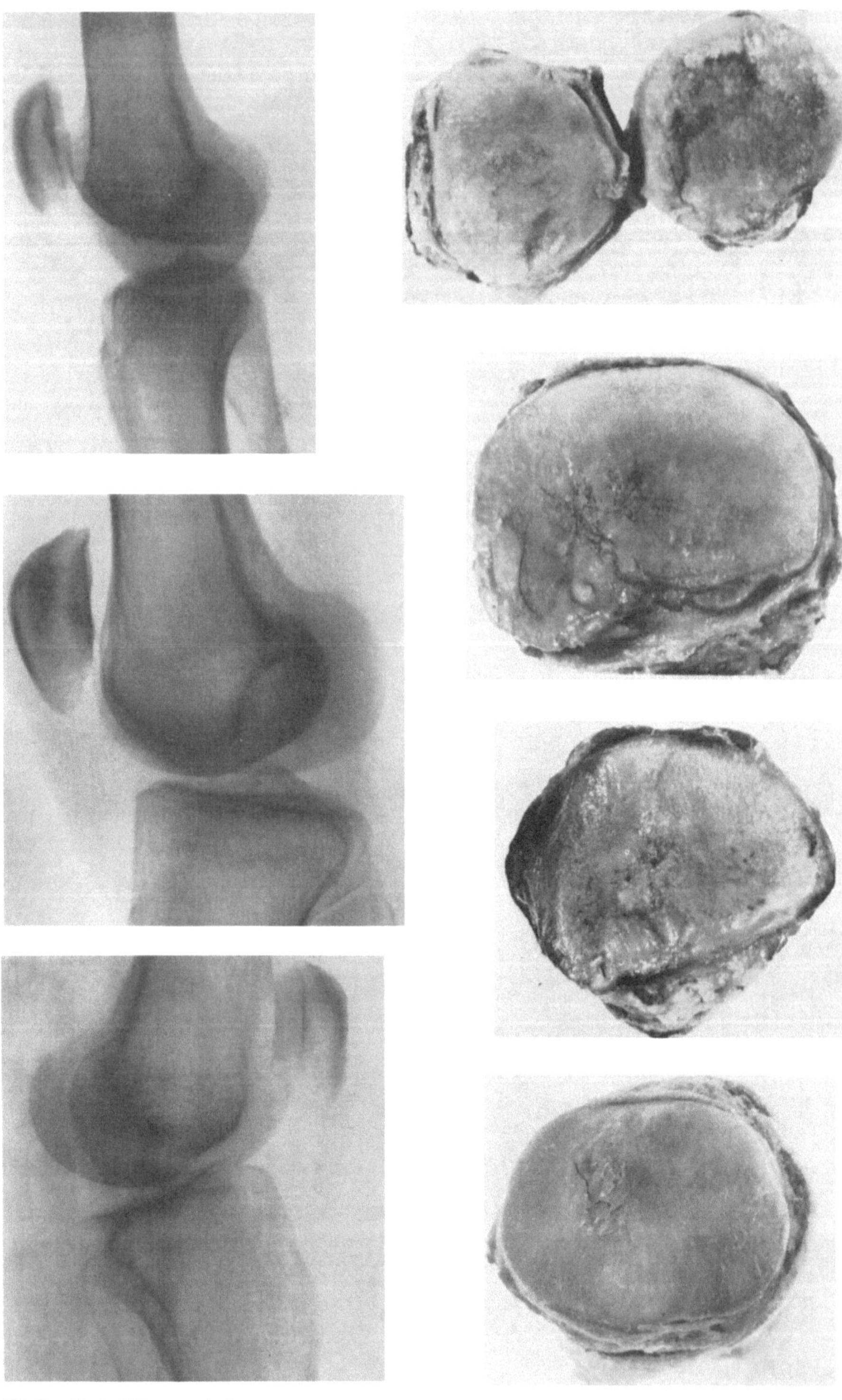

Abb. 25—27. *Drei Röntgenaufnahmen von Leichenpatellae* (Todesalter: 55, 62 und 65 Jahre). Die Röntgenaufnahmen zeigen keine auffallenden Befunde

Abb. 28—31. Leichenpatellae mit den verschiedenen Formen des Knorpelabschliffs (zentral, randständig und diffus) Röntgenaufnahmen hierzu Abb. 33—34

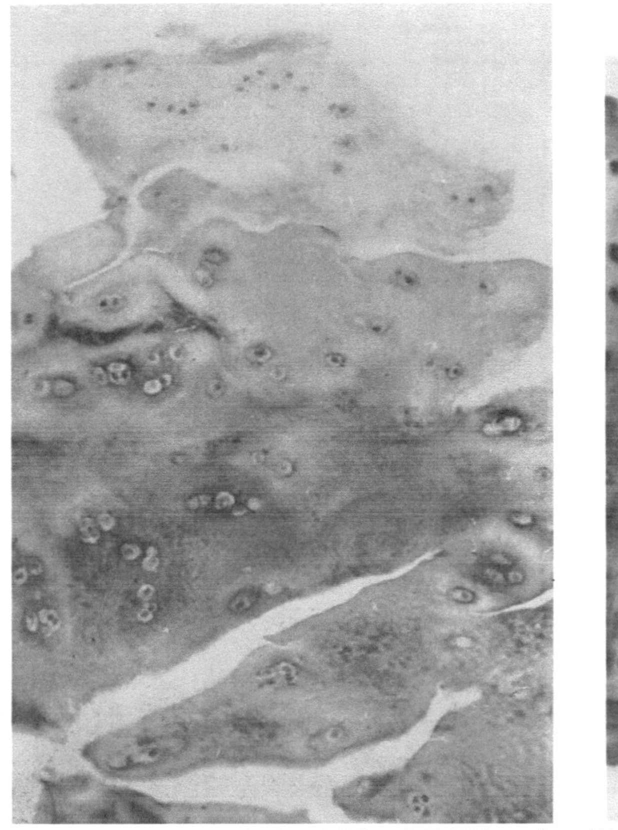

Abb. 32. 61jähriger Mann. Starkes O-Bein mit Zerklüftung des Gelenkknorpels am Schienbeinkopf besonders des äußeren Randes. Alcianblaufärbung 40fach, oberflächliche Knorpelschichten zerrissen, starke mucoide Verquellung, beginnende Demaskierung der Fibrillen

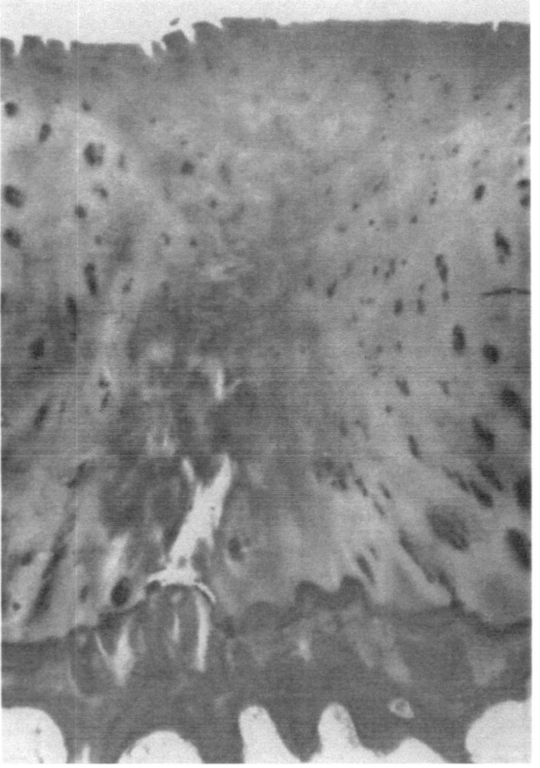

Abb. 33. 56jähriger Mann. Schnitt aus einem tiefen Defekt der Patellarückfläche. Lebhafter Umbau an der Grenzlamelle. Der Defekt ist bindegewebig ausgefüllt. HE 27fach

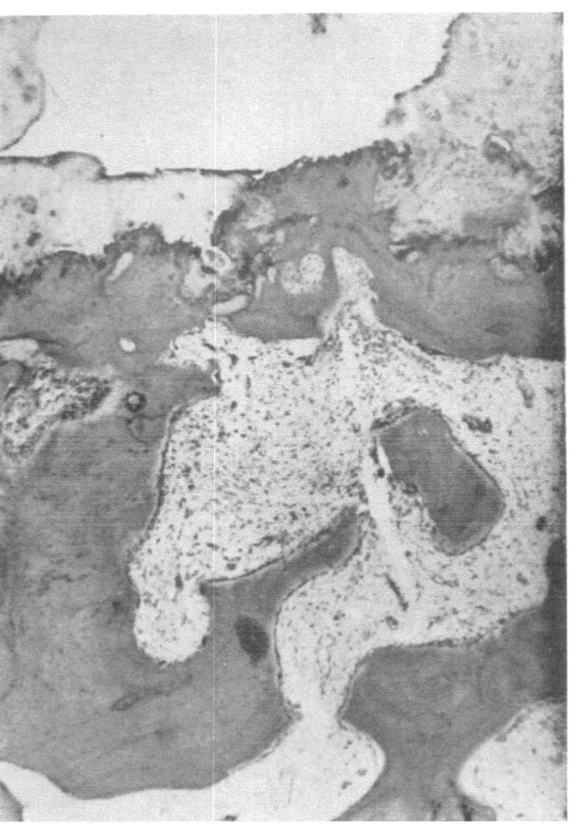

Abb. 34. Zentraler Knorpelabschliff an der Patellarückfläche mit subchondraler Verdichtung. Lebhafter Umbau an der Grenzlamelle. HE-Färbung 40fach

konnten wir *makroskopisch gewisse Typen* und *Praedilektionsstellen* der Degeneration feststellen, wie SCHALLOCK sie bereits an 2000 Leichenknien fand. Die *Rückfläche* der Kniescheibe ist immer am stärksten betroffen; es folgt das *Gleitlager*

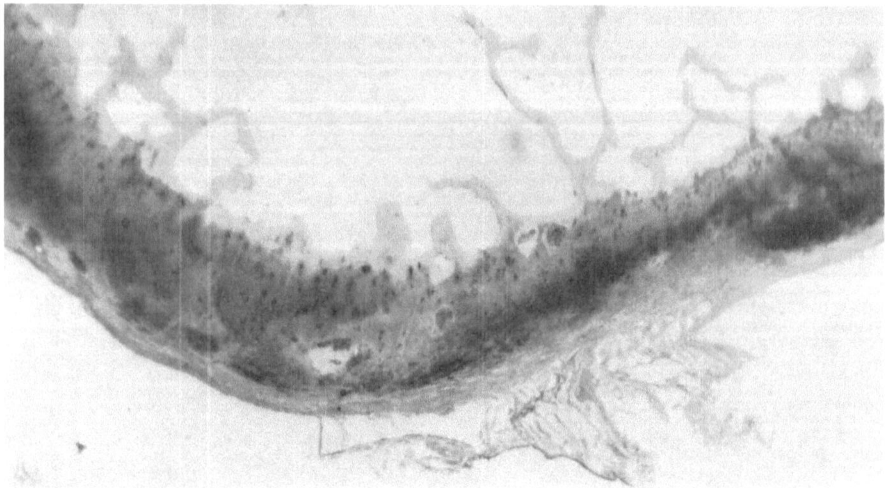

Abb. 35. Eminentia intercondylica, Alcianblau 4fach, stark herabgesetzte Anfärbbarkeit an der Verankerungsstelle
der Kreuzbänder im Knochen

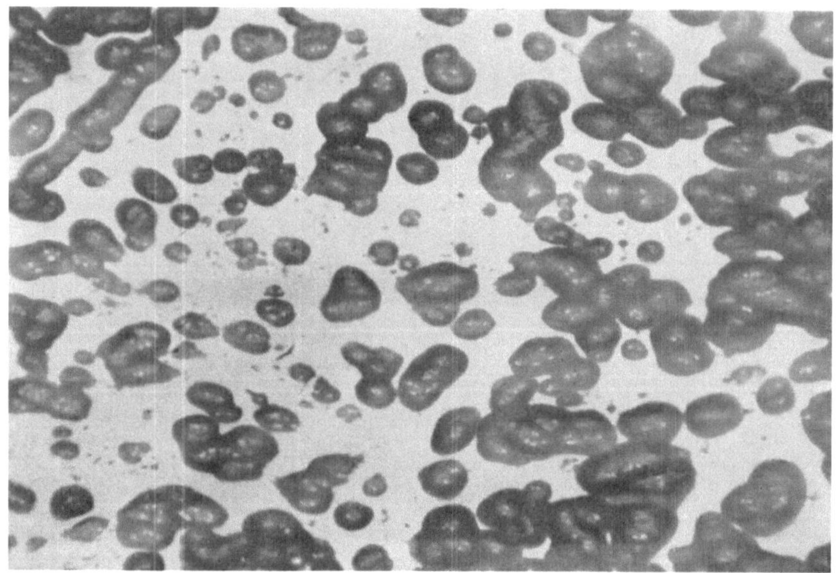

Abb. 36. Knorpel aus dem Patellagleitlager, schwere Arthrosis deformans im Gleitlager nach habitueller
Patellaluxation. Alcianblaufärbung 90fach

während die Veränderungen am *Schienbeinkopf* und in den druckbeanspruchten
Anteilen von Tibiakopf und Femur meist erst *spät* auftreten und auch *nicht* das
Ausmaß derer des Femuro-Patellagelenkes erreichen.

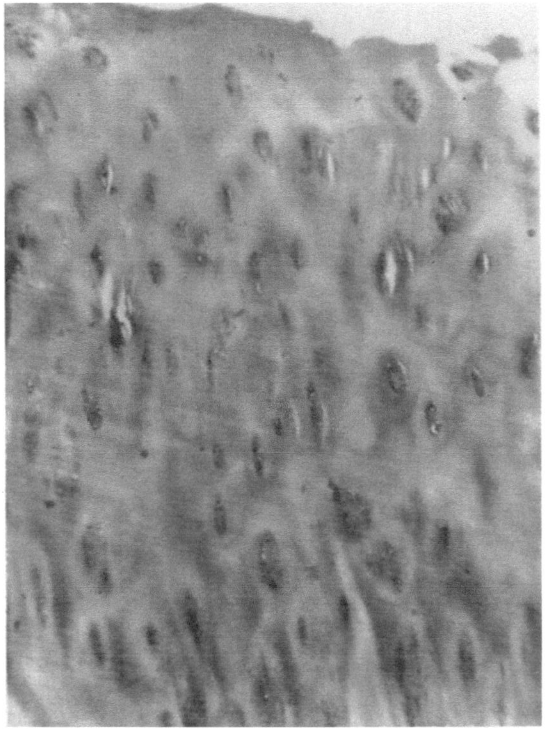

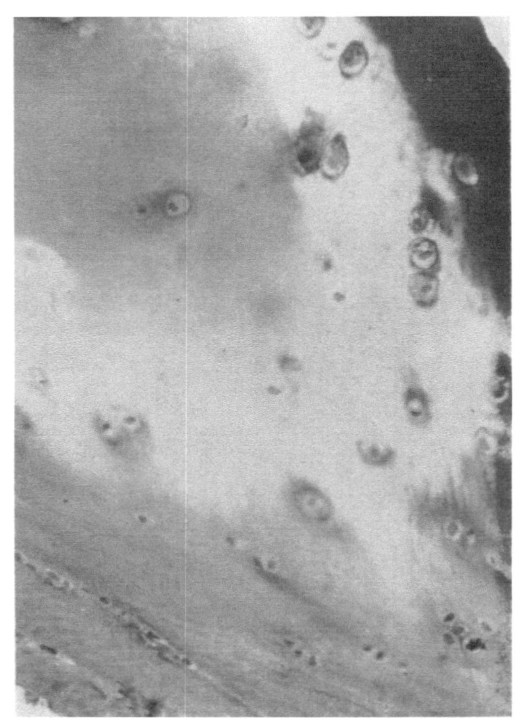

Abb. 37. 63jährige Frau. Leichtes genu valgum mit oberflächlicher Auffaserung des Knorpels am äußeren Rand des lateralen Femur. HE-Färbung 90fach, keine ausgesprochene Demaskierung der Fibrillen. Herabgesetzte Metachromasie, beginnende mucoide Degeneration in den oberflächlichen Schichten

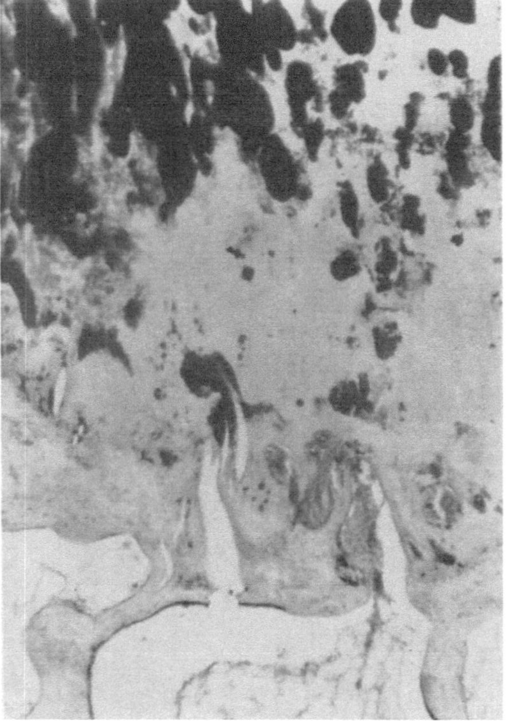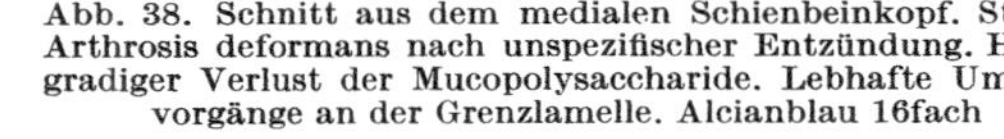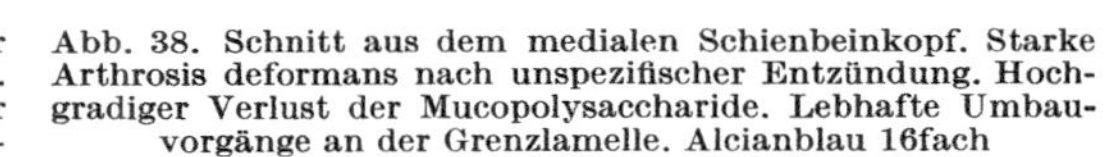

Abb. 38. Schnitt aus dem medialen Schienbeinkopf. Starke Arthrosis deformans nach unspezifischer Entzündung. Hochgradiger Verlust der Mucopolysaccharide. Lebhafte Umbauvorgänge an der Grenzlamelle. Alcianblau 16fach

Abb. 39. 25jähriger Mann. Operierte Chondropathia patellae, siehe Abb. 153. Mucoide, herdförmige Degeneration und beginnende Demaskierung der Fibrillen. Alcianblau 27fach

Wir haben daher die *unterschiedlich beanspruchten* Abschnitte des Kniegelenkes einschließlich der Eminentia intercondylica vergleichend untersucht. Auf die Schnitte wurden Hämatoxylin-Eosinfärbung sowie Alcianblau- und Astrablaufärbung zur Darstellung der Mucopolysaccharide angewandt, in anderen Serien die Halesche Methode und PAS-Reaktion.

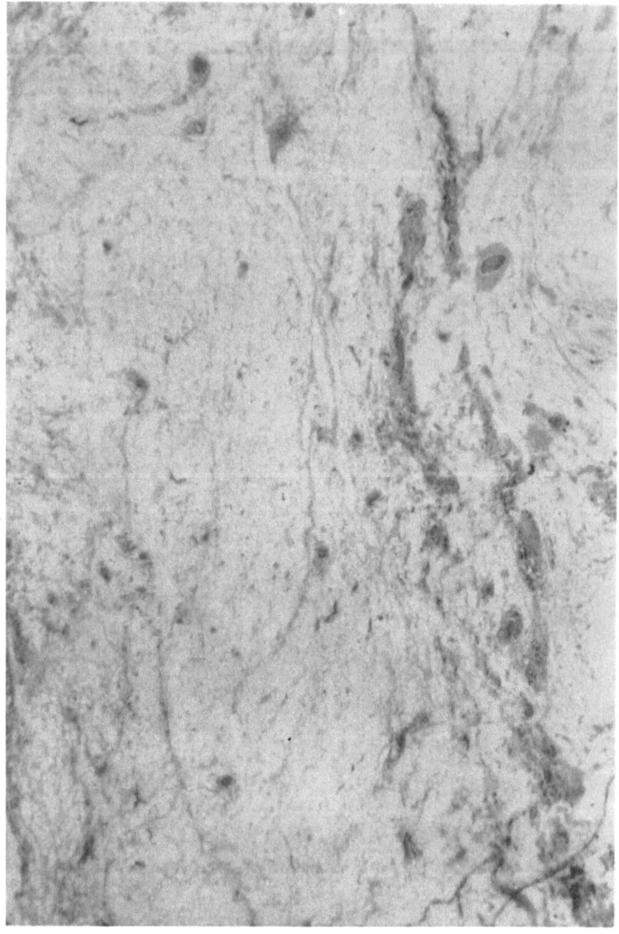

Abb. 40. Leichte Fettkörperfibrose. 21jähriger Mann. Arthrotomie wegen rezidivierender Meniskuseinklemmungen, HE 4fach

Unabhängig von der Beanspruchungsart fanden wir die von F. J. LANG beschriebenen drei Formen der Knorpeldegeneration

1. *mucoide herdförmige* Degeneration,

2. *Demaskierung* der Fibrillen,

3. *lacunäre Resorption.*

Wir beobachteten sie nebeneinander, ohne sie einer bestimmten Belastungsart zuordnen zu können. Der *makroskopisch* erkennbaren Schwere der Knorpeldegeneration entspricht der histologische Befund mit Schwund der Mucopolysaccharide, Demaskierung der Fibrillen und Umbau an der Grenzlamelle.

Die Veränderungen des Corpus adiposum ("Hoffa'scher" Fettkörper) bei der Arthrosis deformans

HOFFA hat 1904 die fibröse *Hyperplasie* des intraartikulären Fettkörpers beschrieben. Sie wurde als "Hoffasche Krankheit" zu einem festen klinischen Begriff, der Fettkörper, auch der nicht veränderte, in der Folgezeit fälschlich Hoffascher Fettkörper bezeichnet. Die Ursache der Hoffaschen Krankheit ist noch nicht eindeutig gesichert. BIRCHER stellte die Hyperplasie fast immer bei Meniskusverletzungen fest. Wir fanden sie ebenfalls bei allen Erwachsenen jenseits der 20er

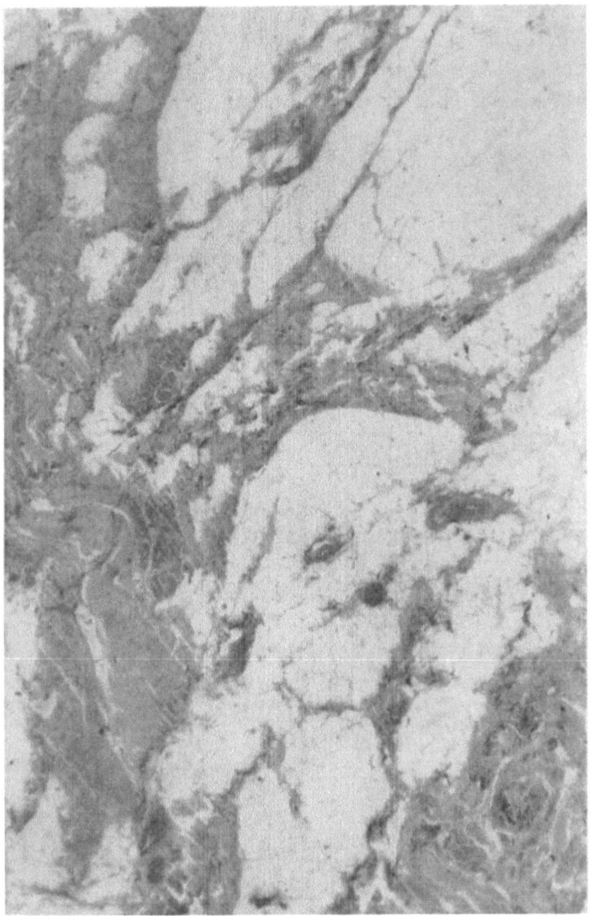

Abb. 41. Fettkörper mit starker Fibrose, 46jährige Frau (Kniegelenksresektion wegen Arthrosis deformans) HE 4fach

Jahre, die wir wegen Kniegelenksaffektionen verschiedener Ursache arthrotomieren mußten. Das weist eigentlich schon auf *mehrere Entstehungsmöglichkeiten* hin. DUBS, DIAMANT und SICARD nehmen traumatische Entstehung an. BORSAY und Mitarbeiter konnten im Tierversuch das pathologisch-anatomische Bild der Hoffaschen Krankheit erzeugen. BIRCHER hält aber trotz seiner Beobachtungen daran fest, daß die Fibrosen *nicht traumatischen* Ursprungs seien. Bei den Erwachsenen, besonders den *Frauen*, ist der Fettkörper *häufig vergrößert*. Für die "normale"

Größe des Corpus adiposum gibt es jedoch keine exakten Vergleichsmöglichkeiten, weil sie von den verschiedensten Umständen, z. B. *Ernährungszustand* und *Lebensalter* abhängt.

Lerch und Priessnitz beobachteten bei einer großen Zahl von Kranken mit Kniegelenksarthrose eine „*eindeutige schmerzhafte* Vergrößerung" des Fettkörpers. Wir haben den Fettkörper an 300 *Leichenknien* histologisch untersucht. Aus dem *makroskopischen Aspekt* zogen wir keine Schlüsse, weil das u. E. ohne Einbeziehung der klinischen Untersuchung nicht möglich ist. Im histologischen Bild fanden wir (es handelte sich fast ausschließlich um Menschen jenseits der 40er Jahre) immer typische Veränderungen, mal mehr, mal weniger stark ausgeprägt. Es waren dies mit Regelmäßigkeit fibröse Induration des Fettgewebes, Proliferation an der Oberfläche der Synovia mit rundzelligen Infiltraten und Vermehrung der Blutgefäße mit reichlich Hämosiderinablagerungen (Abb. 40 und 41).

Den Streit um die Ursache der „Hoffaschen Krankheit" halten wir für *müßig*. Einmalige Traumen, z. B. Kniebinnenverletzungen, Entzündungen, letztlich alle Gelenkeffaktionen, aber auch sog. Mikrotraumen (d. h. die *normale Funktion*) können den Fettkörper verändern. Er wird durch die Gelenkmechanik außerordentlich stark beansprucht, so daß die allmählich einsetzende *fibröse Hyperplasie* auch als *Anpassung* eines an sich empfindlichen Gewebes an die hohe mechanische Beanspruchung aufgefaßt werden kann. Die fibröse Hyperplasie des Fettkörpers ist also mit fortschreitendem Lebensalter die Regel, ohne aber klinisch in Erscheinung treten zu müssen. Die seltenen *Anomalien* des Fettkörpers, Verwachsungen und Verknöcherungen, können wir im Zusammenhang mit der Arthrosis deformans beiseite lassen.

Spezieller Teil

Die Häufigkeit der Arthrosis deformans des Kniegelenkes

Die Angaben über die Häufigkeit der Arthrose in den verschiedenen Gelenken schwanken, je nachdem, ob sie vom Kliniker oder vom Pathologen stammen. Nach älteren Autoren, u. a. CRUVEILHIER und FRAENKEL, ist das Kniegelenk am häufigsten betroffen. In einer Statistik von HEINE aus dem Jahre 1927 steht zwar auch noch das Kniegelenk an erster Stelle, jedoch folgen sehr dicht darauf Ellenbogen- und Schultergelenk. Die Aufstellung von KREUZ aus dem gleichen Jahre nennt wieder ganz andere Werte. Danach entfallen bei 297 Patienten auf

Kniegelenke	51,17%
Hüftgelenke	18,28%
Wirbelsäule	16,00%
Fußgelenke	4,38%
Schultergelenke	3,70%

Eine der letzten Übersichten über die Häufigkeit und Verteilung hat H. WATERMANN veröffentlicht. Unter 32000 Patienten waren 8894, die wegen arthrotischer Beschwerden den Arzt aufsuchten. Betroffen waren

die Kniegelenke bei	33%
Lenden- und Halswirbelsäule bei	40%
die Hüftgelenke bei	12%
die Großzehengrundgelenke bei	8%
die übrigen Gelenke bei	3%

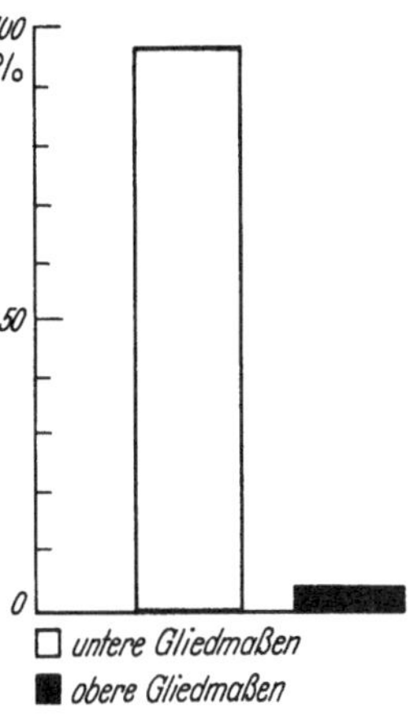

Abb. 42. Verteilung der Arthrosen auf obere und untere Gliedmaßen

Die Arthrosen der oberen Gliedmaßen standen zu denen an den unteren im Verhältnis 2:98 (Abb. 42).

Wir selber fanden in einer *Gesamtzahl* von 28987 Patienten 6979 Arthrosen, Osteochondrosen und Spondylosen mit klinischen Krankheitssymptomen. Das Verhältnis der Arthrosen an den oberen Gliedmaßen zu denen an den unteren betrug 2,78%:97,22%, entspricht also in etwa dem von WATERMANN errechneten. Unter den Gelenken stand das *Kniegelenk an erster Stelle;* es wurde nur noch von der Wirbelsäule übertroffen. Verglichen mit den Watermannschen Zahlen, ist der Unterschied zwischen Wirbelsäule und Gelenken beträchtlich. Das ist unseres Erachtens zeitlich begründet. WATERMANN führte seine Untersuchungen in den Jahren 1948—1954 durch, wir unsere von 1953—1959. Zweifellos ist aber der Anteil der Patienten mit Lenden- und Halswirbelsäulenbeschwerden in den letzten Jahren erheblich angestiegen. Wirbelsäulenerkrankungen haben wir nur dann berücksichtigt, wenn Osteochondrose, Spondylose oder Spondylarthrose mit klinischen Symptomen verbunden war.

Im einzelnen verteilen sich die Arthrosen (Spondylosen und Osteochondrosen eingeschlossen) wie folgt:

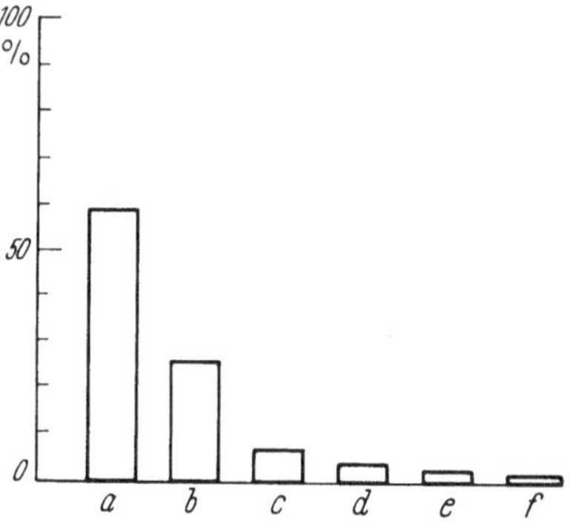

Abb. 43.

a	Wirbelsäule	4184 =	59,94 %
b	Kniegelenke	1877 =	26,76 %
c	Hüftgelenke	443 =	7,34 %
d	Sprunggelenke	288 =	4,14 %
e	Großzehengrundgelenke	109 =	1,55 %
f	Schulter-, Ellenbogen-, Hand- u. Fingergelenke	75 =	1,07 %

Nun noch kurz zu den Unterschieden zwischen den Statistiken. Wesentliche Unterschiede gibt es in den klinischen Übersichten nicht. Die abweichenden Angaben der Pathologen lassen sich damit erklären, daß der Pathologe bei systematischer Untersuchung auch diejenigen Fälle erfaßt, die beschwerdelos verlaufen und daher auch nicht diagnostiziert werden. Die klinischen Aufstellungen hingegen verzeichnen nur diejenigen Arthrotiker, die wegen Beschwerden den Arzt aufsuchen und dann röntgenologisch untersucht werden. Bekanntlich verursacht aber ein Teil der Arthrosen keinerlei Schmerzen. Schließlich muß man noch einkalkulieren, daß, wie HACKENBROCH ausführt, auch chronische Arthritiden unter der Bezeichnung „Arthrose" laufen, weil pathologisch-anatomisch die Trennung zwischen Arthrose und chronischer Arthritis oft nicht möglich ist.

Zusätzlich zu dem Aufschluß, den diese Zahlen über die reine Verteilung der Arthrosen auf die einzelnen Gelenke geben, läßt das Verhältnis von 98:2 (untere zu oberen Gliedmaßen) die Bedeutung erkennen, die der Belastung für die Entstehung der Arthrosis deformans und der Auslösung der Beschwerden zukommen.

Genauere Angaben über die *Häufigkeit schwerer* und *leichterer* Kniegelenksarthrosen fehlen unseres Wissens bisher in der Literatur. JONASCH hat den Versuch gemacht, die Kniegelenksarthrosen in vier Gruppen, nach dem Grad der Schwere, zu ordnen.

Für den vorgesehenen Zweck ist diese Einteilung brauchbar. Unseres Erachtens sollte man allerdings Grad 2 gegen Grad 3 auswechseln, da sich die Schwere der Arthrose nicht so sehr nach der Größe des arthrotischen Randwulstes, sondern vornehmlich nach der Entrundung der Gelenkkörper und der Kondensierung der subchondralen Spongiosa richtet. Nach JONASCHs Darstellung ist aber die polygonale Entrundung bei Grad 2 wesentl. stärker.

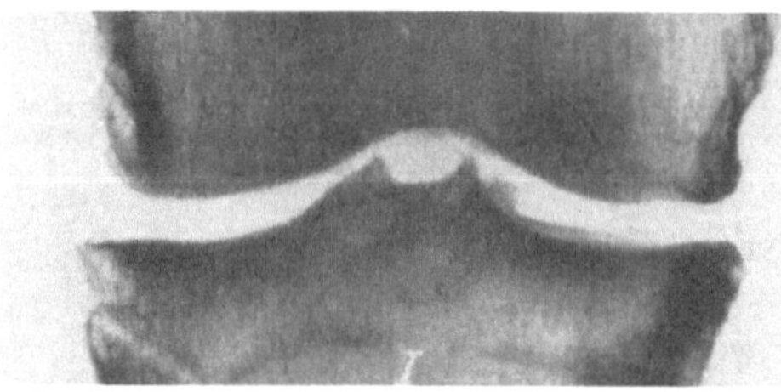
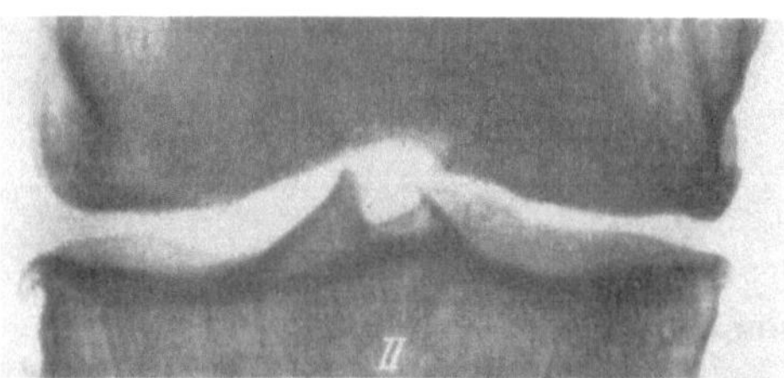
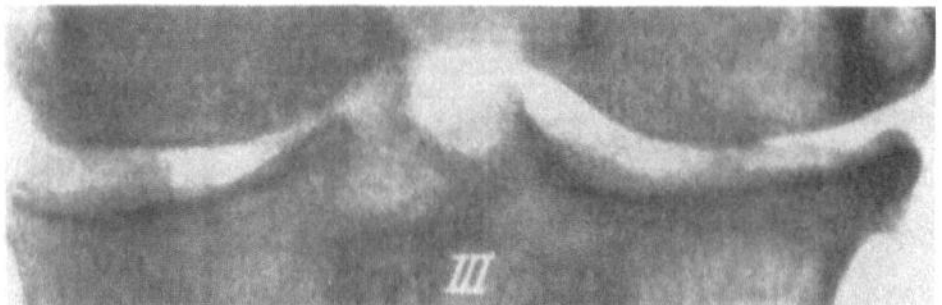
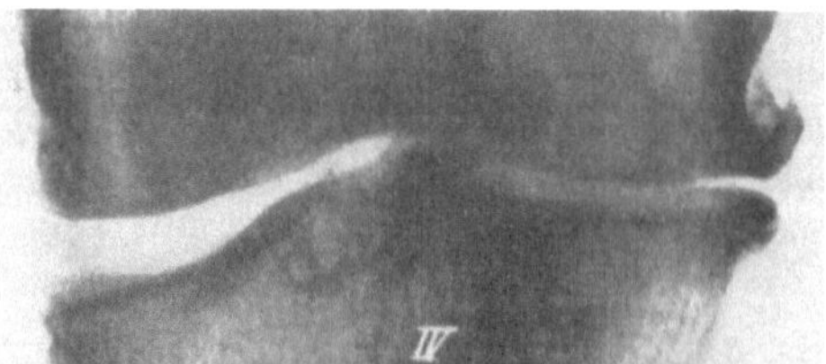

Abb. 44. Siehe Text

Geordnet nach dem Schema von JONASCH, mit unserer eigenen Abänderung, erhielten wir, bei einer Gesamtzahl von mehr als 4000 arthrotischen Kniegelenken, folgende Werte:

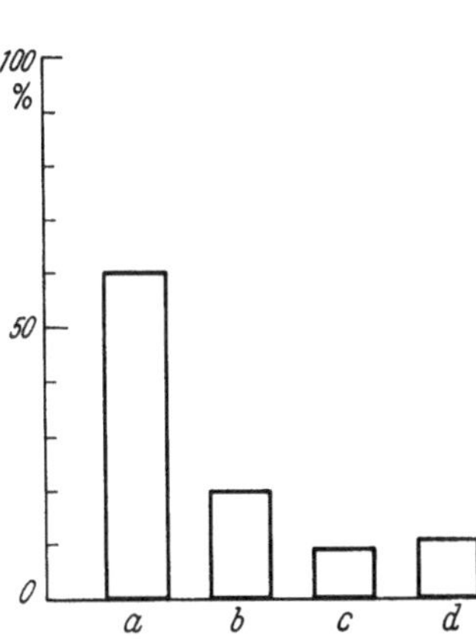

Abb. 45. Häufigkeit von 1878 Kniegelenksarthrosen (Nach der Systematik von JONASCH)

a 1. Grades 60 % c 3. Grades 9,1 %
b 2. Grades 20 % d 4. Grades 10,9 %

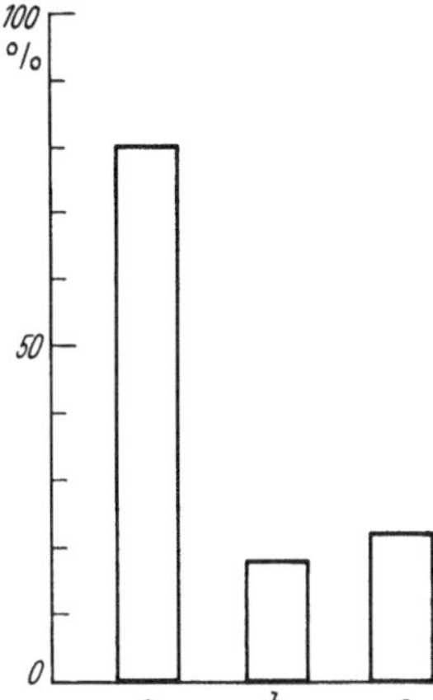

Abb. 46. Eigene Einteilung der Kniearthrose nach Schweregrad und Häufigkeit der verschiedenen Formen.

a Leichte Arthrosen, b mittelschwere Arthrosen und c schwere Arthrosen

Aus praktischen Gründen ist auch an eine Einstufung in

leichte,

mittelschwere und

schwere Arthrosen

zu denken, wie wir sie vorgenommen haben.

Als *leicht* definieren wir jene Formen der Arthrose, die nur mit einer Ausziehung der Gelenkränder und Eminentiae intercondylica sowie der Patellapole einhergehen, die Gelenkspalte jedoch normal weit lassen.

Zu den *mittelschweren* rechnen wir die Arthrosen mit stärkeren Randzacken, leichten Entrundungen der Gelenkkörper und beginnender Verschmälerung der Gelenkspalte.

Schwere Arthrosen zeichnen sich nach unserer Definition aus durch massive Randwülste, starke polygonale Entrundung der Gelenkkörper und Verschmälerung der Gelenkspalte.

Die Häufigkeit dieser verschiedenen Formen der Arthrosis deformans war wie folgt:

leichte Arthrosen	80%
mittelschwere Arthrosen	9%
schwere Arthrosen	11%

Die Einteilung der Arthrosis deformans des Kniegelenkes

(Versuch, ein Ordnungsprinzip zu schaffen)

Gegen die Unterscheidung in primäre und sekundäre Arthrosen werden häufig Bedenken erhoben. Gewiß ist es gerade am Kniegelenk nicht immer möglich, praearthrotische Veränderungen zu erkennen, doch kann man oft die eigentliche Ursache der Arthrose auch noch nach Jahren feststellen. Für das Hüftgelenk, dessen geschlossener Formenaufbau aber nicht mit dem des Kniegelenkes vergleichbar ist, hat HACKENBROCH den Begriff der „praearthrotischen Deformität" geprägt. Was das Hüftgelenk für die Statik und als Verbindung zwischen Wirbelsäule und Gliedmaßen bedeutet, spiegelt sich nicht nur in dem idealen formalen Aufbau, sondern auch in dem festen Muskelmantel wider. DUVERNAY bezeichnete bereits 1930 die Hüftarthrose als das Schulbeispiel der Arthrose schlechthin. Der Aufbau des Hüftgelenkes macht es möglich, jede Abweichung von der Normalform zu erfassen. *Praearthrotische Zustände* am *Kniegelenk* sind weitaus *schwieriger* und längst nicht im gleichen Umfang zu *bestimmen*. Das liegt einmal an seinem besonderen Aufbau, ferner an den Schwierigkeiten, die sich aus dem Formenreichtum auch der gesunden Gelenkkörper, der Femurcondylen, ergeben. Es ist hier nicht leicht, das Normale vom Pathologischen abzugrenzen. Man kann also nicht ohne weiteres von der Form der Gelenkkörper auf praearthrotische Deformitäten schließen. Noch ein *weiterer Umstand* erschwert die röntgenologische Feststellung praearthrotischer Deformitäten am Kniegelenk: die Eigenart des Muskel- und Bandapparates. Das Kniegelenk ist ligamentär und muskulär viel schlechter gesichert als das Hüftgelenk. Durch *Erschlaffung* des *Bandapparates* kann sich die Führung des Gelenkes und die Stellung der Gelenkkörper zueinander erheblich verändern. Das bedeutet zum Beispiel, daß starke Bänderlockerung am Kniegelenk auf der Aufnahme im Liegen unter Umständen gar nicht festzustellen ist oder ein nach der Änderung des Tibiaschaft-Kniebasiswinkels vermutbares O-Bein bei Belastung durch Bänderlockerung kompensiert oder gar zum X-Bein wird. Man kann sich also nicht *ausschließlich* auf die *röntgenologischen Meßergebnisse* verlassen und daraus Folgerungen auf praearthrotische Deformitäten ziehen.

Bei Untersuchungen an der Leiche sind die Probleme dieselben. Da das Kniegelenk der Untersuchung sehr gut zugänglich ist, sind gröbere Verformungen meist ohne Schwierigkeiten zu erkennen. Die Deutung feinerer pathologischer Befunde ist hingegen nicht einfach, wenn (wie zumeist) der klinische Befund und damit die Belastungsverhältnisse unbekannt sind. SCHALLOCK spricht in diesem Zusammenhang von einem „*Indizienbeweis*", der oft nicht zu umgehen sei. Mit Hilfe dieses Indizienbeweises kann man aber — und das gilt nicht nur für Untersuchungen an der Leiche — die Endzustände bekannter Verläufe auf ähnliche Fälle übertragen und so auf die primäre Ursache schließen.

Wenn man die *sekundären Kniegelenksarthrosen* (u. a. nach ihrer *primären Ursache*) *ordnen* will, sieht man sich vor die Frage gestellt, nach welchen Gesichtspunkten dies geschehen soll. Verschiedene Möglichkeiten bieten sich an. Man kann einmal einteilen nach dem Sitz der arthrotischen Veränderungen in

    a) *diffuse*, d. h. panartikuläre Arthrosen,
      und

    b) *umschriebene*, d. h. auf einen Gelenkabschnitt beschränkte Arthrosen.

zu a) den *panartikulären* Arthrosen, würden gehören alle primären Arthrosen, die Arthrosen nach Entzündungen, hormonale Störungen, Chondromatosen und Entwicklungsstörungen,

zu b) den umschriebenen Arthrosen, müßte man die Arthrosen nach dissezierenden Prozessen, nach Meniskusexstirpation und nach statischen Abweichungen rechnen.

Da sich eine Anzahl von Arthrosen auch aus *subchondralen Ernährungsstörungen* und *Stoffwechselstörungen* entwickelt, ist die Einteilung in *chondrale* und *ossale* Arthrosen ebenfalls möglich. Letztere sind allerdings seltener als die chondralen.

Die lange Beschäftigung mit dem Problem der Kniegelenksarthrose, bei der wir besonders der primären Störung nachgegangen sind, hat uns zu folgender Gliederung nach *funktionell-ätiologischen Gesichtspunkten* veranlaßt.

I. *Statisch funktionelle Arthrosen*
    1. Arthrosis deformans nach genu valgum und genu varum verschiedener Ursache.
    2. Arthrosis deformans nach Meniskusläsionen
        a) nach behandelten und unbehandelten Meniskuslösungen und Meniskusverletzungen,
        b) nach Meniskusganglien,
        c) Arthrosis deformans und Meniskusverkalkungen.
    3. Arthrosis deformans als „Überlastungsschaden" nach Ober- und Unterschenkelamputationen.
    4. Arthrosis deformans beim Übergewichtigen.
    5. Arthrosis deformans als Ruheschaden nach langer Immobilisierung.

II. *Arthrosis deformans nach juvenilen Osteochondrosen einschließlich Osteochondrosis dissecans.*

III. *Arthrosis deformans nach congenitalen Entwicklungsstörungen* (enchondralen Dysostosen, Gelenkchondromatosen u. a.).

IV. *Posttraumatische Arthrosis deformans* (nach intra- und extraarticulären Schäden und nach Kombination von beiden).

V. *Arthrosis deformans im Klimakterium.*

VI. *Arthrosis deformans nach Entzündungen.*

VII. *Subpatellare Arthrosis deformans*
    (Arthrosis deformans des Femuro-Patellagelenkes).
    1. *Primäre subpatellare Arthrosis deformans* (Chondropathia patellae).
    2. *Sekundäre subpatellare Arthrosis deformans nach*
        a) habitueller Patellaluxation,
        b) Sudecksyndrom,
        c) Patellafrakturen,
        d) juvenilen Osteochondrosen.

Die primäre Arthrosis deformans

Nach PAYR entsteht die *primäre Arthrosis deformans* unabhängig vom *Betrieb* des Gelenkes, während die anderen Formen mit der *Funktion* zusammenhängen. Diese Unterschiede wurden zu Recht nicht akzeptiert. Eine Arthrose, *unabhängig* von der Gelenkfunktion entstanden, gibt es nicht. Bekanntlich entwickelt sich die Arthrosis deformans nur in beweglichen Gelenken. Allerdings hängt sie nicht nur von der funktionellen *Beanspruchung* sondern auch vom *formalen Aufbau* und der *Qualität* des Gelenkes ab. BAUD und RUTISHAUER trennen neuerdings am Hüftgelenk das *gealterte Gelenk* (Altersarthrose) von der Coxarthrose. Die für das Altersgelenk geltenden röntgenologischen Kriterien lassen sich auch auf das Kniegelenk übertragen. Trotz klinisch *eindeutiger*, wenn oft auch unerheblicher *statischer* Abweichungen findet man selbst bei alten Menschen noch *Gelenkkörper ohne jegliche* Zeichen der *Entrundung* und *ohne* nennenswerte arthrotische Veränderungen, leichte Osteoporosen ausgenommen. Sind aber, auch bei Condylen, deren Form nach Ansicht mancher Autoren eine *praearthrotische Deformität* darstellt, im Röntgenbild keine eindeutigen Zeichen einer Arthrosis deformans zu finden, so kann man diese Tatsache doch nur als *Ausdruck hervorragender Gewebsqualität* deuten. Die Abgrenzung des Altersgelenkes vom arthrotischen Gelenk ist aber nur im Röntgenbild möglich, *autoptisch nicht.* Das Röntgenbild gibt lediglich indirekt und recht summarisch Auskunft über den Zustand des Gelenkknorpels. *Röntgenologisch* „*normale*" Gelenke sind aber, das haben unsere Untersuchungen von Leichenknien gezeigt, meist doch nicht ohne Degenerationserscheinungen. Normale Patellae haben wir z. B. bei jenseits der 40er Jahre Verstorbenen nicht gesehen, die *Unterschiede* waren lediglich *graduell*. An den vom Druck belasteten Gelenkabschnitten war der Knorpelabschliff geringer, aber doch deutlich, die Röntgenbefunde demgegenüber, von leichten Verdichtungen der Grenzlamelle an der Patella abgesehen, oft normal. Altersgelenk und Arthrosis deformans lassen sich also wohl röntgenologisch, aber nicht autoptisch differenzieren. Dadurch verwischen sich natürlich die Grenzen zwischen primärer und sekundärer Arthrosis deformans. Die Unterschiede sind oft nur gradueller, nicht prinzipieller Art. Wir setzen die primäre Arthrosis deformans als Arthrosis simplex der *Altersarthrose* gleich. Die *Gewebsqualität* ist bis ins hohe Alter trotz der Beanspruchung *erhalten*.

Die sekundäre Arthrosis deformans

I. Statisch funktionelle Arthrosen

1. Die Arthrosis deformans nach genu valgum

Häufigkeit und Geschlechtsverteilung des genu valgum

Über das *genu valgum* haben in der älteren Literatur u. a. MIKULICZ, VOLKMANN, JULIUS WOLF, ALBERT und HOFFA ausführlich berichtet. Die letzte Zusammenfassung stammt von BRAGARD (1932). Sie hat, abgesehen von kleineren Korrekturen, auch heute noch Gültigkeit.

Die leichteren Formen des genu valgum sind im Kindesalter zwischen zwei und fünf Jahren physiologisch, bei der erwachsenen Frau geschlechtsspezifisch.

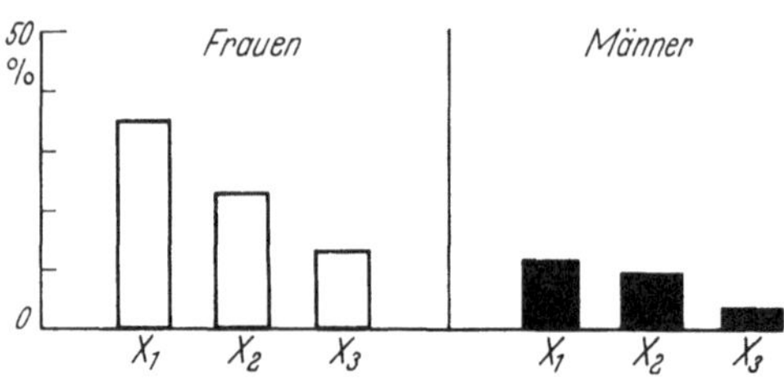

Abb. 47. X_1 = Gesamtanteil der Patienten mit X-Beinen, X_2 = X-Beine leichten Grades, X_3 = X-Beine schweren Grades

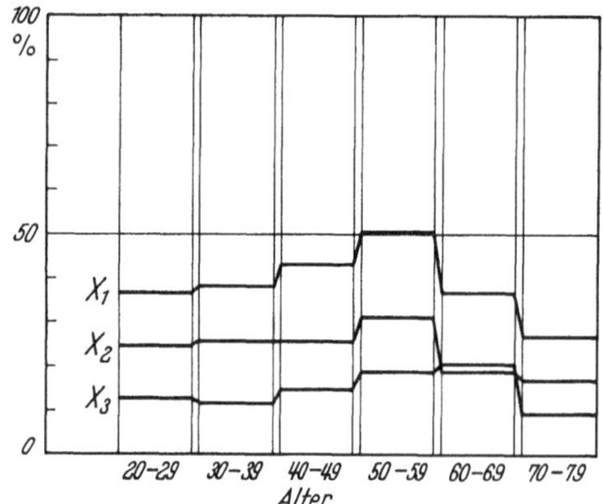

Abb. 48. Häufigkeit der X-Beine bei ♀ Patienten mit Kniearthrose in den verschiedenen Altersstufen.
X_1 = Gesamtzahl, X_2 = leichte X-Beine, X_3 = schwere X-Beine

Nach FRANKE waren von 587 Personen beiderlei Geschlechts im Alter von 18 Jahren 67%, im Alter von 48 Jahren 82% X-beinig. ALBERT stellte bei 23,08% von 1200 Frauen und 14,06% der gleichen Anzahl Männer X-Beine fest und zwar vornehmlich unter den Großwüchsigen. BRAGARD untersuchte 4200 Patienten; das Verhältnis der Frauen mit X-Beinen zu den Männern betrug 40,7 zu 25,4%.

Von den 1077 Frauen und 877 Männern, die uns wegen Kniegelenksbeschwerden aufsuchten, hatten

37% der Frauen und
12,1% der Männer

mehr oder minder schwere genua valga.

Die Altersverteilung (der ♀ Patienten) geht aus Abb. 47 und 48 hervor.

Vergleichsuntersuchungen an jeweils 200 Frauen und Männern, die aus anderen Gründen in die

Sprechstunde kamen, ergaben X-Beine

bei 33,1% der Frauen

und 10,1% der Männer.

BRAGARD unterscheidet in angeborene, idiopathische und symptomatische genua valga, SONNENSCHEIN in idiopathische, symptomatische und kompensatorische X-Beine. (Wegen seiner Seltenheit ist das angeborene X-Bein für unsere Fragestellung bedeutungslos.)

Klinisch wichtig ist die Einteilung in *lockere* und *feste* genua valga. Außerdem läßt sich noch unterscheiden nach

X-Beinen des Kleinkindes (hierzu gehört das temporäre X-Knie — HEPP),

X-Beinen in der Pubertät und

X-Beinen der klimakterischen Frau.

Die Einteilung besagt nichts über *Sitz und Grad der Valgität*. Nach F. LANGE und PITZEN, bestätigt von BRAGARD, kann sich der Scheitel in der Metaphyse, Epiphyse und Diaphyse befinden.

BRAGARD ist ausführlich auf die Ätiologie des X-Beines eingegangen. Wir können uns deshalb darauf beschränken, seine Eigenschaft als praearthrotische Deformität zu besprechen.

Eine der häufigsten Ursachen des genu valgum liegt im ungleichmäßigen Wachstum der Femurcondylen, hauptsächlich im verstärkten Längenwachstum des medialen Femurcondylus. Wir sind auch der Frage nachgegangen, ob bestimmte Condylenformen besonders zum asymmetrischen Wachstum neigen, wie es in Verbindung mit den praearthrotischen Deformitäten am Kniegelenk vermutet wurde. Unsere Untersuchungen erbrachten jedoch für diese Vermutung keinen Beweis. Wie wir bereits über die Beziehungen zwischen Arthrosis deformans und Condylenform sagten, hängt die Entstehung der A. def. nicht von einzelnen Condylentypen ab. Wir konnten lediglich feststellen, daß die Condylen der Frau im allgemeinen etwas schmaler und runder sind, während beim Manne die flacheren Formen überwiegen. Das gleiche gilt für die Condylentypen beim genu valgum. Auch hier sind bei Frauen und Männern alle Condylentypen zu finden. Bei extremen Längenwachstum des medialen Condylus herrschen allerdings die runden Formen vor.

Unter den genua valga sind die angeborenen und kompensatorischen am seltensten. Die größte Gruppe stellen die „idiopathischen" X-Beine. Eine exakte Unterscheidung in feste und bänderlockere ist, besonders im fortgeschrittenen Alter, nicht immer möglich, da die Bänderlockerung unter Umständen Folgezustand oder Begleiterscheinung des ossären X-Beines ist. Doch läßt sich in vielen Fällen die Hauptursache der Valgität erkennen.

Bei *Jugendlichen* beiderlei Geschlechts überwiegen die festen X-Beine. Röntgenologisch sind dementsprechend die medialen Femurcondylen bei ihnen durchweg etwas länger als die lateralen. Erheblich sind diese Längendifferenzen freilich nicht, da es sich vornehmlich um leichtere Formen des genu valgum handelt. Arthrotische Veränderungen als Folge von Fehlbelastung entstehen beim Jugendlichen nur selten.

Das genu valgum der *klimakterischen Frau* verdient wegen seiner Häufigkeit gesonderte Beachtung. SONNENSCHEIN ist der Auffassung, hormonale Einflüsse seien an der Erhöhung des Körpergewichtes und somit an der beschleunigten Entwicklung des X-Beines beteiligt. X-Bein mit gleichzeitigem Plattfuß und dadurch verbreiterter Standbasis sei für den Abschliff der lateralen Gelenkanteile und damit wiederum für die Verstärkung der seitlichen Deviation verantwortlich. Unter den X-beinigen Frauen im Klimakterium herrschen nach unseren Erfahrungen ganz bestimmte Typen vor; hauptsächlich sind es Pyknikerinnen, die in relativ kurzer Zeit erheblich, nicht selten bis zu 20 kg, an Gewicht zugenommen haben. Ein

Großteil von ihnen leidet zudem an Varizen. Die meisten dieser Patientinnen sind gekennzeichnet durch schlaffen Muskeltonus und lockeren Kapsel-Band-apparat. Unter dem Einfluß der starken Gewichtszunahme macht sich die allgemeine Bändererschlaffung vor allem an den Kniegelenken bemerkbar und führt hier zur Verstärkung der leichten geschlechtsspezifischen X-Beine. Diese Frauen klagen jedoch meist nicht über Belastungsschmerzen an der Außenseite der Kniegelenke, wie man gerade beim X-Bein annehmen könnte, sondern fast ausnahmslos über Schmerzen an der Innenseite; sie leiden also nicht so sehr unter der Arthrose als vielmehr unter statischen Beschwerden *(Kniebinnenschmerz*, s. auch Abschnitt Differentialdiagnose). Ein statisch-variköser Symptomkomplex vervielfacht die Schmerzen häufig noch.

Beim *erwachsenen Mann* liegen die Verhältnisse insofern etwas anders, als ein wesentlicher, das genu valgum beeinflussender Faktor, die plötzliche Gewichtszunahme im Klimakterium, entfällt. Unsere Zahlen zeigten schon, daß X-Beine beim Manne, gemessen an der Häufigkeit bei der Frau, verhältnismäßig selten sind. Beim Manne handelt es sich zumeist um feste, d. h. durch unterschiedliches Längenwachstum der Condylen bedingte genua valga. Die Condylen sind im allgemeinen etwas flacher als die der Frau. Grad der Valgität der Längendifferenz der Femurcondylen verlaufen meist parallel zueinander. Überwiegend durch Bänderlockerung verursachte, lockere X-Beine sind seltener.

Das genu valgum gilt allgemein als *typische Belastungsdeformität*, die an der besonders belasteten Außenseite des Kniegelenkes zur A. def. führt. Mehrere Umstände, die uns bei der Auswertung unseres Materials auffielen, schränken diese Bedeutung des genu valgum allerdings ein. Da ist zunächst, auch bei Patienten mit X-Beinen, die große Variationsbreite im formalen Aufbau. Zwischen dem Grad der Valgität und der Condylendifferenz besteht oft eine erhebliche Diskrepanz. Das trifft vornehmlich auf die ligamentär bedingten X-Beine zu. Sie bestimmen zumeist das Bild des genu valgum der klimakterischen Frau. Neben der Längenzunahme des medialen Femurcondylus wird vielfach eine Aplasie des lateralen Condylus als eine der Ursachen des X-Beines erwähnt; sie kommt aber keineswegs so häufig vor wie angenommen. Gelegentlich ist der laterale Condylus sogar breiter als der mediale. Wie die Röntgenbilder erkennen lassen, entspricht die Schwere der Arthrose meist nicht dem Grad der Valgität. Die äußeren Gelenkabschnitte sind auch keineswegs immer Hauptsitz der arthrotischen Veränderungen. R. Fick und Bragard stellten das bereits fest, deuteten diese Erscheinungen aber unterschiedlich. So erklärte R. Fick sie mit einer Hypertrophie des Innenbandes, durch die die medialen Condylen aufeinander gepreßt würden. Bragard maß zwei Faktoren, nämlich den Rotationsbewegungen und der erhöhten Beanspruchung besondere Bedeutung zu: durch die Rotationsbewegungen spannen sich die Seitenbänder an; die Spreizstellung und Erschlaffung der Seitenbänder, bei allgemeiner Bänderlockerung, verstärkt die funktionelle Beanspruchung sonst normal geformter Kniegelenke.

Einteilung der Arthrosis deformans nach genu valgum

Wir haben die Kniegelenksarthrosen einmal nach dem Schweregrad in *leichte*, *mittelschwere* und *schwere* Arthrosen, zum zweiten *nach der Lokalisation* eingestuft. Als „leicht" gelten jene Arthrosen, die sich nur durch spitze Ausziehungen an den Gelenkrändern ohne Verengung des Gelenkspaltes oder Entrundung der Gelenkkörper, darstellen. Zu den „mittelschweren" zählen die Arthrosen mit wulstartigen Ausziehungen an Gelenkrändern und Zwischenknorrenhöckern sowie beginnender polygonaler Entrundung der Femurcondylen. Bei den „schweren" Arthrosen schließlich ist der Gelenkspalt stark verengt, die angrenzenden Femurcondylen sind entrundet und laufen in arthrotische Randzacken aus, die Zwischenknorren-höcker sind stark plump verdickt.

Die Arthrose war

leicht	bei 79,2%
mittelschwer	bei 11,7%
schwer	bei 9,0%

Neben dem Schweregrad ist ferner die Lokalisation der Veränderungen im Gelenk wichtig. Wir haben unterschieden in:

Arthrosen mit Hauptsitz an der Außenseite des Kniegelenkes
laterale Kniearthrose
Arthrosen mit dem Hauptsitz an der Innenseite des Kniegelenkes
mediale Kniearthrose und
Arthrosen, die ziemlich gleichmäßig auf das ganze Kniegelenk verteilt sind
panarticuläre Kniearthrose.

Häufigkeit der verschiedenen Formen der Arthrosis deformans

a) Die *panarticuläre* Arthrose kam mit 74,7% am häufigsten vor.
Eingestuft nach dem Schweregrad waren von diesen 74,7%

81,9%	leicht	(63%)
9,7%	mittelschwer	(7,2%)
7,2%	schwer	(4,5%)

Die eingeklammerten Werte beziehen sich auf die Gesamtzahl der Patienten mit Kniegelenksarthrosen und genua valga.

b) Die *laterale Arthrose* ist mit 18% viel seltener als die panarticuläre Form. Die Einordnung nach dem Schweregrad zeigt allerdings eine deutliche Verschiebung zugunsten der schwereren Formen. Die Werte betragen

50% leichte Formen
25% mittelschwere Formen
25% schwere Formen.

c) Die *mediale Arthrose* haben wir nur bei 7,2% der Fälle beobachtet. Vornehmlich handelt es sich um leichte arthrotische Veränderungen.

Unter *panartikulärer Arthrose* verstehen wir jene Formen, bei denen alle Gelenkabschnitte arthrotisch verändert sind. Meistens beginnen sie mit spitzen Ausziehungen an den Zwischenknorrenhöckern. Diese Ausziehungen werden jenseits der 30er Jahre häufiger; sie sind bei 40% der als „*leicht*" bezeichneten Arthrosen zu finden und bleiben oft einziges Anzeichen (20%). Bei den übrigen kommen im Laufe der Jahre noch kleine Ausziehungen an den Gelenkrändern hinzu, die ihrerseits aber auch einziges Merkmal sein können. Das Femoro-Patellagelenk weist nur geringfügige Veränderungen auf. Meistens sind oberer und unterer Pol der Patella leicht ausgezogen, was aber nicht typisch für die A. def. beim genu valgum sondern vielfach Ausdruck der Knorpeldegeneration an der Patellarückfläche (Patellahinterwandschaden) jenseits der 20er Jahre ist.

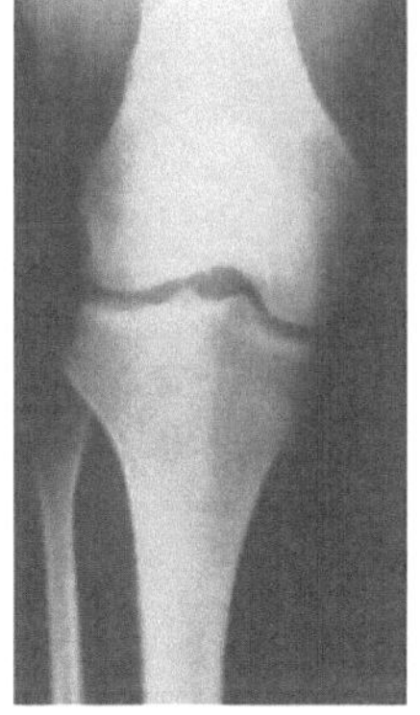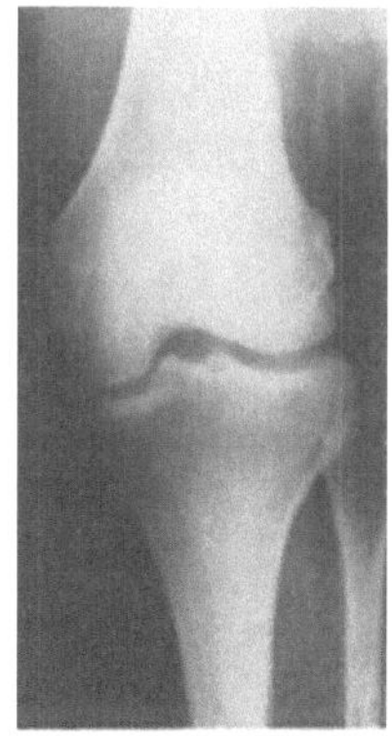

Abb. 49. Beginnende diffuse Arthrosis deformans. 48jährige Frau. X-Beine, 10 cm Knöchelabstand

Die *mittelschweren* und *schweren* Formen der A. def. sind mit 9,7 bzw. 7,2%
vertreten. Unter den Patienten beiderlei Geschlechts mit mittelschweren Arthrosen überwiegen die jenseits der 45er Jahre; die jüngste Patientin ist allerdings

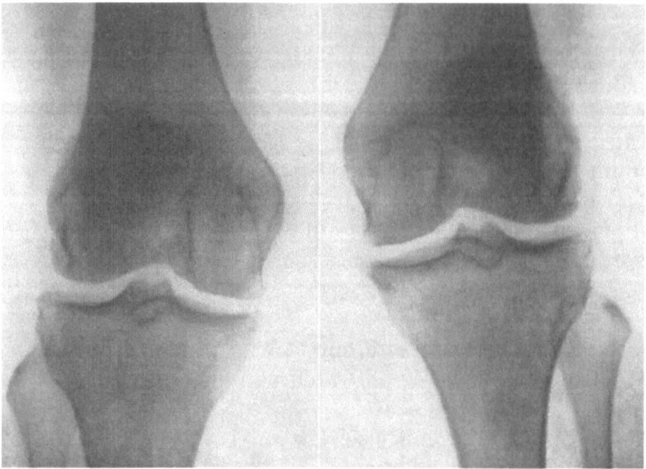

Abb. 50. Mittelschwere diffuse Arthrosis deformans. 56jährige Frau. Hochgradige X-Beine, 22 cm Knöchelabstand
(s. auch Abb. 128)

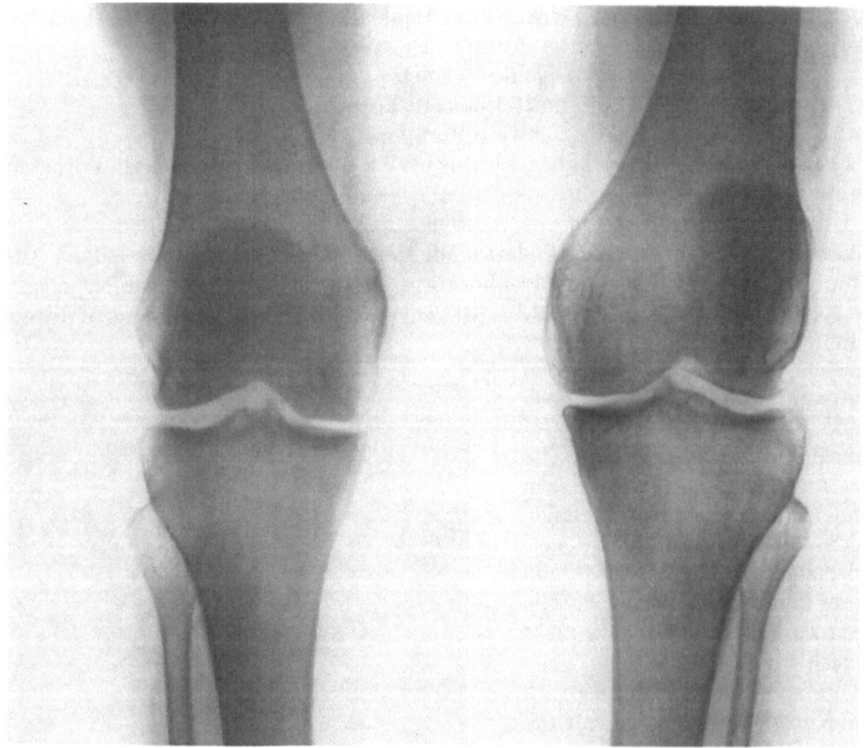

Abb. 51. 54jähriger ♂ Astheniker. Genua valga mit Knöchelabstand von 16 cm. Überwiegend diffuse bds.
Kniegelenksarthrose

erst 38 Jahre alt. Die arthrotischen Veränderungen verteilen sich ziemlich gleichmäßig auf das ganze Kniegelenk. Ausnahmslos sind die Zwischenknorrenhöcker
betroffen. Spitze Ausziehungen kommen öfter vor als plumpe Deformierungen der
Kreuzbandhöcker. Gelegentlich wird eine plumpe Verformung auch nur durch ein
Corpus liberum vorgetäuscht. Die Condylen sind meistens leicht entrundet und
etwas ausgewulstet. An den runden Condylen macht sich natürlich jede Abflachung
eher und deutlicher bemerkbar als an den ohnehin flacheren. Der Beachtung wert
erscheinen uns ferner die kleinen arthrotischen Zacken an den Rändern der Fossa
intercondylica, die merkwürdigerweise fast nur am Übergang in den medialen
Femurcondylus zu finden sind.

Schwere Arthrosen erstrecken sich auf alle knöchernen Gelenkanteile gleichmäßig. Die Zwischenknorrenhöcker sind plump verformt und ausgezogen, die
medialen und lateralen Gelenkränder gewulstet, die Condylen teilweise entrundet.
Der Gelenkspalt ist medial oder lateral stark verengt. Am Übergang der Fossa
intercondylica in den Femurcondylus sind in diesen Fällen die Randwülste etwas
stärker ausgeprägt.

Mit der A. def. des Kniegelenkes nimmt im allgemeinen auch die Arthrose im
Femoro-Patellagelenk zu. Sieht man bei leichteren Arthrosen auf den Seitenauf-
nahmen nur kleine Ausziehungen am oberen und unteren Pol der Patellarückfläche,

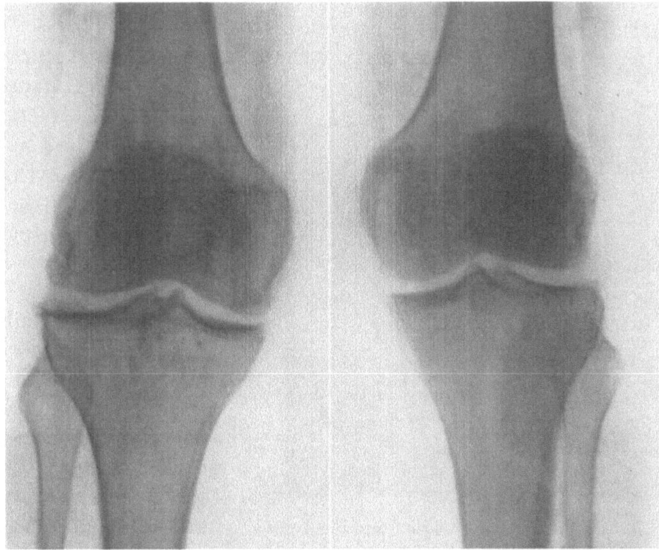

Abb. 52. Leichte laterale Arthrosis deformans. 52jährige Frau. X-Beine, 6 cm Knöchelabstand

wie sie im Alter von mehr als 20 Jahren häufig vorkommen, so herrschen hier derbe
Ausziehungen an den Patellapolen vor. Den Condylen liegen an den Rändern des
Gleitlagers oft schwere, derbe Randwülste auf. Die Patella ist vielfach lateralisiert.
Zu den weniger häufigen Veränderungen im Femoro-Patallagelenk gehören die
gelegentlichen arthrotischen Zysten, sowohl im Gleitlager als auch an der Patellarückfläche. Meist sind es kleine Zystchen, die sich perlschnurartig aneinander-
reihen.

Nach unseren Untersuchungen ist der *äußere Gelenkabschnitt* zu 18% Hauptsitz
der arthrotischen Veränderungen im Kniegelenk. Über die Häufigkeit nach dem
Grad der Schwere gibt S. 31 Aufschluß.

Leichte Arthrosen des lateralen Gelenkabschnittes manifestieren sich vor allem in kleinen, spitzen Ausziehungen, besonders am lateralen Condylus tibiae; seltener kommen sie am Tibiakopf vor. Verengung des Gelenkspaltes und Entrundung der Femurcondylen gehören nicht zur leichten Arthrose. Ausziehungen am oberen und unteren Pol der Patellarückfläche entsprechen den Veränderungen, wie wir sie beim Patellahinterwandschaden fanden. Vergleicht man die leichte Arthrose des lateralen Gelenkabschnittes mit der auf das ganze Kniegelenk lokalisierten, so ergeben sich nur wenig oder gar keine charakteristischen Unterschiede.

Für die *mittelschwere* Arthrose des äußeren Gelenkabschnittes ist eine sich in Grenzen haltende, meist gleichmäßige Abflachung des lateralen Femurcondylus und eine etwas stärkere Ausziehung des lateralen Condylus tibiae typisch. Die Deformierung der Eminentia intercondylica tritt deutlicher in Erscheinung, auch die A. def. im Femoro-Patellagelenk ist stärker als beim beginnenden Patellahinterwandschaden. Insgesamt gibt es aber auch unter den mittelschweren arthrotischen Veränderungen im äußeren Gelenkabschnitt keine nennenswerten Unterschiede zu der sich auf das gesamte Kniegelenk erstreckenden Arthrose gleichen Schweregrades.

Bei den *schweren*, vorzugsweise die laterale Seite des Kniegelenkes betreffenden Arthrosen dominiert die Verengung des lateralen Gelenkspaltes. Dagegen ist der laterale Femurcondylus zwar manchmal entrundet, aber oft doch relativ gut geformt und unterschiedlich stark gewulstet. Gelegentlich beobachtet man eine starke, bis tief in die Metaphyse reichende Sklerosierung der lateralen Gelenkabschnitte. Vielfach wird mit zunehmender Arthrose die Form der Kreuzbandhöcker plumper; eine Bevorzugung des medialen oder lateralen Kreuzbandhöckers läßt sich hier nicht erkennen. Die Arthrose im Femoro-Patellagelenk entspricht den übrigen arthrotischen Veränderungen, die Patellapole sind derb gewulstet, das Niveau des Condylenlagers wird durch dicke Randwülste angehoben, die vielfach mit einzelnen oder perlschnurartig aneinandergereihten kleinen Zysten durchsetzt sind. Die Patellarückfläche selbst ist oft rauh und unregelmäßig begrenzt. Auch bei diesen Arthrosen ist die Patella häufig lateralisiert.

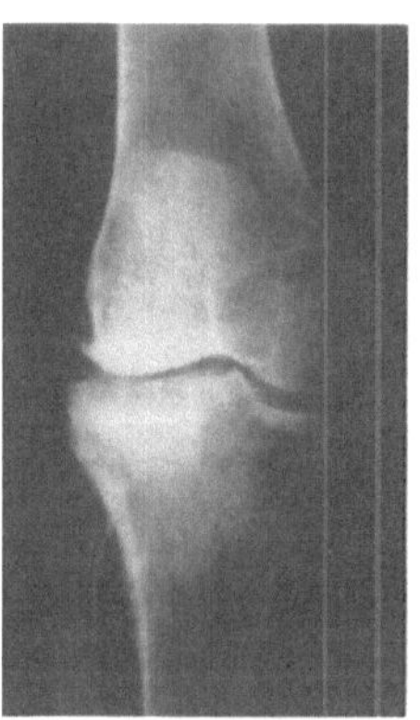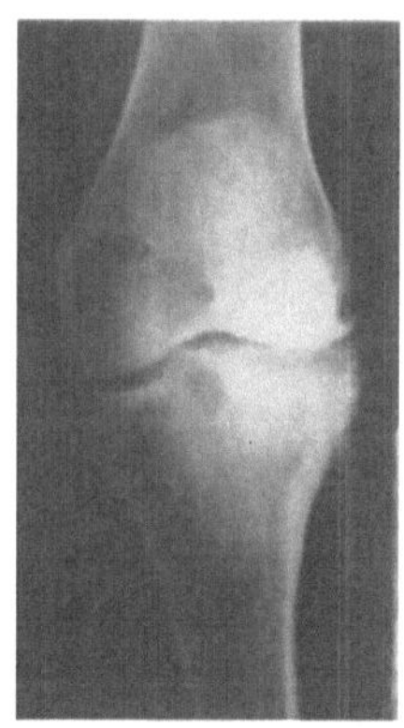

Abb. 53. 80jährige Frau. Schwere, überwiegend laterale Kniearthrose, hochgradige X-Beine

Wie unsere Befunde zeigen, hat die A. def. nach genu valgum *viele Gesichter*, die Veränderungen beschränken sich keineswegs immer, zumindest nicht röntgenologisch, auf die Außenseite des Kniegelenkes. Die Tatsache, daß die Arthrose bei 74% nur geringfügig war und sich über das ganze Kniegelenk erstreckte, gibt doch zu denken und stellt die fehlerhafte Statik als alleinige Ursache in Frage.

Es bleibt freilich noch zu klären, wodurch die unterschiedlichen Formen der A. def. bedingt sind. Man kann sie einmal im fehlerhaften anatomischen Bau suchen. GRUETER hat vor einiger Zeit eine Anzahl praearthrotischer Deformitäten am Kniegelenk beschrieben, die sich u. a. aus Winkelmessungen und Bestimmung der Condylenkrümmung ergeben. Wir halten jedoch die Behauptungen GRUETERS nicht für voll zutreffend. Einmal ist der laterale Femurcondylus beim genu valgum zwar meist schmaler, aber nicht immer hypoplastisch; zudem sind selbst hypoplastische oder nicht ideal gerundete Femurcondylen durchaus nicht häufiger

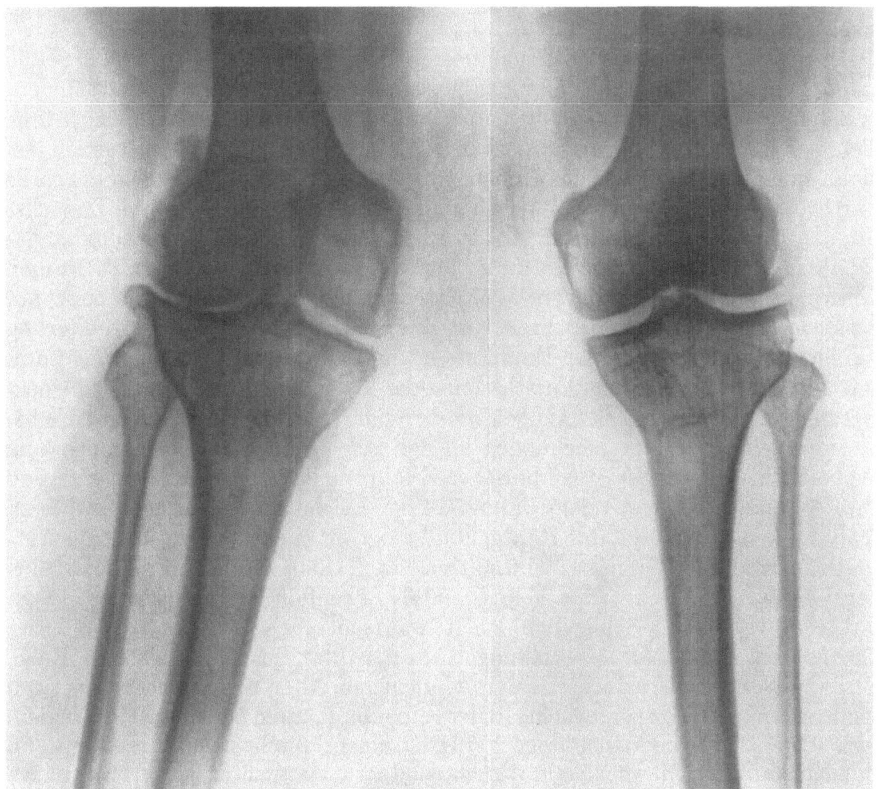

Abb. 54. 59jährige Frau. Einseitiges, schweres X-Bein (18 cm Knöchelabstand), einseitige laterale Kniearthrose

arthrotisch verändert als die breiteren. Manchmal ist der äußere Oberschenkelknorren sogar breiter als der mediale, was wir für wichtig halten und worauf wir an anderer Stelle noch zurückkommen werden.

Es liegt nahe, die Stärke der Valgität und die Schwere der Arthrose miteinander in Zusammenhang zu bringen. BRAGARD unterschied in Verkrümmungen ersten und zweiten Grades und wies darauf hin, daß sich die Randwülste beim leichten genu valgum fast immer in mäßigen Grenzen halten. Wir haben nur teilweise Übereinstimmung zwischen Stärke der Valgität und Schwere der Arthrose gefunden. Ein großer Teil der als „leichte Arthrosen im ganzen Kniegelenk" bezeichneten Fälle aller Altersstufen hat X-Beine mit einem Knöchelabstand bis zu 8 cm. Dann wiederum bestehen bei einer ganzen Reihe von X-Beinen gleichen Grades beträchtliche Arthrosen im ganzen Kniegelenk. Unter den Probanden mit schweren Arthrosen waren auch viele mit einem zum Ausmaß der Arthrose verhältnismäßig geringen Knöchelabstand (6—8 cm). Umgekehrt fanden wir trotz eines exzessiven, bis zu 16 cm betragenden Knöchelabstandes gelegentlich nur leichte bis mittelschwere Arthrosen des ganzen Kniegelenkes oder des lateralen Abschnittes. Nach all dem kann die Valgität allein nicht Lokalisation und Schwere der sekundären A. def. bestimmen.

Am leichtesten läßt sich die leichte A. def. beim genu valgum deuten. Die spitzen Ausziehungen an den Zwischenknorrenhöckern sind meistens die ersten Veränderungen und hängen mit der beim X-Bein häufigen, durch Bänderlockerung verursachten, verstärkten Zugspannung zusammen. BRAGARD glaubt ferner, die Abflachung der lateralen Gelenkpfanne zwinge den Femur fibularwärts abzurutschen und sich gegen die mediale Eminentia zu stemmen, die auf diese Weise stärker gewulstet werde.

Die Ansicht, der laterale Zwischenknorrenhöcker werde verhältnismäßig selten betroffen, findet in unseren Untersuchungsergebnissen keinen Rückhalt. Jedenfalls konnten wir keine Bevorzugung eines der beiden Zwischenknorrenhöcker feststellen, sondern fanden die arthrotischen Veränderungen gleichmäßig verteilt, jeweils an einem oder an beiden zusammen. Unterschiedliche Lokalisation und Stärke der arthrotischen Veränderungen beruhen u. E. auf mehreren Faktoren. Zunächst sei an die Untersuchungen SCHALLOCKs an der Leiche erinnert. SCHALLOCK stellte an X-Beinen regelmäßig eine Verbreiterung des lateralen Condylus fest. Frauen haben ohnehin vielfach einen breiteren lateralen Condylus, den SCHALLOCK auf das physiologische X-Bein der Frau zurückführt. Er deutet diese Verbreiterung als Folge statisch-dynamischer Einflüsse, bewirkt durch Umwandlung der Cambiumschicht des Knorpels bei Verschiebung der Tragelinie des Beines. Die Druckbelastung wirkt sich nach SCHALLOCK als besondere, formative Kraft aus. Er betont jedoch, daß bei Untersuchungen an der Leiche die funktionelle Belastung meistens nicht bekannt ist. Aus klinischer Erfahrung läßt sich dazu ergänzen, daß leichte X- und O-Beine aus dem Befund an der Leiche sicherlich nicht immer zu diagnostizieren sind. Auch das Röntgenbild zeigt oft nicht das tatsächliche Ausmaß der Varität oder Valgität. Bei funktionellen X-Beinen mit teilweise beträchtlicher Valgität war der laterale Femurcondylus ebenfalls verbreitert, aber kaum arthrotisch verändert. Schließlich spielt wahrscheinlich für das Ausmaß der Arthrose nach statischen Abweichungen die Qualität des Knorpels eine Rolle. Wenn angesichts gleich starker Valgität, gleichem Alter und gleichen sonstigen Verhältnissen (u. a. Körpergewicht) in dem einen Fall kaum oder gar keine, in dem anderen aber deutliche arthrotische Veränderungen bestehen, dann muß man an Unterschiede in der Gewebsqualität denken. Das mag auch erklären, warum bei vielen alten Leuten, trotz beträchtlicher genua valga, keine diesen adäquate Arthrose festzustellen war.

Worauf sind nun die *schweren* und *mittelschweren* Arthrosen zurückzuführen, die sich fast gleichmäßig auf alle Gelenkabschnitte erstrecken? Diese Patientengruppe bestand fast ausnahmslos aus adipösen, meist postklimakterischen Frauen mit sehr schlaffem Bandapparat, Krampfadern und recht voluminösen Beinen. Einige von ihnen gaben an, früher gerade Beine gehabt und die Entwicklung der X-Beine erst mit zunehmendem Körpergewicht festgestellt zu haben. Andere ließen, neben der erheblichen Lockerung des Bandapparates, weitere Zeichen der Bindegewebsschwäche — Varizen, Knick-Senk-Füße — erkennen. Die Röntgenaufnahmen zeigten verschiedentlich, an der Stärke der Valgität gemessen, nur unwesentliche Längendifferenzen zwischen den Condylen. Wir nehmen deshalb an, daß bei der Mehrzahl unserer Patienten mit schweren oder mittelschweren, auf das ganze Kniegelenk lokalisierten Arthrosen, die X-Beine erst relativ spät, unter dem Einfluß der mit rascher Gewichtszunahme einhergehenden Erschlaffung des Muskelbandapparates entstanden oder zumindest wesentlich verschlimmert worden sind. Die A. def. datiert wahrscheinlich schon aus der Zeit vor der Entstehung bzw. Zunahme der X-Beine und hat sich allmählich weiterentwickelt.

Der größte Teil der sekundären Kniegelenksarthrosen nach genu valgum läßt die Valgität als eine der wesentlichen Ursachen der Kniearthrose voraussetzen.

Das gilt jedoch nicht im gleichen Maße für die schweren Formen der Kniegelenksarthrose mit vorwiegend lateraler Lokalisation. Wir gehen hier wieder von der Condylenform und von der Valgität aus. Es ist nicht gesagt, daß bestimmte Condylentypen besonders zu schweren lateralen Kniearthrosen neigen. Der Grad der Valgität hat sicherlich gewisse Bedeutung für das Ausmaß der Arthrose, doch kann auch bei starken X-Beinen die Arthrose verhältnismäßig leicht sein.

Wir haben selbst schwerste X-Beine mit beträchtlichen Längen- und Breitenunterschieden zwischen den Condylen ohne nennenswerte Arthrose gesehen. Als weiterer Faktor, zusammen mit starken X-Beinen, fördert die Zeit die Arthrose; unter ihrem Einfluß schreitet die Degeneration fort. Beide Faktoren allein können jedoch nicht für die schweren Formen der lateralen Kniearthrose verantwortlich gemacht werden. Wahrscheinlich spielt hier eine *Schädigung des lateralen Meniskus* eine Rolle. Der Meniskus ist ja eigentlich nicht dazu geschaffen, starken Druck auszuhalten. Das Körpergewicht wird auch nicht durch ihn auf die Tibia übertragen. Beide Menisci können, weil sie so gut verschieblich sind, jeglichem Druck, wenn auch in verschiedenen Richtungen, ausweichen. Man muß daher, wenn die X-Stellung erheblich ist, an zusätzliche Druckbelastung des lateralen Meniskus denken, der trotz ausreichender Verschieblichkeit nicht mehr ausweichen kann und so allmählich zermürbt wird. Das geschieht, wenn auch nicht sehr häufig, dann, wenn trotz sehr engen Gelenkspaltes die große Form des lateralen Condylus erhalten ist. Die Gewebsqualität spricht hier wahrscheinlich ebenfalls mit und ist wohl der Grund, weshalb trotz starker X-Beine die Arthrose oftmals nur gering bleibt. Wir haben derartige Fälle bei Leichenuntersuchungen nur selten beobachtet, sehen unsere Auffassung aber durch die Zunahme lateraler Kniearthrosen nach Entfernung des lateralen Meniskus bestätigt.

Schließlich kann, ähnlich wie beim O-Bein, eine umschriebene Arthrose durch eine *Osteochondrosis dissecans* entstehen oder verstärkt werden, wenn sich die knöcherne Führung des Gelenkes nach Ausstoßung des Dissecatums verschlechtert. Wir haben einen solchen Fall bei der „Osteochondrosis dissecans" beschrieben. Da viele dissezierende Veränderungen erst spät Beschwerden verursachen, die Diagnose aber dann nicht mehr gestellt werden kann, ist die Osteochondrosis dissecans als praearthrotischer Gelenkschaden vielleicht gar nicht einmal selten.

Klinische und röntgenologische Auswertung von über 400 Fällen — Patienten aller Altersstufen mit Kniegelenksarthrosen und genua valga — lassen folgende Schlußfolgerungen über die Bedeutung des genu valgum als praearthrotische Deformität zu:

1. Da die panarticuläre und nicht die laterale Kniearthrose weitaus am häufigsten ist, sollte man *statische Abweichungen nicht überbewerten.* Der Grad der Valgität ist nicht immer entscheidend für die Schwere der Arthrose. Leichte genua valga sind überwiegend mit panarticulären Arthrosen verbunden oder aber die lateralen Arthrosen sind nur geringfügig. Schwere X-Beine ziehen in der Regel zwar laterale Arthrosen nach sich, doch können diese vielfach recht geringfügig sein.

2. Unsere Beobachtungen sind gewissermaßen eine Bestätigung dessen, was SCHALLOCK an der Leiche feststellte, daß nämlich zumindest bei leichteren statischen Abweichungen *funktionelle Anpassung* durch echte Verbreiterung der Condylen möglich ist.

3. Die unterschiedliche Reaktion der Gelenke auf statische Abweichungen macht bei der lateralen Kniearthrose einen *Zweitfaktor* wahrscheinlich, der den Grad der Arthrose mitbestimmt. Wir denken hier vor allem an eine zusätzliche Meniskusläsion und unterschiedliche Gewebsqualität.

4. Seltener können auch umschriebene *sekundäre Veränderungen,* dissezierende Prozesse oder Entzündungen mit gleichzeitigem genua valga die Entwicklung einer lateralen Arthrose begünstigen und ihr Fortschreiten fördern.

5. Die Beschwerden entstehen nicht, wie oft angenommen wird, im lateralen Gelenkabschnitt durch Aufeinanderpressen der Gelenkflächen. Vielmehr klagt der größte Teil der Patienten über *Schmerzen an der Innenseite* des Kniegelenkes. Zug am Kapsel-Bandapparat und an den Muskelansätzen ist demnach eine häufige Ursache.

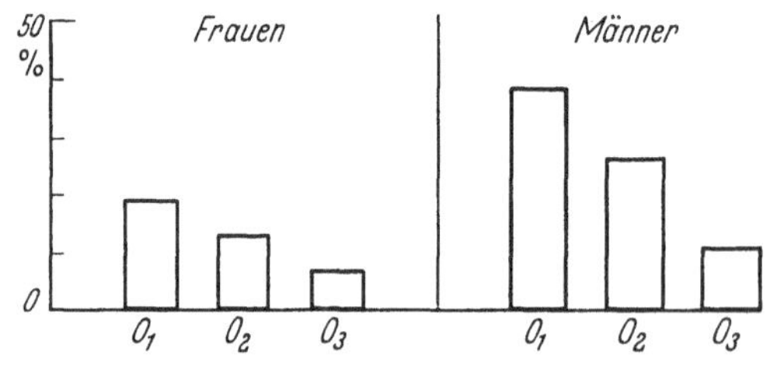

2. Die Arthrosis deformans nach genu varum

Im *genu varum* erblickt man das Spiegelbild des genu valgum. Mit der Klärung seiner Ätiologie haben sich besonders DEBRUNNER und HOHMANN befaßt. Auch BRAGARD hat in seinen Arbeiten über das X-Bein das O-Bein mit ihm verglichen und die Häufigkeit dieser Beinform ebenfalls untersucht. Die Arthrosis deformans nach genu varum bietet die gleichen Probleme wie die Arthrose nach genu valgum.

Häufigkeit und Geschlechtsverteilung des genu varum

Im Gegensatz zum physiologischen X-Bein der Frau kann man das O-Bein als geschlechtsspezifisches Merkmal des Mannes auffassen. Auch unter unseren männlichen Patienten ist, wie die Übersicht erkennen läßt, das genu varum häufiger als bei den weiblichen. Andererseits kommt das X-Bein beim Manne seltener vor als das O-Bein bei der Frau. Der Unterschied ist augenfällig. Das Verhältnis der Patienten mit genua vara beträgt 1 ♀ : 1,3 ♂, mit genua valga 3,2 ♀ : 1,0 ♂.

BRAGARD stellte fest, daß mit dem Alter die Zahl der X- und O-Beine zunimmt; in etwa entspricht das auch unseren Feststellungen. Die Unterschiede sind nicht sehr groß, obwohl unserer Aufschlüsselung nach dem Alter ausschließlich Kniearthrosen zu-

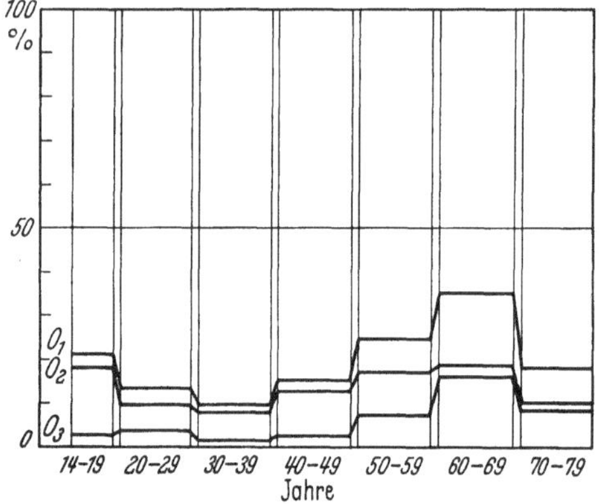

Abb. 55. Häufigkeit der O-Beine, O₁ = Gesamtanteil der Patienten mit O-Beinen, O₂ = O-Beine leichten Grades, O₃ = O-Beine schweren Grades

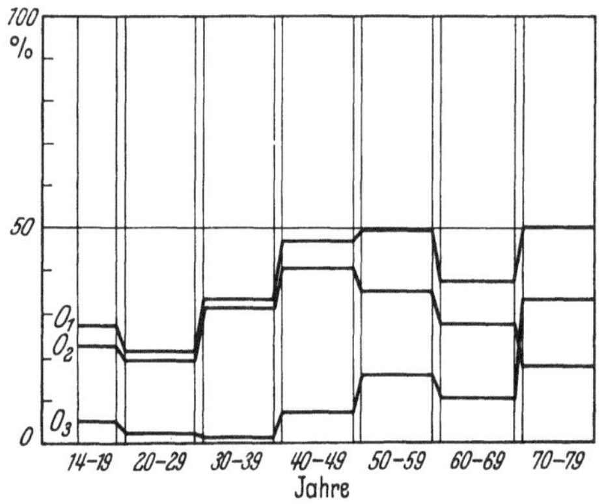

Abb. 56. Häufigkeit der O-Beine in den verschiedenen Altersstufen bei ♀ Patienten. O₁ = Gesamtzahl, O₂ = leichte Formen, O₃ = schwere Formen

Abb. 57. Häufigkeit der O-Beine in den verschiedenen Altersstufen bei ♂ Patienten. O₁ = Gesamtzahl, O₂ = leichte Formen, O₃ = schwere Formen

grundeliegen, BRAGARD sich aber auf ein unausgesuchtes Kollektiv stützt.

Ausgangspunkt unserer Untersuchung der Patienten mit O-Beinen war zunächst wieder die Form der Condylen. Sie spielt ja für die Entstehung des X-Beines eine gewisse Rolle. Vor allem interessierte uns die Frage, ob die unterschiedliche Häufigkeit von X- und O-Beinen etwa in der Form der Condylen begründet ist. Hierfür haben wir aber keinerlei Anhalt gefunden. Unter den Frauen mit genua vara überwogen wiederum die runden, unter den Männern die breiten Condylen, während die mit hohem Einschnitt (tiefer Fossa intercondylica) bei Frauen sowohl wie Männern selten waren.

Die von SCHALLOCK an der Leiche gewonnenen Breitenmaße (wir gingen schon an anderer Stelle auf die Problematik solcher Messungen ein), haben wir im Röntgenbild nachkontrolliert. Macht man sich SCHALLOCKS Vorstellungen zu eigen, wonach sich der Gelenkknorpel unter der formativen Druckbelastung verbreitern kann, so hätte man beim genu varum häufig eine Verbreiterung des medialen Condylus zu erwarten. Tatsächlich fanden wir auch bei etwa 40% eine Breitendifferenz zugunsten des medialen Condylus; der laterale war vielfach kleiner und aplastisch. Diese Beobachtungen sprechen also für die Auffassung SCHALLOCKS.

Nach DEBRUNNER ist, im Gegensatz zum genu valgum, häufig auch die Diaphyse Sitz der Varität. Bei unseren Patienten hat sich das O-Bein oft (für die stärkeren Formen trifft das ebenfalls durchweg zu) in der Tibiametaphyse entwickelt. Der Kniebasis-Tibiaschaftwinkel dieser O-Beine ist primär kleiner als normal. FICK nennt als Normalwert 93 Grad. GRUETER hat an einer kleineren Gruppe ebenfalls den Wert von 93 Grad errechnet, fand ihn tatsächlich aber nur mit 26% der Jugendlichen, unter den Erwachsenen waren es nur 23%. Während für genu valgum die Bänderlockerung eine Rolle spielt, hat sie für das genu varum nur untergeordnete Bedeutung. Die Deformität ist hauptsächlich ossär bedingt; sie kann zusätzlich durch die Erschlaffung des Bandapparates als Folge der Rachitis verstärkt werden. Auch bei den im Alter stärker werdenden O-Beinen läßt sich der äußere Gelenkspalt oft aufklappen. Diese Aufklappbarkeit wird u. E. sekundär durch ständige Überdehnung des lateralen Bandapparates verursacht. Die Form der Condylen ist für die Entstehung des genu varum ohne Bedeutung.

Einteilung der Arthrosis deformans nach genu varum

In Anlehnung an die Einteilung der Arthrose nach genua valgum haben wir die Arthrose nach genu varum eingeteilt:
a) nach der Lokalisation in
mediale,
laterale und
diffuse (panarticuläre),
b) nach der Schwere in
leichte,
mittelschwere und
schwere.
Die für den jeweiligen Schweregrad charakteristischen Merkmale haben wir auf S. 31 niedergelegt. Wir orientierten uns nicht an der Dicke der Randwülste, sondern in erster Linie an der Erniedrigung der Gelenkspaltes und der Entrundung der Gelenkkörper.

Häufigkeit der verschiedenen Formen der Arthrosis deformans

Obwohl beide, X- und O-Bein, als typische Belastungsdeformität gelten, sind die Arthrosen, die ihnen folgen, sehr unterschiedlich. Eines gilt allerdings für beide gemeinsam: die Schwere der Sekundärarthrose ist nicht immer von der Schwere der statischen Abweichung abhängig. Schwere O-Beine, mit einem Kniebinnenabstand von 6 cm und mehr hatten oft, auch beim Älteren, nur leichte Sekundärarthrosen zur Folge. Hierin liegt das wesentlich Gemeinsame der Arthrose nach genu varum und Arthrose nach genu valgum.

Unter den Arthrosen nach genu varum herrscht, ebenso wie beim genu valgum, die panartikuläre vor, doch liegt ihr Anteil mit 61,4% deutlich unter dem der

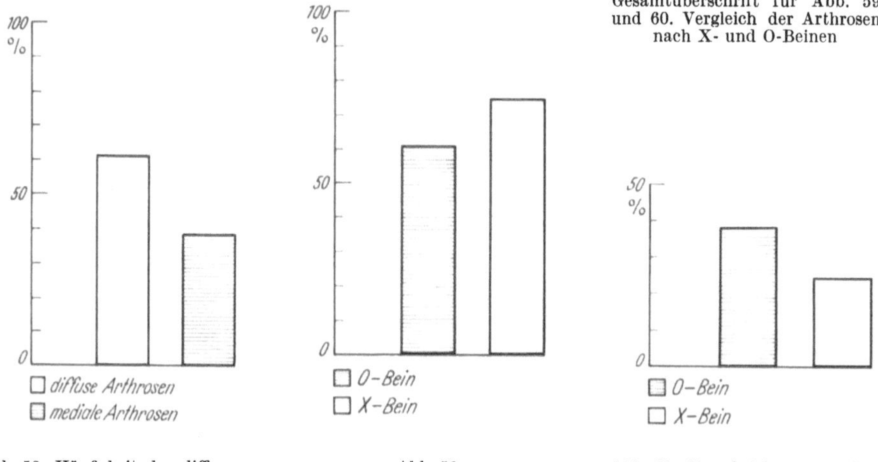

Abb. 58. Häufigkeit der diffusen und umschriebenen (medialen) Arthrose nach genu varum

Abb. 59 diffuse (panarticuläre) Arthrosen

Abb. 60. Umschriebene (mediale bzw. laterale) Arthrosen

diffusen Arthrose nach genu valgum (74,7%!). Unsere Übersicht macht das besonders deutlich (Abb. 58).

Die umschriebene mediale Arthrose ist also häufiger als die laterale beim genu valgum — hierin liegt ein wesentlicher, noch zu besprechender Unterschied gegenüber dem genu valgum (Abb. 59 u. 60).

Vergleicht man die verschiedenen Formen der Arthrose nach dem Grad der Schwere, so ergibt sich folgendes Bild:

Von den *diffusen* Formen sind:

beim O-Bein	78,4%	} leicht
beim X-Bein	74,4%	

von den *umschriebenen* Formen sind:

beim O-Bein	62,5%	} leicht
beim X-Bein	74,4%	
beim O-Bein	37,5%	} mittelschwer
beim X-Bein	25,0%	

Unter den umschriebenen Arthrosen sind die leichten und mittelschweren Formen beim genu varum häufiger als beim genu valgum. Dafür gibt es mehrere Gründe. Erstens entstehen, im Gegensatz zu den X-Beinen, die genua vara vornehmlich ossär. Die für die X-Beine vielfach bedeutsame Lockerung des Kapselbandapparates spielt für das Zustandekommen oder die Verschlimmerung des O-Beines keine ausschlaggebende Rolle. Das heißt, daß die Fehlbelastung viel länger besteht als bei manchem X-Bein. Wenn auch beim O-Bein häufig der mediale Femurcondylus durch die formative Wirkung der Druckbelastung breiter ist (SCHALLOCK), so muß man auf die Dauer doch mit Überlastung des medialen Femurcondylus rechnen. Ferner haben die Besonderheiten des medialen Meniskus wohl eine gewisse Bedeutung. Er ist bekanntlich ganz an der Gelenkkapsel fixiert und, da weniger beweglich als der laterale, anfälliger gegen mechanische Beanspruchung, besonders gegen Druckbelastung; viele Meniskusläsionen haben auch hierin ihren Grund. Mit zunehmender Zermürbung verliert er aber die Fähigkeit, seine Funktion auszuüben. Nach unseren Erfahrungen bedeutet das auch eine Störung der Gelenkmechanik, welche die Entstehung der medialen Arthrose fördert. Somit ist die Meniskopathie oft Begleiterscheinung der medialen Arthrose.

Einen weiteren, die Arthrose begünstigenden Faktor stellt nach unseren Untersuchungsergebnissen der Sitz der Varität dar. Die Anzahl medialer Kniearthrosen nach verkleinertem Kniebasis-Tibiaschaftwinkel ist größer als die bei Kniegelenken mit unverändertem Winkel. Ist der Kniebasis-Tibiaschaftwinkel verkleinert, verschiebt sich die Belastung auf die mediale Gelenkfläche. Dadurch wird jedoch gleichzeitig — circulus vitiosus — der mediale Meniskus stärker durch Druck belastet. So haben wir bei verkleinertem Kniebasis-Tibiaschaftwinkel im allgemeinen weitaus mehr und stärkere Arthrosen gesehen als an Kniegelenken mit normalem Winkel.

Nachfolgende Zahlen lassen erkennen, welchen Einfluß der Kniebasis-Tibiaschaftwinkel auf die Entstehung der Arthrose hat:

a) *panartikuläre Arthrosen leichten Grades*

Zu 84,5% ist der Kniebasis-Tibiaschaftwinkel normal, umgekehrt sind von den Arthrosen mit verkleinertem Kniebasis-Tibiaschaftwinkel nur 45% diffuse, der Rest mediale;

b) *panartikuläre Arthrosen mittelschweren Grades*

Bei normalem Kniebasis-Tibiaschaftwinkel beträgt der Anteil der diffusen Arthrosen 69,5%.

Ist der Kniebasis-Tibiaschaftwinkel normal, überwiegen also die panartikulären Arthrosen, sowohl leichter als auch mittelschwerer Arthrosen. Eine Übersicht über die mittelschweren Arthrosen bei verkleinertem Kniebasis-Tibiaschaftwinkel ergibt folgende Werte:

29,15% panartikulär

70,85% umschrieben

oder, aufgeschlüsselt nach leichten und mittelschweren Arthrosen:

	panartikulär	*umschrieben*
a) *leichte Arthrosen*		
normaler Kniebasis-Tibiaschaftwinkel	84,05%	15,95%
verkleinerter Kniebasis-Tibiaschaftwinkel	54,00%	55,00%
b) *mittelschwere Arthrosen*	*panartikulär*	*umschrieben*
normaler Kniebasis-Tibiaschaftwinkel	69,50%	30,50%
verkleinerter Kniebasis-Tibiaschaftwinkel	29,15%	70,85%

Allerdings darf man die Bedeutung dieser praearthrotischen Deformität nicht überschätzen, da keineswegs immer nach der Verkleinerung des Kniebasis-Tibiaschaftwinkels arthrotische Veränderungen zu finden sind. Auch wenn die statischen Abweichungen stark sind, spielt der Faktor X (Rütt) doch eine nicht zu unterschätzende Rolle.

Entgegen der Einteilung beim genu valgum haben wir, wie die Übersichten über die Häufigkeit der verschiedenen Formen der Arthrose nach genu varum erkennen lassen, nur in leichte und mittelschwere Arthrosen unterschieden. Der Vollständigkeit halber muß erwähnt werden, daß die schweren Arthrosen nach genu varum mit 22,5% häufiger waren als die schweren Formen nach genu valgum. Hierfür gibt es viele Gründe. Zunächst einmal liegt den schweren Arthrosen nach genu varum keine einheitliche praearthrotische Deformität zugrunde. Sie beruhen vielmehr auf ganz unterschiedlichen praearthrotischen Veränderungen. Das idiopathische O-Bein führt zu anderen Erscheinungsformen der Arthrose als z. B. die Osteochondrosis dissecans nach Ausstoßung eines Corpus liberum oder etwa der Morbus Paget. Starke Torsion des Unterschenkels verändert das Bild der

Arthrose ebenfalls, weil die Innenseite des Schienbeinkopfes durch die Scher-
bewegungen gegen die Femurcondylen besonders beansprucht wird (Abb. 61a u. b).
Schließlich ist die Arthrose beim O-Bein der alten Leute oft eine Arthrose sui
generis. Diese Vielfalt findet sich bei den Arthrosen nach genu valgum nicht.

Die *leichten* Formen der Arthrose, gleichgültig ob es sich um panartikuläre oder
mediale handelt, unterscheiden sich nicht wesentlich voneinander. Gewöhnlich
finden sich die ersten Veränderungen an den Zwischenknorrenhöckern als leichte

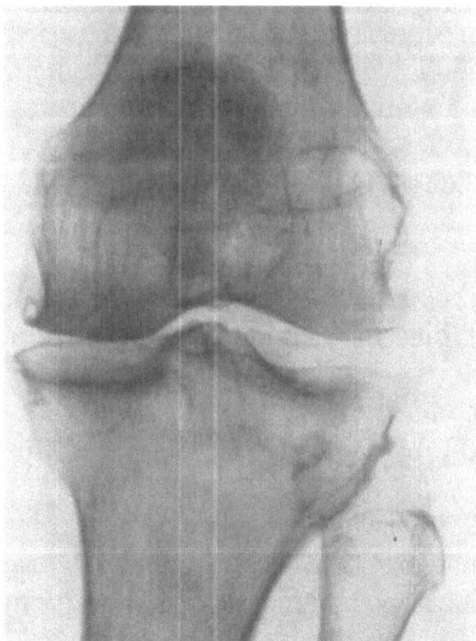 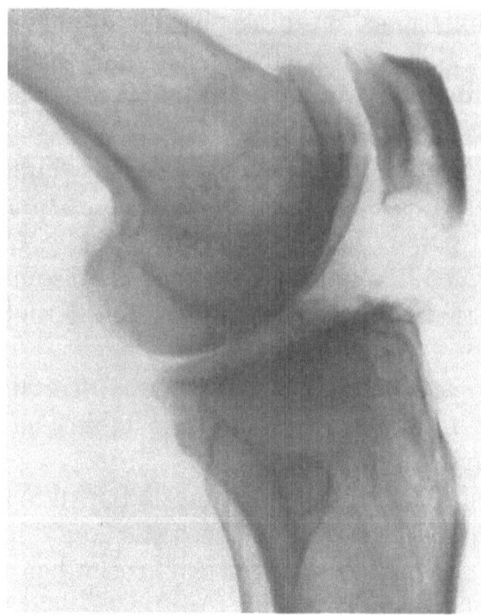

Abb. 61a u. b. 62jähriger Mann. O-Bein mit erheblicher Innentorsion, starke arthrotische Veränderungen an den
medialen Gelenkrändern mit Abscherung arthrotischer Randzacken

Ausziehung oder Umbiegung der Spitzen. Im Gegensatz zu BRAGARD haben wir
allerdings keine Unterschiede im zeitlichen Auftreten der Frühzeichen an tibialer
oder fibularer Eminentia gefunden. Wir deuten diese arthrotischen Veränderungen
als Folge vermehrter Zugspannungen, da das Zwischenknorrenhöckermassiv im
allgemeinen nicht von Druckkräften belastet wird. BRAGARD vermutet noch zusätzliche Schubwirkung auf den Knorpel in Richtung des medialen Zwischen-
knorrenhöckers. Die kleinen arthrotischen Ausziehungen an den medialen Gelenkrändern liegen meist in gleicher Höhe wie die Gelenkfläche, gern an den vorderen
Rändern. Hier spielt die Innenrotation eine Rolle, die die medialen Gelenkränder
durch Scherkräfte zusätzlich beansprucht.

Ausziehungen an den Rändern der Patellarückfläche sind im Frühstadium
uncharakteristisch und halten sich in den bei der beginnenden, subpatellaren Arthrose üblichen Grenzen. Die leichte Arthrose, die trotz starker O-Beine, auch im
fortgeschrittenen Alter, auf dieser Stufe stehen bleiben kann, fassen wir deshalb
weniger als Folge der statischen Abweichung, sondern mehr als Ausdruck physiologischer Gewebsalterung auf. Wenn ungeachtet stärkerer genua vara (Kniebinnenabstand von 6 cm und darüber) die Arthrose leicht bleibt, so spricht das
für gute Gewebsqualität, also, ebenso wie beim genu valgum, für den Faktor X.

Nach unserer Übersicht über die Formen der Arthrose bei genu varum sind die
mittelschweren Arthrosen vorwiegend umschrieben und medial lokalisiert. Das bedeutet nicht, daß der laterale Gelenkspalt frei von arthrotischen Veränderungen
ist. Eine Arthrose wird sich, da ja in jedem Falle Gewebsalterung an ihrer Entstehung beteiligt ist, niemals nur auf einen bestimmten Teil des Gelenkes be-

schränken, sich jedoch wohl durch einseitige Belastung unterschiedlich ausprägen. Auch hier zeigt sich wieder, daß die Schwere der umschriebenen medialen Arthrose nicht von der Schwere der statischen Abweichungen abhängt. BRAGARD versteht unter einem O-Bein 1. Grades eine Verbiegung bei der die Ablenkung der Kniemitte von der Traglinie 0,6—1,5 cm beträgt, unter O-Bein 2. Grades eine Entfernung von 1,6—3 cm zwischen Kniemitte und Traglinie, unter O-Bein 3. Grades alles darüber hinausgehende. Wir haben uns nach dieser Definition gerichtet.

Unsere Definition des Begriffes „mittelschwere" Arthrose haben wir an anderer Stelle gegeben (S. 31). Tritt bei den leichten Arthrosen vor allem die angedeutete Ausziehung der Gelenkränder und der Eminentia intercondylica in Erscheinung, so fällt bei den mittelschweren Arthrosen die beginnende Erniedrigung des medialen Gelenkspaltes auf. Es ist, das sei besonders hervorgehoben, hauptsächlich eine gleichmäßige Entrundung des medialen Condylus femoris. Die Randwülste werden ausgeprägter; die Umformung der Eminentia intercondylica nimmt zu, sie wird plump, ihre Spitzen biegen sich um. Mit dem Fortschreiten der Arthrose werden auch die Veränderungen an der Patellarückfläche stärker, die Ausziehungen am unteren und oberen Pol gewinnen derbere Formen, die Rückfläche verdichtet sich häufig.

Schon bei diesen mittelschweren Arthrosen beginnt das Röntgenbild recht vielgestaltig zu werden. Das kommt z. B. in der unterschiedlichen Erniedrigung

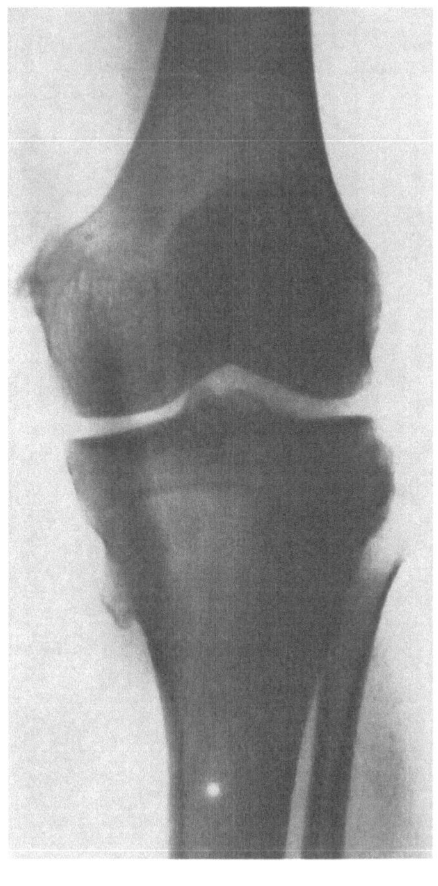

Abb. 62. 35jähriger Mann. O-Beine, 6 cm Kniebinnenabstand, beginnende Arthrosis deformans (Ausziehung der Eminentia intercondylica)

des medialen Gelenkspaltes zum Ausdruck. Bisweilen sieht man eine Erniedrigung, die an die Arthrosen nach nichtoperierten Meniskusverletzungen oder Totalexstirpation des Meniskus erinnert. Wir halten diese Erniedrigung des Gelenkspaltes für die Folge überwiegend gleichmäßigen Knorpelabschliffs, teilweise mitbedingt durch die Zermürbung des medialen Meniskus. Welche Bedeutung wir dem Meniskus medialis für die Entstehung oder Progredienz der Arthrose beimessen, haben wir schon gesagt.

Sämtliche *schwere* Arthrosen nach idiopathischem O-Bein sind medial lokalisiert; auch hier ist, das sei besonders betont, der Grad des O-Beines nicht für die Schwere der Arthrose ausschlaggebend. Wir haben zahlreiche schwerste O-Beine mit einem Kniebinnenabstand von 6 cm und mehr untersucht, die im Röntgenbild an den Kniegelenken einen fast normalen Befund aufwiesen. Z. T. waren die Patienten über 60 Jahre alt. Die schweren Arthrosen unterscheiden sich von den mittelschweren nicht wesentlich. Die arthrotischen Veränderungen werden im ganzen stärker, die Erniedrigung des Gelenkspaltes nimmt zu. Beim idiopathischen

O-Bein ist die Erniedrigung und damit auch die Entrundung des medialen Femurcondylus immer gleichmäßig. Polygonale Entrundung oder statisch funktioneller

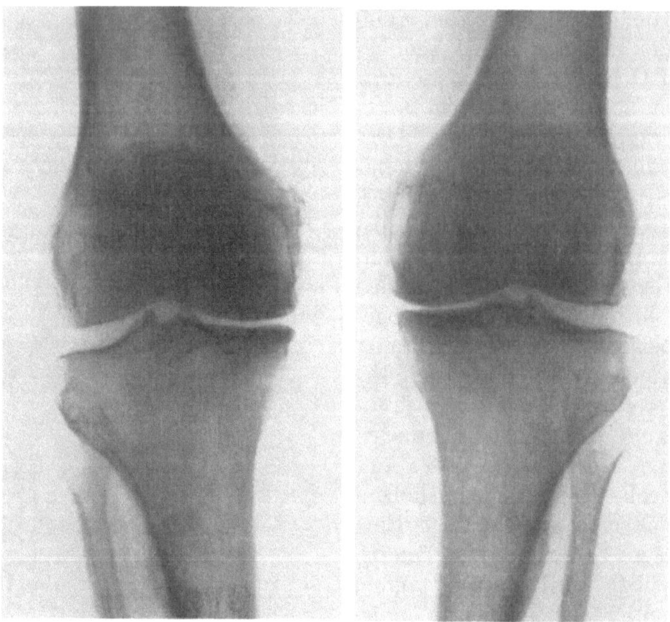

Abb. 63. 56jähriger Mann. Schwere O-Beine, 10 cm Kniebinnenabstand

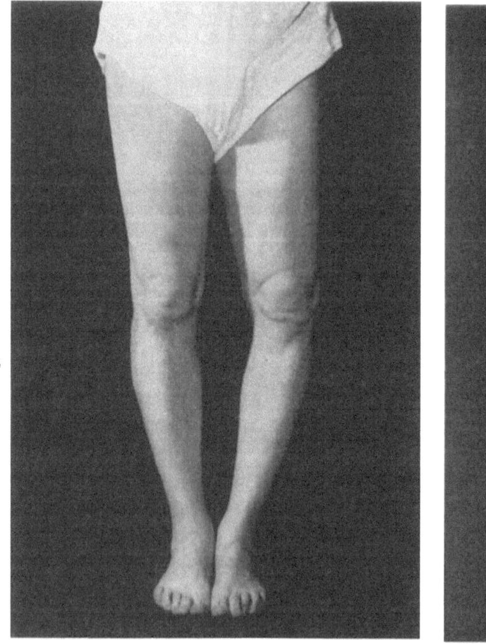
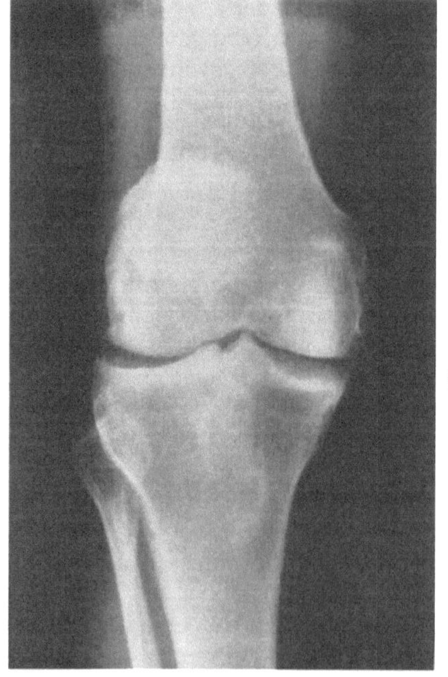

Abb. 64a u. b. 40jähriger Mann. Wackelknie links, dadurch bedingtes O-Bein, b Röntgenbild hierzu

Umbau der Condylen gehört nicht zum Bild der schweren Arthrose nach genu varum. Ein Teil der schweren medialen Arthrosen geht mit polygonaler Entrundung der Gelenkflächen und starkem Umbau einher. Bisweilen kann man die Ursache noch am Verlauf erkennen, z. B. nach dissezierenden Prozessen und Totalexstirpation des medialen Meniskus (s. die entsprechenden Kapitel), oder aber auch dem Röntgenbild auf die eigentliche Ursache dieser schweren Arthrosen, die gar nicht so selten überhaupt keine oder nur wenig Beschwerden mit sich bringen, nur aus den Verlaufsformen ähnlicher Krankheitsbilder ermitteln. Zunächst fällt auf, daß die meisten dieser Patienten Frauen sind. Oft bekommen wir sie zwar erst im fortgeschrittenen Alter zu sehen, doch bei einem Teil, der auch in jüngeren Jahren in die Sprechstunde kommt, handelt es sich hauptsächlich um Frauen jenseits der

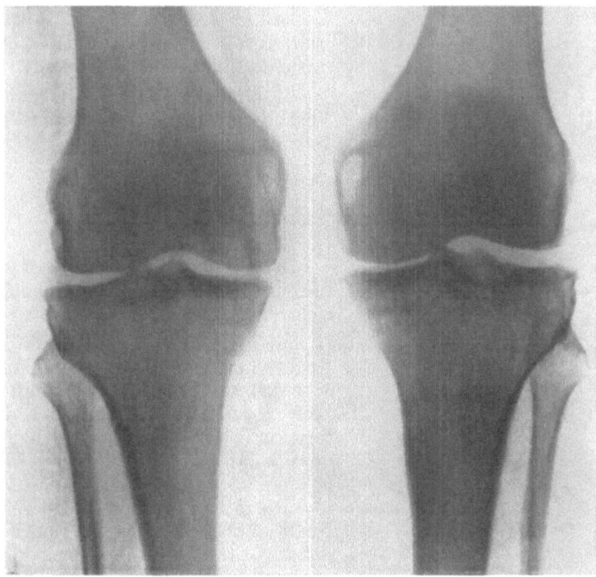

Abb. 65—67. 52jährige Frau mit postklimakterischer Osteoporose und dadurch bedingten O-Beinen. Legende s. Text

50er Jahre, während die Männer mit umformenden Arthrosen durchweg 60 Jahre und älter sind. Diese Tatsache lenkt den Verdacht in eine bestimmte Richtung, auf die Osteoporose. Wie HOHMANN vermutet, ist das O-Bein der alten Leute bereits in der Jugend vorhanden, verstärkt sich aber unter dem Einfluß der Osteoporose. Allerdings sagt HOHMANN nichts über den Mechanismus. Da die Frauen mit stärkerem Umbau jünger als die Männer mit ähnlichen Erscheinungen sind, muß man die postklimakterische und die Involutionsosteoporose in diese Überlegungen mit einbeziehen. Wie aus der Klinik der Osteoporose der Wirbelsäule bekannt, tritt sie bei Frauen früher, also schon ausgangs des 5. Lebensdezenniums, bei Männern im allgemeinen seltener und später auf. Gelegentlich gelingt es, den Beginn einer derartigen Kniegelenksarthrose mit Umbau zu „erfassen" und zu verfolgen. Hierfür zwei Beispiele (Abb. 65—68).

Fall 1:

52jährige Frau. Sie bemerkt, daß ihre Beine seit 1 Jahr krummer werden und klagt auch über typische Beschwerden an der Innenseite beider Kniegelenke, besonders beim Treppabwärtsgehen. Patientin befindet sich seit einem Jahr in der Menopause.

Klinischer Befund: Guter Allgemeinzustand. Mäßig adipöse Pyknikerin. Leichte Femora valga, angedeutete crura vara. Konturen beider Kniegelenke etwas verstrichen. Beugung frei, beiderseitige Streckbehinderung von ca. 10 Grad, starkes Bewegungsreiben.

Röntgenbefund: Deutliche Osteoporöse. Die Bälkchenzeichnung ist an den medialen Condylen fast ausgelöscht. Die subcorticale Atrophie ist auf der Seitaufnahme beider Kniegelenke besonders gut sichtbar. Die Form der Gelenkkörper ist noch unverändert, eine polygonale Entrundung besteht noch nicht.

Verlauf: Die Patientin wird ambulant behandelt, kommt aber dann einige Jahre nicht mehr zur Kontrolle. 6 Jahre später erscheint sie nach schriftlicher Einladung zur Untersuchung. Sie gibt an, noch zeitweilig unter Schmerzen zu leiden. Ihr ist aufgefallen, daß ihre Beine in den letzten Jahren noch wesentlich krummer geworden sind. Der klinische Befund hat sich erheblich verschlechtert. Die O-Beine sind jetzt beträchtlich, mit Beugekontraktur von 160 Grad, auch röntgenologisch hat sich der Befund sehr geändert. Der mediale Gelenkspalt ist stark erniedrigt, die Struktur des medialen Condylus femoris beiderseits sehr verdichtet, die Verkalkungszone höckerig, unregelmäßig entrundet. Auch in der Seitansicht erkennt man die unregelmäßige Entrundung gut.

Es handelt sich um eine mit umformenden Veränderungen einhergehende, schwere Kniegelenksarthrose.

Fall 2:

Der zweite Fall ist deshalb so interessant, weil hier die Ursache der Kniegelenksarthrose offensichtlich verkannt worden ist.

56jährige Frau: 1928 Fraktur des rechten Unterschenkels; unter Abknickung des Unterschenkels im Varussinne verheilt. Im Laufe der Zeit entwickelte sich eine schwere Arthrosis deformans des oberen Sprunggelenkes. Patientin leidet seit Jahren unter Schmerzen im rechten Kniegelenk, die sie selbst auf den Unfall zurückführt und die früher als Unfallfolge anerkannt waren. Nachforschungen ergaben, daß bei der gutachtlichen Untersuchung, die zur Anerkennung der Kniearthrose als Folge des Unfalles führt, nur das Kniegelenk der Unfallseite geröntgt worden war.

Klinischer Befund: Pyknische Patientin mit starken genua vara. Kniebinnenabstand beträgt 10 cm. Im rechten Kniegelenk besteht eine Beugekontraktur von 170 Grad, im linken ist sie im Anfangsstadium. Der rechte Fuß ist in Spitzfußstellung von 170 Grad, bei leichter Supination des Rückfußes, bis auf Wackelbewegungen, versteift.

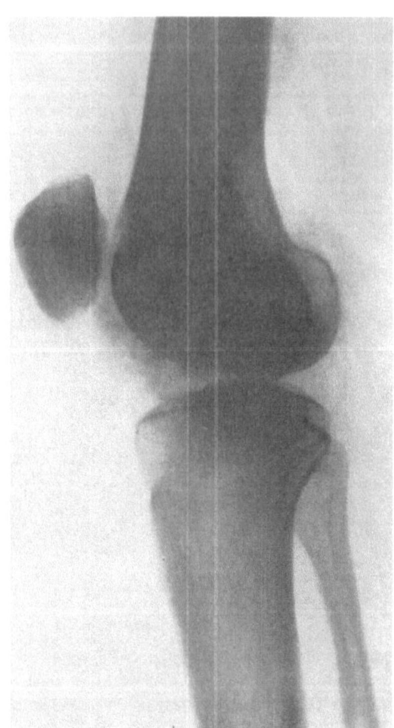

Abb. 66

Röntgenbefund: Die Aufnahmen des rechten Kniegelenkes in zwei Ebenen zeigen in der ap-Ansicht den Kniebasis-Tibiaschaftwinkel leicht verkleinert und den medialen Gelenkspalt angedeutet erniedrigt. Die Aufnahme ist technisch nicht ganz einwandfrei, doch hat man den Eindruck, daß die Bälkchenstruktur auf der Innenseite ausgelöscht, die Knochenstruktur verwaschen ist, besonders auf der seitlichen Aufnahme.

Röntgenbefund vom 13. 2. 1958, knapp 6 Jahre später (Abb. 68): Beide Kniegelenke in zwei Ebenen – Kniebasis-Tibiaschaftwinkel unverändert. Die Bälkchenstruktur ist an der Innenseite beider Kniegelenke ausgelöscht, doch ist auch beiderseits innen am medialen Femurcondylus ein Sklerosierungssaum zu sehen, der mehrere, zum Teil gekammerte Zysten abschließt. Diese Zysten stellen sich auch an korrespondierender Stelle im Schienbeinkopf dar. Rechts scheint die laterale Wand an der Innenseite des Schienbeinkopfes, unterhalb der Gelenkfläche, eingebrochen zu sein.

Die Seitaufnahme zeigt die Veränderungen der Knochenstruktur deutlicher; auch hier sieht man die Kontinuitätsunterbrechung am medialen Femurcondylus.

Trotz unterschiedlicher Anamnese haben beide Fälle viel Gemeinsames. Es sind zwei Frauen in der postklimakterischen Phase, bei denen eine mit Umbau einhergehende Arthrose vorliegt. In Fall 2 ist der Umbau aber noch nicht abgeschlossen.

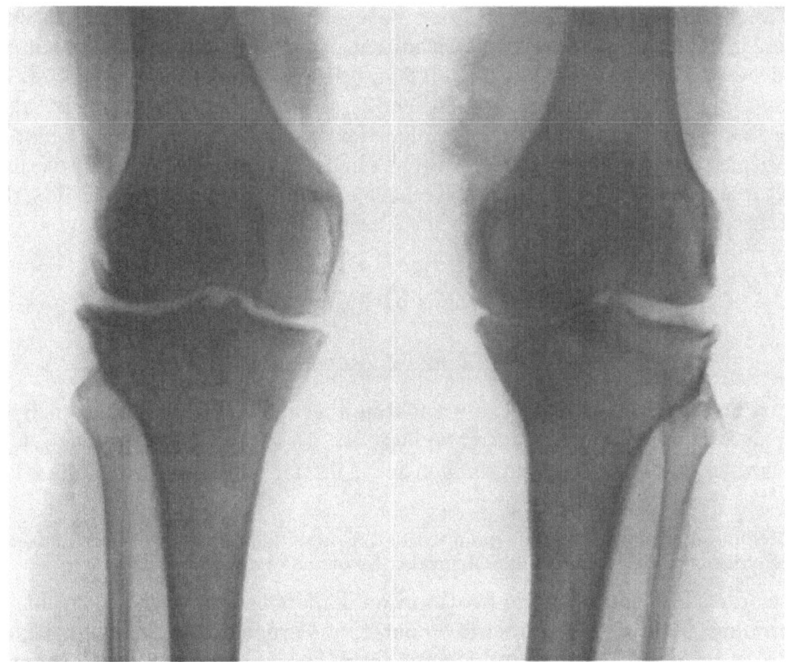

Abb. 67

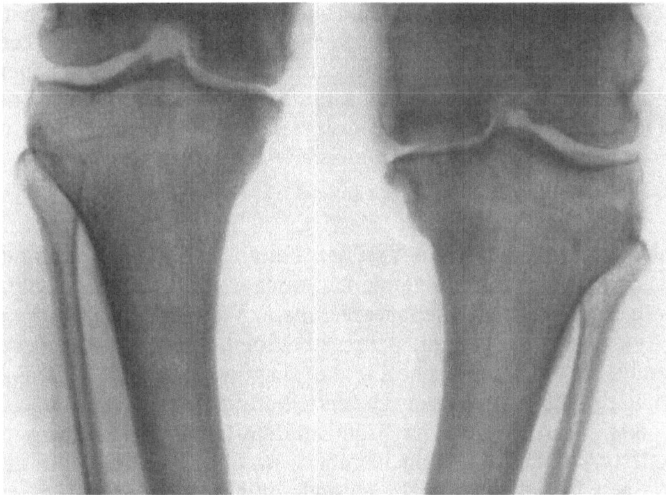

Abb. 68. 56jährige Frau mit O-Beinen erheblichen Grades. Legende s. im Text Fall 2

Leider konnte die Patientin nicht mehr nachuntersucht werden. Offensichtlich hat man in diesem Fall die Ursache der umformenden Veränderungen mißdeutet, weil keine Vergleichsaufnahme des vom Unfall nicht betroffenen Kniegelenkes angefertigt wurde. So wurde die Arthrose als traumatisch durch statische Fehlbelastung entstanden, anerkannt. Wir halten aber in beiden Fällen den Entstehungsmechanismus für gleich. Am Beginn steht eine postklimakterische Osteoporose mit besonderer Lokalisation auf der Innenseite des Kniegelenkes, die durch crura vara bzw. genua vara verstärkt belastet war. Wegen zunehmender Osteoporose und der damit verbundenen Herabsetzung der Belastbarkeit kam es schließlich zu Einbrüchen in die Knorpeldecke, denen allmählicher Umbau mit Abgrenzung der Einbrüche und reparativer Kalksalzeinlagerung zur Wiederherstellung der Tragefähigkeit folgte (Abb. 65—68). Eigentliche Ursache dieser Arthrosen ist also die Herabsetzung der Tragefähigkeit infolge der postklimakterischen Osteoporose, nicht aber statische Fehlbelastung. Das O-Bein beeinflußt u. E. nur die Lokalisation der Arthrose an der Innenseite des Kniegelenkes und vielleicht auch die Schwere der Arthrosis (Weitere Abbildungen im Abschnitt ossale Arthrosen).

3. Arthrosis deformans nach „Meniskusläsionen"

a) Nach behandelten Meniskuslösungen und -Verletzungen

Es ist erstaunlich, wie sehr die Ansichten über die Art der operativen Behandlung von Meniskusläsionen auseinandergehen. Kleinere Meniskusrisse können heilen, größere nie. Bei Einklemmungen sollte immer operiert werden. MAX LANGE sagt:

„Nach einer Meniskusentfernung kann es zu einer vorzeitigen Arthrosis deformans kommen, bei einem nicht operativ behandelten Meniskusriß kommt es dagegen sicher dazu."

Über die Notwendigkeit, in bestimmten Fällen zu operieren, herrscht Übereinstimmung, nicht dagegen über das operative Vorgehen. ANDRESSEN, BIRCHER, BÜRKLE DE LA CAMP, CHARNLEY, MANDL, u. a. befürworten die Totalexstirpation des Meniskus. L. und J. BÖHLER, KRÖMER und viele andere lehnen sie ab. Die Gegner der radikalen Entfernung meinen, es sei notwendig, die Cambiumzone zu erhalten, um die Neubildung des Meniskusersatzgewebes zu ermöglichen. Die Anhänger der Totalexstirpation vertreten dagegen die Auffassung, der verbleibende Meniskusrest können durch Auffaserung und Zersplitterung zu neuen Gelenkerscheinungen führen. Die Häufigkeit sekundärer Arthrosen nach totaler oder partieller Meniskotomie wird recht unterschiedlich beziffert (SJÖVALL 2%, HÜBNER 25%). L. BÖHLER sagt zusammenfassend:

„Arthrosen sind nach Totalexstirpation häufig stark, nach partieller Resektion selten und geringgradig."

Bei Durchsicht der zahlreichen Veröffentlichungen fällt die häufig sehr kurze Beobachtungsdauer auf, die im allgemeinen weniger als 10 Jahre beträgt. HÜBNER fordert deshalb Nachprüfung der Spätergebnisse. Viele Autoren beschränken sich darauf, die Arthrose festzustellen, gehen aber nicht näher auf sie ein, anderen wiederum genügen Gelenkgeräusche für die Diagnose. Unseres Wissens hat man bisher auch noch nicht an größeren Untersuchungsreihen zu klären versucht, ob bestimmte Condylenformen die vorzeitige Entstehung der Kniearthrose nach Teil- oder Totalexstirpation des Meniskus begünstigen, obwohl bereits BIRCHER darauf hinwies, daß die Kniegelenke der Flachland- und Gebirgsbewohner verschieden und Kniegelenke mit flachen femuralen Gelenkflächen, geringer Rückwärtsneigung der Tibia und starker Fossa intercondylica für Meniskusverletzungen prädisponiert sind. PAYR nahm ebenfalls Beziehungen zwischen Unregelmäßigkeiten an den Gelenkflächen und Meniskusschäden an. WALTER schloß aus der unterschiedlichen Form der Condylen auf verschiedenartig geformte Menisci. Er hält den flachen

Meniskus für leichter verletzbar, weil er eher in die Condylenzange gerate. Andererseits läßt sich manche beginnende arthrotische Veränderung nach Meniskotomie je nach Form der Condylen im Frühstadium schlecht erfassen. So ist die beginnende Entrundung des primär flachen Condylus oft nur schwer erkennbar. Die Übergänge zwischen den einzelnen Condylenformen sind fließend. Die Grenze vom Normalen zum Pathologischen läßt sich schlecht ziehen. Gerade die *Frühveränderungen* sind jedoch vielfach kennzeichnend für Beginn und Verlauf der Arthrose. Wir haben insgesamt 110 wegen einer Meniskusläsion Operierte nachuntersuchen können.

Die folgenden Tabellen geben Aufschluß über die Zahl der Operierten, Lebens- und Operationsalter und Beobachtungsdauer:

```
Gesamtzahl der Fälle ........................   110
Mit Totalexstirpation behandelt  ..............    21
Mit Teilexstirpation behandelt ................    89
Spätfälle, d. h. Operation liegt über 10 Jahre zurück    43
davon mit Totalexstirpation behandelt .........    21
mit Teilexstirpation behandelt ................    18
```

Gesamtübersicht nach Beobachtungszeit

Lebensalter bei Nachuntersuchung	Operationsalter					
	2.	3.	4.	5.	6.	7. Lebensjahrzehnt
bis 20 Jahre	1	—	—	—	—	—
21 bis 30 Jahre	—	14	—	—	—	—
31 bis 40 Jahre	4	28	10	1	—	—
41 bis 50 Jahre	2	12	10	5	—	—
51 bis 60 Jahre	—	4	5	10	1	—
61 bis 70 Jahre	—	1	1	1	—	—

Wir haben unterschieden in *Früh-* und *Spätergebnisse.* Bei den Spätergebnissen liegt die Operation mindestens 10 Jahre zurück.

Die Erfahrung hat gelehrt, daß das *Meniskusersatzgewebe* zu seiner Entwicklung 6—12 Monate braucht oder ganz ausbleibt. In der Zeit, die bis zur Ausbildung eines funktionstüchtigen sog. Regenerates vergeht, sind die Gelenkverhältnisse

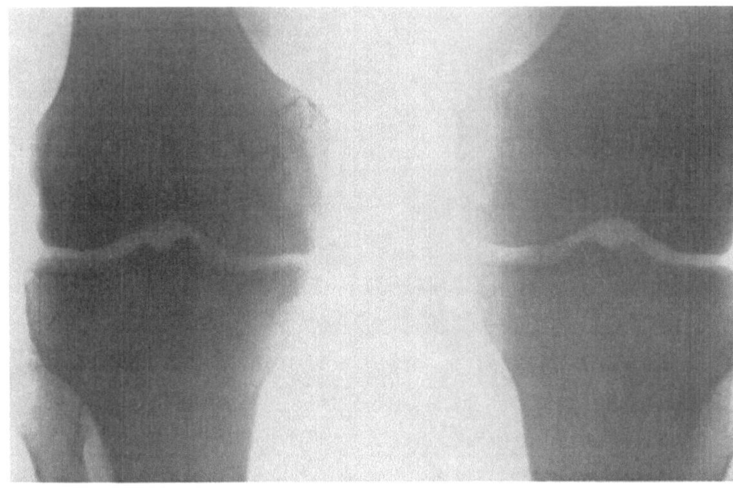

Abb. 69. 28jähriger Mann, 1 Jahr nach Operation, typische mediale „Konsole"

zweifellos nicht optimal. Die *Kongruenz* des *Kniegelenkes* ist gestört, damit ändert sich auch der Bewegungsablauf, die Gelenkkörper werden stärker durch Druck und Reibung belastet. Offensichtlich wird auch die Spannung der Gelenkkapsel verändert. Wir haben uns deshalb gefragt, ob bereits diese relativ kurze Zeit ausreicht, um die Entstehung einer A. def. zu ermöglichen. Das wäre denkbar. Wir beobachteten wiederholt als Frühzeichen, auch nach partieller Meniskotomie, zwei typische Veränderungen:

1. Eine kleinzipflige, einer Konsole ähnelnde Ausziehung meist am medialen Femurcondylus und eine kleine Impression im Condylus.

2. Kleine, plumpe Deformierungen an den Zwischenknorrenhöckern.

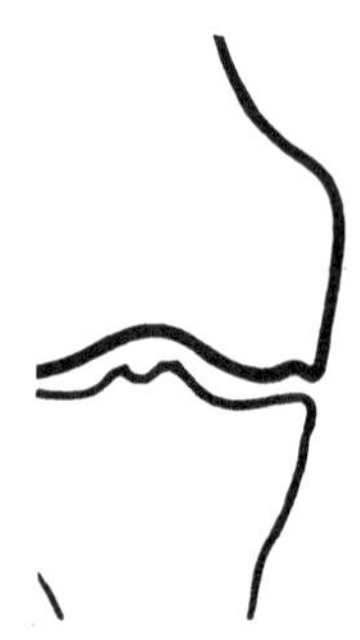

Abb. 70. Schematische Darstellung einer Konsole

Diese Veränderungen an den Femurcondylen wurden von FAIRBANKS 1948 beschrieben. SCHOCH hat kürzlich wieder darauf hingewiesen. Er knüpft an seine Beobachtungen (insgesamt fand er diese Konsole bei 14,5% aller Fälle) die Frage, ob man diese als arthrotische Ausziehung an den Gelenkrändern, die keinerlei Tendenz zum Fortschreiten zeigten, auffassen kann. Daß es sich um eine echte A. def. handelt, scheint auch uns zweifelhaft, zumal man, besonders bei Lupenbetrachtung, keine weiteren Reaktionen, etwa subchondrale Verdichtungen, an der Grenzlamelle sieht. Wir deuten die Konsole, eigentlich als funktionelle Anpassung des Femur an die durch Resektion des Meniskus geänderte Statik und Mechanik. Dieser Zustand bleibt im Gegensatz zu dem nach Totalexstirpation über Jahre unverändert. Endgültige Klärung ist freilich erst von histologischen Untersuchungen zu erwarten. Die Veränderungen an der Eminentia intercondylica sind u. E. Folge verstärkter Zugspannung; sie entsprechen echten arthrotischen Veränderungen.

CERWENKA hat vor einiger Zeit ähnliche Veränderungen beschrieben, aber nichts darüber, ob der Meniskus total entfernt oder nur reseziert wurde. Die beginnende A. def. als Folge der Meniskusoperation läßt sich natürlich beim Jugendlichen besonders gut erfassen, weil hier eine primäre A. def. nahezu ausgeschlossen

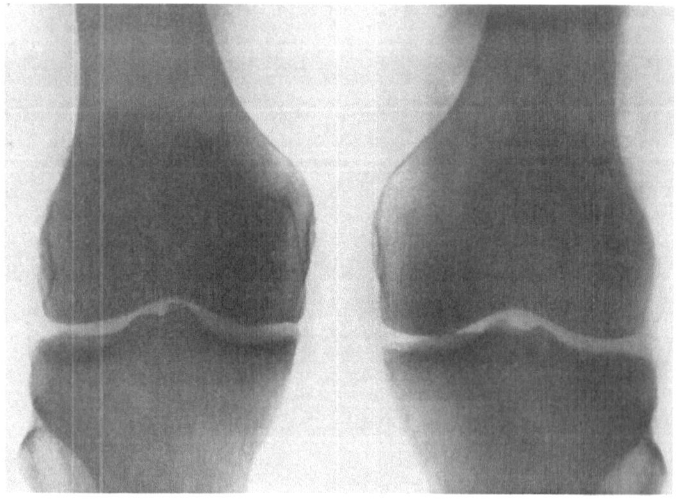

Abb. 71. 25 jähriger Fußballspieler, 2 Jahre nach Operation; typische mediale Konsole und Ausziehung der Eminentia intercondylica

werden kann. Nach Meniskusresektion sind die beginnenden arthrotischen Veränderungen meist sehr diskret und schreiten kaum fort. Sie können noch 12—25 Jahre nach der Operation unverändert sein. Im Gegensatz zur partiellen Resektion beginnt die A. def. nach Totalexstirpation zwar auch zunächst unmerklich, um aber dann im Laufe der Jahre doch recht deutlich zu werden. Beide Gruppen, besonders jedoch die 2., können lange Zeit relativ wenig Beschwerden haben. Die Schmerzen

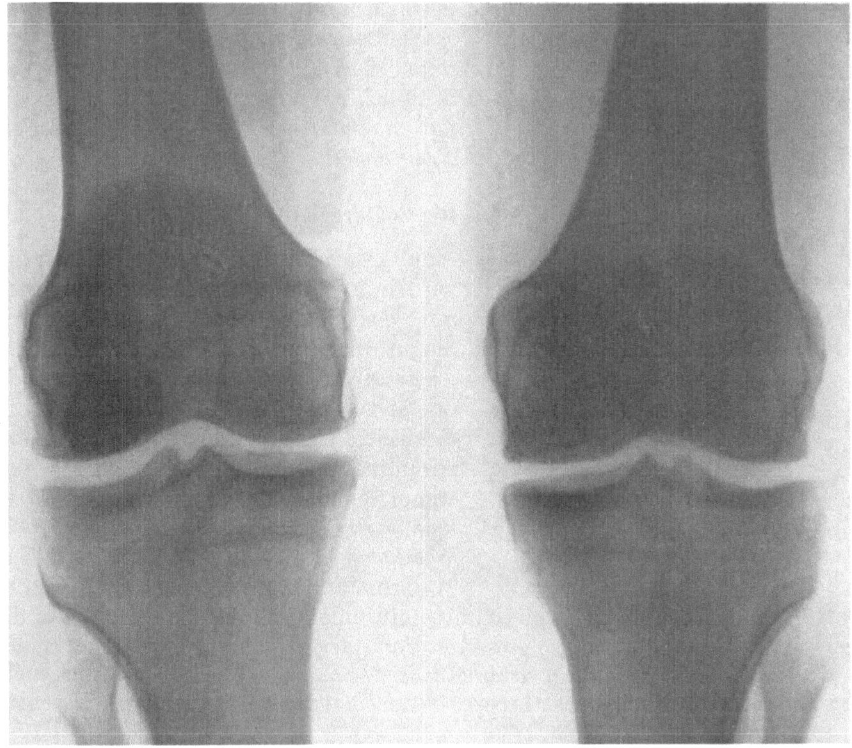

Abb. 72. 35jähriger Mann. Seit 3 Jahren Meniskuseinklemmung rechts innen. Jetzt Entfernung eines abgerissenen Meniskusteils. *Beide* Kniegelenke sind stark arthrotisch verändert. (aktiver Fußballspieler)

treten im allgemeinen erst dann auf, wenn die physiologische Alterung des bradytrophen Gewebes hinzukommt oder arthrotische Reizzustände hinzukommen. Sie sind allerdings nicht an eine bestimmte Altersstufe gebunden.

Wegen der relativ kleinen Zahl unserer Fälle können wir nicht mit Sicherheit sagen, ob flache Condylen die vorzeitige A. def. nach Meniskusexstirpation begünstigen. Wir halten es aber für unwahrscheinlich. Die Zahl der Sekundärarthrosen nach Meniskustotalexstirpation bei Kniegelenken mit flachen oder gut gerundeten kleineren Condylen hält sich in etwa die Waage.

Die Frühergebnisse

Nach *partieller* und *totaler* Meniskusresektion (Beobachtungsdauer bis zu 10 Jahren) zeigen, was Beschwerden und körperliche Leistungsfähigkeit anbelangt, gar keine oder nur *geringfügige Unterschiede*. Fast alle unsere Patienten sind *beschwerdefrei*. *Unterschiedlich* ist nur der *postoperative* Verlauf. Patienten über 40 Jahre, deren Kniegelenke bereits arthrotisch verändert sind, wurden gelegentlich später beschwerdefrei als jüngere. Unsere jüngeren Patienten mit langer „Meniskusanamnese", d. h. jahrelangen Einklemmungserscheinungen, leichter Muskelatrophie und röntgenologisch deutlichen Anzeichen von A. def. waren nach Abschluß der Behandlung ebenso schnell schmerzfrei wie diejenigen mit relativ kurzer Vorgeschichte. Für die *Entwicklung* der *Sekundärarthrose* spielt

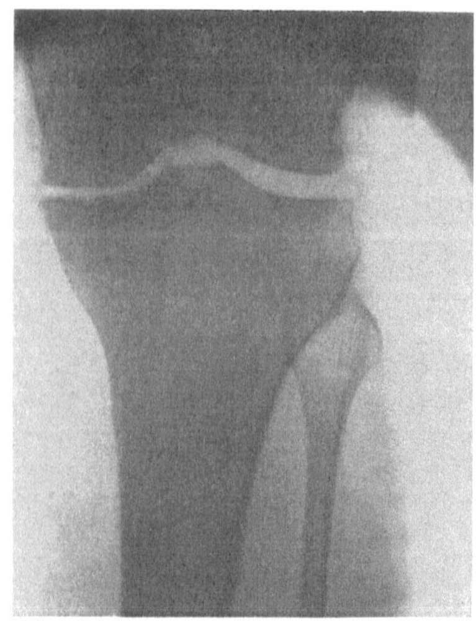

die *Länge* der *Vorgeschichte* allerdings eine wesentliche Rolle. Die Röntgenaufnahmen, besonders der Sportler mit langjährigen und gehäuften Einklemmungserscheinungen, zeigten schon *vor der Operation* fast alle *deutliche Arthrosen*, vornehmlich als polygonale Entrundung z. T. mit hakenartiger Ausziehung des *Condylenrandes*.

Die Spätergebnisse

a) Nach Totalexstirpation. Gelegentlich wird in der Literatur im Zusammenhang mit der Länge der Beobachtungszeit die Auffassung vertreten, der zeitliche Abstand von der Operation sei für die postoperative A. def. bedeutungslos. Das ist eigentlich verwunderlich, denn neben bestimmten Faktoren, die als sicher gelten, wenn sie auch nicht genau abzuschätzen sind, z. B. konstitutionelle *biologische Wertigkeit* des Knorpels (Faktor X — HACKENBROCH, RÜTT) spielt auch die *Zeit*

Abb. 73. 37jährige Frau. Arthrosis deformans nach Entfernung eines Meniskus zur Kreuzbandplastik, medialer Gelenkspalt erniedrigt, angrenzende Condylen abgeflacht, leichte arthrotische Veränderungen an der Eminentia intercondylica

eine Rolle. Da die bradytrophen Gewebe mit zunehmendem Lebensalter, in der Regel vom 20. Lebensjahr an, regressiven Veränderungen unterliegen, macht sich *jede zusätzliche* schädigende Einwirkung *stärker bemerkbar*. Das gilt eigentlich mehr oder minder für alle Sekundärarthrosen. Nach *Totalexstirpation* wird die *Sekundär-*

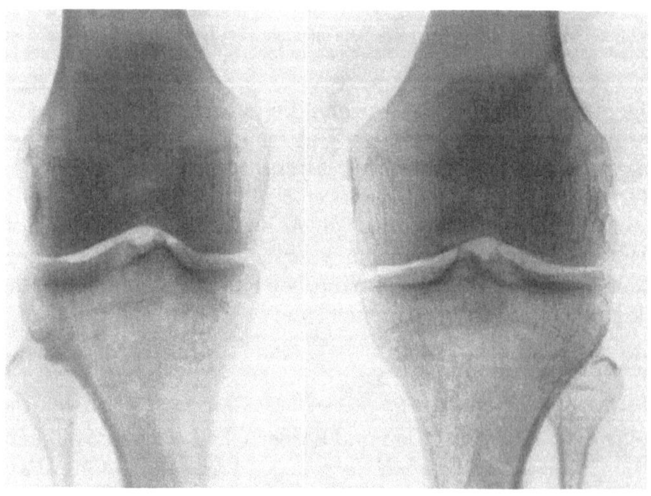

Abb. 74. 42jähriger Mann. 1942 Operation links innen. Unregelmäßige Entrundung des medialen Femurcondylus

arthrose mit fortschreitendem Lebensalter noch *stärker*. Sie kann soweit gehen, daß nur eine *Gelenkruine* erhalten bleibt. Unsere Spätfälle zeigen sämtlich eine A. def. mit starker Abflachung des medialen (selten des lateralen) Condylus, Erniedrigung des medialen Gelenkspaltes als Zeichen des Knorpelabschliffes und plumper Verformung des Zwischenknorrenhöckermassivs. Eine gleichzeitige Kreuz- oder Innenbandverletzung verstärkt die Arthrose. Ob die Schwere der arthrotischen Veränderungen auch von der Condylenform mit abhängt, erscheint uns auf Grund unserer bisherigen Beobachtungen zweifelhaft.

b) Nach Meniskusresektion. Nach *Meniskusresektion* sind die *Spätergebnisse* durchweg *gut*. Eine ganze Anzahl von Patienten hatte bis zu 30 Jahren nach der Operation, auch im späteren Alter, keine Beschwerden. *Röntgenologisch* ließen sich

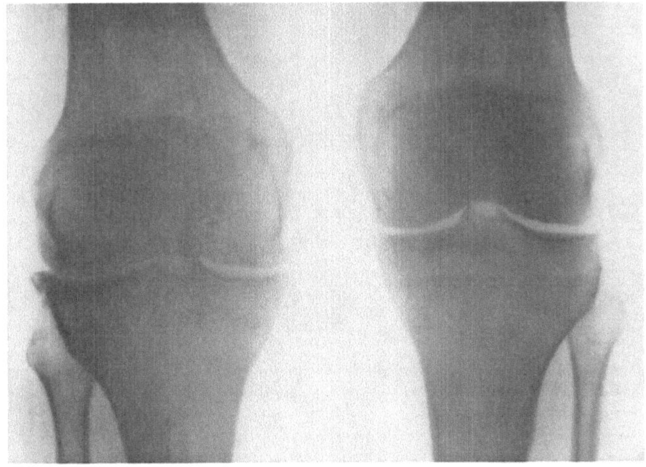

Abb. 75. 50jähriger Mann. Operation vor 20 Jahren (rechter Innenmeniskus). Jetzt hochgradige panarticuläre Arthrosis deformans

keine nennenswerten arthrotischen Veränderungen nachweisen. In den *wenigen Fällen*, in denen sich eine A. def. entwickelt hatte, war sie *nur angedeutet* oder im gleichen Umfang, auch am anderen Kniegelenk festzustellen. Geringfügige Entrundung des medialen Femurcondylus und leichte plumpe Deformierung der Eminentiae kommen selten vor.

b) Nach unbehandelten Meniskusverletzungen

Fast alle *nicht ausgeheilten* oder unbehandelten Meniskusverletzungen ziehen *früher* oder *später Arthrosen* nach sich. Der Grund für die recht beträchtlichen zeitlichen Schwankungen ist nicht immer klar. Er mag u. a. im Alter des Betroffenen zum Zeitpunkt der Verletzung liegen. Auch die Zahl der Einklemmungen spielt vielleicht eine Rolle. Trotzdem wäre es unbefriedigend, die Arthrose nur auf rein mechanische Faktoren zurückzuführen, gibt es doch Patienten, deren Röntgenbilder einen fast normalen Befund zeigen; umgekehrt findet man bei Jugendlichen mit relativ kurzer Meniskusanamnese mitunter schon deutlich sichtbare Arthrosen. Das spricht für die Bedeutung *konstitutioneller Mitursachen*. BAETZNERS Auffassung über die *Sportschäden* hat einiges für sich. Einen großen Anteil unserer Patienten zwischen 20 und 30 Jahren stellten die *Leistungssportler*, die in Vereinsmannschaften regelmäßig Fußball spielten oder Leichtathletik trieben. Der Röntgenbefund ähnelte bei ihnen dem nach Totalexstirpation des Meniskus. Unabhängig von ihrer Form waren die *Condylen leicht entrundet*, die *Zwischenknorrenhöcker* oft *spitz* oder *plump* deformiert. Intra operationem konnte man häufig bereits *deutliche Schleiffurchen*, histologisch an den Menisci schleimige Degeneration feststellen. Bestanden die Beschwerden längere Zeit fort, so wurde die Entrundung stärker, der Gelenkspalt enger.

Sicherlich sind *unbehandelte*, nicht ausgeheilte *Meniskuslösungen* die Ursache zahlreicher umschriebener, meist medialer Arthrosen bei alten Menschen. Es ist nicht immer einfach, hierzu die erforderlichen anamnestischen Angaben zu erhalten, da den ersten Beschwerden und Einklemmungserscheinungen oft ein sehr

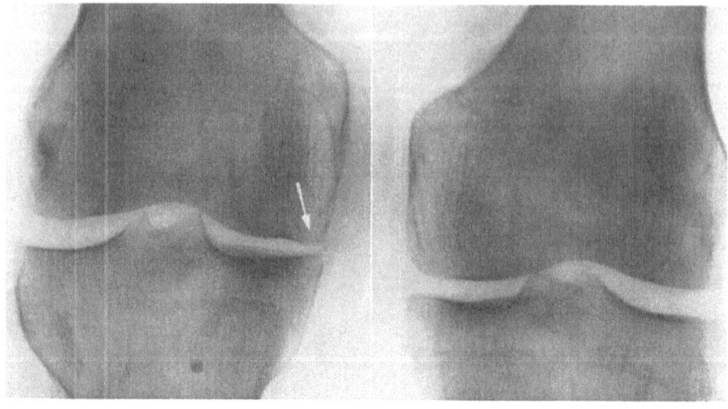

Abb. 76. 60jähriger Mann. O-Beine, vor 20 Jahren oft rezidivierende Einklemmungen rechts innen. Jetzt typische „arthrotische Beschwerden". Röntgenologisch angedeutete Entrundung des medialen Femurcondylus und leichte Konsole

langes symptomloses Intervall folgt. Unsere bisherigen Beobachtungen zeigen, daß die unbehandelte, mit Einklemmungserscheinungen verbundene Meniskusläsion durchweg zu einer A. def., wenn auch individuell unterschiedlichen Grades führt. Auf diese Weise entstehen auch viele, vor allem einseitige O- und X-Beine.

Wir haben die Ergebnisse der „Meniskusbehandlung" bewußt nicht nach der primären Ursache der „Meniskopathie" getrennt; eine solche Trennung würde, da sie sich gar nicht immer exakt durchführen läßt, ungenaue Werte ergeben. Das Kapitel „halbmondförmige Wissenschaft" ist trotz der Flut an Literatur alles andere als abgeschlossen. Nach dem gegenwärtigen Stand der Dinge sind offenbar zwei Gruppen durch eine tiefe Kluft voneinander getrennt. Die eine gibt dem Trauma die Hauptschuld (GALLI und VIERNSTEIN, GROH), die andere hält eher die Degeneration für die Ursache der Meniskuslösung (SPRINGORUM). Dabei darf man allerdings nicht die recht extreme Zusammensetzung des Untersuchungskollektivs dieser Autoren vergessen. Auf der einen Seite handelt es sich um Bergmanns-Kniegelenke (BÜRKLE DE LA CAMP, ANDREESEN) auf der anderen Seite überwiegend um Kniegelenke von Sportlern (GROH). So einseitig ist der Patientenkreis im allgemeinen aber nicht.

c) Meniskusganglien und Arthrosis deformans

Zur Ätiologie und Pathogenese der Ganglien ist in den letzten Jahren oft Stellung genommen worden. Über ihren *Entstehungsmodus* sind heute *zwei Versionen* vorherrschend. Die eine Richtung hält sie für *Degenerationserscheinungen*, die andere für *Tumoren*.

Ganglien im Kniegelenk sind seltener als an Hand und Fuß. Sie gehen von der *Gelenkkapsel*, den *Menisci* oder den *paratendinösen* Geweben aus. IDELBERGER und HAIKE berichteten über Ganglien, die sich vom *Innenband* her bildeten.

Zur Untersuchung der Beziehungen zwischen Meniskusganglion und Arthrosis deformans standen uns 30 Fälle zur Verfügung. Im Gegensatz zu anderen Autoren, die eine Bevorzugung des männlichen Geschlechts feststellen konnten, war bei uns der *Anteil* der *Frauen* in etwa *gleich groß*. Wie die folgende Übersicht zeigt, häuften sich die Ganglien im 3. Lebensjahrzehnt.

Gesamtzahl: ♀ = 14   ♂ = 16

2.		3.		4.		5.		6.		7. Lebensjahrzehnt	
♀	♂	♀	♂	♀	♂	♀	♂	♀	♂	♀	♂
—	3	8	7	3	1	2	4	—	1	1	—

Beziehungen zur A. def. sind aus verschiedenen Gründen denkbar. Einmal gehen *Meniskusganglien* und stärkere *Degeneration* des Meniskus oft *Hand in Hand*; zudem sind Längsrisse keine Seltenheit (SCHINZ-BAENSCH, FRIEDEL, BÖHLER). Derartige, mit Einklemmungen verbundene Meniskusrisse können aber den Gelenkknorpel schädigen. Zum anderen haben FAIRBANK und E. J. LLOYD, HAYEK,

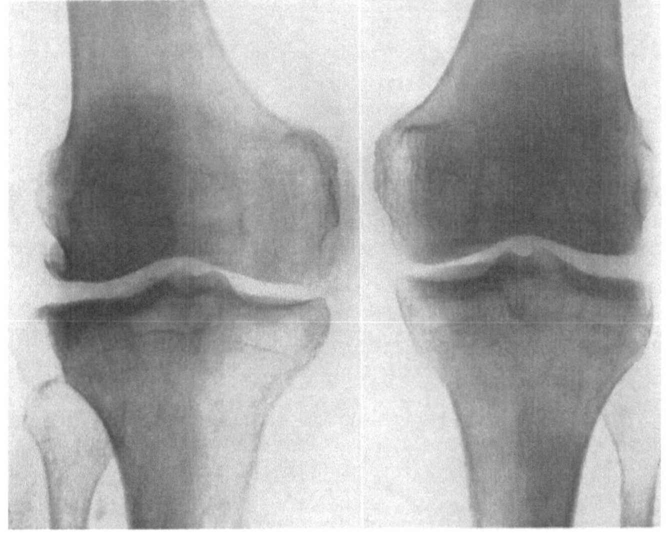

Abb. 77. 65jähriger Mann. Beiderseits genu valgum. Befund vor Totalexstirpation des re. Außenmeniskus

ALBERT und KELLER über Druckusuren am Schienbeinkopf berichtet. ALBERT und KELLER erklären diese Usuren mit dem *Druck* des *wachsenden* Tumors auf den Knochen, der den wesentlich widerstandsfähigeren Knorpel unterminiert. HAYEK glaubt ferner *Randerhebungen* am Schienbeinkopf noch vor der klinischen Manifestation des Ganglions beobachtet zu haben. Wir können das auf Grund unserer Erfahrungen nicht bestätigen. Mit Sicherheit haben wir *Usuren* nur in fünf, angedeutet in drei weiteren Fällen festgestellt und zwar in allen Altersstufen. Differentialdiagnostisch muß man bei diesen kleinen Unterminierungen an *Usuren* durch *spezifische* und *unspezifische* Entzündungen denken. Diese Usuren sind aber meist tiefer.

Unter Umständen werden *Beziehungen* zwischen Meniskusganglion und Arthrosis deformans durch die *Therapie* geschaffen. Während die Auffassungen über die Ätiologie des Meniskusganglion auseinandergehen, ist man sich über die

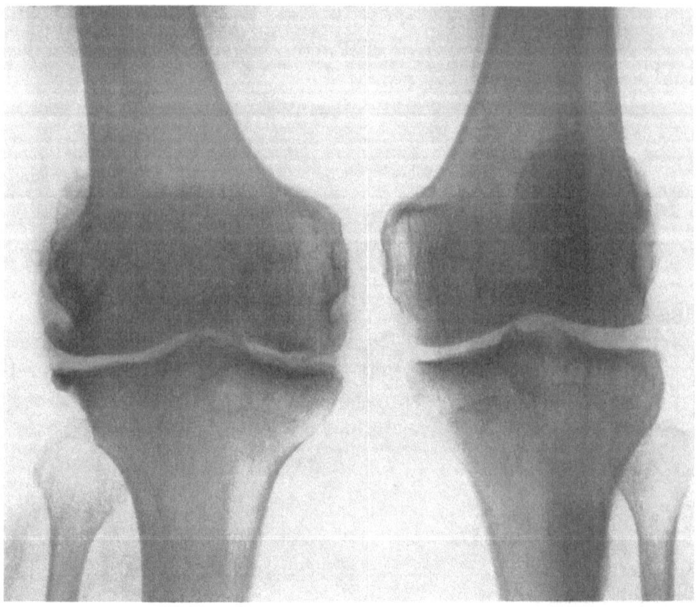

Abb. 78. 7 Jahre später erhebliche Zunahme des genu valgum und der Arthrosis deformans an der operierten Seite

Therapie ziemlich einig. Die meisten Autoren empfehlen wegen der *Rezidivgefahr Entfernung* des Ganglion einschließlich des Meniskus. Dabei fand BUSSBAUM bei 27 Exstirpationen den Meniskus unverändert. SONNENSCHEIN beziffert die *Rezidivhäufigkeit* nach Ausschälung des Ganglion ohne Meniskusexstirpation mit 30%,

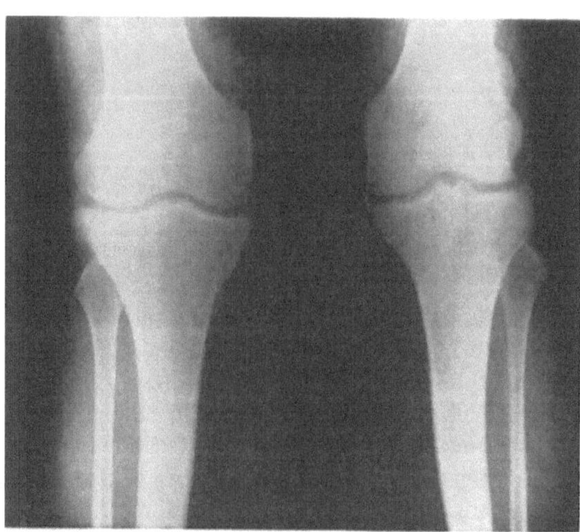

Abb. 79. 72jährige Frau. 1936 Entfernung des re. Außenmeniskus einschl. eines Ganglion. Jetzt hochgradiges genu valgum

bei uns betrug sie etwa 15%. Die Totalentfernung des Meniskus stellt aber einen für das Kniegelenk nicht unbedenklichen Eingriff dar. Wir haben in allen Fällen, in denen bei uns oder außerhalb der Meniskus mitentfernt worden war, Arthrosen *aller Schweregrade* beobachtet. Welche Auswirkungen die Entfernung eines lateralen Ganglion einschließlich Meniskus haben kann zeigen Abb. 77 u. 78. Ähnlich verliefen die anderen Fälle, nur waren hier die Zwischenräume länger. Handelte es sich um jüngere Patienten, traten zwar *leichtere Sekundärschäden* auf, doch ließen sich die Verengung des Gelenkspaltes und unscharfe Konturierung der lateralen Gelenkränder auch hier nicht ableugnen. Wenn bereits vor der Operation statische Abweichungen bestanden, wurden sie durch die Totalexstirpation des Meniskus noch weiter *verschlechtert* (Abb. 79). Im Gegensatz zu diesen recht erheblichen Sekundärveränderungen nach völliger Entfernung des Meniskus, haben wir 20 Jahre nach einfacher Ausschälung von Ganglien zwar Rezidive, jedoch keine

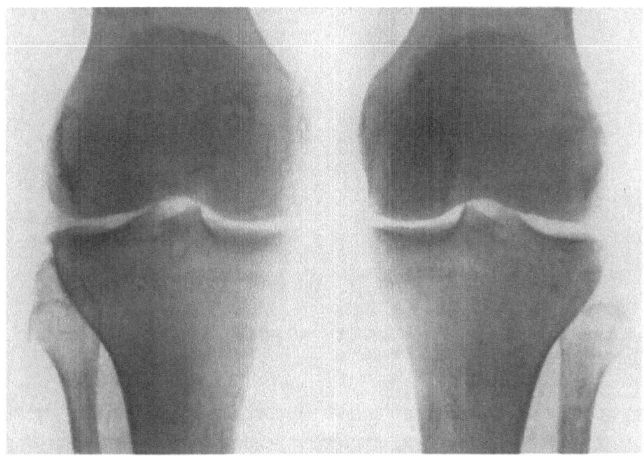

Abb. 80. 42jähriger Mann. Vor 20 Jahren Operation wegen Meniskusganglion rechts außen, keine Beschwerden kein Rezidiv (kleine Usur am re. Schienbeinkopf)

starken regressiven Veränderungen am Gelenk gesehen, die als Folge der mit dem Ganglion häufig verbundenen Meniskusdegeneration oder Meniskusrisse zu deuten wären. Die Röntgenbefunde zeigen lediglich kleine Ausziehungen am lateralen Gelenkrand des Schienbeinkopfes.

Nach diesen Erfahrungen möchten wir die Meinung vertreten, daß ein *degenerativ veränderter* Meniskus, solange er nicht durch Risse Einklemmungserscheinungen verursacht, *besser* ist, als ein aus *prophylaktischen* Gründen *entfernter*. Außerdem ist ja die Totalexstirpation auch noch zu einem späteren Zeitpunkt, falls ein Rezidiv auftritt, möglich. Somit sollte in jedem Fall sorgfältig geprüft werden, ob die Exstirpation des Meniskus wirklich notwendig ist.

In der Regel führen also Meniskusganglien nicht direkt zur A. def. Die zusammen mit den Ganglien beobachteten Ausziehungen am lateralen Rand des Schienbeinkopfes sind in erster Linie Folge der durch Druckeinwirkung entstandenen Unterminierung durch das wachsende Ganglion und erst sekundär Ausdruck der Degeneration des Gelenkknorpels.

d) Meniskusverkalkungen und Arthrosis deformans

Über im Röntgenbild sichtbare Verkalkungen des Meniskus haben unseres Wissens in der deutschen Literatur erstmalig FRÜND und SONNTAG geschrieben. ANDREESENS Einteilung in primäre oder spontane und sekundäre-metatraumatische Meniskusverkalkungen hat auch heute noch Gültigkeit. Die Angaben über die Häufigkeit schwanken innerhalb enger Grenzen (ANDREESEN, 0,18%; ECK, 0,2%; WAGNER, 0,3%). SCHULTE stellte 1950 aus der gesamten Weltliteratur 36 Fälle zusammen, die bei Durchsicht von 11468 Röntgenaufnahmen gefunden worden waren. Das entspricht einem Durchschnittswert von 0,31%.

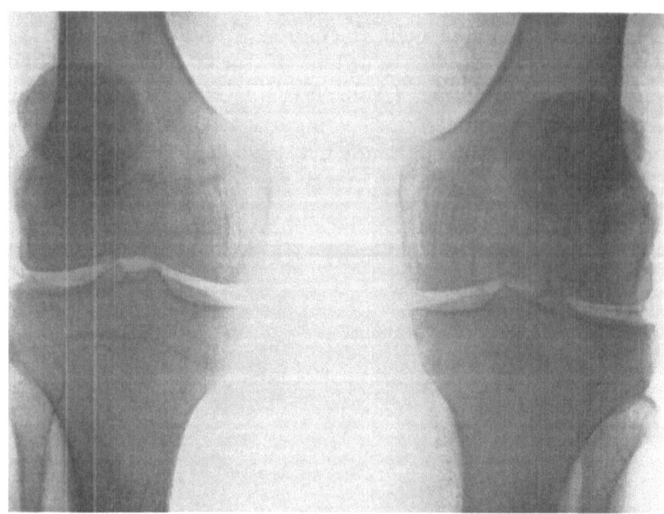

Abb. 81. 85jähriger Mann mit typischen arthrotischen Beschwerden. Röntgenbefund: diffuse Verkalkung des Innen- und Außenmeniskus und leichte Ausziehungen der Eminentia intercondylica. Form der Condylen erhalten

Im Gegensatz zur metatraumatischen Meniskusverkalkung, die bei Jugendlichen Folge von Quetschungen und anderer Verletzungen ist, ist die Ursache der primären nicht eindeutig geklärt. WERWARTH deutet sie als Vorstufe der A. def. HENRICHSON und SCHWARZ halten sie für eine Auswirkung der A. def. MEYER-BORSTEL lehnt jeglichen Zusammenhang mit der A. def. überhaupt ab, weil er nie nennenswerte arthrotische Veränderungen gleichzeitig mit Meniskusverkalkungen beobachtete. ANDREESEN denkt an eine konstitutionelle Schwäche des Faserknorpels mit Neigung zur Retention von Kalksalzen. MÜLLER und BUCHHOLZ nehmen eine Neigung des Bindegewebes zur Verkalkung an. WAGNER glaubt an eine alkalische Gewebsreaktion mit herabgesetztem Stoffwechsel. SCHROP beobachtet primäre Meniskusverkalkungen bei Geschwistern. Er schließt daraus ebenfalls auf konstitutionelle Einflüsse, die in der Tendenz zur Verkalkung unter Einschluß der Gelenkkapsel bestünden. Die primäre Meniskusverkalkung unterscheidet man nach zwei Formen: die diffuse, die fast den ganzen Meniskus befällt und die herdförmige, die sich auf einzelne Abschnitte beschränkt.

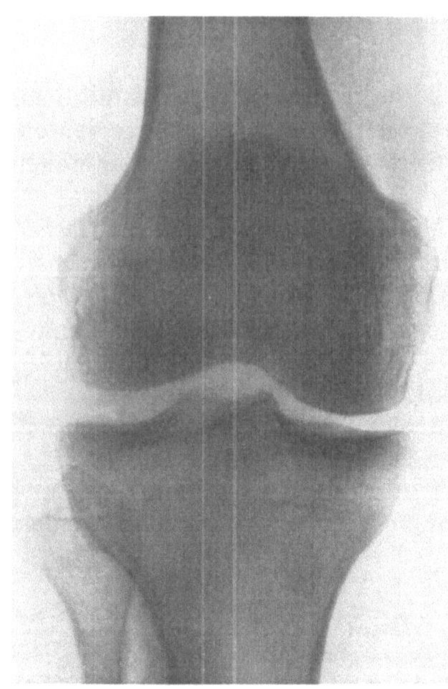

Abb. 82. 43jähriger Mann. Verkalkung des rechten Außenmeniskus aus unbekannter Ursache. Typische arthrotische Beschwerden

Wir haben auf unseren Röntgenaufnahmen insgesamt 30 primäre Meniskusverkalkungen festgestellt — 16 *herdförmige* und 14 *diffuse.* Von den herdförmigen war die Hälfte auf ein Kniegelenk beschränkt. Die *diffusen* erstreckten sich, mit einer Ausnahme, stets auf *beide* Kniegelenke und betrafen stets sowohl die *Innen-* als auch die *Außenmenisci*. Es handelte sich vorwiegend um Patienten, die bereits das 70. Lebensjahr überschritten hatten. Nur ein *Drittel* war zum Zeitpunkt der Untersuchung *jünger* als 70 Jahre, der jüngste Patient allerdings erst 45 Jahre alt. Sichere Beziehungen bestehen zur A. def. weder direkt noch indirekt als Vorstufe der A. def. Ein *Teil* unserer Patienten hatte trotz normaler Gelenke *ausgedehnte* Verkalkungen; bei anderen war die Verkalkung gering, die Kniearthrose aber beachtlich. Es gibt *keine Beziehungen* zwischen der *Form* und *Schwere* der *Verkalkung* und der *Arthrose*. Das spricht für die Auffassung von MEYER-BORSTEL, ANDREESEN, MÜLLER und BUCHHOLZ und SCHROP, zumal wir, genau wie SCHROP, häufig gleichzeitig ausgedehnte Verkalkungen in der Gelenkkapsel sehen konnten. Besonders stark waren sie bei einem der jüngsten Patienten, einem 43jährigen Mann. Die häufig gleichzeitig vorhandenen Verkalkungen von Zwischenwirbelscheiben (ANDREESEN u. a.) sprechen ebenfalls für konstitutionelle Ursachen.

Klinisch sind die Meniskusverkalkungen meist bedeutungslos. Die Patienten mit verkalkten Menisci und Arthrosis deformans, klagten auch über *arthrotische Beschwerden*. Gelegentlich mögen ausgedehnte Verkalkungen, wie RITTER meint, zu Rissen im Meniskus und damit zu Einklemmungserscheinungen disponieren. Wir haben sie nie beobachtet.

4. Arthrosis deformans als „Überlastungsschaden" nach Ober- und Unterschenkelamputationen

Die Frage, ob sich nach Oberschenkelamputationen in den Gelenken des erhaltenen Beines oder nach Unterschenkelamputationen in den erhaltenen Gelenken beider Beine gehäuft Arthrosen entwickeln, ist vornehmlich aus zwei Gründen von Interesse. Einmal könnte man daraus gewisse Rückschlüsse auf die Bedeutung mechanischer Einflüsse für die Entstehung der A. def. ziehen, denn der Verlust von Gliedmaßen stellt einen Eingriff in die Dynamik des Bewegungsablaufes dar. Bewegungsablauf und Muskelspiel werden gestört und dadurch evtl. die Beanspruchung des Gelenkknorpels verändert. Der zweite Gesichtspunkt ist „realerer" Natur. Viele Versicherte, andere Patienten auch aus einem gewissen Causalitätsbedürfnis heraus, neigen dazu, alle im Laufe des Lebens auftretenden Beschwerden an Wirbelsäule und Gliedmaßen einem bestimmten Umstand, in diesem Falle der Amputation, zur Last zu legen. Nun leben in Deutschland ca. 200000 Beinamputierte. Daraus ergeben sich auch versicherungsrechtliche Konsequenzen. Das ganze Problem ist aber noch keineswegs geklärt. Die Bezeichnung „Überlastungsschaden" gehört bedauerlicherweise jedoch bereits zum nahezu festen Vokabular von Laien und Ärzten. Die Ansicht, nach Ober- und Unterschenkelamputationen seien Arthrosen in den erhaltenen Gelenken häufiger als beim Nichtamputierten, gründet sich auf die Vorstellung, nach der Amputation eines Beines werde das andere stärker belastet.

Die Veröffentlichungen über Sekundärschäden an Wirbelsäule und Gelenken waren zunächst spärlich. Vor 1940 berichtete FALK über Spätschäden bei 1539 Amputierten. Er unterschied zwischen absoluten und relativen Spätschäden — absolut, wenn das erhaltene Bein bis zur Amputation voll funktionstüchtig war, relativ, wenn bereits vor der Amputation statische Veränderungen bestanden. Beide Formen nähmen mit dem Lebensalter und dem Abstand zur Amputation zu. Neuere Veröffentlichungen stammen von JENNY, KALLIO und ARENS. Nach ARENS, dessen Arbeit die größte Beachtung fand, sind Arthrosen nach Amputation eines Ober- oder Unterschenkels im erhaltenen Kniegelenk nicht häufiger als sonst auch. BORGMANN, MAYR und SCHOCH sind der Ansicht, beim Oberschenkelamputierten würde das erhaltene Kniegelenk unter bestimmten Voraussetzungen, nämlich unphysiologischer Beanspruchung infolge überhängender Fleisch- und Prothesenrandknoten und Stumpfkontrakturen, überlastet, der Gelenkknorpel

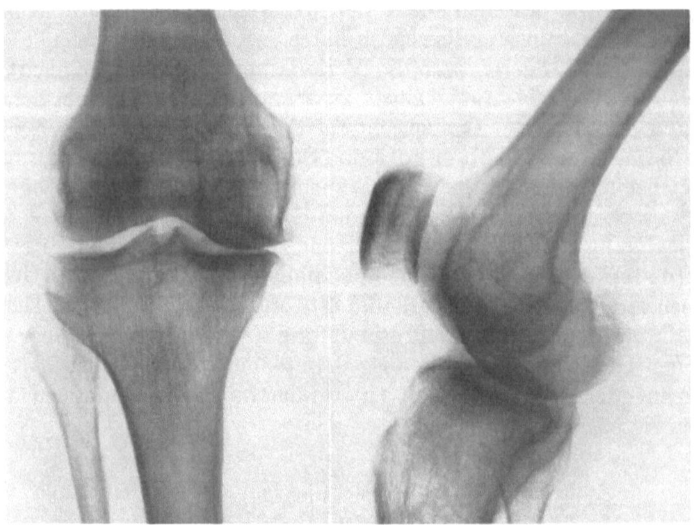

Abb. 83. 1941 Verlust des linken Oberschenkels. Kurzstumpf und Hüftbeugekontraktur. Kniegelenksarthrose als Amputationsfolge anerkannt. (Beobachtung Reg. Med. Dir. Dr. Mayer)

degeneriere daher eher. Beim Unterschenkelamputierten hält Endert unphysiologische Belastung des Kniegelenkes sowohl der amputierten als auch der nicht-amputierten Seite für eine Ursache. Ob sich diese „Überlastungsarthrose" in bestimmten Erscheinungsformen äußert, sagen die Autoren, welche die Möglichkeit bejahen, nicht. Auch Borgmann gab zunächst lediglich an, die Patienten litten häufig an Beschwerden unterhalb der Kniescheibe. Er schloß daraus auf einen Reizzustand im subpatellaren Gleitlager. An eine subpatellare Arthrose, die nach seinen eigenen Vorstellungen logischer wäre, denkt er erst in einer kürzlich erschienenen Arbeit. Er fand in 86 Fällen von Kniearthrosen (= 43% der von ihm Untersuchten) 55mal die Veränderungen auf die Kniescheibe begrenzt und zwar vorwiegend bei Amputierten mittleren Alters, deren Amputation 10—15 Jahre zurücklag. Gestützt auf elektromyographische Untersuchungsmethoden folgert er, vermehrte Beanspruchung der Oberschenkelmuskulatur fördere beim Oberschenkelamputierten die subpatellare Arthrose.

Wir haben 200 Ober- und Unterschenkelamputierte untersucht, das sind wenig im Vergleich zu den Zahlen von Arens, Borgmann, Endert, Mayr und Schoch. Da Resultate aber nur mit großen Zahlenreihen zu erzielen sind, beurteilen wir unsere Ergebnisse selbst mit der gebührenden Zurückhaltung.

Die Untersuchung derartiger Patienten erfordert Beachtung einer ganzen Reihe von Umständen:

1. Alter zur Zeit der Amputation und der Nachuntersuchung;
2. Soziale Verhältnisse (z. B. kriegs- oder zivilgeschädigt);
3. Beruflicher Einsatz;
4. Stumpfform und Stumpfverhältnisse;
5. Art und Lokalisation der Kniearthrose;
6. prothetische Versorgung;
7. Art der Beschwerden;

8. Vom Leiden unabhängige Veränderungen, konstitutionelle oder praearthrotische Schäden.

Wie bereits gesagt, haben diejenigen Autoren, welche die Möglichkeit von Überlastungsschäden beim Amputierten bejahen, auf Besonderheiten der Beanspruchung hingewiesen. Es empfiehlt sich daher, den Ausdruck „Überlastungsschaden" zu vermeiden, da er den besonderen Umständen nicht Rechnung trägt und statt dessen von „Fehlbelastung" zu sprechen, wie BOCK es im Zusammenhang mit den Rückenschmerzen schon für die sekundären Veränderungen an der Lendenwirbelsäule vorschlug.

Da sich die Folgen etwaiger „Fehlbelastung" natürlich erst nach längerer Zeit bemerkbar machen — das gilt vor allem für die in jüngeren Jahren Amputierten — haben wir nur die mindestens 10 Jahre zurückliegenden Amputationen ausgewertet. Ober- und Unterschenkelamputierte wurden getrennt untersucht.

Tabelle 1. *Gesamtzahl der Oberschenkelamputierten (101 Fälle)*

Lebensalter	Amputationsalter					
	bis 20 J.	21–30 J.	31–40 J.	41–50 J.	51–60 J.	üb. 60 J.
bis 20 Jahre	—	—	—	—	—	—
21 bis 30 Jahre	—	—	—	—	—	—
31 bis 40 Jahre	—	49	—	—	—	—
41 bis 50 Jahre	—	17	16	—	—	—
51 bis 60 Jahre	—	3	4	7	—	—
61 bis 70 Jahre	—	1	—	1	3	—
71 bis 80 Jahre	—	—	—	—	—	—
insgesamt	—	70	20	8	3	101

Nach unseren Erfahrungen spielen die sozialen Verhältnisse u. a. Stellung und Abhängigkeit des Betroffenen für die Klagen über „Überlastungsbeschwerden" eine große Rolle. BORGMANN hob bereits hervor, daß eine erhebliche Zahl von Unfallverletzten noch 20 bis 30 Jahre nach der Amputation in ihren alten, teilweise sogar stehend ausgeübten Berufen arbeite. Diese Beobachtung können wir nur bestätigen. Amputierte, die entsprechend ihren eigenen beruflichen Fähigkeiten untergebracht oder aber in selbständiger Position tätig waren, litten weitaus weniger unter Gelenk- und ähnlichen Beschwerden. Unter unseren Amputierten befinden sich sogar Patienten, die mit schlecht sitzendem Kunstbein mehr als zehn Stunden täglich als Ärzte, Gärtner oder Landwirte ihrem Beruf nachgehen und Unterschenkelamputierte, die seit über 30 Jahren als Fabrikarbeiter oder Maurer im Stehen arbeiten. Etliche Hausfrauen besorgen ihren Haushalt, von wenigen Arbeiten abgesehen, noch ganz allein. Im Gegensatz dazu klagten andere über mehr Beschwerden, die sich aber nur schwer objektivieren ließen. Die Mehrzahl dieser letzten Gruppe hatte, obwohl noch relativ jung — wohl auch mangels eigener Initiative — noch keine passende Beschäftigung gefunden. Solche Umstände sind jedoch, auch BORGMANN hat das schon betont, eine Quelle der Mißempfindungen und Unzufriedenheit.

Ein anderer Teil unserer Oberschenkelamputierten — viele von ihnen waren erst Ende 30, die Amputation lag etwa 15 bis 20 Jahre zurück — ging keiner geregelten Arbeit mehr nach. Sie wohnten vorwiegend auf dem Lande und waren in der Nähe ihres Wohnortes nicht unterzubringen. Fast alle bezogen jedoch Invaliden- und KB-Rente, hatten also auch ohne zu arbeiten ihr Auskommen. Lange Arbeitsentwöhnung fördert jedoch bekanntlich weder die Arbeitslust noch die eigene Initiative.

Angesichts dieser Umstände ist die Zahl der Amputierten, die über Kniegelenksbeschwerden klagten, eigentlich bemerkenswert gering.

BORGMANN erblickte früher in ungünstigen Stumpfverhältnissen, wie Ekzemen, Randknoten usw. eine der Ursachen der „Überlastungsarthrose". Erfahrungsgemäß trägt aber der Oberschenkelamputierte, der viel unter solchen Beschwerden leidet, seine Prothese nicht — er schont sich, wenn diese Beschwerden zunehmen. Da der größte Teil der Oberschenkelamputierten ohnehin im Sitzen arbeitet und in der arbeitsfreien Zeit nur wenig geht, kommt es u. E. meistens gar nicht zur Störung der kinetischen Kette mit Muskelverspannungen, Bandlockerungen und Fehlgängigkeit. Beachtung verdient dagegen der zweite von BORGMANN, MAYR und SCHOCH vorgebrachte Gesichtspunkt: verstärkter Muskeldruck am erhaltenen Kniegelenk zur Erhöhung der Gangsicherheit, beim Stumpf ohne Kontraktur in Beugestellung, bei Stumpfkontraktur in Streckung oder Überstreckung.

Damit kommen wir zur Lokalisation der Beschwerden und der arthrotischen Veränderungen. Häufig findet man statische Beschwerden den Arthrosen gleichgesetzt, obwohl beide streng voneinander getrennt bleiben sollten. HACKENBROCH unterscheidet zwischen

muskulären Ermüdungsschmerzen,
Periostschmerzen,
Knorpel-, Knochenschmerzen.

Bei den fortgeschrittenen Arthrosen dürften sich die verschiedenen Beschwerden allerdings nicht immer exakt auseinander halten lassen. Die von BORGMANN untersuchten Oberschenkelamputierten litten zwar häufig an Schmerzen unter der Kniescheibe, doch bezog er diese Klagen eher auf einen arthrotischen Reizzustand. Berücksichtigt man die Untersuchungen WIBERGs über die knöcherne Führung der Patella in ihrem Gleitlager (sie ist bei 160 Grad Beugung am besten) und die Feststellungen FÜRMAIERs über den beträchtlichen Auflagedruck der Patella, so wären nach BORGMANN gehäuft subpatellare Arthrosen zu erwarten. Eine durch Fehlbelastung entstandene Kniearthrose müßte sich u. E. vornehmlich auf bestimmte Teile des Kniegelenkes beschränken, besonders beim jüngeren Amputierten, während eine solche Unterscheidung beim älteren Amputierten, bei dem noch der Zeitfaktor hinzukommt, nicht immer möglich wäre. Selbstverständlich müßten auch alle anderen Umstände, wie „praearthrotische Deformitäten" ausgeschlossen werden, die zur A. def. disponieren. Ferner ist zu prüfen, ob die von BORGMANN und ENDERT vor allem beim Jugendlichen beobachteten Reibegeräusche tatsächlich Zeichen frühzeitiger Degeneration sind. BORGMANN und ENDERT messen ihnen große Bedeutung zu. IMHÄUSER sagt dazu:

„Das Fühlen und Hören von Reibegeräuschen ist nicht gleichbedeutend mit einer Arthrosis deformans, da auch sehr viele gesunde Menschen im mittleren Lebensalter dieses Reiben haben."

Wir haben deshalb von den Amputierten, die Kniegelenksbeschwerden hatten, nur diejenigen aufgeführt, deren Beschwerden sich als „arthrotisch bedingt" deuten ließen. Patienten mit Stumpfbeschwerden sind nicht erfaßt.

Zunächst nur zu den *Oberschenkelamputierten*. Die Zahl derjenigen, die über Schmerzen im Kniegelenk klagten, beträgt (s. Tab. 2) 24, das sind rund 24%, also etwa ein Viertel. Dieser Anteil ist nicht einmal sehr hoch. Er verliert aber als Folge etwaiger Fehlbelastung noch mehr an Bedeutung, wenn man Lebens- und Amputationsalter dieser Patienten in Betracht zieht.

Der größte Teil dieser Patienten gehört einer Altersstufe an, in der arthrotische Beschwerden ohnehin nicht selten sind. Die Wahrscheinlichkeit, daß sie durch Fehlbelastung entstehen, wird angesichts der röntgenologischen und klinischen Befunde noch geringer. Bei einem Drittel dieser Oberschenkelamputierten mit

Kniearthrosen ließen sich die Beschwerden im Kniegelenk auf eine A. def. zurückführen, deren Ursachen nicht mit der Amputation zusammenhingen; hierzu gehörten eine Chondromatose im Hüftgelenk der amputierten und im Kniegelenk der nichtamputierten Seite, in zwei Fällen eine Arthrose durch Knorpelschädigung nach Granatsplitterverletzung, eine A. def. mit hypertrophischer Atrophie der

Tabelle 2. *Oberschenkelamputierte mit Kniegelenksbeschwerden (24 Fälle)*

Lebensalter	Amputationsalter					
	bis 20 J.	21–30 J.	31–40 J.	41–50 J.	51–60 J.	üb. 60 J.
bis 20 Jahre	—	—	—	—	—	—
21 bis 30 Jahre	—	—	—	—	—	—
31 bis 40 Jahre	—	11	—	—	—	—
41 bis 50 Jahre	—	4	3	—	—	—
51 bis 60 Jahre	—	1	1	2	—	—
61 bis 70 Jahre	—	1	—	1	—	—
71 bis 80 Jahre	—	—	—	—	—	—
insgesamt	—	17	4	3	—	24

Tabelle 3. *Oberschenkelamputierte ohne Kniegelenksbeschwerden (77 Fälle)*

Lebensalter	Amputationsalter					
	bis 20 J.	21–30 J.	31–40 J.	41–50 J.	51–60 J.	üb. 60 J.
bis 20 Jahre	—	—	—	—	—	—
21 bis 30 Jahre	—	—	—	—	—	—
31 bis 40 Jahre	—	38	—	—	—	—
41 bis 50 Jahre	—	13	13	—	—	—
51 bis 60 Jahre	—	2	3	5	—	—
61 bis 70 Jahre	—	—	—	—	3	—
71 bis 80 Jahre	—	—	—	—	—	—
insgesamt	—	53	16	5	3	77

gelenkbildenden Knochen nach chronischer Infektion, zweimal eine A. def. nach schlecht verheilter Tibiakopf-, bzw. supracondylärer Femurfraktur und eine doppelseitige Coxarthrose nach jugendlicher Epiphysenlösung. Ein 47jähriger Oberschenkelamputierter schließlich, der seine Landwirtschaft noch selbst versorgte, war vor 20 Jahren wegen einer Geschwulst (wahrscheinlich Meniskusganglion) arthrotomiert worden. Zieht man diese Fälle, die nichts mit Fehlbelastung zu tun haben, noch ab, bleibt ein Anteil von etwa 20% Oberschenkelamputierter mit Kniearthrose übrig.

Der Vergleich mit dem Lebensalter unserer übrigen Patienten mit Kniearthrose zeigt, daß dieser Prozentsatz die durchschnittliche Häufigkeit arthrotischer Kniegelenksbeschwerden nicht übersteigt.

Von 877 Männern, die wegen Kniegelenksarthrose die Sprechstunde aufsuchten standen

14,9% im 4. Lebensjahrzehnt
19,3% im 5. Lebensjahrzehnt
24,2% im 6. Lebensjahrzehnt

Die Gesamtzahl der Oberschenkelamputierten mit unzulänglichen Prothesen, schlecht durchbluteten Stümpfen und Neigung zu Abszessen oder Stumpfrandknoten betrug fast 50%. Ein Teil derer, die über arthrotische Beschwerden klagten, war noch in Berufen tätig, die schwere körperliche Arbeit verlangen. Es ist nicht ausgeschlossen, daß diese erhebliche körperliche Beanspruchung zusammen mit der unzureichenden prothetischen Versorgung, die Entstehung der Beschwerden begünstigt.

BORGMANN wies auf die große Anzahl der verhältnismäßig jungen Oberschenkelamputierten mit Gelenkgeräuschen hin. Wir teilen IMHÄUSERS Auffassung, nach der Gelenkgeräusche nicht gleichbedeutend mit Arthrosis deformans oder arthrotischen Geräuschen sind.

Die folgende Übersicht zeigt, wie alt unsere Oberschenkelamputierten mit Gelenkgeräuschen im erhaltenen Kniegelenk waren. Eine Aufstellung über die Patienten mit Gelenkgeräuschen ohne Beschwerden schließt sich ihr an. Die jüngsten Amputierten sind in beiden Gruppen 35 Jahre alt, die ältesten über 50. Bei den letzteren sind sie wohl meistens Folge einer geringen „altersbedingten" primären Arthrosis deformans (Arthrosis simplex). Andererseits erinnern wir daran, daß auch der Anteil jüngerer Menschen mit Arthrosen nicht unbeträchtlich ist.

Tabelle 4. *Oberschenkelamputierte mit Bewegungsgeräuschen ohne Beschwerden*

Lebensalter	Amputationsalter					
	bis 20 J.	21–30 J.	31–40 J.	41–50 J.	51–60 J.	üb. 60 J.
bis 20 Jahre	—	—	—	—	—	—
21 bis 30 Jahre	—	—	—	—	—	—
31 bis 40 Jahre	—	8	—	—	—	—
41 bis 50 Jahre	—	2	—	—	—	—
51 bis 60 Jahre	—	3	5	3	—	—
61 bis 70 Jahre	—	—	—	4	2	—
71 bis 80 Jahre	—	—	—	—	—	—
insgesamt	—	13	5	7	2	27

Tabelle 5. *Oberschenkelamputierte mit Bewegungsgeräuschen und Beschwerden*

Lebensalter	Amputationsalter					
	bis 20 J.	21–30 J.	31–40 J.	41–50 J.	51–60 J.	üb. 60 J.
bis 20 Jahre	—	—	—	—	—	—
21 bis 30 Jahre	—	—	—	—	—	—
31 bis 40 Jahre	—	1	—	—	—	—
41 bis 50 Jahre	—	5	1	—	—	—
51 bis 60 Jahre	—	—	1	2	—	—
61 bis 70 Jahre	—	1	—	1	—	—
71 bis 80 Jahre	—	—	—	—	—	—
insgesamt	—	7	2	3	—	12

Damit kommen wir zu denjenigen Formen der Kniegelenksarthrose, die man nach den Vorstellungen über den Wirkungsmechanismus bei Fehlbelastung erwarten könnte. Fehlbelastung des Kniegelenks in erster Linie mit verstärkter Beanspruchung durch gleitende Reibung der Patella im Gleitlager, d. h. bei Beugung des Kniegelenkes, und durch den Auflagedruck bei Streckung und Überstreckung, also Veränderungen an der Patellarückfläche und in ihrem Gleitlager erwarten. Die degenerativen Veränderungen an der Patellarückfläche setzen nach GRUETERS und unseren eigenen Erfahrungen mit Abschluß des Wachstums, um die zwanziger Jahre regelmäßig ein, jenseits der vierziger Jahre gehört eine makroskopisch unveränderte Patellarückfläche nach unseren eigenen, autoptischen Beobachtungen an über 300 Kniegelenken zu den Seltenheiten. Nach GRUETERS Auffassung begünstigt die dicke gebauchte Patella mit Haglundscher Excavation die Degeneration an der Patellarückfläche. Diese Haglundsche Excavation kommt jedoch sehr häufig vor — wir haben sie unter unseren Amputierten ebenso oft wie unter den anderen Arthrosepatienten gefunden, insgesamt in allen Altersstufen bei etwa 25%. Im Röntgenbild wird dieser Patellahinterwandschaden vielfach an einer Verdichtung im Zentrum der Patellarückfläche deutlich. Solche, auch röntgenologisch auf eine stärkere Chondropathie hinweisenden Veränderungen an der Patella oder auffällige arthrotische Veränderungen an den übrigen Gelenkkörpern haben wir unter unseren Patienten, deren Amputation 10—15 Jahre zurücklag, nie festgestellt. Beide Patientengruppen jenseits der dreißiger Jahre hatten hingegen in der Regel geringfügige Ausziehungen am oberen und unteren Pol der Patellarückflächen, mit oder ohne Haglundexcavationen. Ausziehungen an den Zwischenknorrenhöckern mit Randzacken an den tibialen Gelenkrändern und leichte Entrundung der Femurcondylen nahmen vom 45. Lebensjahr an zu. Diese arthrotischen Veränderungen waren auch dann, wenn die Amputation bis zu 30 Jahren zurücklag, nicht stärker als bei Oberschenkelamputierten gleichen Lebens- aber jüngeren Amputationsalters. Sie entsprechen etwa dem Grad 1 der Klassifizierung nach JONASCH.

Abschließend sei noch darauf hingewiesen, daß auch am erhaltenen Bein auf praearthrotische Veränderungen zu achten ist, da sie als Ursache der A. def. ebenfalls in Frage kommen. Über 25% unserer Oberschenkelamputierten ließen praearthrotische Schäden, wie X- und O-Beine und Veränderungen des Neigungswinkels des Schienbeinkopfes, dazu Zeichen der Mesenchymschwäche (Varizen) erkennen. Ob die bei 3% unserer Oberschenkelamputierten festgestellten Veränderungen der Patella (Patella bipartita) eine Rolle als praearthrotische Deformität spielen, ist nicht ganz sicher. Wir fanden jedoch häufig schwere Chondropathien der Patella und dissezierende Prozesse mit einer Patella bi-, tri- oder multipartita. Über die Bedeutung der Kurzstümpfe oder Stumpfkontrakturen haben wir keine eigenen Erfahrungen, da die Zahl unserer Oberschenkelamputierten mit derartigen Stumpfverhältnissen nicht groß ist.

Unsere Untersuchungsergebnisse sind also nicht dazu angetan, die Beobachtungen BORGMANNs zu bestätigen. Lokalisierte subpatellare Arthrosen waren bei unseren Oberschenkelamputierten nicht besonders häufig. Nach unseren Erfahrungen gehört die durch Fehlbelastung beim Oberschenkelamputierten hervorgerufene subpatellare Arthrose zu den Seltenheiten und kann nur unter den von MAYR und SCHOCH beschriebenen Bedingungen, d. h. im Einzelfall als Schädigungsfolge angesehen werden. Aber auch dann ist noch eine gewisse Zurückhaltung angebracht. Dazu veranlaßte uns die Beobachtung, daß bei vielen Spastikern trotz langjähriger Kniebeugekontrakturen subpatellare Arthrosen nicht so häufig waren, wie wir das eigentlich erwartet hätten.

Sorgfältige Abwägung aller Umstände (Alter zum Zeitpunkt der Amputation, Lebensalter z. Z. der Untersuchung, Stumpfverhältnisse, Beschäftigung und Lebensweise) ist hier vonnöten. Die Untersuchung müßte noch differenzierter werden. Ganz besonders kommt es darauf an, festzustellen, wie lange der Oberschenkelamputierte unter den unphysiologischen Bedingungen lebt. Im Hinblick auf die bedeutsamen praktischen Auswirkungen muß dieses Problem sorgfältig durchdacht werden.

Hierzu veranlaßt uns auch die Beobachtung, daß bei vielen Spastikern trotz langjähriger Beugekontrakturen subpatellare Arthrosen seltener waren, als wir eigentlich vermutet hatten.

Anschließend daran erhebt sich die Frage, wie die Verhältnisse beim *Unterschenkelamputierten* liegen. Von den Vorstellungen ENDERTs über die Art der Einwirkung durch Fehlbelastung war schon die Rede. Unsere Unterschenkelamputierten bieten in vielem dasselbe Bild wie die Oberschenkelamputierten.

Auch die Anzahl der Untersuchten ist in etwa gleich. Der Anteil der Unterschenkelamputierten mit Kniegelenksbeschwerden beträgt rund 22%. Die folgenden Aufstellungen, getrennt nach Amputierten mit und ohne Kniegelenksbeschwerden, geben gleichzeitig Aufschluß über Amputations- und Lebensalter. 40% der Amputierten mit Kniebeschwerden klagten über Schmerzen im Kniegelenk des amputierten, 25% des nichtamputierten Unterschenkels und etwa ein Drittel über Schmerzen in beiden Kniegelenken. Bei der letzten Gruppe handelt es sich ausschließlich um Patienten, die zu Beginn der Beschwerden älter als 45 Jahre waren. Bei etwa 15% erklärten sich die Beschwerden an der amputierten oder nichtamputierten Seite aus einer A. def., deren Ursache jedoch nicht in der Amputation lag, sondern in anderen Faktoren, wie zusätzlichen Ober- und Unterschenkelfrakturen, Schienbeinkopfbrüchen, Gelenkeiterungen oder Granatsplitterverletzungen mit Schädigung der Gelenkflächen. Nach Abzug dieser Patienten nähert sich die Häufigkeit rein arthrotischer Beschwerden der unserer Gesamtarthrotiker gleichen Alters. Das gilt auch für unsere Unterschenkelamputierten

Tabelle 6. *Unterschenkelamputierte ohne Beschwerden (82 Fälle)*

Gesamtzahl der Unterschenkelamputierten (105 Fälle)

Lebensalter	Amputationsalter					
	bis 20 J.	21–30 J.	31–40 J.	41–50 J.	51–60 J.	üb. 60 J.
bis 20 Jahre	—	—	—	—	—	—
21 bis 30 Jahre	1	—	—	—	—	—
31 bis 40 Jahre	4	27	—	—	—	—
41 bis 50 Jahre	2	10	18	—	—	—
51 bis 60 Jahre	1	1	7	7	—	—
61 bis 70 Jahre	—	1	—	—	2	—
71 bis 80 Jahre	—	—	—	—	1	—
insgesamt	8	39	25	7	3	82

Tabelle 7. *Unterschenkelamputierte mit Kniegelenksbeschwerden (23 Fälle)*

Gesamtzahl der Unterschenkelamputierten (105 Fälle)

Lebensalter	Amputationsalter					
	bis 20 J.	21–30 J.	31–40 J.	41–50 J.	51–60 J.	üb. 60 J.
bis 20 Jahre	—	—	—	—	—	—
21 bis 30 Jahre	2	—	—	—	—	—
31 bis 40 Jahre	3	5	—	—	—	—
41 bis 50 Jahre	—	4	3	—	—	—
51 bis 60 Jahre	—	1	1	2	—	—
61 bis 70 Jahre	—	—	—	1	1	—
insgesamt	5	10	4	3	1	23

ohne Beschwerden. Eine ähnlich große Anzahl hat in den vergangenen Jahren Frakturen erlitten, weist Knorpelschädigungen durch Granatsplitterverletzungen auf usw. Andere Patienten übten einen Beruf im Stehen aus, verspürten jedoch keinerlei Beschwerden.

Die Zahl der Unterschenkelamputierten (darunter drei Doppeltamputierte) mit schlechtsitzenden Prothesen und schlechten Stumpfverhältnissen war ebenfalls beträchtlich.

Als wesentliches Symptom vorzeitiger Knorpeldegeneration hatten BORGMANN und ENDERT die von ihnen in allen Altersstufen festgestellten Gelenkgeräusche gedeutet. Wir haben deshalb bei der Untersuchung besonders darauf geachtet; die folgenden Übersichten geben Aufschluß über die Zahl der Unterschenkelamputierten mit Gelenkgeräuschen, getrennt nach Amputierten mit und ohne Beschwerden.

Tabelle 8. *Unterschenkelamputierte mit Kniegelenksbeschwerden und Gelenkgeräuschen*

Lebensalter	Amputationsalter					
	bis 20 J.	21–30 J.	31–40 J.	41–50 J.	51–60 J.	üb. 60 J.
bis 20 Jahre	—	—	—	—	—	—
21 bis 30 Jahre	—	—	—	—	—	—
31 bis 40 Jahre	—	4	—	—	—	—
41 bis 50 Jahre	—	5	2	—	—	—
51 bis 60 Jahre	—	—	2	—	—	—
61 bis 70 Jahre	—	1	—	—	—	—
71 bis 80 Jahre	—	—	—	—	—	—
insgesamt	—	10	4	—	—	14

Tabelle 9. *Unterschenkelamputierte ohne Beschwerden mit Gelenkgeräuschen*

Lebensalter	Amputationsalter					
	bis 20 J.	21–30 J.	31–40 J.	41–50 J.	51–60 J.	üb. 60 J.
bis 20 Jahre	—	—	—	—	—	—
21 bis 30 Jahre	—	—	—	—	—	—
31 bis 40 Jahre	—	3	—	—	—	—
41 bis 50 Jahre	—	4	5	—	—	—
51 bis 60 Jahre	—	2	2	2	—	—
61 bis 70 Jahre	—	2	—	1	1	—
71 bis 80 Jahre	—	—	—	—	1	—
insgesamt	—	11	7	3	2	23

Bei 50% der Unterschenkelamputierten mit Kniegelenksbeschwerden und immerhin ein Drittel derer ohne Schmerzen war Gelenkreiben zu hören. Zieht man außerdem in Betracht, daß in der Gruppe der Unterschenkelamputierten mit Kniegelenksbeschwerden und Gelenkreiben die Doppeltamputierten enthalten sind und bei einem Teil die Kniegelenksarthrosen durch zusätzliche Verletzungen und Frakturen entstanden waren, so dürften sich beide Gruppen in etwa die Waage halten. Abgesehen davon befindet sich das Gros der Amputierten mit Gelenkgeräuschen in einem Alter, in dem sowohl arthrotische Gelenkbeschwerden als auch Bewegungsgeräusche ohnehin häufig sind (s. dazu auch die Übersicht über das Altersverhältnis unserer Arthrotiker).

Nach den Vorstellungen ENDERTS über die Fehlbelastung des Kniegelenkes beim Unterschenkelamputierten gibt es weder eine besondere Belastungsart, noch ist anzunehmen, daß einzelne Abschnitte des Kniegelenkes stärker als normal beansprucht werden. Die Auswertung der von unseren Unterschenkelamputierten angefertigten Röntgenbilder ergab, abgesehen von den Arthrosen aus eindeutig geklärter Ursache, keine Häufung von Kniegelenksarthrosen im allgemeinen und, bis auf Ausnahmen, auch keine besonderen Formen. Das Kniegelenk des amputierten Beines war relativ oft atrophisch, aber nicht arthrotisch verändert

Arthrosen, die man für echte Folgen der Amputation halten könnte, sahen wir in nur vier Fällen (= 3%). Sie unterscheiden sich so auffallend von der Arthrosis simplex, daß eine andere Deutung nicht möglich war. In allen vier Fällen handelte es sich um Unterschenkelamputierte mit schlecht durchbluteten Stümpfen. Zwei

von ihnen hatten dazu noch eine Kniebeugekontraktur. Die Kniescheiben ließen
sich im Gleitlager schlecht verschieben, die Knochenstruktur war stark atrophisch.
Auch sonst stimmten die Befunde überein; die Gelenkspalte waren gleichmäßig
verengt, die Femurcondylen entrundet. Auf den seitlichen Röntgenaufnahmen
waren, abgesehen von der Entkalkung, die Gelenkflächen deutlich deformiert, die
Condylen entrundet, die Konturen zum Teil unterbrochen, die Patellarückflächen

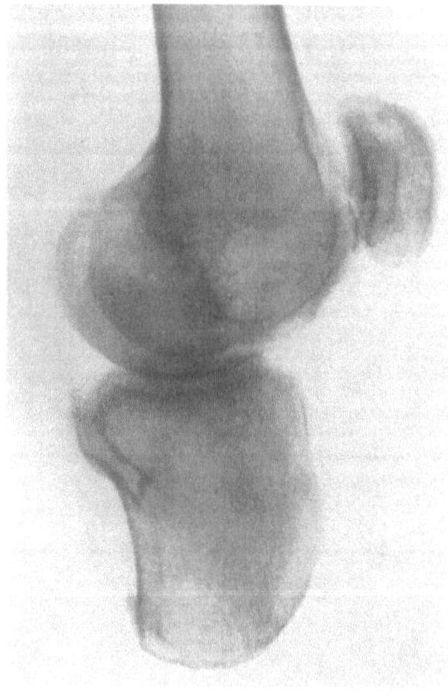

Abb. 84. 38jähriger Mann. Stumpfbeugekon-
traktur von 170°, starkes Bewegungsreiben.
Patellarückfläche höckerig und verdichtet.
Subpatellare Beschwerden

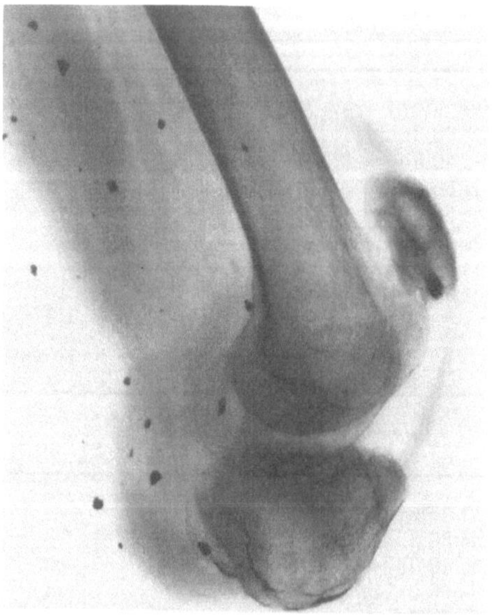

Abb. 85. 37jähriger Mann. 1942 Amputation. Seit 1955
typische „arthrotische" Beschwerden, Stumpfbeugekon-
traktur von 170°. Subpatellare Arthrose

stark verdichtet. In dem Fall mit der stärksten Beugekontraktur (160 Grad) war
zwar das ganze Kniegelenk degenerativ verändert, jedoch überwog die Degeneration an der Patellarückfläche und im Gleitlager.

Diejenigen Kniegelenksarthrosen, die wir als Folge der Amputation ansehen,
weisen also Gemeinsamkeiten auf. Es handelt sich überwiegend um subpatellare
Arthrosen im Kniegelenk der amputierten Seite. Diese Arthrosen des Gleitlagers
und der Patellarückfläche dürften zwei Ursachen haben:

1. die herabgesetzte Beanspruchbarkeit des Gelenkknorpels,

2. den pathologischen Auflagedruck.

Als Ursache der herabgesetzten Belastbarkeit des Knorpels der Patellarückfläche kennen wir in den untersuchten Fällen langjährige Eiterungen, verminderte
Durchblutung durch lange Immobilisierung und dadurch bedingte sekundäre
Chondropathien. Der physiologische temporäre Auflagedruck wird durch die Kniebeugekontraktur zu einem dauernden pathologischen.

Die kritische Auswertung unserer Untersuchungsergebnisse zeigt also, daß
wirkliche Überlastungsarthrosen oder besser, deformierende Arthrosen durch
Fehlbelastung, beim Ober- und Unterschenkelamputierten sehr selten sind. Nur
in Einzelfällen, unter besonderen Umständen, z. B. bei Stumpfkontrakturen,
schlechten Durchblutungsverhältnissen oder — beim Unterschenkelamputierten
— Kniebeugekontrakturen kann man Arthrosen, die sich von der Arthrosis simplex

unterscheiden, als Folge von Fehlbelastungen deuten. Die klinischen und röntgenologischen Befunde der Amputierten mit Gelenkbeschwerden und derjenigen ohne Beschwerden lassen keine Unterschiede erkennen. Oft stimmen die Beschwerden nicht mit dem Röntgenbefund überein. Unter den Amputierten ohne Beschwerden waren Kniearthrosen nicht seltener als unter denen, die über Schmerzen klagten. ARENS meint dazu, die Arthrose beim Amputierten sei eben eine „Aufklärungskrankheit" und verursache erst dann Beschwerden, wenn ihre Existenz bekannt werde. Sicher ist jedenfalls, daß im allgemeinen nicht die Arthrosis allein die Beschwerden hervorruft, sie wird vielmehr erst durch eine Reihe weiterer Umstände, wie ungünstige Stumpfverhältnisse und unzulängliche prothetische Versorgung, vielfach auch durch schlechte soziale Verhältnisse, verbunden mit „Aufklärung" (Rentenanträge), manifest gemacht. Die Feststellung HACKENBROCHs, wir seien einstweilen nicht in der Lage, uns anders als mit „äußerster Skepsis" gegenüber den Problemen der Amputierten-Arthrose zu verhalten, gilt trotz der neuen Untersuchungsergebnisse mehr denn je.

5. Arthrosis deformans beim Übergewichtigen

(Die Bedeutung der Adipositas für die Entstehung der Arthrosis deformans)

Fettleibigkeit wird oft als eine der Ursachen der A. def. bezeichnet. Unklar bleibt allerdings meist, wie sie sich auswirken soll, ob lediglich als beschwerdeauslösendes oder aber als die Degeneration direkt begünstigendes Moment. Etliche Autoren unterscheiden nicht genau zwischen Arthrose und arthrotischen Beschwerden. Exakte Untersuchungen an einem größeren Zahlenmaterial fehlen aber bisher fast völlig. Nur SPÜHLER hat versucht, durch ausgedehnte Reihenuntersuchungen die Rolle der Übergewichtigkeit beim Zustandekommen der A. def. zu klären. Er wies nach, daß an Erkrankungen der Gelenke, die durch das Körpergewicht belastet werden, die übergewichtigen Patienten stark in der Mehrzahl beteiligt sind und schloß daraus, die erhöhte Belastung der Gelenke löse die A. def. aus oder begünstige sie. Andererseits trat beim Übergewichtigen im Durchschnitt die Arthrose nicht früher auf als beim Normalgewichtigen. Diese Tatsache scheint uns bedeutungsvoll. Nach unserer Meinung ist die Auswahl der Patienten sehr wichtig für die Beurteilung des Einflusses, den das Körpergewicht auf die Degeneration des Gelenkknorpels hat. Die Untersuchung älterer, adipöser Arthrotiker z. B. kann leicht Anlaß zu falschen Schlüssen geben, weil das Körpergewicht — das gilt besonders für Frauen im Klimakterium — mit dem Lebensalter zunimmt. Ferner ist es im fortgeschrittenen Alter schwer zu bestimmen, in welchem Maße die Fettleibigkeit entscheidend ist, da meistens mehrere Faktoren zusammenkommen.

Bei unseren Untersuchungen über die Bedeutung der Fettleibigkeit sind wir deshalb von unseren jugendlichen Patienten ausgegangen. Die obere Altersgrenze lag beim 30. Lebensjahr. Wir ließen uns hier von der Vorstellung leiten, daß, wenn das Körpergewicht wirklich bedeutsam für die „Gelenkabnutzung" ist, die Zahl der Arthrotiker unter den jugendlichen Adipösen größer sein müsse als unter den Schlanken.

Vorauszuschicken sind einige Angaben über Anzahl und Geschlechtsverhältnis unserer jugendlichen Arthrotiker: Die Gesamtzahl der männlichen Jugendlichen betrug 196, das entspricht einem Prozentsatz von 24,4 an der Gesamtzahl der männlichen Arthrotiker, die Gesamtzahl der weiblichen Jugendlichen betrug 155, das entspricht einem Prozentsatz von 14,3 an der Gesamtzahl der weiblichen Arthrotiker.

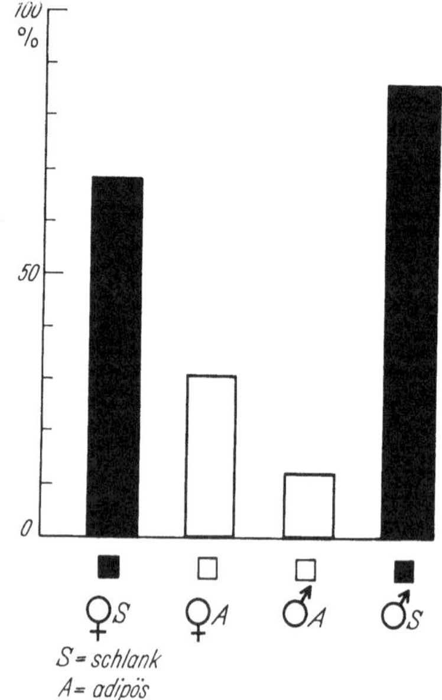

Abb. 86. Aufteilung der Jugendlichen in schlank
und adipös

Die Aufteilung nach Schlanken und Adipösen ergab folgendes Verhältnis:

Adipöse

31,1% ♀   12,2% ♂

Schlanke

68,6% ♀   87,8% ♂

Fettleibige waren unter unseren weiblichen Jugendlichen demnach wesentlich häufiger als unter den männlichen.

Methodik

Ausgangspunkt unserer Untersuchung war das Körpergewicht, nicht der Typus. Die Definition „Übergewicht" ist in Anlehnung an die Society of Actuaries erfolgt. Folgende Fragen standen im Vordergrund:

1. Worauf führen die Patienten ihre Beschwerden zurück?
2. Welche Anzeichen
   a) klinisch
   b) röntgenologisch
   bestehen für die Arthrose?
3. Welche Form haben die Condylen?

4. Ist die Arthrose bei adipösen Patienten stärker als bei schlanken und gibt es dafür röntgenologische Äquivalente?

Die Befragung der Patienten — getrennt nach adipösen und schlanken — über die vermeintliche Ursache ihrer Beschwerden, brachte ein auffallendes Ergebnis:

Über 76% unserer weiblichen Patienten, aber nur 50,2% der männlichen erklärten, die Beschwerden seien spontan aufgetreten, 23,5% der weiblichen Patienten führten die Beschwerden auf einen Unfall zurück; von den männlichen dagegen waren es 48,2%, also fast die Hälfte. Dieser beträchtliche Unterschied erscheint zunächst eigenartig, ist es aber nicht, wenn man die Jugendlichen nach regelmäßiger sportlicher Betätigung befragt. Unter den männlichen Jugendlichen ist der Anteil der Sporttreibenden wesentlich höher als unter den weiblichen; er beträgt bei den ♀ nur 6,5%, bei den ♂ dagegen 36,7%. Die starke Häufung der Adipösen unter den weiblichen Jugendlichen spiegelt sich somit auch in der unterschiedlichen Verteilung der Sportler auf die Geschlechter wider. Die meisten Unfälle unserer männlichen Patienten waren Sportunfälle. Der Unfall selbst erklärt die Auslösung der Beschwerden; gleichzeitig gewinnen aber auch die Gedankengänge von HACKENBROCH Gewicht, der im Zusammenhang mit der Baetznerschen Vorstellung vom Sportschaden die Frage aufwirft, ob nicht zum Moment der Überbeanspruchung noch die Traumatisierung des Gelenkes durch wiederholte kleinere Verletzungen hinzukomme.

Die *klinische Untersuchung* richtete sich vornehmlich auf
a) statische Abweichungen,
b) Verdickung der Gelenkkapsel,
c) Gelenkgeräusche,
d) Empfindlichkeit der Gelenkränder und des Kapsel-Bandapparates.

Statische Abweichungen in Form von X- und O-Beinen nehmen (s. hierzu die Übersicht über die Häufigkeit der X- und O-Beine) mit steigendem Lebensalter zu.

Auch für die Jugendlichen bestätigte sich, daß bei Frauen das Genu valgum, bei Männern das Genu varum überwiegt:

38% der ♀ hatten ein Genu valgum, 18,8% ein Genu varum, 25% der ♂ ein Genu varum, 12% ein Genu valgum. Die Gelenkkapsel war bei nur 10% unserer Jugendlichen, ohne Unterschied auf Geschlecht und Gewicht, verdickt. Das gleiche zeigt auch unsere Altersstatistik über die Häufigkeit arthrotischer Reizzustände. Gelenkgeräusche waren bei 23% der Jugendlichen festzustellen. Wir sind deshalb mit IMHÄUSER der Auffassung, daß sie nicht unbedingt auf eine A. def. hindeuten.

Der *Röntgenbefund* des jugendlichen Arthrotikers, gleich welchen Geschlechts und ob schlank oder adipös, ist unerheblich. Am ehesten findet man leichte Ausziehungen an den Zwischenknorrenhöckern und meist eine Ausziehung am oberen und unteren Pol der Patellarückfläche. Diese Ausziehungen kommen sehr oft vor, sind aber nicht selten auch die einzigen Frühveränderungen. In der Besprechung der A. def. des Patellagleitlagers sind wir ausführlich darauf eingegangen. Auffallende Entrundung der Gelenkkörper mit Erniedrigung des Gelenkspaltes haben wir nie gesehen. Unterschiede zwischen den einzelnen Gruppen fanden wir ebenfalls nicht.

Auch hier haben wir die Form der Femurcondylen untersucht. Die Feststellung, daß bei den Frauen die runden, bei den Männern die etwas flacheren Formen überwiegen, gilt sowohl für schlanke als auch für adipöse Jugendliche. Körperform und Körpergewicht haben keinen Einfluß auf Condylenform und -größe. Es gibt jedoch nicht ganz selten Condylen, die, ohne arthrotisch verändert zu sein, doch nicht gut gerundet sind. Wahrscheinlich beziehen sich die Grueterschen Ausführungen über die Veränderungen der Femurellipsen auf diese Condylenform. Angesichts der außerordentlichen Vielgestaltigkeit der Gelenkknorren dürften diese Ausführungen jedoch noch einige Probleme bergen. Die Ergebnisse der Untersuchung unserer jugendlichen Patienten ergeben demnach keinen Anhalt dafür, daß die Adipositas die Entstehung der Kniearthrose fördert.

SPÜHLERS Beobachtungen decken sich demnach mit unseren. Seine Untersuchungsergebnisse können nur so ausgelegt werden, daß Übergewicht nicht die Arthrose selbst, sondern nur die arthrotischen Beschwerden auslöst, also die klinisch stumme Arthrose manifest macht. Das gilt in besonderem Maße für die Häufigkeit arthrotischer Beschwerden im Klimakterium (s. auch hier). Beim männlichen Jugendlichen werden die Schmerzen meist durch kleinere beim Sport erlittene Traumen, bei dem weiblichen Jugendlichen durch die Fettleibigkeit ausgelöst. Allerdings ist die Zahl jener, deren „arthrotische" Beschwerden nicht klar gegen die statisch bedingten abgegrenzt werden können, gerade unter den weiblichen Jugendlichen nicht unbeträchtlich.

6. Die Arthrosis deformans als Ruheschaden nach langer Immobilisierung

Mit der Bedeutung der Immobilisierung hat sich schon die ältere Literatur befaßt. Trotzdem werden die Auswirkungen langer Ruhigstellung gesunder Gelenke, davon soll in diesem Zusammenhang die Rede sein, noch unterschätzt. CHAPCHAL wies unlängst auf unerwünschte Nebenwirkungen längerer Immobilisierung hin.

Da die Funktion der normale Lebensreiz der Gliedmaßen ist, setzt bei Ruhigstellung Abbau ein. Ihre Folge ist eine Inaktivitätsatrophie, die CHAPCHAL als einen langsam fortschreitenden, passiven Prozeß auffaßt. Beim Kinde beeinträchtigt die Ruhigstellung das enchondrale Längenwachstum, das u. a. durch die funktionelle Beanspruchung gesteuert wird. Durch den fehlenden funktionellen Reiz verschlechtert sich die Durchblutung der Gliedmaßen.

Unsere Beobachtungen über die Folgen der Ruhigstellung gesunder Gelenke erstrecken sich hauptsächlich auf Jugendliche. Bei der Mehrzahl machte eine Coxitis tuberkulosa, bei der Minderzahl eine Coxitis osteomyelitica die Immobilisation notwendig. Schon die klinische Untersuchung ergab einige Besonderheiten. Meistens waren die betroffenen Gliedmaßen verkürzt, teilweise sogar ganz erheblich, aber auch im Ganzen atrophisch; der Fuß war ebenfalls oft schmaler und kürzer. Häufig bestand ein Genu valgum, seltener ein genu recurvatum oder genu varum. Das Kniegelenk war vielfach ein Wackelknie. Auch im Röntgenbild zeigten sich an den betroffenen Gliedmaßen — hauptsächlich dem Kniegelenk — nicht ganz so häufig auch an Sprung- und Zehengelenken — typische Abweichungen: der Knochen war dünner, die Corticalis schmaler, die Gelenkkörper waren meist atrophisch, in vielen Fällen unmäßig deformiert, oft bizarr geformt, das Wadenbein vereinzelt verhältnismäßig lang. Auffallend war, daß wir diese Befunde in

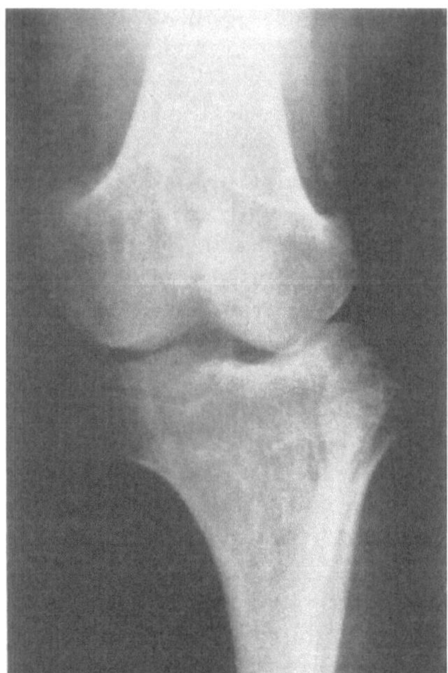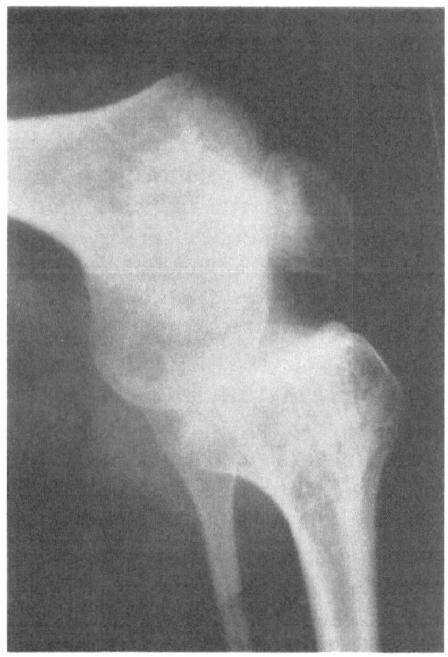

Abb. 87 u. 88. 20jähriges Mädchen. Coxitis-Tbc im Alter von 3 Jahren. Insgesamt 6 Jahre im Beckengips immobilisiert und entlastet. Verkürzung 18 cm. Die Femurcondylen sind unterentwickelt, der Schienbeinkopf hat sich den Femurcondylen angepaßt. Unregelmäßige Knochenstruktur

allen Fällen erheben konnten. Diese Veränderungen (s. auch GILL, SCHNEIDER und GLOGOWSKI) ergaben sich überwiegend als Nebenbefund, da wir die Kniegelenke fast aller Patienten geröntgt haben, gleichgültig ob sie über Beschwerden klagten oder nicht. Ihnen liegen Epiphysenschädigungen zugrunde; die eigentliche Ursache dieser Epiphysenstörungen ist noch umstritten. GILL führt sie auf die starke Osteoporose, KESSLER außerdem noch auf verminderte Blutzufuhr zu den Epiphysen zurück. ROSS und PARKE machen lange Ruhigstellung und Tuberkeltoxine für die Epiphysenschädigung verantwortlich. PARKE hält die proximale Epiphyse für besonders gefährdet. Auch SCHNEIDER glaubt an den Einfluß von Ruhigstellung und Tuberkeltoxinen zusammen mit einem begleitenden Sudeck-Syndrom. Wegen der beim Jugendlichen reichlichen Gefäßversorgung entbehre die Dystrophie allerdings des fleckigen Charakters. GLOGOWSKI sieht die Ursache solcher Veränderungen in tuberkulöser Fernwirkung, ebenfalls im Sinne eines

Sudeck-Syndroms. WEIL und BASU halten es für möglich, daß die lange Ruhig-
stellung eines Gliedes zum vorzeitigen Epiphysenschluß führt. Erhebliche Verkürzungen sind die Folge, z. T. allerdings auch durch die Zerstörung des coxalen
Femurendes bedingt. Je früher die Erkrankung auftritt, desto größer ist unter
Umständen auch die Beinverkürzung. Die Ursache der oft erheblichen Entwicklungsstörungen sehen wir in den Folgen der langjährigen Ruhigstellung und dem
damit verbundenen Ausfall der
Funktion. Sie bedingt eine
Drosselung der arteriellen
Durchblutung, und führt damit auch zum vorzeitigen Epiphysenschluß. Da sich die Gelenkkörper außerdem unter
dem formativen Einfluß der
Funktion entwickeln bzw. ihre
Entwicklung gegenseitig steu-
ern, bedingt die lange Ruhigstellung auch eine Unterentwicklung der Gelenkkörper.
IMHÄUSER schuldigt allerdings
auch die häufige Gipsfixierung
in Streckstellung an. Die Spätschäden der Immobilisierung
äußerten sich auch gleichzeitig
in der Atrophie des immobili-
sierten Beines, das nicht nur
kürzer, sondern meist auch im
ganzen atrophisch ist. Röntgenologisch sind auch Femur,
Tibia und Fibula oft atrophisch, die Corticalis dünner.
Man könnte auch daran denken, daß die oft so schwere Deformierung der Gelenkkörper
des Kniegelenkes erst eintritt,
wenn die Belastungsfähigkeit

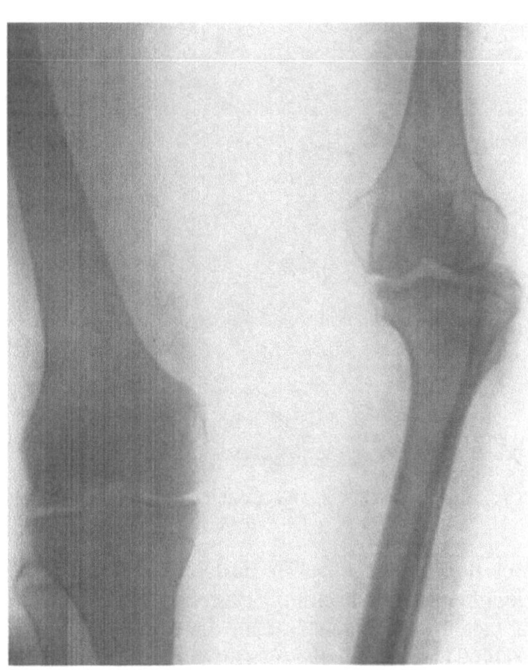

Abb. 89. 20 jähriger Mann im Alter von 10 Jahren mehrere Jahre
wegen einer Coxitis tbc immobilisiert. Jetzt hochgradige Beinverkürzung z. T. durch Destruktion des Hüftgelenkes, außerdem
vorzeitiger Epiphysenverschluß. Die ganze Extremität ist unterentwickelt, die Knochenstruktur grobsträhnig, die Femurcondylen
unregelmäßig entrundet. Wahrscheinlich polygonale Entrundung
infolge einer Osteoporose mit anschließender schleichender Verformung der Gelenkflächen (Mikrofrakturen)

des Kniegelenkes, durch die lange Ruhigstellung so stark herabgesetzt ist, daß
der Gelenkknorpel bis auf die Grenzlamelle einbricht.

Sichere Folge langer Immobilisierung ist dagegen die oft sehr starke hypertrophische Atrophie. Langjährige Immobilisierung bewirkt immer einen starken
Abbau (CHAPCHAL) und damit einen Verlust an Knochenbälkchen. Nach Wiederbelastung reichen die Wachstumskräfte nicht aus, um die Knochenstruktur zu
normalisieren. Hierzu mag auch die durch die Versteifung des Hüftgelenkes gestörte Funktion beitragen. Zur Wiederherstellung der Tragefähigkeit des Knochens
verstärken sich die noch vorhandenen Bälkchen, so entsteht das Bild der hypertrophischen Knochenstruktur, wie es auch als Endzustand des Sudeck-Syndroms
bekannt ist. Es handelt sich also um einen Anpassungsvorgang, der sich gut erklären läßt, ohne daß man an die Möglichkeit eines abgeklungenen Sudeck-
Syndroms denken müßte. Für diese Ansicht spräche nur eins. Es wäre nämlich
denkbar, daß während der Ruhigstellung im Gipsverband unbemerkt ein Sudeck-
syndrom abliefe. Dagegen sprechen aber eine Reihe von Argumenten. So hebt
SCHNEIDER hervor, daß bei rein synovialen Formen der Tuberkulose weder Bein-

verkürzungen noch unregelmäßiges Wachstum beobachtet wird, solange der Prozeß nicht auf die Epiphyse übergreift. Dieses Argument ist aber u. E. nicht stichhaltig, weil bei kniegelenksnahen synovialen Prozessen Tuberkeltoxine

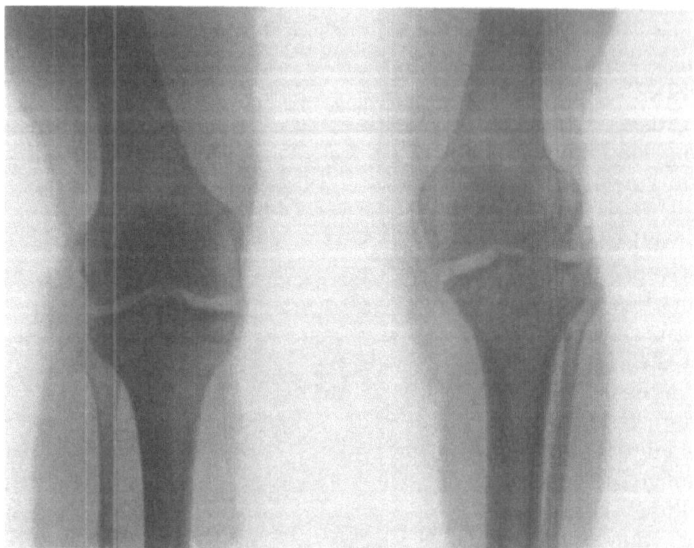

Abb. 90. 21jähriges Mädchen. Alte Coxitis Tbc li. Beginnende Entrundung der Gelenkkörper, mediale arthrotische Randzacken. Knochenstruktur grobsträhnig

durch die Gelenkkapsel in die Epiphyse diffundieren und somit auf die Epiphysenfuge übergreifen können. Dagegen spricht weiter die Tatsache, daß sich diese Wachstumsstörungen fast immer auf das immobilisierte Bein beschränken.

Die Tatsache, daß SCHNEIDER beim Jugendlichen keine fleckige Atrophie beobachtet hat, erklärt sich u. E., daß es sich um solche Fälle gehandelt hatte, bei denen sich längere Zeit nach Wiederbelastung die Knochenstruktur offensichtlich durch funktionelle Anpassung wieder normalisiert hatte.

Beim Erwachsenen und ausgewachsenen Jugendlichen ist der Mechanismus im Prinzip gleich. Gewisse Unterschiede ergeben sich nur dadurch, daß Auswirkungen auf bereits geschlossene Epiphysen ausbleiben. Beinverkürzungen durch Wachstumsstörungen sind ausgeschlossen. Wenn Längendifferenzen auftreten, sind sie entweder funktionell durch Fehlstellung oder Destruktion der Gelenkkörper bedingt. Einseitige genua valga entstehen beim Erwachsenen oft durch Versteifung des Hüftgelenkes in Adduktion und Beugestellung. Sie werden vielfach durch Überdehnung des medialen Bandapparates noch verstärkt. So kann auch keine Deformierung der Gelenkkörper als Folge gestörten Epiphysenwachstums entstehen. Im Röntgenbild, vor allem auf der Seitaufnahme, sahen wir beim Erwachsenen wiederholt die Restzeichen feiner, wahrscheinlich älterer Einbrüche, begleitet von reparatorischen Vorgängen. Die Gelenkkonturen waren mehrfach diskret unterbrochen, z. T. verdichtet und unregelmäßig höckerig. Vermutlich entstehen diese Einbrüche bei Wiederbelastung z. T. auch als Folge von Mobilisierungsversuchen.

Die Untersuchung der wegen einer Coxitis tbc mit ruhiggestellten „gesunden" Kniegelenke hatte z. T. erschreckende Ergebnisse. Nur die jüngeren Patienten hatten ihre volle Beweglichkeit wieder. Bei den meisten der älteren Patienten war die Beweglichkeit erheblich eingeschränkt. Da nicht von allen 93 Patienten Rönt-

genaufnahmen der Kniegelenke vorlagen, läßt sich nichts über die Häufigkeit der
A. def. nach Ruhigstellung aussagen. Das Ergebnis hing vom Alter bei Krankheitsbeginn und Dauer der Ruhigstellung ab. Soweit Röntgenaufnahmen vorhanden waren, ließen sie z. T. schwere arthrotische Veränderungen mit polygonaler Entrundung und hypertrophischer Knochenstruktur erkennen. Alle

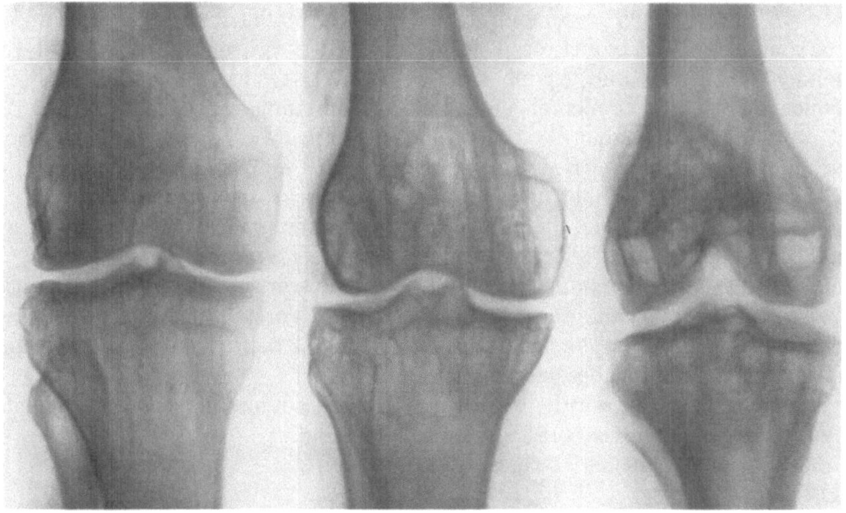

Abb. 91. Sog. „gesunde" Kniegelenke nach mehrjähriger Fixierung im Beckenbeingipsverband. (Männliche
Erwachsene). In allen Fällen typische Klagen und Symptome wie bei einer Gonarthrose. Hochgradiges Bewegungs-
defizit. Weitere Erklärungen im Text

Krankheitsfälle lagen lange zurück. Da die Fortschritte der Tuberkulosebehandlung diese lange Immobilisierung selten gemacht haben, dürften derartige Folgezustände, also schwere Arthrosen, Beinverkürzungen und Fehlentwicklung der
Gelenkkörper als Folge der Ruhigstellung wohl seltener werden.

Die A. def. als Ruheschaden ist also in erster Linie Folge der durch die Immobilisierung bedingten Verschlechterung der Ernährung, durch Verminderung der
sekretorischen Leistung der Gelenkkapsel, durch die fehlende Durchmischung der
Gelenkflüssigkeit und mit der Mobilisierung einhergehenden Einschränkung der
Transportfunktion. In zweiter Linie ist mit der Remobilisierung auch die Möglichkeit der mechanischen Schädigung des Gelenkknorpels durch Einrisse und Einbrüche bei der Wiederbelastung verbunden. Beim Kinde kommen noch die durch
Minderdurchblutung entstandenen Epiphysenschäden hinzu. Die dadurch entstehenden inkongruenten Gelenke tragen seit frühester Jugend den „Keim" für
die Arthrosis def. in sich. Das Problem der langen Ruhigstellung wirft aber auch
interessante Aspekte auf die Bedeutung der Funktion für die Entwicklung der
Gelenkkörper.

II. Die Arthrosis deformans nach juvenilen Osteochondrosen
einschließlich Osteochondrosis dissecans

Aseptische Knochennekrosen — auch unter den Synonyma Chondro-Osteone-
krose und lokale Malazien bekannt — sind die im Kindes- und Adolescentenalter
auftretenden Wachstumsstörungen an den Epiphysenkernen und Apophysen.
LINDEMANN bezeichnet sie als juvenile Osteochondrosen. Die Ursachen der

Osteonekrosen sind nicht restlos geklärt. Sicher ist lediglich, daß sie Folge eines Durchblutungsschadens sind, dessen Entstehungsmechanismus aber noch unbekannt ist. Für die Osteochondrosis dissecans (wir haben sie wegen ihrer Bedeutung als praearthrotische Deformität gesondert besprochen, LINDEMANN rechnet sie ebenfalls zu den juvenilen Osteochondrosen), glaubt IDELBERGER an eine Störung in der Ausbildung des subchondralen Gefäßnetzes. GOFF unterscheidet echte und falsche Osteonekrosen. Unter echten versteht er die Osteonekrosen an unter Druck stehenden Epiphysen (KÖHLER, PERTHES, Epiphysenlösung); als falsche Osteonekrosen bezeichnet er die Erkrankung der unter Zug stehenden Epiphysen und Apophysen (OSGOOD-SCHLATTER). Bei den „echten" Osteonekrosen sah GOFF niemals eine Reifungshemmung des Skelettes. Nach Ansicht von H. MAU haben konstitutionelle Momente für manche aseptische Knochennekrose dieselbe Bedeutung, wie für die epiphysäuren enchondralen Dysostosen. H. MAU rechnet die spontanen Osteonekrosen zu den enchondralen Dysostosen, besonders jene, die zur Bildung mehrerer freier Gelenkkörper neigen (Rezidivfälle). Aber nicht die freien Gelenkkörper als Sand im Getriebe ruinieren das Gelenk, sondern der von „Haus aus" minderwertige Gelenkknorpel, neigt frühzeitig zur Gewebsermüdung. Macht man sich die Vorstellungen MAUS zu eigen, so liegt es nahe zu prüfen, ob die Arthrosis deformans bei Patienten im Alter ausgeheilten Osteonekrosen besonders häufig ist.

Wir haben deshalb geprüft, wie häufig vorzeitige Kniegelenksarthrosen unter den alten, ausgeheilten Osteonekrosen zu finden sind.

Ausgangspunkt unserer Untersuchungen waren:

Patella partita,

Morbus Schlatter-Osgood

Larsen-Johanssonsche Krankheit (spontane Osteochondrose der Apex patellae), Chondropathia patellae und Osteochondrosis dissecans sind an anderer Stelle besprochen.

1. Patella partita (Pat. part.)

Die meisten Autoren erklären die Spaltbildung mit einer Ossifikationsstörung, zurückgehend auf unvollständige Verschmelzung der verschiedenen Ossifikationszentren (GRUBER, SCHAER). Mechanische Faktoren, der Zug des Vastus lateralis, können evtl. das Ausbleiben der Verschmelzung begünstigen. W. MÜLLER dagegen meint, der Spaltbildung lägen Looser'sche Umbauzonen zugrunde (GREIFENSTEIN). ROHLEDERER beobachtete Abgliederungen am oberen Patellapol durch Zug des Vastus lateralis; nach Korrektur der Gleitrichtung der Patella heilen die Umbauzonen aus. RITTER, C. MAU und ROSTOCK zählen die Pat. bip. zu den aseptischen Knochennekrosen. H. MAU ordnet sie den enchondralen Dysostosen zu. LODES vermutet in der Pat. bip. eine Begleiterscheinung einer Chondrodystrophie. Er sah die Pat. Anomalie bei drei Mitgliedern einer Chondrodystrophikerfamilie, die außerdem an habitueller Patellaluxation litten. SIEMENS fand sie ebenfalls bei mehreren Angehörigen einer Familie. Es gibt nur wenige Angaben über die Häufigkeit der Pat. part. GEISSENDÖRFER errechnete an 655 Aufnahmen von Kniegelenken eine Häufigkeit von 1,38%, BLUMENSAAT bei 1378 Kniegelenken ebenfalls 1,38%, SIEMENS bei Untersuchungen an der Leiche 0,83%. Wir selbst stellten bei 2500 Kniegelenkspaaren 24 Fälle = 0,96% fest.

Zwei Fragen interessierten uns:

1. Welcher Art sind die Kniegelenksarthrosen der jugendlichen Patienten mit Patella bipartita?

2. Treten bei den älteren Patienten mit Patella bipartita (über 50 Jahren) die Arthrosen gehäuft und besonders schwer in Erscheinung?

Unter den Jugendlichen, die, mit zwei Ausnahmen, wegen typischer arthrotischer Beschwerden zur Untersuchung kamen, fand sich röntgenologisch der Formenreichtum der Gelenkkörper, über den wir schon gesondert berichtet haben. Dysostotische Feinzeichen haben wir auch bei zusätzlichen Röntgenuntersuchungen an anderen Skelettabschnitten nicht gefunden.

Geringfügige arthrotische Ausziehungen gab es an den Zwischenknorrenhöckern und am oberen und unteren Pol der Patellarückfläche. 20% unserer Jugendlichen wiesen außerdem eine Haglund'sche Excavation der Patellarückfläche auf. Sie war also unter den Jugendlichen mit Pat. part. nicht häufiger als bei der Gesamtzahl unserer jugendlichen Arthrotiker. In zwei Fällen ähnelten die Beschwerden denen einer „Patella partita dolorosa" (BREITENFELDER). BREITENFELDER erwähnt, daß die Pat. part. sich gelegentlich durch Überdehnung lockern kann und durch abnormen Muskelzug, bei Beugung des Kniegelenkes und gleichzeitiger Anspannung des Quadrizeps, Beschwerden möglich sind. Im übrigen erwähnten die jugendlichen Patienten das für die Arthrose typische „Eingerostetsein".

In der Gruppe der *älteren* Patienten betrug der Anteil mittelschwerer Arthrosen 15%. Schwere Arthrosen nach unserer eigenen Definition haben wir überhaupt nicht gesehen; bei den Patienten über 70 Jahre kamen nur die leichten Formen vor. In mehr als die Hälfte unserer Fälle konnten andere Skelettabschnitte mituntersucht werden. Sieht man von der Möglichkeit ab, daß der Gelenkknorpel an Kniegelenken mit derartigen Anomalien „minderwertig" sein könnte, wenn man die pat. part. als enchondrale Dysostose auffaßt, so wäre noch die Frage zu prüfen, ob die Pat. part. sekundär, auf rein mechanischem Wege, durch Inkongruenz der Patellarückfläche, arthrotische Veränderungen, besonders im Gleitlager zur Folge haben kann. An diese Möglichkeit, die bisher nicht diskutiert wurde, müßte man denken, wenn einzelne Partikel der geteilten Patella, durch Muskelzug abgelöst, aus dem Niveau der Patellarückfläche herausragen und dadurch rein mechanisch auf das Gleitlager einwirken. Bei nicht exakter seitlicher Lagerung zur Röntgenaufnahme, so scheinen, besonders bei mehrgeteilter Patella, einzelne Teile gelegentlich tief unter dem Niveau der Patellarückfläche zu liegen. Unsere Röntgenaufnahmen sprechen aber gegen rein mechanische Einflüsse auf das Gleitlager. Wo wir Arthrosen im Gleitlager fanden, waren sie stets Teil einer Gesamtarthrose des Kniegelenkes, die sich zudem noch meist durch ein genu valgum oder genu varum erklären ließ.

Zwei Fälle haben wegen anderer Begleitanomalien unser besonderes Interesse gefunden.

Wir beobachteten gleichzeitig mit einer Pat. bip. einmal eine Osteochondrosis dissecans femoris und einmal eine Chondropathia patellae. Über ähnliche Beobachtungen haben bisher unseres Erachtens nur SCHÖRCHER und PLATZGUMMER berichtet.

Wir deuten sie als Zufallsbefund.

Auf Grund unseres Materials haben wir *keine Anhaltspunkte* für einen *Kausalzusammenhang* zwischen Pat. part. und Kniearthrose gefunden.

2. Morbus Schlatter-Osgood

Auf die Ätiologie der Schlatter'schen Krankheit gingen wir bereits kurz ein. H. MAU rechnete auch sie zu den enchondralen Dysostosen. Im Gegensatz zur Pat. part., deren röntgenologisches Erscheinungsbild sich nicht mehr ändert, ist die abgelaufene Schlatter-Osgood'sche Krankheit nicht immer erkennbar. Angaben über die Häufigkeit dieser Osteonekrose haben wir in der Literatur nicht gefunden. Wir stellten den Morbus Schlatter unter 14125 ambulanten Kranken

25mal fest, das sind 0,18%. Unter 5000 Kniegelenken fanden wir ihn achtmal, das entspricht einer Häufigkeit von 0,16%. Als Zeichen der abgelaufenen Osteonekrose galt uns die starke, hakenartige mehr oder minder ausgeprägte Verdickung der Tuberositas tibiae mit exostosenartigen Kanten oder die häufige Abgliederung von Teilen der Tuberositas. Letztere ähneln den von W. MÜLLER

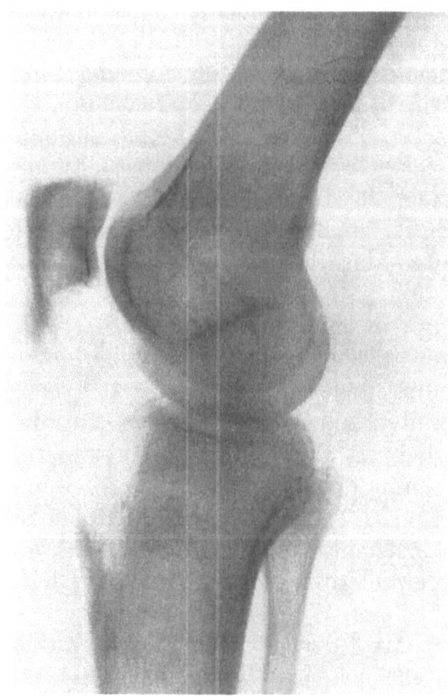

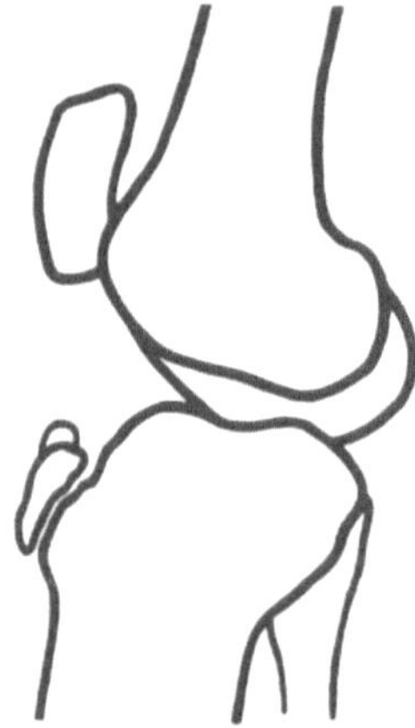

Abb. 92. 56jähriger Mann. Hat häufig Beschwerden im linken Kniegelenk. Symmetrischer Befund. Starke Ausziehungen der Tuberositas tibiae und der unteren Patellaspitze. (Alter Schlatter? Alte Nekrose des unteren Patellapols?)
←

Abb. 93. Schematische Darstellung, alter Morbus Schlatter. Zufallsbefund, keine Beschwerden. Klinisch beginnende Kniearthrose. 61jähriger Mann

als Ermüdungsfrakturen der Tuberositas tibiae bezeichneten Veränderungen. Die Spätfälle, alles Patienten zwischen 50 bis 70 Jahren, wiesen nur leichte arthrotische Veränderungen auf, die man der physiologischen Arthrosis simplex zurechnen kann.

3. Larsen-Johanssonsche Krankheit

Als letzte Osteonekrose im Bereich des Kniegelenkes ist die spontane Nekrose der Patellaspitze, die Larsen-Johanssonsche Krankheit kurz zu erwähnen. Die Umbauvorgänge an der gesamten Patella bezeichnet C. MAU als Osteopathia patellae. HELLMER hält die von Larsen-Johansson beschriebenen Veränderungen für ein normales Stadium der Patellaverknöcherung und will deshalb die Diagnose „aseptische Nekrose der Patellaspitze" nur nach Anamnese und klinischen Befund gestellt wissen. Eine Stellungnahme zur Beziehung zwischen aseptischer Knochennekrose und Arthrosis deformans scheint auch deshalb angebracht, weil kürzlich eine Veröffentlichung „Über die Ähnlichkeit von Kniescheibenveränderungen bei habitueller Patellaluxationen mit der Larsen-Johanssonschen Krankheit" erschien, in der ROJKÒ und TROKÀN die Auffassung vertreten, ein ansehnlicher Teil der späteren Kniegelenksarthrosen resultiere aus den im jugendlichen Alter erkannten oder nicht erkannten Erkrankung der Patella. Im Gegensatz zu HELLMER erklären die genannten Autoren den fast symptomlosen Verlauf der Krankheit für charakteristisch. Nach den Beschreibungen der Röntgenaufnahmen hat es sich allerdings wahrscheinlich mehr oder weniger um Totalnekrosen der Patella gehandelt. Diesen Totalnekrosen der

Patella kann man eine gewisse Bedeutung als praearthrotische Gelenkschäden sicherlich nicht absprechen. Wir werden hierauf im Zusammenhang mit der Chondropathia noch zu sprechen kommen. Die kleinen Nekrosen am unteren Pol der Patellarückfläche können allerdings kaum einen Einfluß auf die spätere Entstehung der Arthrose haben, zumal die Heilungstendenz, ähnlich der Schlatter-Osgoodschen Krankheit, sehr gut ist. Wir haben die Diagnose „Larsen-Johanssonsche Krankheit" bei Jugendlichen klinisch nur vereinzelt gestellt, anläßlich der Kontrollen, in einem Fall 10 Jahre nach der Behandlung, aber keine Spätveränderungen an der Kniescheibe oder im Gleitlager gefunden. Es wäre auch kaum möglich an der Patella Veränderungen nach vielen Jahren als Rest- oder Folgezustand einer aseptischen Apexnekrose anzusprechen. Am ehesten könnte eine solche Deutung dann möglich sein, wenn der untere Patellarand an der Rückfläche etwas plump gestellt und verlängert ist (Abb. 92). In einem Falle — es handelte sich um eine enchondrale Dysostose — hätten, bei isolierter Betrachtung ohne Kenntnis der übrigen Bilder, die Veränderungen an der auffallend kleinen Patella als Restzustand einer Totalnekrose gedeutet werden können.

Auf Grund unserer Beobachtungen ist es unwahrscheinlich, daß zwischen Kniearthrose und aseptischen Knochennekrosen, die Osteochondrosis dissecans ausgenommen, ein ursächlicher Zusammenhang besteht und diese Osteonekrosen am Kniegelenk Bedeutung als praearthrotischer Gelenkschaden haben.

4. Die Osteochondrosis dissecans als praearthrotischer Gelenkschaden

MONROE beobachtete 1726 die Osteochondrosis dissecans (O. d.) *erstmalig* am *Kniegelenk*, F. KÖNIG hat sie 1888 ausführlich beschrieben. Seither hat es nicht an Versuchen gemangelt, ihre Ursache zu klären.

Die O. d. kommt an *sämtlichen* Gelenken vor, am *häufigsten* jedoch am *Knie-* und *Ellenbogengelenk*. Über die Frage, welches von beiden am meisten befallen wird, gehen die Ansichten auseinander. Nach PLATZGUMMER, LÖHR und NIELSEN hat das Ellenbogengelenk Vorrang, nach GRUETERS, HELLSTRÖM, HOWALD, SCHINZ und unseren eigenen Erfahrungen liegt mit Abstand das Kniegelenk an der Spitze. Auch das regionale Vorkommen ist unterschiedlich. In Norddeutschland und Jütland z. B. wird die O. d. sehr oft beobachtet (NIELSEN, KAPPIS, LÖHR), in Südtirol selten (L. BÖHLER), in Nordtirol wiederum öfter (PLATZGUMMER). Beim Manne ist die O. d. wesentlich häufiger als bei der Frau. Die Angaben über das Geschlechtsverhältnis schwanken jedoch zwischen 9 ♂ : 1 ♀ und 4 ♂ : 1 ♀.

Obwohl bereits F. KÖNIG die O. d. als Teilnekrose erkannte, haben andere (BARTH, BURCKHARDT und KAPPIS) sie später als Gewebsaussprengung und Impressionsfraktur gedeutet und damit traumatische Entstehung angenommen. Die Nekrose hielten sie für sekundär. Wieder andere erwogen chronische Traumatisierung, z. B. F. J. LANG.

WANKE vertrat die Auffassung, schon die Gelenkmechanik allein könne die Lösung des nekrotischen Sequesters bewirken. FROMME deutete die der O. d. zugrunde liegenden Veränderungen als *Loosersche Umbauzonen*, bedingt durch das *Mißverhältnis* zwischen *Belastbarkeit* und *Beanspruchung*. Die Ausgliederung werde durch *Zerrüttung* mit nachfolgenden Ernährungsstörungen ausgelöst. HAUCK hält eine *aseptische Nekrose* als Folge ständiger statisch-mechanischer Irritation, SCHINZ einen Dauerbruch für die Ursache. KARCHER faßt die O. d. als Überlastungsschaden auf. Der größte Teil der Autoren, der mechanisch-traumatische Entstehung für gegeben erachtet, schließt allerdings nicht die Möglichkeit aus, daß das Trauma ein bereits verändertes Gelenk treffe und daher nur Teilursache sei. Neuerdings glaubt BAUMGARTL, daß besondere Kniescheibenformen (WIBERG II+III) bei Beugung des Kniegelenkes zwischen 110°—130° eng umschriebene Bezirke der Oberschenkelrolle überlasten und dadurch die Entstehung der O. d. verursache. MILGRAM hat ähnliche Vorstellungen geäußert.

Die O. d. wurde außerdem auch als Folge *örtlicher Kreislaufunterbrechung* angesehen. AXHAUSEN wies nach der Untersuchung eines total-nekrotischen Metatarsalköpfchens auf die lokale Kreislaufstörung hin, drang aber mit seiner Ansicht, es handle sich um die Auswirkungen blander mykotischer Embolien, nicht durch. SCHÄFER, LEHMANN und NORDMANN erklärten die Nekrose mit der Rickerschen Relationspathologie: durch örtliche oder zentrale Gefäßreflexe entstünden Kreislaufstörungen in der empfindlichen terminalen Strombahn der Epiphyse. F. J. LANG hat ausführlich über lokale Kreislaufstörungen als Grundlage begrenzter Knochennekrosen berichtet. LANG sieht die Hauptursache in den Besonderheiten der terminalen Strombahn der Epiphysen und unterscheidet zwei Stadien:

1. die Entwicklung der umschriebenen Nekrose der O. d.
2. die mechanisch-traumatisch gesteuerte Lösung der Maus.

Die Gefäßversorgung des Kniegelenkes, von NUSSBAUM geklärt, macht LANGS Auffassung verständlich. Die distale Femurepiphyse wird hauptsächlich von drei Gefäßgruppen versorgt, von denen die A. gen. medialis die wichtigste ist. Sie unterliegt in Herkunft und Verlauf zahlreichen Variationen und kann schon durch die Streckung des Kniegelenkes gezerrt und umgebogen werden. NUSSBAUM kommt auf Grund ausführlicher Untersuchungen zu dem Schluß, Unterschiedlichkeiten im Gefäßverlauf könnten die Möglichkeiten der Mausentstehung noch erweitern.

PLATZGUMMER meint, vielleicht sei das Kollateralnetz ungenügend; er glaubt, daß man die Entstehung der O. d. nur über eine Störung oder Unterbrechung der Blutzufuhr erklären kann. In diese Theorie könne man auch Traumen einordnen, wenn sie die Zirkulation unterbrächen.

In jüngster Vergangenheit hat man besonders die Möglichkeit endogener Ursachen erwogen. LIECK hatte schon früher die O. d. für eine *endokrine Funktionsstörung* mit folgender Erweichung der Epiphyse gehalten, die dadurch mechanischen Einflüssen leicht zugänglich werde. LEHMANN u. a. erblicken die Ursache der O. d. in einer *konstitutionellen Minderwertigkeit* der Epiphysen. RIBBING führt die O. d. einmal auf *freie Knochenkerne* zurück, die sich an den Prädilektionsstellen noch lange erhalten können; darüber hinaus bringen er und W. MÜLLER sie angesichts gehäuft familiären und generalisierten Vorkommens in Beziehung zu den multiplen erblichen Störungen der Epiphysenverknöcherung. RIBBING unterscheidet *zwei Arten* von Osteochondrosis dissecans.

1. anatomische Abweichungen oder Anomalien in Gestalt überzähliger Knochen, in jüngeren Jahren verbunden mit Anzeichen multipler epiphysärer Verknöcherungsstörungen.
2. destruktive Veränderungen, ähnlich *lokalen Malazien*.

H. MAU hat unlängst in einer ausführlichen Monographie einzelne ,,juvenile Osteochondrosen" (K. LINDEMANN) den *enchondralen Dysostosen* zugeordnet. Er fand bei vielen aseptischen Nekrosen *dysostotische Feinzeichen*. LINDEMANN schloß sich diesen ,,überzeugenden Folgerungen" an.

REHBEIN gelang es, durch Dauereinwirkung intermittierenden Druckes auf spongiösen Knochen beim Hund Veränderungen zu erzeugen, die denen der lokalen Malazien ähneln. Die nicht ausgestoßenen Sequester heilten nach Ruhigstellung wieder ein. REHBEINS Versuche beweisen klar die Bedeutung *mechanischer*

Faktoren für die Entstehung der O. d. Auch die bevorzugte Lokalisation an Ellenbogen- und Kniegelenken — Gelenken mit besonderen mechanischen Eigentümlichkeiten — spricht dafür. Die Rehbeinschen Beobachtungen allein reichen jedoch nicht aus, die Entstehung der O. d. zu erklären. Es muß noch eine *zusätzliche Komponente* hinzukommen. Wahrscheinlich ist die O. d. ein *Erbleiden.* NIELSEN stellte 1933 in einer aus 191 Mitgliedern bestehenden Familie 28mal Erblichkeit fest. Seitdem hat man das Krankheitsbild wiederholt familiär gehäuft beobachtet. Die konstitutionelle Komponente könnte in *ungenügender Ausbildung* des subchondralen Gefäßnetzes bestehen (IDELBERGER). Dabei sollte man sowohl an *ererbte Variationen* in der Gefäßversorgung als auch an die funktionell *unterschiedliche Wertigkeit* hinsichtlich *Zahl* und *Weite* der Gefäße selbst denken. Zur Auslösung sind vermutlich mechanische Mitursachen notwendig.

Wir sind deshalb so eingehend auf Ätiologie und Pathogenese der O. d. eingegangen, weil nur so die Beziehungen zwischen O. d. und Arthrosis deformans verständlich werden. Fast immer stellt die O. d. einen *praearthrotischen Schaden* dar. Allerdings hängt die Entwicklung der sekundären Arthrosis deformans von mehreren Faktoren ab. Nach WEIL beginnt die arthrotische Phase um das 30. Lebensjahr. Die O. d. des Ellenbogengelenkes zieht nach NIELSEN nur 6% schwere Arthrosen nach sich. Der auf der Basis der O. d. entstandene Gelenkschaden ist röntgenologisch vielfach schwer oder gar nicht sondern nur bioptisch oder autoptisch zu erkennen.

Wir hatten Gelegenheit, 90 Fälle von O. d. des Kniegelenkes in allen Altersstufen, z. T. über Jahre hinaus, zu verfolgen und glauben, daraus wichtige Rückschlüsse auf Entstehung und Verlauf umschriebener Kniegelenksarthrosen ziehen zu können.

Doch zunächst zu dem Umstand, der die Entstehung der Sekundärarthrose nach O. d. *begünstigt* — der *Dissektion* des *Sequesters.* Die Einheilung des markierten, noch nicht ausgestoßenen *Corpus* ist beim Jugendlichen bei geeigneter Therapie keine Ausnahme, sondern die Regel. Oft konnten wir sie schon nach nur vorübergehender Ruhigstellung feststellen. Röntgenkontrollen dieser Jugendlichen, bei denen die O. d. im Kindesalter nach konservativer Behandlung ausheilte, ergaben normale Verhältnisse und auch klinisch keinen Anhalt für einen Gelenkschaden.

Mit *zunehmendem Alter* werden die *Aussichten* für eine *Einheilung* des Sequesters *schlechter;* operative Fixierung mit Span oder Schraube begünstigt den Einbau. HAUBERG, SMILLIE u. a. berichteten über gute Erfolge mit Nagelung. EHALT hat osteochondrotische Herde erfolgreich durch Knorpelplastik gedeckt; die Einheilung dauerte jedoch recht lange, da die Regenerationsfähigkeit sehr gering ist. HAUBERG, SMILLIE u. a. empfehlen Fixierung des Dissecatums, WAGNER seine subchondrale Umkehrplastik, um den markierten noch nicht ausgestoßenen Sequester durch Anschluß an gesunde Spongiosa zur Einheilung anzuregen. Ob allerdings auch nach Wiedereinheilung der Gelenkmaus später eine umschriebene Arthrosis deformans entstehen kann, ist noch nicht bekannt.

Nach Ausstoßung des Corpus liberum, bzw. nach operativer Entfernung der noch in situ liegenden Maus, entwickelt sich die Arthrosis deformans fast mit Sicherheit. Die *Größe* des *Mausbettes* spielt dabei ebenfalls eine wichtige Rolle; WEIL hob das bereits im Zusammenhang mit der Arthrosis deformans des Ellenbogengelenkes hervor. Am Kniegelenk stört ein *größerer* Defekt die *knöcherne* Führung und damit das Gelenkspiel umso nachhaltiger, als hier nur relativ kleine Flächen artikulieren. Schließlich hängen Entwicklung und Stärke der Arthrosis deformans auch vom *Lebensalter* des Betroffenen zum Zeitpunkt der Ausstoßung der Gelenkmaus ab.

Wegen der Unterschiede in Form und Verlauf haben wir die der O. d. folgenden Sekundärarthrosen in zwei Gruppen eingeteilt:

1. *Frühformen* nach Dissektion im jugendlichen Alter;

2. *Spätformen.*

Die *Frühformen* lassen sich nach DEBRUNNER häufig nicht mehr röntgenologisch, sondern nur noch bioptisch nachweisen. Sie beginnen, wie wir mehrfach feststellen konnten, schon vor den 30er Jahren und sind bei feinerer Diagnostik doch im Röntgenbild zu erkennen. Allerdings kann das Röntgenbild unter Umständen ganz erheblich täuschen — das Mausbett ist nämlich oft wesentlich tiefer, als man vermuten würde. Von den Rändern des Cavum ragen kleine Knorpelfetzen in das Mausbett oder in die Gelenkhöhle. Der Knorpel ist erweicht, lappig, abgehoben und teilweise zerfetzt. Meist beschränken sich die Knorpelveränderungen nicht auf das Mausbett, sondern greifen auf weite Teile des Condylus über, der sich unter der Belastung abflacht.

Typisch für diese *Frühschäden* sind im Röntgenbild *diskrete* Veränderungen. Der Gelenkspalt bleibt normal weit. Indessen lassen sich schon *Feinzeichen* der Arthrosis deformans feststellen. Das Mausbett ist zwar ausgefüllt, doch sieht man an den Rändern des alten Cavum feine, die Gelenkfläche überragende Knochen-

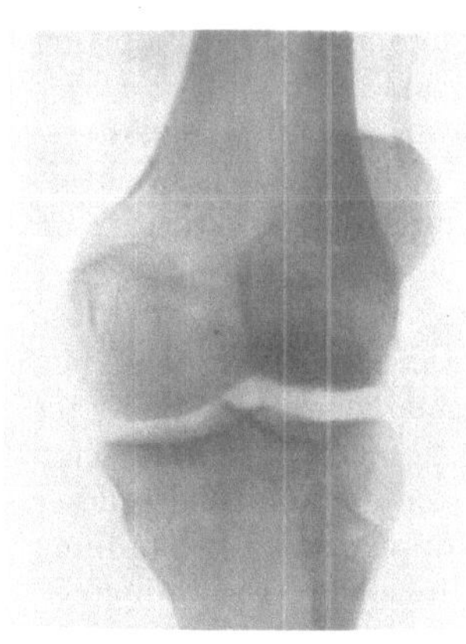

Abb. 94. 30jährige Frau. Osteochondrosis dissecans im äußeren Femurcondylus. Seit 3 Jahren Corpus liberum bekannt. Der laterale Femurcondylus ist leicht abgeflacht und aufgehellt

zäpfchen. Die Seitaufnahme zeigt bei Lupenbetrachtung oft eine *unregelmäßige Begrenzung* des Condylus. In derartigen Fällen hat sich das verhältnismäßig tiefe Mausbett wohl gefüllt, doch ist der Condylus, wahrscheinlich wegen seiner verminderten Belastbarkeit im Bereich des Mausbettes, *zusammengedrückt*, das *Mausbett* selbst *flacher, länglicher* und mit einem fein *gezähnten* Rand versehen. Die histologische Untersuchung des aus der weiteren Umgebung des Mausbettes entnommenen Knorpels ergab in allen Fällen leichte bis schwere schleimige Degeneration, also eine typische Chondropathie. Bei der histologischen Untersuchung der Corpora libera fanden wir, vornehmlich dann, wenn die Dissektion vermutlich noch nicht lange zurücklag, ebenfalls eine mehr oder minder starke schleimige Degeneration der Grundsubstanz mit mucoider Verquellung und Verflüssigung sowie Cystchen. Einzelne Corpora libera hatten noch einen kernhaltigen, jedoch schleimig degenerierten Knorpelüberzug, der aber stellenweise in Faserknorpel umgewandelt war.

Anders als mit den Frühschäden der O. d., die im Röntgenbild nur schwach in Erscheinung treten, verhält es sich mit den *Spätformen.* Zwei Gruppen sind zu unterscheiden:

1. Arthrosen, bei denen der Knorpel-Knochensequester in der Jugend ausgestoßen wurde,

2. Arthrosen, bei denen die Dissektion im fortgeschrittenen Lebensalter, d. h. jenseits der 40er Jahre erfolgte.

Die Unterschiede zwischen beiden Formen sind beträchtlich — teilweise schon klinisch, fast immer jedoch im Röntgenbild feststellbar.

Zu 1: Im allgemeinen gilt die O. d. als Krankheit jüngerer Menschen vorzugsweise männlichen Geschlechts. In der *Platzgummerschen* Statistik waren 43% der Kranken, als die Diagnose gestellt wurde, noch nicht 20 Jahre alt, bei 63% begannen die Beschwerden vor dem 20. Lebensjahr. Eine definitive Beurteilung der Spätschäden nach Dissektion im jugendlichen Alter ist freilich nur dann möglich,

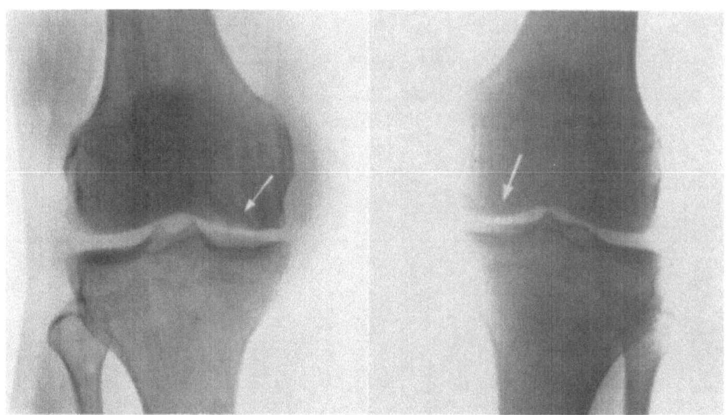

Abb. 95. Jetzt 32jähriger Mann. Osteochondrosis dissecans bds.; *links* nach konservativer Behandlung ausgeheilt, *rechts* Maus in situ entfernt. Schon 2 Jahre später deutliche Abflachung des medialen Femurcondylus

wenn die Diagnose „O. d." gesichert ist. Häufig ist das nur mit Einschränkung der Fall. Man ist dabei teils auf die Anamnese angewiesen, teils lassen Einzelheiten des Röntgenbefundes auf einen abgelaufenen dissezierenden Prozeß schließen. Einige jüngere Patienten mit O. d., bei denen die Maus entweder noch in situ lag oder früher ausgestoßen worden war, konnten wir über 10 Jahre lang beobachten.

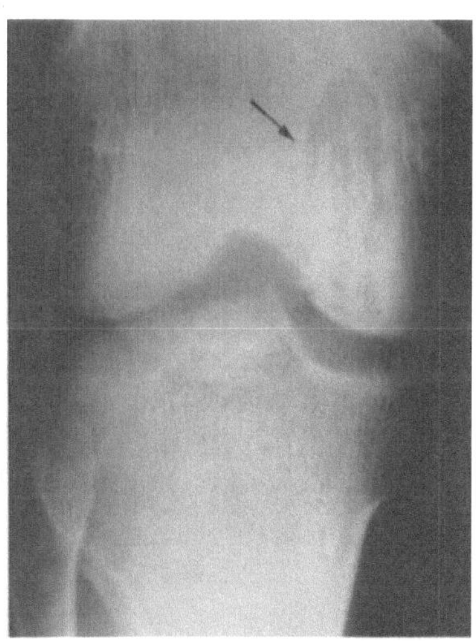

Abb. 96. 52jähriger Mann. Ausgedehnte Cyste im medialen Femurcondylus im Anschluß an Ausstoßung einer Gelenkmaus

Verglichen mit den schon erwähnten, diskreten Frühveränderungen sind die *Spätzustände* nach in der Jugend abgelaufenen dissezierenden Prozessen *deutlicher* und treten im Röntgenbild besser in Erscheinung. Die Schwere dieser Veränderungen hängt allerdings davon ab, ob die Maus ausgestoßen wurde oder nicht. Bei nicht abgestoßenen Sequestern sind die Sekundärveränderungen recht geringfügig. Gelegentlich erkennt man kleine Zacken an den Rändern des Mausbettes; der Gelenkspalt ist jedoch noch nicht verengt, und auch die Gelenkränder weisen keine arthrotischen Randzacken auf. Vereinzelt, in jenen Fällen, in denen die Diagnose vor über 10 Jahren, im 3. Lebensjahrzehnt, gestellt worden war, haben sich um die in ihrem Bett liegende Maus Cystchen, ähnlich den Geröllcysten, entwickelt. In Übereinstimmung mit AXHAUSEN stellten wir fest, daß der bereits markierte, aber nicht ausgestoßene Sequester durch einen Saum von „*Geröll*" (Knochenmehl und Bindegewebe) mit dem Knochen verbunden ist.

Die *Spätzustände* nach Dissektion in *jüngeren Altersstufen* sind zwar ebenfalls *relativ diskret*, aber doch wesentlich *deutlicher* als die *Frühformen*. Um die Entwicklung dieser schleichend verlaufenden Arthrosen zu verstehen, muß man be-

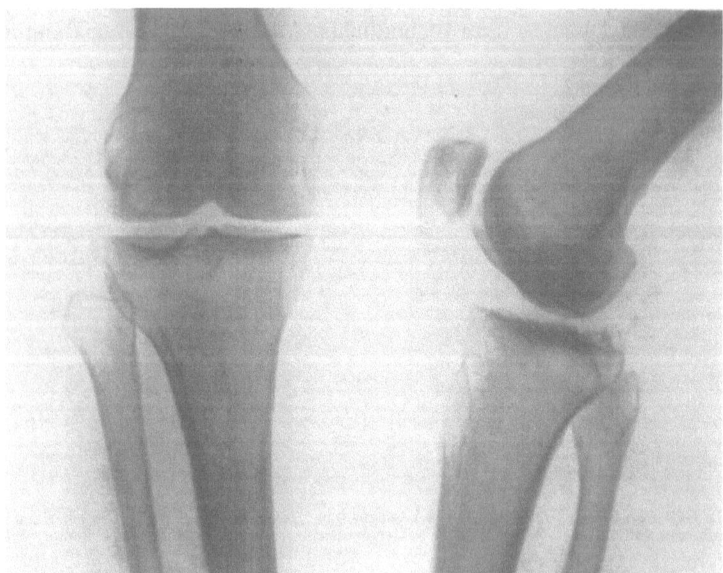

Abb. 97. 43jähriger Mann. Osteochondrosis dissecans in beiden Knie- und Ellenbogengelenken. Die Femurcondylen sind stark abgeflacht. Mittelschwere Arthrosis deformans

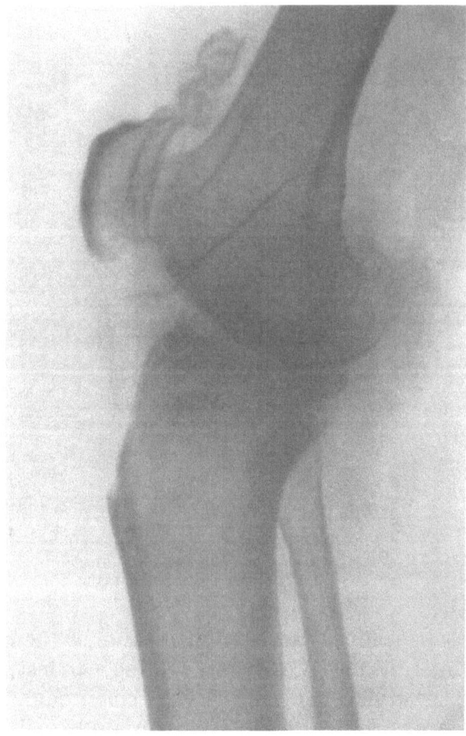

Abb. 98. Mehrere freie Gelenkkörper im oberen Rezessus. Die Struktur ist durch Kalkanlagerung unregelmäßig und wirkt geschichtet

rücksichtigen, daß sich das Mausbett mit derben Bindegewebe füllt, welches sich nach und nach in *Faserknorpel umwandelt* und so den Defekt planiert. Das geschieht zu einer Zeit, da auch der Knorpel in der näheren und weiteren Umgebung des Mausbettes — meist allerdings nur in den oberflächlichen Schichten — schon degeneriert ist. Mit zunehmendem Alter schreitet jedoch auch die Degeneration des noch „gesunden" Knorpels fort. Der allmähliche Abschliff wird sichtbar an der stärker werdenden Abflachung des Femurcondylus und der beginnenden Erniedrigung des Gelenkspaltes. Die ausgestoßenen Gelenkmäuse sind vielfach im oberen Recessus sichtbar. Durch zwiebelschalenartige Anlagerung von Kalk wirken sie geschichtet. Histologisch sind Knorpel und Knochen dieser Freikörper stark nekrotisch; ihre Knorpelsubstanz ist teils umschrieben, teils diffus verkalkt.

Zu 2: Sind die degenerativen Gelenkveränderungen nach in der Jugend abgelaufenden dissezierenden Prozesses röntgenologisch noch *ziemlich diskret*, so ist die Sekundärarthrose nach Dissektion *jenseits* der 40er Jahre, mehr noch *jenseits* der 50er Jahre, wesentlich stärker. Die Unterschiede bestehen in:

1. der *Schnelligkeit*, mit der sich die Arthrosis deformans entwickelt;

2. dem häufig *starken Umbau*, der die einseitige Verstärkung eines X- oder O-Beines zur Folge haben kann;

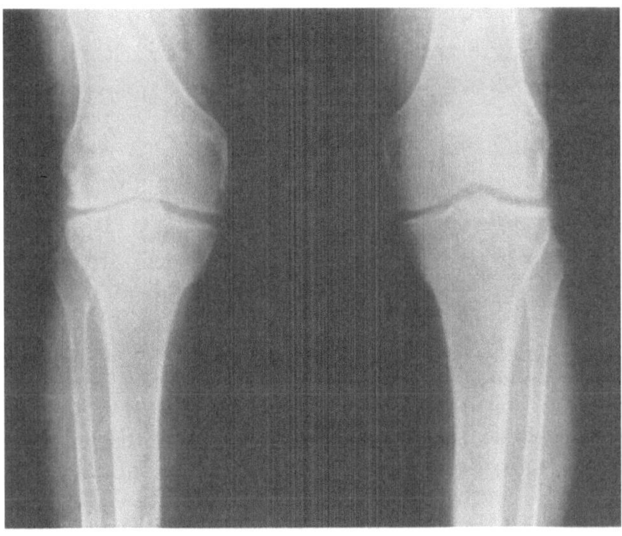

Abb. 99. 62jährige Frau. Einseitiges genu valgum nach Osteochondrosis dissecans. Starke laterale Kniearthrose

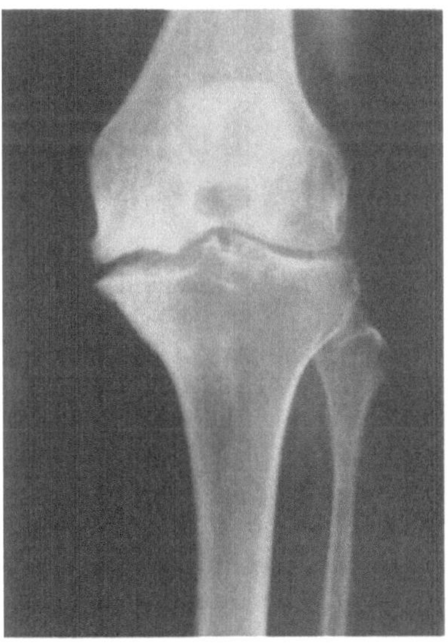

Abb. 100. 62jähriger Mann. 1946 Entfernung einer Gelenkmaus aus dem linken Kniegelenk. 7 Jahre später starkes einseitiges O-Bein (s. Abb. 101) und hochgradige linksseitige Kniearthrose. Bewegungsausmaß: Beugung 90° Streckung 170°

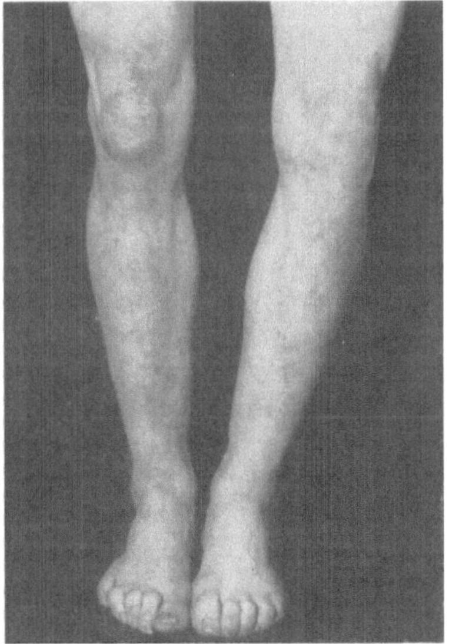

Abb. 101. Foto zu Abb. 100, einseitiges O-Bein nach Osteochondrosis dissecans

3. der *Entwicklung* von *Geröllcysten;*

4. dem Vorkommen von Formen, die wegen *multipler* Corpora libera einer *Gelenkchondromatose* ähneln.

Nach Dissektion eines freien Gelenkkörpers in höheren Altersstufen entwickelt sich im allgemeinen sehr schnell eine umschriebene, meist auf eine Seite des Gelenkes beschränkte Arthrosis deformans, da mit *fortschreitendem Lebensalter* auch der Gelenkknorpel altert und die Dissektion eine *zusätzliche, plötzliche Gelenkschädigung* bedeutet, die die knöcherne Gelenkführung und das Gelenkspiel stört. Die Fähigkeit zur *enchondralen Ossifikation* ist ohnehin latent vorhanden. So konnten wir bei diesen Gruppen oft sehr schnell einsetzende progrediente Arthrosen beobachten.

III. Die Arthrosis deformans nach congenitalen Entwicklungsstörungen (enchondralen Dysostosen, Gelenkchondromatosen u. a.)

Schlechte biologische Qualität, also konstitutionelle Minderwertigkeit des hyalinen Gelenkknorpels (IDELBERGER spricht von qualitativer Dysplasie), gilt als eine der Ursachen der Arthrosis deformans. Worin diese Minderwertigkeit begründet ist, wurde noch nicht hinreichend geklärt. H. MAU sieht in den *enchondralen Dysostosen* ein bisher nicht erfaßtes, für die Arthrosis deformans jedoch oft in Anspruch zu nehmendes, erblich konstitutionelles Moment. Er vermutet, die A. def. entwickele sich in leichten Fällen auf dem Boden einer *dysostotischen Minderwertigkeit* ohne den Umweg über eine wesentliche Gelenkdeformität. Der schlecht angelegte Knorpel sei minderwertig und schon normaler Beanspruchung nicht gewachsen. Wo es sich um rein qualitativ bedingte Arthrosen ohne Formstörungen handelt, wird man den ätiologischen Faktor jedoch kaum erkennen können. Wir erinnern an die häufigen, chronisch, oft fast symptomlos verlaufenden Infektarthritiden, die in Arthrosen mit polygonaler Entrundung enden, vielfach aber erst im fortgeschrittenen Stadium Beschwerden verursachen.

Der Gruppe „dysostotischer" Arthrosen, deren Ätiologie wir wegen des Fehlens dysostotischer Zeichen meistens nur vermuten können, steht die große Gruppe der dysostotischen Kniegelenke mit den verschiedensten Formstörungen gegenüber, z. B. Verlängerung des Wadenbeins, Hypoplasie meist des lateralen Femurcondylus, Einmuldungen im Schienbeinkopf und Fehlbildungen an den Oberschenkelknorren mit Abflachung der Condylen, die bis zur völligen Aufhebung der Fossa intercondylica gehen kann.

Als *manifestationes minimae* sehen wir Aufbaustörungen der Eminentia intercondylica an; die Eminentia kann flach sein, einer der Zwischenknorrenhöcker kann fehlen, der andere nur als kleine Spitze erhalten sein.

Bisher sind die Eminentia intercondylica und ihre Formvarianten nur vereinzelt (BAUER, JONASCH, BECKER und SCHLÜTER) und mit Bezug auf die enchondralen Dysostosen allein von H. MAU untersucht worden. Die Unterschiede liegen hauptsächlich in der Höhe; so kann das Tuberculum tibiale sowohl höher oder niedriger als das Tuberculum fibulare, aber auch gleich hoch sein. Seltener sind Tuberkulum tertium und quartum. BECKER und SCHLÜTER fanden auch tiefe Einschnitte zwischen den beiden Höckern, statt ihrer ein Plateau, oder aber die Höcker durch eine knöcherne Brücke verbunden. Die Unterentwicklung der Eminentia intercondylica erwähnen sie jedoch nicht. Sie kommt auch nach unseren Feststellungen keineswegs häufig vor; unter 2000 Kniegelenkspaaren sahen wir sie fünfmal, d. h. bei 0,25% und zwar nur doppelseitig. Klinisch und anamnestisch überwogen die Zeichen der A. def.; die Patienten litten unter den typischen arthrotischen Beschwerden mit „Eingerostetsein", Schmerzen nach Belastung und rascher Ermüdung des Beines. Auffällig war, daß es sich in allen diesen Fällen um leichtere Arthrosen handelte, die erst in späteren Lebensjahren Beschwerden verursachen. Fortgeschrittenes Lebensalter und Geringfügigkeit

der A. def. schließen schlechte Gewebsqualität als Ursache allerdings nahezu aus.

Typisch sind dagegen die starken dysostotischen Störungen an Femurcondylen und Schienbeinkopf, tiefe Einmuldungen des Schienbeinkopfes mit völligem Fehlen der Eminentia intercondylica oder nur angedeuteter Anlage, Unterentwicklung eines Femurcondylus oder beider Femurcondylen. Tibia vara mit kompensatorischen Ausgleich durch Verlängerung des medialen Femurcondylus, Dysplasie der Patella und Anteversion des Schienbeinkopfes sind häufig (Abb.102—107). Ob

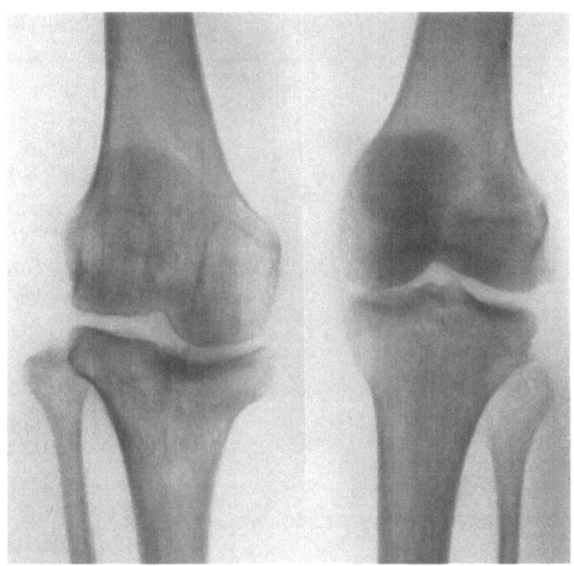

Abb. 102. 27jährige Frau. Schwere Aufbaustörungen des inneren Condylus tibiae und femoris. Unterentwicklung der Eminentia. Arthrotische Beschwerden nach Distorsion

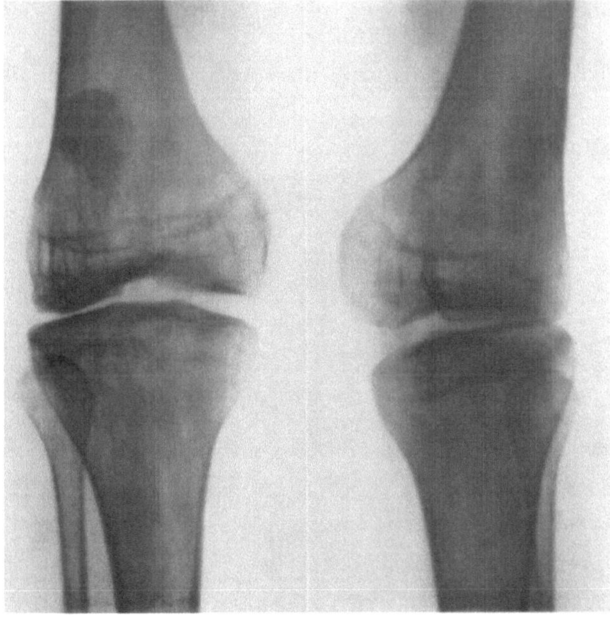

Abb. 103—105. 30jähriger Mann mit erheblichen dyostotischen Störungen an beiden Knie- und Hüftgelenken. Klinisch Kniebeugekontrakturen und konzentrische Bewegungseinschränkung in beiden Hüftgelenken. Gehfähigkeit stark eingeschränkt

die besonders bei O-Beinen häufige Verkleinerung des Kniebasis-Tibiaschaftwinkels ebenfalls eine dysostotische Ursache hat, wagen wir nicht zu entscheiden. Übergänge sind möglich. Manche Aufnahmen dysostotischer Kniegelenke erinnern an

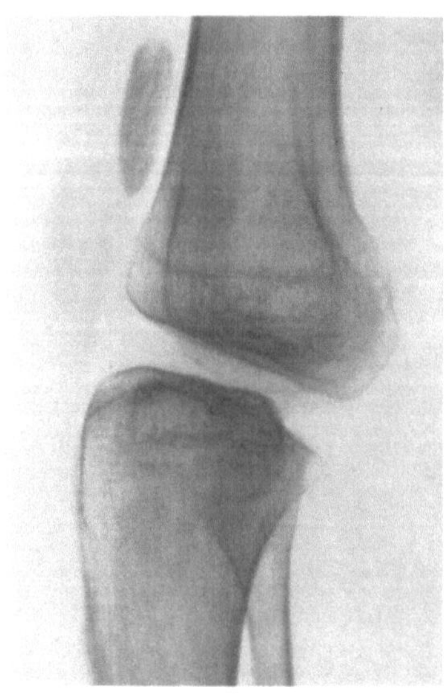

die Gelenkkörperdeformierungen, wie man sie nach langanhaltender Immobilisierung wegen einer Coxitis tbc beobachten kann. Auch H. MAU wies darauf hin.

Wir haben eine ganze Reihe eigener Beobachtungen dieser Art gemacht. Ein nicht gerader kleiner Teil der dysostotischen Veränderungen ist kombiniert mit Manifestationen an anderen Gelenken, in erster Linie mit jugendlichen Osteochondrosen des Hüftkopfes. Tiefe Einmuldungen im Schienbeinkopf haben wir mehrere Male zusammen mit habitueller Patellaluxation am selben Kniegelenk gesehen. Das spräche dafür, daß man eine Reihe von Patellaluxationen in den Kreis der enchondralen Dysostosen einbeziehen sollte, wie es H. MAU bereits getan hat.

Auch bei den dysostotischen Kniegelenken wurde eine wichtige Tatsache bestätigt. Viele Patienten bleiben jahrelang, trotz mißgestalteter Gelenkflächen und schlechter muskulärer Führung des Kniegelenkes mit Wackelknie,

Abb. 104

völlig beschwerdefrei; jüngere dagegen litten oft unter rezidivierenden Beschwerden. Schmerzen und Röntgenbefund divergieren also oft. Trotz erheblicher Inkongruenz der Gelenke, blieb die A. def. bei einem Teil unserer Patienten später aus, während sich bei anderen, jüngeren, oft schon frühzeitig deformierende Veränderungen zeigten.

Röntgenologisch unterscheiden sich diese Arthrosen nicht von denen anderer Ätiologie.

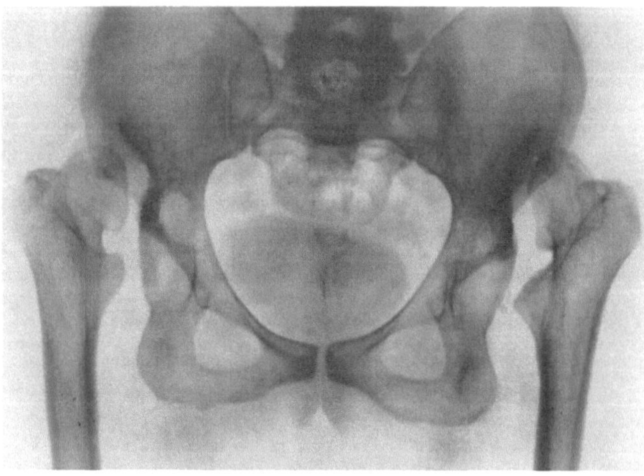

Abb. 105

Auf die Chondrodystrophie gehen wir wegen ihrer Eigenarten besonders ein. Das Kniegelenk des Chondrodystrophen ist im allgemeinen breit und plump, die Epiphysen sind pilzförmig verbreitert, die gelenkfernen Teile geschwungen. Der Gelenkspalt steht meistens nicht gerade. Fast immer wiesen die Gelenke unserer

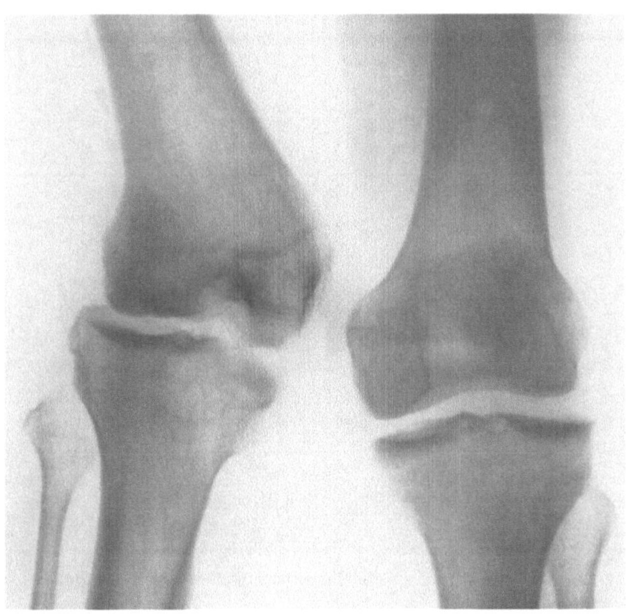

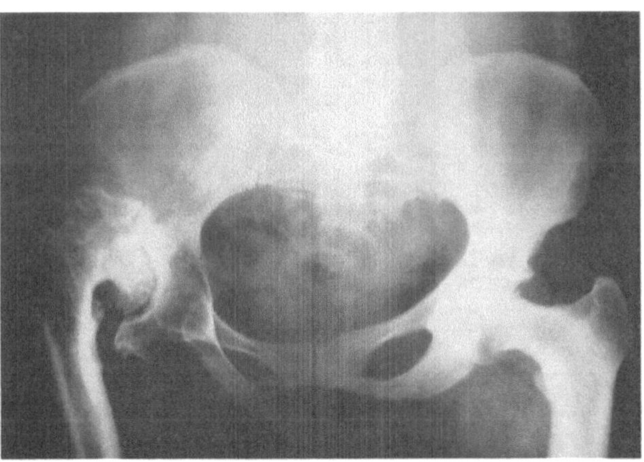

Abb. 106 u. 107. 45jähriger Mann mit erheblichen Veränderungen auf der Basis einer enchondralen Dysostosis am rechten Knie- und Hüftgelenk. Klinisch einseitiges Genu valgum. Versteifung des rechten Hüftgelenks bis auf Wackelbewegungen

Chondrodystrophiker starke, arthrotische Veränderungen auf, die Gelenkkörper waren unregelmäßig entrundet, die Verkalkungslinie am Femur dadurch höckerig begrenzt. Gleichzeitig fanden wir auch Entwicklungsstörungen an der Eminentia intercondylica, wie wir sie schon unter den übrigen enchondralen Dysostosen erwähnten. Die von uns untersuchten Chondrodystrophiker klagten, mit einer

Ausnahme, meist nicht über Gelenkbeschwerden. Die Veränderungen am Kniegelenk stellten wir lediglich bei systematischer Röntgenuntersuchung des Skeletts fest.

Von den Begleitkrankheiten der enchondralen Dysostosen möchten wir die
multiplen, cartilaginären Exostosen und die Osteogenesis imperfecta erwähnen.

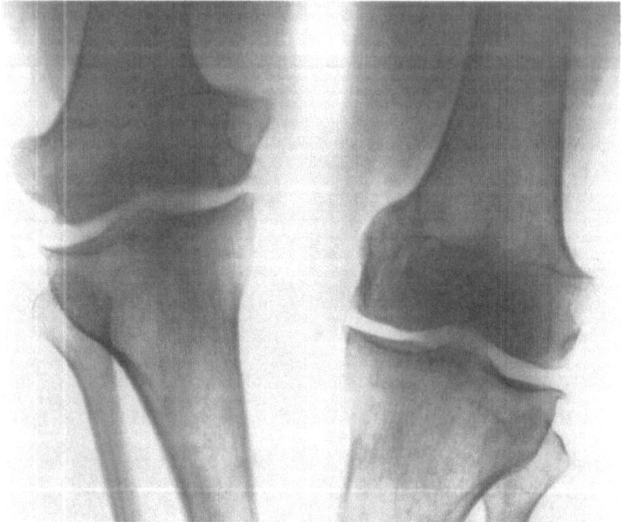

Abb. 108. 45jährige Frau. Typische Chondrodystrophie, keine Beschwerden

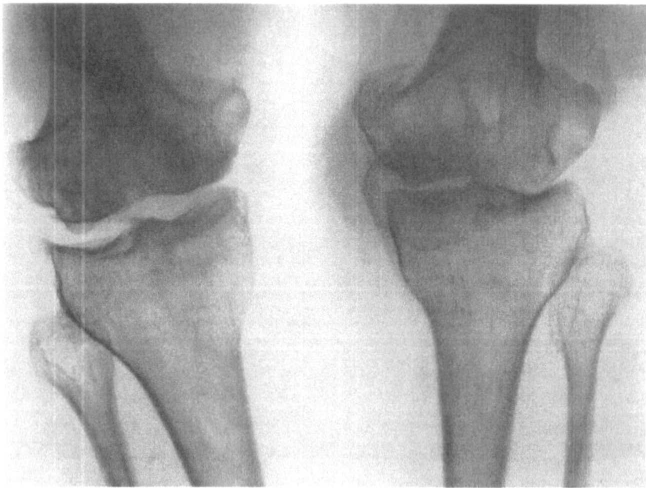

Abb. 109. 38jährige Frau. Ebenfalls typischer Befund. Erhebliche Gelenkbeschwerden (Belastungsschmerz,
Eingerostetsein)

Die cartilaginären Exostosen gehören nicht zu den enchondralen Dysostosen.
STEHR hat 1938 einen Fall von multiplen cartilaginären Exostosen an beiden
Beinen eines 8jährigen ♂ beschrieben; gleichzeitig hatte der Junge eine sekun-
däre, angeborene Klumphand. Soweit nach den Abbildungen erkennbar, sind die
Gelenkkörper der Kniegelenke ohne Formstörungen. Wir selbst haben mehrere

Fälle multipler angeborener cartilaginärer Exostosen, auch unter Familienmitgliedern, gesehen, die z. T. doch mit beträchtlicher Deformierung eines Femurcondylus oder beider Femurcondylen einhergingen. Diese Umformung ist

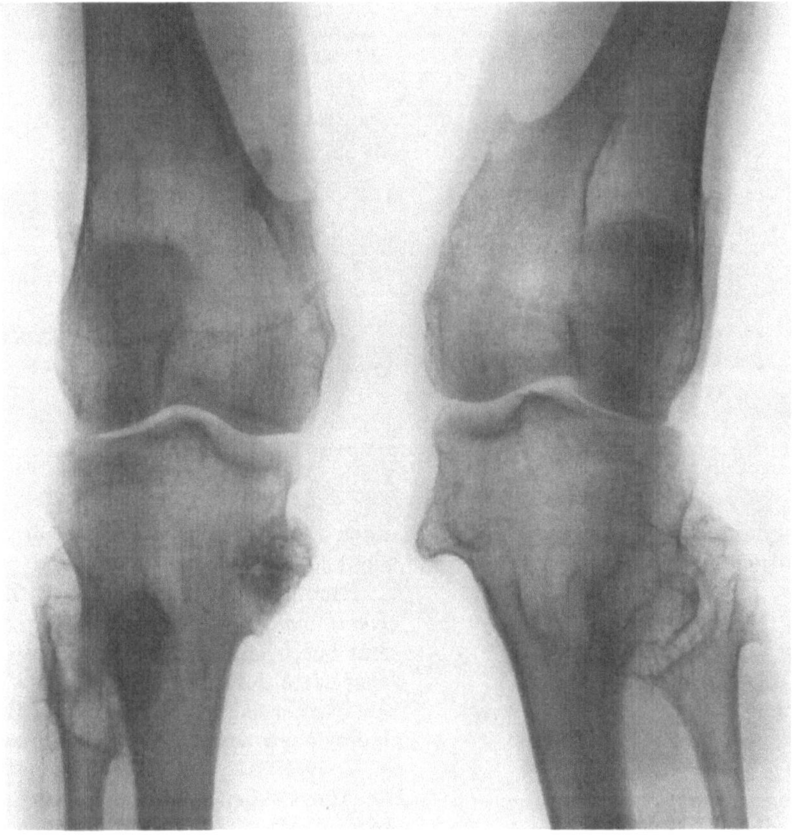

Abb. 110. 57jähriger Mann. Multiple cardilaginäre Exostosen. Genua valga. Arthrotische Beschwerden im linken Kniegelenk

zwar nicht typisch für dysostotische Formveränderungen. Wir halten es doch für naheliegend, sie zusammen mit der Fehlform der Eminentia, auf eine congenitale Entwicklungsstörung zurückzuführen.

H. MAU wies auch auf die Möglichkeit gemeinsamen Auftretens enchondraler Dysostosen und Osteogenesis imperfecta hin. Dazu folgender Fall (s. Abb. 111 u. 112). Die Diagnose ist gesichert. Die Röntgenbilder beider Kniegelenke zeigen eine typische Tibia vara mit kompensatorischer Verlängerung des medialen Condylus femoris.

Rückblickend fassen wir zwar die enchondralen Dysostosen als mögliche Ursache der A. def. des Kniegelenkes auf, wollen aber gleichzeitig darauf hinweisen, daß, wenn keine eindeutigen dysostotischen Zeichen vorliegen auch andere Ursachen, so abgelaufene, unspezifische, chronische Infektarthritiden, u. a. auch alte Tuberkulosen, in Frage kommen. Vielfach scheinen Dysostosen auch nur Störungen im formalen Aufbau zu bedeuten und müssen nicht unbedingt mit einer Qualitätsminderung des Gelenkknorpels verbunden sein. Das

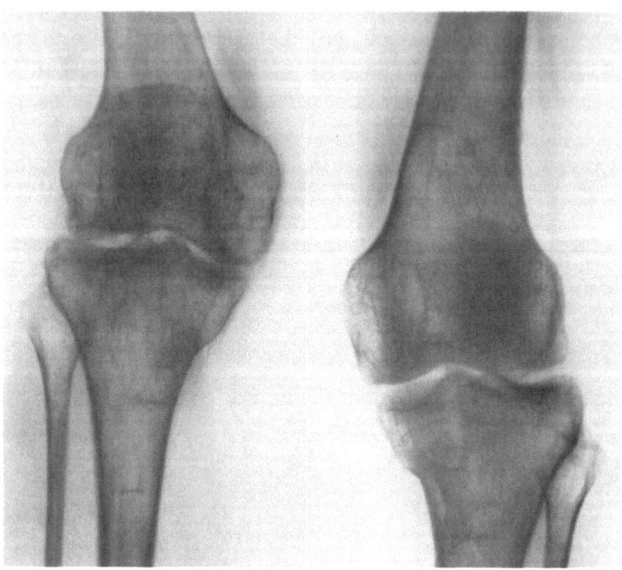

Abb. 111 u. 112. 36jährige Frau mit Osteogenesis imperfecta. Tibiae vara. Diffuse Kniearthrose, besonders rechts mit polygonaler Entrundung der Gelenkkörper und auffallender subpatellarer Arthrose bei Hochstand der Patella

zeigen besonders jene Kniegelenke, die auch in fortgeschrittenem Alter, trotz eindeutiger dysostotischer Zeichen, nur leicht arthrotisch verändert sind.

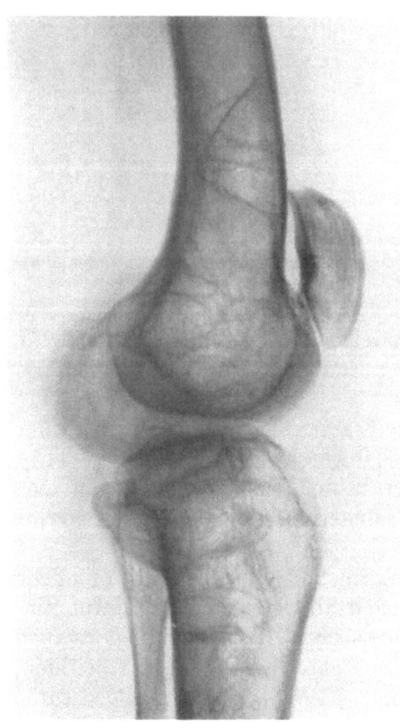

Abb. 112

REICHEL hat die eigentliche *Gelenkchondromatose* erstmalig zusammenfassend beschrieben; sie wird deshalb auch *Reichelsche* Krankheit genannt. Vorher hatten aber schon HUMPHRY und BERRY Operationen wegen Gelenkchondromatosen ausgeführt; BERRY soll einmal 1047 freie Gelenkkörper aus einem Kniegelenk entfernt haben. Die Spätformen der O. d., die zu rezidivierender Neubildung freier Gelenkkörper neigen, sind nach S. WEIL ebenfalls den Gelenkchondromatosen zuzuordnen. Differentialdiagnostisch kann die Abgrenzung in fortgeschrittenen Fällen sehr schwierig sein.

Die Ursache der Gelenkchondromatosen ist noch nicht geklärt. Vorherrschend ist heute die 1907 von LEXER entwickelte Ansicht, es handle sich um Knorpelversprengungen aus der Entwicklungszeit entstanden durch Fehler in der Mesenchymdifferenzierung bei der Gelenkbildung. Unterstützt wird diese Auffassung durch die Beobachtungen von KROH, der bereits bei Embryonen im Gewebe außerhalb des Gelenkknorpels Knorpelinseln nachweisen konnte. Die häufigen

Rezidive nach operativer Entfernung sprechen ebenfalls dafür. Chiari wandte allerdings ein, die vorwiegende Beschränkung auf ein Gelenk sei schlecht mit fehlerhafter Mesenchymdifferenzierung in Einklang zu bringen. Um den Unterschied zu den Corpora libera bei Arthrosis deformans deutlich zu machen, betont Reichel „die Unversehrtheit von Knorpel und Knochen". Er glaubt, die diffusen Einlagerungen in der Synovia griffen etwa 1,2 mm weit auf die knöchernen Gelenkenden über, auf Patella und Semilunarknorpel, etwa so weit wie ein tuberkulöser Pannus reiche.

Meist wird angenommen, die A. def. entstehe infolge der mechanischen Schädigung des Gelenkknorpels durch Corpora libera.

H. Mau weist neuerdings auf Zusammenhänge zwischen Gelenkchondromatose und enchondralen Dysostosen hin. Er meint, bei Erwachsenen mit Gelenkchondromatose und degenerativen Gelenkveränderungen könne man nicht immer die freien Gelenkkörper für die Arthrose verantwortlich machen. Gerade

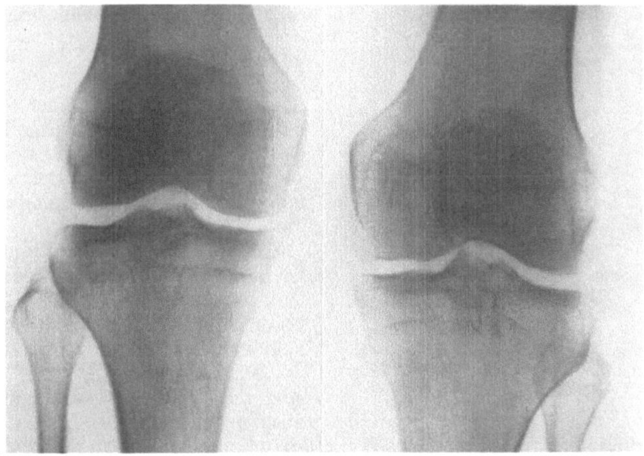

Abb. 113. Leichte überwiegend mediale Kniearthrose nach Gelenkchondromatose mit Neigung zur Neubildung von freien Gelenkkörpern

hartnäckige rezidivierende freie Gelenkkörper ließen an enchondrale Dysostosen denken. Es gibt aber nur wenige Berichte über kombiniertes Vorkommen von Gelenkchondromatose und enchondralen Dysostosen. Golding, Pucky und Marquardt beobachteten die Gelenkchondromatose zusammen mit einer Dysostosis epimetaphysaria, Marquardt unter 29 Fällen fünfmal; Mau sah 2 Fälle von Dysostosia epimetaphysaria mit einem freien Gelenkkörper, möglicherweise auf der Grundlage einer Gelenkchondromatose. Mau empfiehlt bei allen Gelenkchondromatosen nach enchondrale Dysostosen zu fahnden.

Einige unserer eigenen Beobachtungen machen es wahrscheinlich, daß wir es bei der Gelenkchondromatose nicht mit einem einheitlichen Krankheitsbild zu tun haben, sondern in mehrere Gruppen unterscheiden müssen. Dadurch verschieben sich auch die Beziehungen zur A. def. Folgende Fälle zeigen diese Unterschiede am besten:

Fall 1: (M. B.)

29jährige Frau. Sie wurde 1941, im Alter von 10 Jahren, wegen „Knorpelgerinnsel" im linken Kniegelenk operiert und kam 1951 wegen neuerlicher heftiger, aber uncharakteristischer Beschwerden zur Untersuchung.

Klinischer Befund: (9 Jahre nach der Operation) Parapatellare Operationsnarbe an der Außenseite des linken Kniegelenkes, eine weitere, 10 cm lange Narbe in der Kniekehle. Das

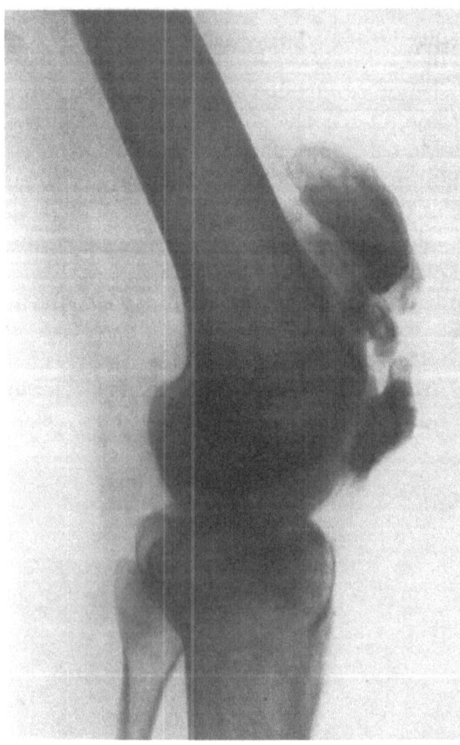

Abb. 114. 56jähriger Mann. Seit 2 Jahren „arthrotische" Beschwerden. Gelenkchondromatose mit sekundärer Arthrosis deformans

Gelenk ist frei beweglich und reizlos. Bei der Bewegungsprüfung hört man starkes Bewegungsreiben.

Die vor der ersten Operation gemachten Aufnahmen zeigten im linken Kniegelenk — im oberen Rezessus und im inneren und äußeren Gelenkspalt — eine Anzahl freier Körper verschiedener Größe. Die Gelenkfläche des inneren Femurcondylus wies bereits kleine Eindellungen auf.

9 Jahre nach der Arthrotomie sieht man im Röntgenbild wieder mehrere kleinere Corpora libera im lateralen Gelenkspalt. Die arthrotischen Veränderungen an den Femurcondylen haben zugenommen; die Condylen sind jetzt leicht entrundet.

Diagnose: Gelenkchondromatose mit sekundärer Arthrosis deformans.

Fall 2:

56jähriger Mann. Leidet seit Jahren unter typischen arthrotischen Beschwerden mit „Eingerostetsein" und Schmerzen beim Treppab- und Bergabwärtsgehen. Einklemmungserscheinungen sind nie aufgetreten.

Klinischer Befund: Pykniker mit leichten Genua vara. Im linken Kniegelenk ist starkes arthrotisches Reiben zu hören, außer leichter Streckhemmung ist kein auffallender Befund zu erheben.

Röntgenbefund (Abb. 114): Rechts sind die Zwischenknorrenhöcker spitz ausgezogen, sonst o. B. Links sind die Femurcondylen geringfügig entrundet. Unterhalb der Femurcondylen und daneben projizieren sich zahlreiche amorphe Verkalkungen, die auf der Seitaufnahme besser dargestellt sind. Sie liegen hier zum Teil im oberen Rezessus, teils am oberen Rand der femoralen Gelenkfläche. Abgesehen von einer unregelmäßigen Begrenzung der Patellarückfläche halten sich die arthro-

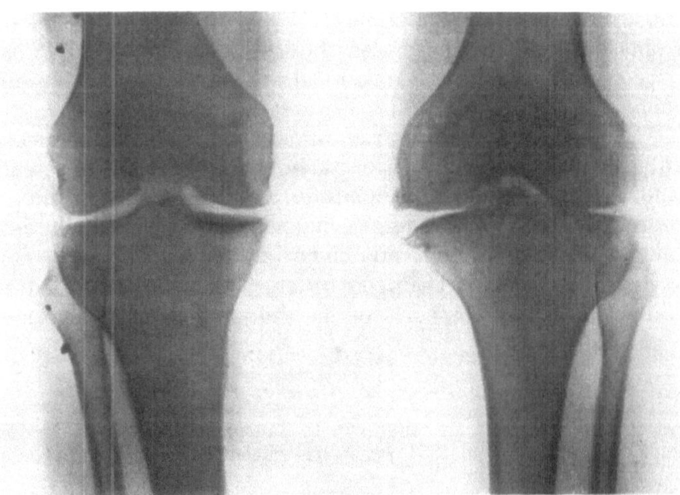

Abb. 115. Einseitige hochgradige Kniearthrose nach Gelenkchondromatose. (s. auch Krankengeschichte Fall 3)

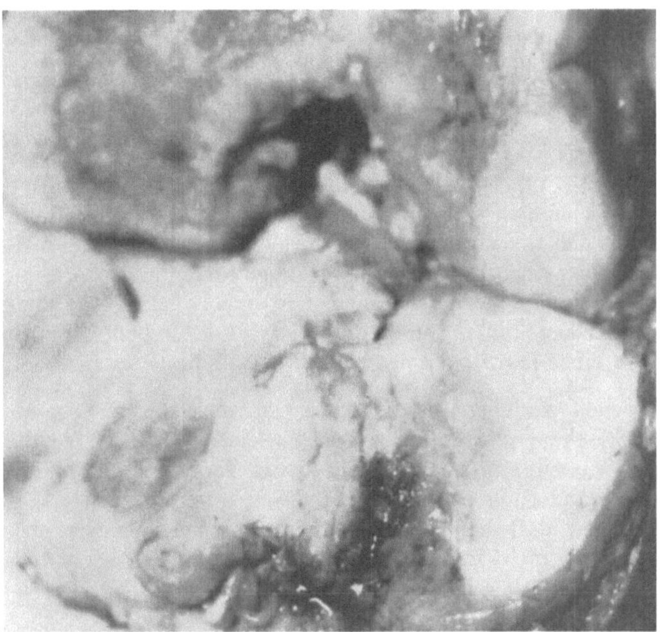

Abb. 116. Operationsfoto zu Abb. 115

tischen Veränderungen aber in Grenzen. An der Wirbelsäule ist der Röntgenbefund vollkommen unauffällig.

Diagnose: Gelenkchondromatose mit Einlagerung plattenartiger Verkalkungen in die Gelenkkapsel und mehreren freien Gelenkkörpern.

Fall 3:

33jähriger Mann. Hat seit mehreren Jahren Schmerzen im linken Kniegelenk, die er auf eine angeblich während des Krieges erlittene Verletzung zurückführt. Später stellt sich heraus, daß diese Angaben nicht stimmen. Bei einer Röntgenaufnahme wurde 1955 eine Gelenkchondromatose festgestellt.

Anläßlich einer gutachtlichen Untersuchung, 2 Jahre später, ergab sich folgender Röntgenbefund:

Röntgenbefund (Abb. 115): Rechts sind die Femurcondylen gleichmäßig entrundet, die Fossa intercondylica ist verhältnismäßig hoch. Verglichen mit dem Befund vor 2 Jahren hat man den Eindruck, daß die Condylen entrundet sind. Das Wadenbeinköpfchen ist auffallend lang. Links sind die Condylen breit, die Fossa intercondylica ist hoch. Medialer Femur- und Tibiacondylus sind stark abgeplattet und unverständlich breit gewulstet, die Spongiosa ist sklerosiert. Der laterale Femurcondylus ist etwas weniger abgeplattet, am stärksten am Übergang zur Fossa intercondylica. Die Gelenkfläche des Schienbeinkopfes ist unregelmäßig konturiert und abgeschrägt, das Wadenbeinköpfchen steht relativ hoch. Vor den Condylus femoris lateralis projizieren sich zwei

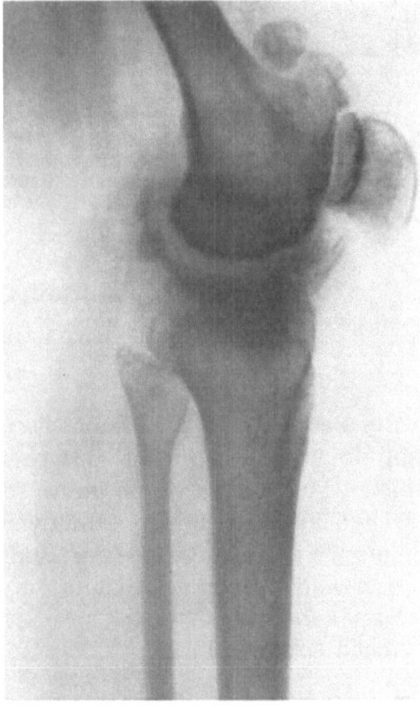

Abb. 117. 56jährige ♀ schwere Arthrosis deformans des Kniegelenkes nach Gelenkchondromatose

kleine, als freie Gelenkkörper zu deutende, isolierte Kalkschatten. — Auf der Seitaufnahme sind die Femurcondylen stark abgeplattet, Patellarückfläche und Gleitlager erheblich verändert. Zwischen lateralem Femurcondylus und Tibiakopf liegen mehrere Corpora libera. Leichte arthrotische Randzacken an beiden 1. Metatarsalköpfchen.

Das Operationsfoto des Kniegelenkes zeigt schwersten Knorpelabschliff, an Femur und Tibia.

Fall 1 dürfte eine klassische Gelenkchondromatose sein. Die ersten Beschwerden sind relativ früh aufgetreten; schon im Alter von 10 Jahren wurden „Knorpelgerinnsel", wahrscheinlich Corpora libera, entfernt. Die Neubildung freier Gelenkkörper und auch die normale Gelenkform machen eine andere Ursache unwahrscheinlich. Die arthrotischen Veränderungen an dem von der Chondromatose betroffenen Gelenk sind wahrscheinlich rein mechanisch entstanden. Darauf lassen die kleinen Defekte in den Femurcondylen schließen, die an einer Stelle genau der Lage einer inzwischen entfernten Gelenkmaus entsprechen.

Fall 2 sprechen wir ebenfalls als echte Gelenkchondromatose an. Klinische und röntgenologische Untersuchung von Wirbelsäule und Extremitäten haben nichts ergeben, was auf eine Dysostose hinweist. Trotz des Alters halten sich die arthrotischen Veränderungen in Grenzen. Die Geringfügigkeit der A. def. mag darauf zurückgehen, daß die großen plattenartigen Verkalkungen in der Gelenkkapsel festsitzen und nicht in den Gelenkspalt geraten. Vergleicht man allerdings Fall 2 mit Fall 3 so ist die relativ leichte A. def. doch auffallend.

In *Fall 3* steht einer relativ kleinen Zahl von Corpora libera, bei einem vergleichsweise sehr jungen Patienten, schwerster Knorpelabschliff gegenüber. Hier ist man geneigt, nicht ausschließlich der mechanischen Wirkung der freien Gelenkkörper die Schuld an dem schweren Knorpelabschliff zu geben. Dies ist offensichtlich vielmehr einer der Fälle (H. Mau), in denen sich die A. def. nicht nur mit mechanischer Einwirkung erklären läßt. Allerdings fanden sich auch hier keine ausgesprochenen dysostotischen Veränderungen. Man sollte allerdings von Gelenkchondromatose auf dysostotischer Grundlage erst dann sprechen, wenn man sichere Anzeichen für eine Dysostose hat.

Wir neigen daher dazu, zwei Formen der Gelenkchondromatose zu unterscheiden:

1. die primäre Form im Sinne Reichels,
2. die Sekundärformen.

IV. Die posttraumatische Arthrosis deformans

(nach intra- und extraartikulären Schäden und Kombination
von beiden)

Die Bezeichnung posttraumatische Arthrose ist ein Sammelbegriff für Folgezustände unterschiedlicher Ursachen aber auch mannigfaltiger Erscheinungsformen. Eine Reihe von Gründen spricht dafür, diesen Sammelbegriff nach den Ursachen zu gliedern. Man kann dem zwar entgegenhalten, daß die A. def. eigentlich immer das Ergebnis einer Reihe von Faktoren ist, doch läßt sich in den meisten Fällen doch zumindest die überwiegende wesentliche Noxe feststellen.

Man kann die den posttraumatischen Arthrosen vorangehenden primären Ursachen einteilen in:

a) intraartikuläre Schäden,
b) extraartikuläre Schäden,
c) Kombinationsschäden.

Zu Gruppe a) gehören Arthrosen nach

1. offenen und geschlossenen Gelenkfrakturen mit und ohne Beteiligung des Meniskus und Bandapparates.
2. Patellafrakturen und isolierten Band- oder Meniskusverletzungen.
3. nach langer Immobilisierung.
4. Dystrophie (s. auch Arthrose des Femoropathellagelenkes nach Sudeck-Syndrom).
5. Posttraumatischen Durchblutungsstörungen (s. auch Ruheschäden).
6. Distorsionen und Kontusionen mit serösem oder sanguinolentem Erguß (eigentliche posttraumatische Arthrose).

Zu Gruppe b) gehören Arthrosen nach

1. Offenen und geschlossenen Femur- und Tibiaschaftfrakturen mit und ohne Achsenänderung verheilt.
2. Von Gelenknähe ausgehenden, meist auf Toxinwirkung beruhenden Infektionen.

In Gruppe a) sind die intraartikulären Frakturen bei weitem am häufigsten. Es folgen die Arthrosen nach Meniskusverletzungen und Patellafrakturen. Eine Reihe zu Gruppe a) gehöriger Arthrosen sind schon in anderen Abschnitten besprochen worden. Auf die Arthrose nach Tibiakopffrakturen gehen wir hier ausführlich ein, weil sie neben den Sprunggelenksbrüchen eine der häufigsten Gelenkfrakturen und das Kniegelenk fast immer mitbeteiligt ist.

In Gruppe b) sind in erster Linie die kniegelenksnahen Ober- und Unterschenkelfrakturen und die Unterschenkelschaftfrakturen am häufigsten.

Bei Gruppe c), den Kombinationsschäden, wirken extra- und intraartikuläre Faktoren zusammen.

Zu a). Die durch intraartikuläre Gelenkschäden, vornehmlich Gelenkfrakturen verursachten Arthrosen, stellen das Gros der posttraumatischen Arthrosen dar. Die Bedeutung der Gelenkfraktur für die Entstehung der A. def. wurde lange Zeit recht unterschiedlich beurteilt. So sagt ZOLLINGER wörtlich:

„Arthritis deformans wird als Spätfolge einer Gelenkfraktur *zuweilen* beobachtet. Nach P. BRUNS soll dies häufiger vorkommen, als man nach den spärlichen, hierüber vorliegenden Mitteilungen annehmen sollte."

MATTI erwähnt die A. def. in seiner Frakturenlehre, meint aber, die posttraumatische Arthritis trete nur bei besonders dazu disponierten Individuen auf. BÖHLER reponiert alle Gelenkfrakturen exakt, um der A. def. vorzubeugen. ZOLLINGER fand in einem Versicherungsbezirk nach Gelenkfrakturen nur verschwindend wenig Arthrosen, von ihm als Arthritiden bezeichnet. Bei von SURY betrug der Prozentsatz ebenfalls nicht mehr als 14%. Heute gilt eigentlich mehr die Auffassung, daß jede Gelenkfraktur eine Arthrosis nach sich ziehen kann.

Die Angaben zur Häufigkeit der Tibiakopffraktur sind, sowohl über ihren Anteil an der Gesamtzahl der Unfallverletzungen als auch an den Unterschenkelfrakturen selbst, sehr unterschiedlich. Nach REHBEIN sind sie an allen Unfallverletzungen jährlich mit 3,3%, nach MIKKELSEN mit 14,5% beteiligt. KOCH, JUNGHANNS, BECKER und TEBBE nennen Werte von 4,6%, 7,1%, 7,5% und 10,8%. Nur 6—7% (BECKER), 8,5% (KUHLMANN) und 12,7% (ANDREESEN) aller Unterschenkelfrakturen sind Brüche des Schienbeinkopfes. Welche Bedeutung die TKF als Gelenkfraktur hat, zeigt ihr Verhältnis zu den Brüchen der Femurcondylen — es beträgt 4:1 (CLARKE) und 9:1 (KOCH). Die Betroffenen sind überwiegend älter als 40 Jahre und stehen zu den Jüngeren im Verhältnis von 3:1. Die Häufigkeit der TKF ist für ANDREESEN ein Zeichen dafür, daß der Schienbeinkopf bei Verkehrsunfällen stärker gefährdet ist als die Oberschenkel-

rolle. Ein langer, schmaler Oberschenkelcondylus wirke dabei wie ein Keil auf
den Tibiakopf ein und spalte ihn.

Die A. def. ist ein vielgesehener, fast regelmäßiger Folgeschaden der TKF.
Nach ENDER wiesen von 122 Verletzten, durchschnittlich 8 Jahre nach dem
Unfall untersucht, 28,68% Arthrosen auf und zwar

schwer	5,7%
mittelschwer	14,3%
leicht	80,0%

Am ehesten seien Arthrosen nach tiefen, unicondylären Impressionsfrakturen
und nach bicondylären, hinteren Abscherungsbrüchen, einhergehend mit Verletzungen der Gelenkflächen und der Menisci, zu erwarten.

Hierzu gibt es nur relativ wenig exakte Angaben, u. a. deshalb, weil die
verschiedenen Frakturarten mit den Behandlungsergebnissen variieren. Sehr
oft findet man auch die Behandlungsergebnisse, in Anlehnung an die Scheibe-
sche Einteilung, nach rein funktionellen Gesichtspunkten bewertet, da die
Schwere der Arthrose nicht immer mit den angegebenen Beschwerden identisch
sei — eine Ansicht, die auch wir teilen. Auf die Statistik mag sich ferner auswirken, daß der Beginn einer A. def. u. U. klinisch und röntgenologisch sehr schwer
erfaßbar ist. PFLANZ sah nach 16 von 30 TKF, das sind also mehr als 50%,
Sekundärarthrosen. LAARMANN fand deformierende Arthrosen bei 20 von 24 Unfallverletzten, deren verletztes Kniegelenk vor dem Unfall noch nicht verändert
war. Bei 36,3% verschlimmerte die Gelenkfraktur die bereits vorhandene Arthrose. LEMBCKE, der seine Behandlungsergebnisse ebenfalls vorwiegend nach der
Funktion wertet, berichtet über 84% Arthrosen nach operativer und 86% nach
konservativer Behandlung der TKF. Für ihn ist allerdings nicht die Sekundärarthrose das Hauptproblem sondern das Wackelknie. KUHLMANN bezeichnet
66% seiner Behandlungsergebnisse als „gut", 34% als „befriedigend" bis
„schlecht". WITTER hebt hervor, auch bei schlechter anatomischer Heilung
könne das funktionelle Behandlungsergebnis gut sein, beziffert aber die Sekundärarthrosen nach operativer Behandlung um $^2/_3$ höher als nach konservativer.

Man hat die Ursachen dieser posttraumatischen Arthrose verschieden gedeutet. HÄBLER und JUNGHANNS verweisen auf die oft erhebliche Diskrepanz
zwischen Beschwerden und Ausmaß der arthrotischen Veränderungen; viele
Arthrosen verursachten überhaupt keine Beschwerden. Das lasse auf einen eher
raparativen als degenerativen Charakter der Arthrose nach TKF schließen. Oftmals bleiben sie stationär. ANDREESEN stellte aber auch nach weit zurückliegenden Frakturen Verschlimmerungen fest, die dem Verletzten die alte Fraktur
erst wieder in Erinnerung brachten. ANDREESEN meint, die Arthrose hänge auch
von der Konstitution ab; man müsse sie als eine Parallelerkrankung ansehen
(JÜNGLING). Weitere Ursachen sind vorzeitige Wiederbelastung und Bänderlockerung. Über die Rolle der Meniskusschäden sind die Ansichten noch geteilt.
SALEM mißt ihnen gar keine, ANDREESEN hingegen große Bedeutung zu. KAPPIS
fand Meniskusverletzungen bei 10%, BECKER bei 20% sämtlicher TKF. HOF-
MANN macht Meniskusschäden für 75% jeglicher Spätschäden verantwortlich;
STRUMPFEGGER fand die Meniskusreste mit der Bruchstelle verbacken, die
Gelenkinnenhaut entzündlich gereizt. MATZEN hat nie Beschwerden beobachtet,
die für eine eindeutige Verletzung des Meniskus sprachen.

Wir selbst haben 108 TKF untersucht. Da es sich dabei fast ausschließlich
um Gutachten handelt, stellen diese Fälle sozusagen eine negative Auslese dar,
zumal die Angaben der Verletzten mit einer gewissen Reserve zu bewerten sind.
Wir haben die Patienten daher auch nicht vorwiegend auf das klinische, sondern,
im Hinblick auf die Sekundärarthrose, hauptsächlich auf das röntgenologische

Behandlungsergebnis untersucht. Das ist unseres Erachtens deshalb berechtigt, weil bei einer A. def. jederzeit durch einen Reizzustand Beschwerden einsetzen können, selbst wenn der Patient jahrelang beschwerdefrei war. Dieser Aspekt schränkt die Feststellung vieler Autoren, daß trotz erheblicher, degenerativer Gelenkveränderungen Schmerzen oft ausbleiben, doch stark ein. Dem Gutachter erwachsen hieraus freilich Schwierigkeiten.

Da unsere Fälle also eine negative Auslese sind, können wir natürlich nichts über die absolute Häufigkeit der Arthrosen nach Schienbeinkopffraktur sagen. Wir halten sie allerdings für beträchtlich. Informatorische Überprüfung einer solchen Serie ergibt im röntgenologischen Erscheinungsbild dieser Arthrosen eine gewisse Vielfalt. Hier könnte eine genaue Analyse evtl. zur Klärung der Ursachen beitragen.

Wir haben uns vornehmlich nach folgenden Fragen orientiert:

1. Wann ist mit einer Arthrosis deformans zu rechnen? Läßt sich nach dem Röntgenbild, unter Umständen durch Vergleich mit der unverletzten Seite, sagen, ob die Konstitution oder die Gelenkverletzung die Ursache ist?

2. Welche Gelenkanteile werden von der Arthrose befallen, wie oft und innerhalb welcher Zeit nach Verletzung?

3. Kann man die Arthrose wirklich als reparativ bezeichnen und wie stark ist ihre Neigung zur Progredienz?

4. Läßt sich daraus ableiten, wie die Arthrosis deformans verhütet werden kann?

Sämtliche 108 Untersuchten hatten eine posttraumatische Arthrose. Davon waren, auch in den Spätfällen (d. h. Fraktur länger als 10 Jahre zurückliegend), 48 = 44,5% Arthrosen *umschrieben*, d. h. auf die tibiale Gelenkfläche beschränkt,

60 = 55,5% Arthrosen *diffus*, d. h. Tibia und Femur arthrotisch verändert.

Zu 1. Auch im Zusammenhang mit überwiegend traumatisch bedingten Gelenkleiden, also hauptsächlich nach Gelenkfrakturen, wird immer wieder auf die Rolle der „Konstitution" hingewiesen und diese sogar als „Zweitkrankheit" bezeichnet (JÜNGLING). Das heißt u. E. aber doch wohl die Konstitution überschätzen und die Bedeutung der Gelenkverletzung weitgehend verkennen. Alle unsere Patienten, sowohl die über 40 Jahren als auch die jüngeren, weisen bei der Nachuntersuchung Zeichen für eine Sekundärarthrose, zweifellos als Folge der Fraktur auf. Bei der Mehrzahl von ihnen war die unverletzte Seite gar nicht oder nur geringfügig arthrotisch verändert. Wenn also auf der Gegenseite schon eine Arthrose nachweisbar ist, müßte man die Arthrose des verletzten Gelenkes als unter Mitwirkung der Konstitution entstanden auffassen. Dann müßte diese Arthrose auch, nachdem zwei Faktoren, „schlechte Konstitution" und „Gelenkverletzung" zusammenkommen, verhältnismäßig schwer sein. Das trifft auf unsere Patienten aber nicht zu.

Auch bei den Älteren mit A. def. am unverletzten Gelenk, war die posttraumatische Arthrose am anderen vielfach nur unbedeutend. Wir sind daher überzeugt, daß die posttraumatische, d. h. nach Fraktur des Schienbeinkopfes auftretende A. def. in erster Linie Folge der Verletzung, in zweiter Linie damit verbundener anderer Faktoren, nennen wir sie „*Zweitfaktoren*" (z. B. Sudeck) ist und erst ganz zuletzt „arthritische Disposition" hinzukommt.

Zu 2. Die Mehrzahl der Frakturen waren Spaltbrüche (des lateralen Condylus). Von einigen „Komplikationen" abgesehen, blieben diese Arthrosen auf den lateralen Teil des Kniegelenkes begrenzt oder griffen erst im Laufe der Zeit auf den korrespondierenden Gelenkabschnitt des Oberschenkels über. Da nur ein Teil der Patienten unter regelmäßiger Röntgenkontrolle bleibt und zudem (das zeigen die Statistiken ebenfalls) manche Gutachter später nur noch den klinischen Befund auswerten, beobachtet man das Übergreifen der Arthrose vom Schienbeinkopf auf das Femur nur vereinzelt. Wir haben dafür einen Zeitraum von 1 bis 2 Jahren errechnet. Das Übergreifen der Arthrose auf das Femur bedeutet aber nicht ständige Progredienz. Die „Komplikationen", d. h. weitere, die Arthrose begünstigende Faktoren, besprechen wir an anderer Stelle.

Zu 3. Die Auffassung HÄBLERS, JUNGHANNS und MATZENS vom überwiegend reparativen Charakter der A. def. nach TKF hat nach unseren Beobachtungen einiges für sich. Zahlreiche posttraumatische Arthrosen beschränken sich nämlich, auch im Spätfall, ziemlich auf den Bruchabschnitt. Die reparative Natur zeigt sich hier vor allem an der zunehmenden subchondralen Sklerosierung — besonders im Bereich der Frakturlinie —, die während der Bruchheilung beginnt. Die für

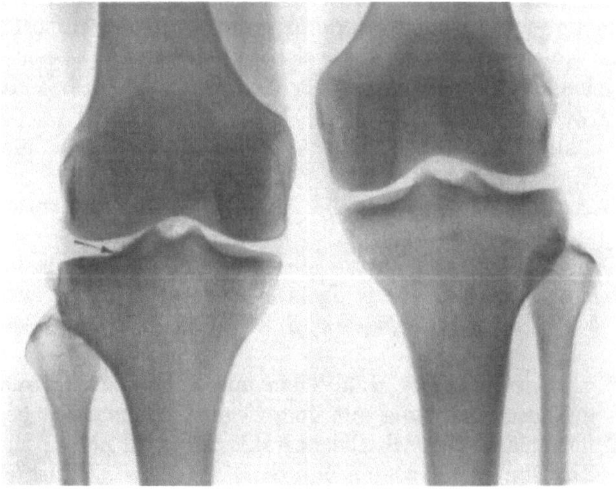

Abb. 118. Jetzt 19jähriges Mädchen. Verheilter Schienbeinkopfbruch rechts. Röntgenbild nach Entfernung der Schraube. Weitere Erklärung im Text

die Arthrose eigentlich oft charakteristischen arthrotischen Randzacken fehlen dagegen. Der reparative Charakter dieser Arthrose kann sich lange erhalten, sofern die A. def. nicht auf das Femur übergreift, was allerdings oft geschieht. Ein Teil der Arthrosen schreitet weiter fort; das sind die von uns als „totale Arthrosen" bezeichneten Formen. Unser Auswertungsergebnis läßt also erkennen, daß die Arthrose nach Schienbeinkopfbruch überwiegend reparativen Charakters ist, aber (JUNGHANNS, HÄBLER) doch im Laufe der Zeit, wenn auch spät, fortschreiten kann (ANDREESEN). MATZEN hat unlängst ähnliche Gedankengänge geäußert.

Zu 4. Von welchen Umständen hängt nun der Charakter der Arthrose ab? BÖHLER vertritt die Auffassung, exakte Reposition und Wiederherstellung der Gelenkfläche banne die Gefahr einer späteren Arthrosis deformans am ehesten. Die A. def. werde umso stärker, je mehr die Gelenkfläche zerstört und verschoben sei. Unsere Röntgenaufnahmen von jenen Fällen, die operativ behandelt wurden und in denen ideale Adaptation erreicht werden konnte, zeigen deutliche, vom Bruchbereich ausgehende, arthrotische Veränderungen. Bei einem 16jährigen Mädchen (Unfall 1956) entwickelten sie sich schon 1 Jahr nach der Operation, um dann, bis zur Nachuntersuchung 3 Jahre nach dem Unfall, deutlich zuzunehmen. Die Patientin hat aber keine Beschwerden.

Umgekehrt halten sich, selbst bei großen Stufen in der Gelenkfläche, also erheblicher Störung der Kongruenz des Kniegelenkes, die Veränderungen häufig in Grenzen. Das Ausmaß der Arthrose entspricht nicht immer der starken Zerstörung der Gelenkflächen.

Gerade dieses Mißverhältnis — Inkongruenz der Gelenkfläche: Schwere der Arthrose — macht die Mitwirkung eines weiteren Umstandes („Komplikation") wahrscheinlich. Ewald glaubt, die femorale Gelenkfläche werde durch ständige

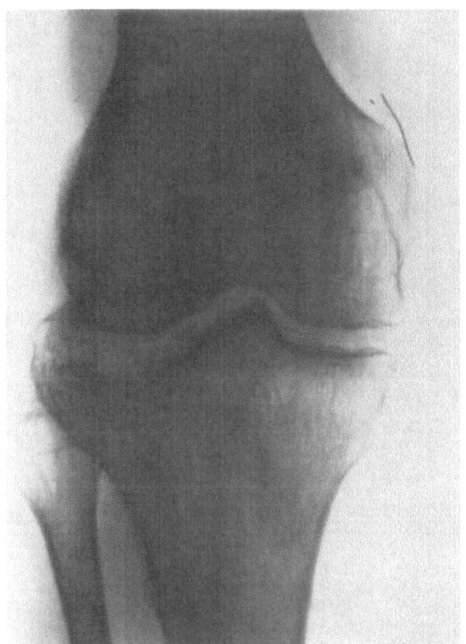

Abb. 119. 59jährige Frau. 1950 Tibiakopfbruch; trotz erheblicher Inkongruenz keine Zunahme der Arthrose, metatraumatische Meniskusverkalkung. Befriedigende Funktion

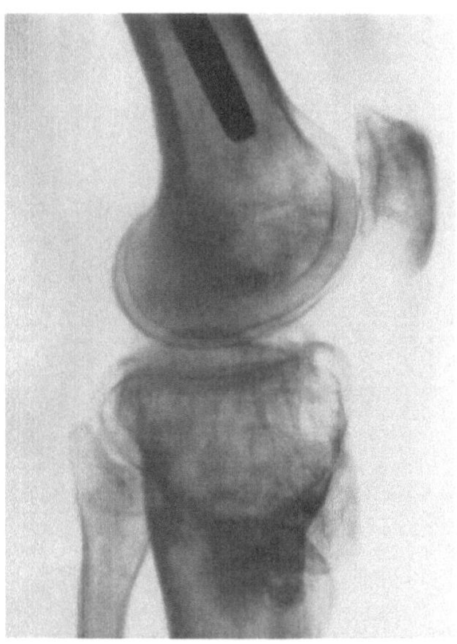

Abb. 120. 40jähriger Mann. Oberschenkel und Tibiakopffraktur vor 2 Jahren. Klinisch und röntgenologisch subpatellare Arthrose nach Sudecksyndrom

Reibung im arthrotisch veränderten Schienbeinkopf schließlich ebenfalls arthrotisch verändert. Das trifft aber nicht für alle Fälle und für einen Teil auch nur in beschränktem Maße zu. Bei einem, unseres Erachtens kleineren Teil trübt eine Sudecksche Dystrophie die Prognose. Sie ist auch später noch meist an einer hypertrophischen Atrophie zu erkennen. In derartigen Fällen entwickelt sich die Arthrose, bevorzugt an der Patellarückfläche, verhältnismäßig schnell, oft schon nach einem Jahr. Unter unseren Fällen machte die „Komplikation" Sudeck-Syndrom etwa 15% aus.

Für weitaus wichtiger halten wir dagegen die begleitende Meniskusverletzung. Oft werden die Symptome der frischen Meniskusverletzung durch das schwere Kniegelenkstrauma überdeckt und sicher auch im Spätstadium verkannt. Wenn keine klinischen Symptome bestehen, läßt sich die Meniskusverletzung nicht diagnostizieren. Hinzukommen mag, daß die erhaltenen, bei der TKF nicht verletzten Menisci, hauptsächlich der laterale, mit dem Schienbeinkopf verbacken, daher nicht mobil sind und gerade deshalb allmählich zermürbt werden. Zu dieser Auffassung sind wir gekommen, weil uns ein Teil unserer Fälle totaler, diffuser Arthrosen an diejenigen erinnert, die wir nach Totalexstirpation des Meniskus sahen und im entsprechenden Abschnitt ausführlich besprechen. Sie

erinnern uns auch an die schweren Formen nach Genu valgum. Wir sagen in
jenem Zusammenhang (s. Arthrose nach Genu valgum), daß sich diese Arthrosen
nicht allein durch die Valgität erklären ließen, sondern noch eine zusätzliche Noxe

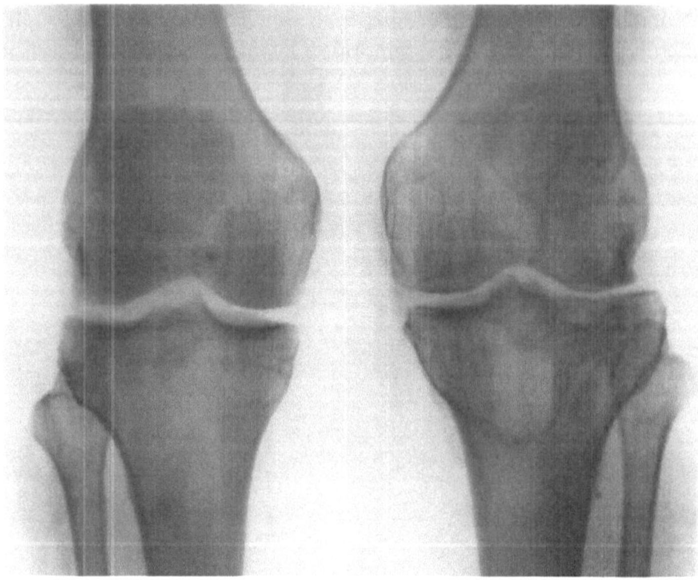

Abb. 121. 60jähriger Mann. Tibiakopfbruch rechts außen. Kontrolle nach 6 Jahren zeigt keine fortschreitende
Arthrose. Überwiegend reparativer Charakter

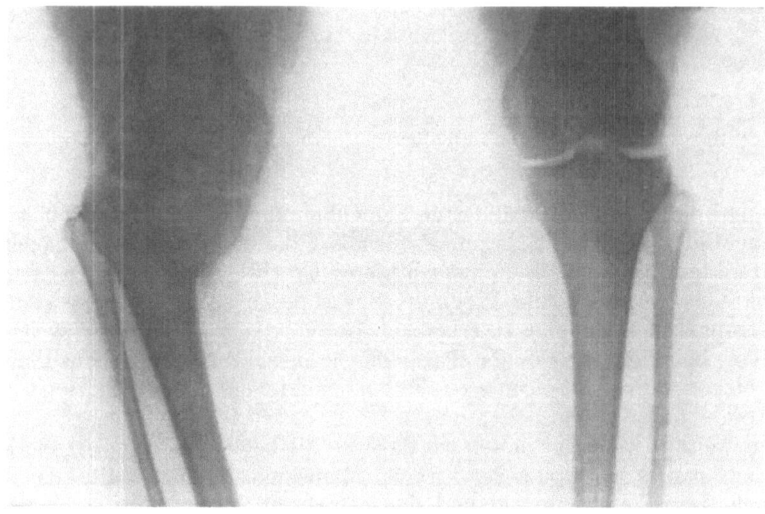

Abb. 122. 58jährige adipöse Frau. Knienahe Tibiakopffraktur mit starker Achsenknickung, hochgradiges O-Bein.
Funktionell schlechtes Ergebnis

hinzukommen müsse; wahrscheinlich sei diese eine Meniskopathie. Bei den
Arthrosen nach TKF, die nach unserer Vermutung durch zusätzliche Verletzung
des lateralen Meniskus mit nachfolgender Meniskopathie verschlimmert werden,
beobachteten wir im Verlauf von 1—2 Jahren allmählich einsetzende, gleich-

mäßige Entrundung des lateralen Femurcondylus und, damit verbunden, die Erniedrigung des Gelenkspaltes. Vereinzelt überwog die Entrundung. Die Erniedrigung der Gelenkspalte blieb aber unwesentlich. Der Anteil dieser Arthrosen, bei denen eine zusätzliche Verschlimmerung durch die Zermürbung des Meniskus anzunehmen ist, betrug 50% (aller Arthrosen), in der Gruppe b) allein 27,7%.

Über Infektionen als zusätzliche, die Prognose beeinflussende Noxe können wir nicht ausführlich berichten. Zwei Kniegelenke, das sind ungefähr 2%, waren durch eine Empyem versteift.

Schließlich sind noch die Achsenknickungen nach TKF zu erwähnen. SALEM und WURNING erblicken in der Achsenknickung in der Frontalebene die Hauptursache der Spätschädigung. Gelenkstufen hätten nur dann Bedeutung, wenn sie eine Achsenknickung bedingten. Wir können zu diesen Angaben nicht Stellung

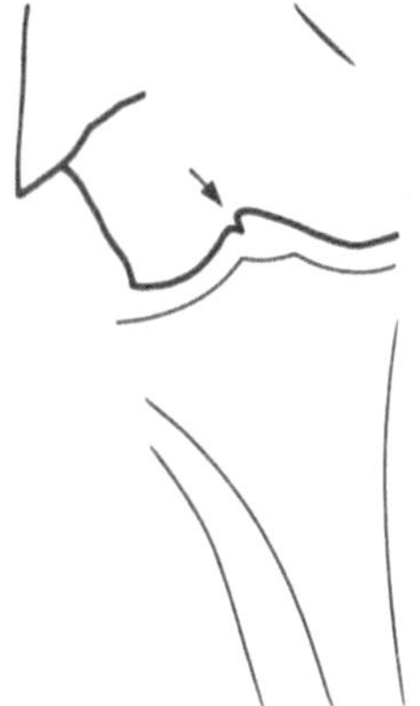

Abb. 123. 57jähriger Mann. Alte transcondyläre Fraktur, 2 Jahre nach Unfall, leichte Arthrose im Gleitlager. Schematische Darstellung eines kleinen Binnenwulstes

→

Abb. 124. 56jähriger Mann. Percondyläre Fraktur, mittelschwere Arthrosis deformans, 6 Jahre nach Unfall, leidliche Funktion

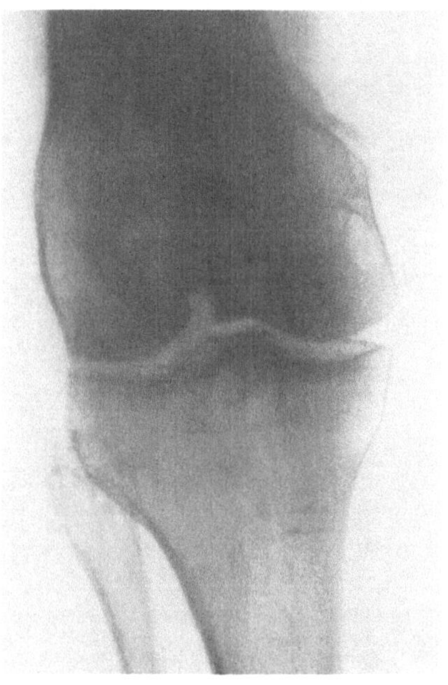

nehmen, weil wir die Achsenknickung nur bei 3% sahen. Sie war zudem immer mit einer Gelenkstufe verbunden; dadurch wird aber eine weitere Differenzierung der praearthrotischen Ursachen erschwert (Abb. 122). Unsere Beobachtungen zeigen:

1. Jeder Verletzung des Gelenkknorpels durch eine Fraktur folgt eine A. def. (s. auch WELLER). Daß sie überwiegend reparatorischen Charakters sein kann, ändert nichts an der Tatsache, daß es in pathologisch anatomischen Sinne eine Arthrose ist.

2. Ideale Adaptation, durch die die Kongruenz der Gelenkflächen wiederhergestellt wird, bannt die Gefahr einer späteren Arthrose nicht gänzlich, hilft aber schwere Formen zu verhüten.

3. Die A. def. nach Schienbeinkopfbrüchen ist in erster Linie Folge der Gelenkverletzung, nicht aber der Konstitution.

4. Die Arthrose nach Schienbeinkopffraktur kann neben der eigentlichen Verletzung der Gelenkfläche durch eine Reihe zusätzlicher Faktoren, wie Meniskus-

verletzungen, Sudeck-Syndrom und Wackelknie beeinflußt werden. Es ist
unter Umständen allerdings sehr schwer diese Begleitfaktoren, das Sudeck-
syndrom ausgenommen, nur aus dem Röntgenbild zu diagnostizieren.
5. Die Prognose kann für den Einzelfall nie mit Sicherheit gestellt werden,
weil neben den schon erwähnten Faktoren auch die individuellen Belastungsverhältnisse eine Rolle spielen.

Brüche der *Oberschenkelrolle* sind weitaus seltener als Schienbeinkopfbrüche.
Das Verhältnis beträgt nach CLARKE 1:4, nach KOCH 1:9. Beide unterscheiden
sich sowohl im Entstehungsmechanismus als auch in den Folgezuständen wesentlich voneinander. Während man die Tibiakopffraktur als Prototyp der Gelenkfraktur bezeichnen kann, handelt es sich beim Bruch der Oberschenkelrolle
entweder um eine Auseinan-
dersprengung der Condylen
oder aber um eine Abtren-
nung durch Abscherung und
Verschiebung eines Condylus
in Längsrichtung. Die Bruchlinie geht durch die Fossa intercondylica. Abgesehen vom
Patellagleitlager wird keine
Gelenkfläche direkt verletzt.
So bleibt auch die Kongruenz
der Gelenkkörper oft unge-
stört. Die Menisci schließlich werden ebenfalls nicht
verletzt. Zurückbleibende Ge-
websrelikte (HACKENBROCH)
können daher keine Reizzustände herbeiführen und so
den Ablauf einer posttraumatischen Arthrosis def. beschleu-
nigen. Im allgemeinen braucht
die A. def. nach Brüchen der
Oberschenkelrolle längere Zeit
zur Entstehung als nach
Schienbeinkopffrakturen. Wegen der Lokalisation der
Bruchlinie beginnt sie vermutlich im subpatellaren Bereich.

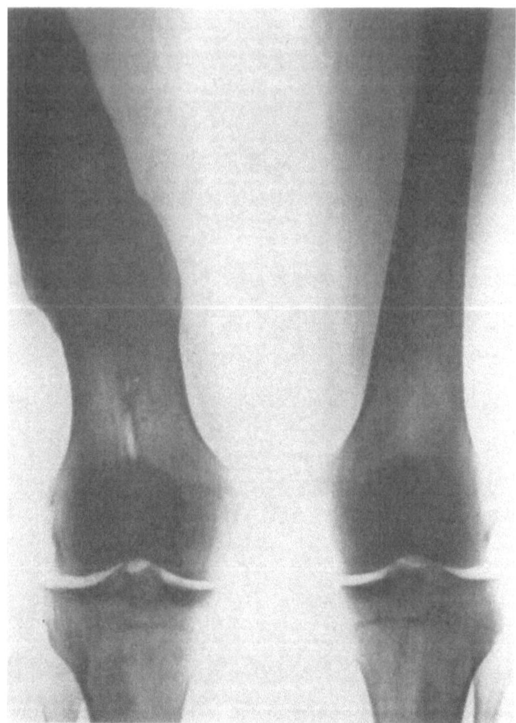

Abb. 125. 62jährige Frau. Oberschenkelfraktur rechts. Achsengerecht verheilt. 10 Jahre nach Unfall leichte Arthrosis deformans

Jedenfalls sieht man nach
Bruch der Oberschenkelrolle oft starke Arthrosen im Patellagleitlager und
arthrotische Binnenwülste in der Fossa intercondylica, am Übergang der Fossa
in den medialen oder lateralen Condylus, meist am Ausgang der Bruchlinie.

Die posttraumatische Arthrosis deformans (im engerem Sinne)

Es galt schon immer als fraglich, ob Arthrosen über nichtknöcherne Ver-
letzungen (Distorsionen, Kontusionen und Gelenkergüsse) entstehen können.
Besonders skeptisch war in dieser Beziehung ZOLLINGER. Er räumte jedoch ein,
Schrumpfung der Gelenkkapsel nach Distorsionen und intraartikuläre Blutungen
verursachten hin und wieder — wenn auch selten — eine „Arthritis traumatica".
Eine Arthritis deformans sei das aber nicht.

In der neueren anglo-amerikanischen Literatur haben sich DURMAN, BOSWORTH, PLUNKETT und HAYDON, LUCK, HOLLÄNDER und LIGHTBOY mit der traumatischen Arthritis auseinandergesetzt. BOSWORTH sagt dazu:

"There is no room, nor is there any reason for such a loose diagnosis ... this diagnosis is vague and thoroughly unscientific."

HOLLÄNDER schlägt vor, diese Diagnose ganz abzuschaffen oder aber, wenn notwendig, auf jene Gelenkveränderungen zu beschränken, die durch akute Traumen hervorgerufen werden. Das Trauma müsse aber für eine akute Synovitis schwer genug gewesen sein. GRÜNER hat nach vielen Distorsionen (exakte Zahlen nennt er nicht) nicht eine einzige posttraumatische Arthrose beobachtet. Auch

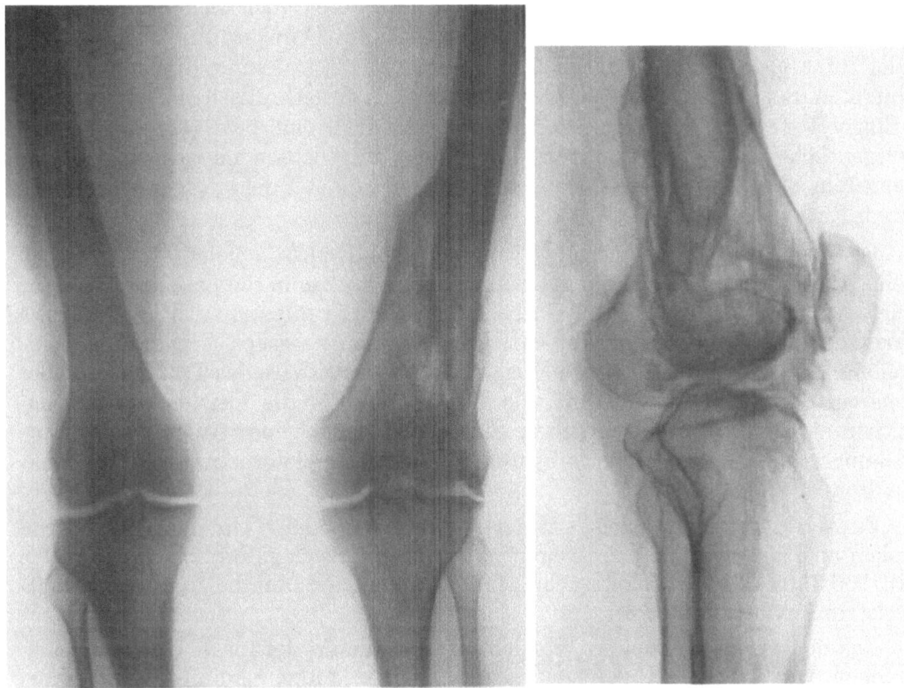

Abb. 126a u. b. 48jähriger Mann. Schwere Kniearthrose nach Oberschenkelfraktur mit Gelenkbeteilung. Nur noch schmerzhafte Wackelbeweglichkeit

GARDEMIN bezweifelt, daß „die A. def. nach Unfall in dem Ausmaß und Umfang vorkommt, wie es noch allgemein angenommen wird". Er schließt bei allen Veränderungen, die nicht im Gelenkinnenraum auftreten, unfallbedingte Entstehung aus. WITT stellt fest, die posttraumatische Arthritis könne jedes Gelenk befallen, dessen Synovialis bei einem schweren Trauma mitgelitten habe; solche Fälle seien differentialdiagnostisch zwar selten, müßten aber doch beachtet werden. HACKENBROCH verweist auf die Beziehungen zwischen Trauma und Reizung der sympathischen Nervenendigungen in der Gelenkkapsel und auf die Beziehungen zur Sudeckschen Atrophie. Er mißt auch dem Zustand nach nicht abgeheiltem Sudeck echte praearthrotische Bedeutung zu. Die posttraumatische Arthrose sei eine besondere Form, weil sie therapeutisch gut anspreche, besonders auf operative Behandlung.

In der Besprechung der A. def. beim Übergewichtigen sind wir schon auf die Bedeutung des Traumas für die „Auslösung" arthrotischer Beschwerden eingegangen. Beim Jugendlichen haben wir keine echten posttraumatischen Arthrosen festgestellt. Ob man die bei Leistungssportlern häufigen arthrotischen Knie- und Sprunggelenksveränderungen als Ausheilungsvorgang oder als Sportschaden ansprechen soll, ist sicher eine Frage der Auffassung, die hier nicht weiter zur Debatte stehen soll. Diese Arthrosen sind ja niemals Folge eines einzigen Traumas sondern, das ist unbestritten, chronischer Traumatisierung.

Die Zahl derer, die bei Konsultation des Arztes alte oder noch nicht lange zurückliegende Traumen als Ursache der Beschwerden bezeichnen, ist beachtlich groß — von unseren Patienten sind es etwa 30%. Ca. 20% der Untersuchten erinnerte sich noch an Einzelheiten, an die Dauer der Beschwerden und daran, ob ein Gelenkerguß vorgelegen hatte oder nicht. Bei einem großen Teil hatten die Beschwerden sofort nach dem Unfall eingesetzt, waren aber wieder abgeklungen und traten ohne besondere Ursache wieder auf. Im Durchschnitt lagen die Unfälle 7 Jahre, maximal 20 Jahre zurück. Ungefähr 20% kamen direkt nach dem Unfall in Behandlung. Alle nannten die typischen arthrotischen Beschwerden, „Eingerostetsein", Schmerzen nach längerer Anstrengung, besonders abends und gelegentliche Gelenkschwellungen. Wir haben die posttraumatische A. def. im „engerem Sinne" nur selten beobachtet (abgesehen von der nach posttraumatischen Entkalkungen).

Distorsionen, Kontusionen und sanguinolente Ergüsse spielen also sicherlich keine überragende Rolle, die posttraumatische Arthrose in diesem engerem Sinne dürfte nicht zu häufig sein. Der Gutachter muß aber prüfen, ob das Trauma etwa eine Synovitis zur Folge gehabt hat. Der Zeitraum zwischen Trauma und Entstehung der A. def. dürfte einige Monate betragen. Schwere des Traumas und der consecutiven Synovitis sind mit von Bedeutung. Für die meisten posttraumatischen Arthrosen im eigentlichen Sinne sind jedoch posttraumatische Entkalkungen (s. hierzu „Die subpatellare Arthrosis deformans nach Sudecksyndrom").

Zu b). Arthrosen nach extraartikulären Schäden. Unterschenkelbrüche stehen an Zahl unter den Frakturen mit an erster Stelle. Böhler hat von 1926 bis 1950 3308 Unterschenkelbrüche behandelt; das sind, auf die Zahl der Gesamtverletzungen bezogen 0,73%.

Aus den meisten Arbeiten geht hervor, daß die A. def. nach Unterschenkelbrüchen von etlichen Umständen abhängt. Rohleder erwähnt sie in einem Bericht über die Schadensfälle einer Berufsgenossenschaft (1953) nur kurz, da seine Untersuchungen sich im wesentlichen auf andere Gesichtspunkte erstrecken. Ihr Anteil betrug mit allen Schweregraden nach unkomplizierten (geschlossenen) Brüchen 25,6%, nach komplizierten (offenen) 41%. Wieviel davon Knie- und wieviel Sprunggelenksarthrosen sind, bleibt ungesagt. Böhler und Mitarbeiter gehen dagegen bei der Auswertung ihrer Behandlungsergebnisse auch ausführlich auf die posttraumatische Arthrose und ihre Ursache ein. Sie differenzieren sehr genau nach Art der Fraktur und Frakturmechanismus. Ender, Krotschek und Jahna stellten nach geschlossenen Unterschenkelfrakturen zahlreiche Sprunggelenksarthrosen (20,52%) fest, während die Kniegelenksarthrose eine Ausnahme blieb (0,7%). In Achsenknickung, Schwere des Traumas und langer Distraktion erblicken sie die Ursache der Arthrose. Der Sitz der Achsenknickung entscheide darüber, ob Knie- oder Sprunggelenk befallen würden. Nach Behandlung nur mit Gipsverband war die Arthrose seltener; allerdings waren diese Patienten auch jünger oder der Unfall lag erst kurze Zeit zurück. Mit Verlängerung der Beobachtungszeit veränderte sich das Bild jedoch: 6 bis 10 Jahre nach dem Unfall betrug die Häufigkeit 20,41%, 23 bis 26 Jahre danach

45,45%. ZRUBECKY gibt konkrete Zahlen nur zur A. def. des oberen und unteren Sprunggelenkes an.

In Verbindung mit dem Kniegelenk berichtet er lediglich über die Beweglichkeit: bei 0,51% der Verletzten sei die Streckung, bei 5,61% die Beugung leicht und bei 3,57% etwas stärker (15°) eingeschränkt gewesen. Ein Beuge- und Streckdefizit von weniger als 5° wiesen nur 2,04% auf. Auch an anderer Stelle sagt ZRUBECKY nichts über die Häufigkeit der Kniegelenksarthrose, obwohl er zur Untersuchungsmethodik ausdrücklich darauf hinweist, daß auch von den Kniegelenken Röntgenaufnahmen angefertigt wurden. Als Ursachen der Arthrose nennt er u. a. Verkürzung, Distraktion, Bruchhöhe, gestörte Wundheilung, Ausmaß der Weichteilverletzungen und Durchblutungsstörungen. Die Durchblutung wurde bei der Nachuntersuchung mit Hautthermometer und Oszillographen geprüft. Da die Oszillometerwerte in allen Fällen mit posttraumatischer Arthrose deutlich erniedrigt waren, faßt ZRUBECKY die posttraumatische Arthrose vornehmlich als Durchblutungsschaden auf.

Unsere eigenen Untersuchungen zur posttraumatischen Arthrose nach Unterschenkelfraktur stützen sich auf eine nur kleine Beobachtungsreihe, die keinen endgültigen Schluß auf die Ursachen gestattet. Es handelt sich wiederum zumeist um Gutachtensfälle, von denen keine genauen Unterlagen über die frühere Behandlung zu bekommen waren. An Hand dieser Fälle können wir also nur einige Hinweise auf Faktoren geben, die unseres Erachtens bei der Suche nach den Ursachen der Arthrose und unter Umständen auch bei der Therapie beachtet werden müßten.

Insgesamt haben wir 76 Unterschenkelfrakturen ausgewertet. Von diesen 76 hatten

3,7 % keine Arthrose,

29,62% eine Arthrose des Kniegelenkes ohne vorausgegangenem Sudeck-Syndrom,

25,92% eine Arthrose der Sprunggelenke,

37,03% eine Arthrose der Sprunggelenke und des Kniegelenkes mit neuen abgelaufenem Sudeck-Syndrom,

3,7 % eine Kniearthrose nach abgelaufenem Sudeck-Syndrom.

Hauttemperatur und Durchblutung (Oszillogramm) haben wir nicht gemessen. Nach offenen, meist mit Drahtumschlingung behandelten Frakturen waren Arthrosen häufiger als nach geschlossenen, unblutig behandelten Frakturen (s. auch ZRUBECKY). Bei Patienten mit langanhaltenden Unterschenkelschwellungen traten öfter Arthrosen mit typischen Beschwerden auf. Daß die gestörte Zirkulation Ursache der Arthrose ist, halten wir nicht für sicher, doch fördert sie nach unseren Erfahrungen zweifellos die Entstehung als Beschwerden. Im Abschnitt über die A. def. bei der klimakterischen Frau wiesen wir bereits darauf hin. STORCKS Beobachtungen sind ja ähnlich. Die therapeutischen Erfolge des von BÖHLER zur Behandlung arthrotischer Beschwerden eingeführten Zinkleimverbandes lassen sich aus den Vorstellungen STORCKS und auch aus unseren eigenen Erfahrungen gut erklären.

Unsere eigenen Untersuchungsergebnisse decken sich in gewissem Maße mit den Erfahrungen BÖHLERS und seinen Mitarbeitern. Sicherlich wird ein großer Teil der Arthrosen nach Unterschenkelfrakturen statisch, durch Achsenabweichung, verursacht. Bei uns beträgt der Anteil rein statisch bedingter Knie- oder Sprunggelenksarthrosen 55,54%. Der Sitz der Achsenknickung entscheidet im allgemeinen auch über den Sitz der Arthrose: Fehlstellung des distalen Drittels führt fast immer zur Arthrose in den Sprunggelenken, Fehlstellung ab Mitte des Unterschenkels meistens zur Kniearthrose. Diese durchweg umschriebenen Kniearthrosen auf ausschließlich statischer Grundlage lassen sich mit denen nach genu valgum oder genu varum vergleichen. Nicht immer gehen allerdings Schwere der Arthrose und Stärke der Achsenknickung parallel. Ein nicht gerade geringer Prozentsatz der Arthrosen läßt sich jedoch durch die statischen Veränderungen nicht erklären; der Anteil achsengerecht verheilter Unterschenkelfrakturen mit Knie- oder Sprunggelenksarthrosen ist mit 37,03% ziemlich groß. Hierbei handelt es sich zwar teilweise um operativ, aber auch um konservativ, ohne Ruhigstellung behandelte Fälle. Unseres Erachtens sind diese Arthrosen in erster Linie Folge von posttraumatischen Entkalkungen. Dafür spricht zunächst einmal die hypertrophi sche Knochenstruktur der gelenknahen Anteile, als Restzeichen der abgelaufenen Dystrophie. Typisch sind zum anderen aber auch die häufigen subpatellaren Veränderungen, ähnlich den subpatellaren Arthrosen nach Sudeck der Patella, unter denen wir umschriebene Herde, verschiedentlich über die gesamte Patellarückfläche ausgedehnt, beobachten konnten. Die Femurcondylen weisen in diesen Fällen meist keine, oder jedenfalls zunächst keine Veränderungen auf. Differentialdiagnostisch ist daran zu denken, das eine hypertrophische Atrophie auch von langer Ruhigstellung herrühren kann, doch tritt die Arthrosis dann in der Regel später und in diffuser Form auf, während sich gerade der subpatellare Knorpelschaden relativ schnell entwickelt. Gelegentlich ist die Ursache der Arthrose nach Unterschenkelfraktur in Eiterungen und langer Ruhigstellung zu suchen. Auch bei Infektionen kommen Sudecksyndrome vor, doch überwiegt zweifellos in den meisten Fällen der Einfluß der Infektion. Man kann unseren Untersuchungsergebnissen keine allgemeine Gültigkeit zusprechen; dazu ist die Zahl im Verhältnis zu klein. Es kam uns auch hauptsächlich an, auf einige Faktoren hinzuweisen, die als Ursache der Arthrose nach Unterschenkelfraktur nicht immer genügend Beachtung finden — vor allem gehört dazu das Sudecksyndrom und die häufig recht lange Ruhigstellung (40 Wochen und mehr, je nach Lage des Falles).

Man kann zur posttraumatischen A. def. nach Unterschenkelfrakturen zusammenfassend folgendes sagen:

1. Häufigste Ursache ist die Verletzung des Gelenkknorpels mit Störung der Kongruenz der Gelenkfläche.

2. Die Veränderung der Statik mit Achsenknickung und dadurch bedingter Fehlbelastung eines Gelenkabschnittes (extraartikuläre Ursache), steht an zweiter Stelle.

3. Bei einem kleineren Teil dieser Frakturen (häufig offene und operativ behandelte Brüche) kommt eine schleichende Infektion (Nahreaktion?) oder ein Sudecksyndrom hinzu. Nach längerer Ruhigstellung (30, 40 Wochen und mehr) kann die A. def. früher als sonst auftreten.

Wir besprechen die Folgezustände der gelenknahen Oberschenkelfrakturen und der gelenknahen Tibiafrakturen ohne Gelenkbeteiligung zusammen, weil es sich, verglichen mit den Unterschenkelfrakturen, um eine relativ kleine Gruppe handelt und beide unter gleichen statischen Voraussetzungen stehen.

Von unseren 56 Fällen (Gutachten) wiesen 30, das sind 53,57%, eine Arthrose auf, 26, das sind 46,43%, ließen keine Veränderungen erkennen.

Die Einordnung dieser Arthrosen nach der Lokalisation gibt Aufschluß über den Entstehungsmechanismus; wir ziehen sie deshalb vor. Auffallend ist an den leichten diffusen Arthrosen nach Oberschenkelfraktur, daß sie zum größten Teil (20%) trotz achsengerechter Stellung oder nur unbedeutender Achsenknickung entstanden sind, während sich in anderen Fällen, bei deutlicher Abknickung des peripheren Fragmentes zwar eine Arthrose entwickelt hat, aber keineswegs auf der Seite der größten Belastung. Unserer Ansicht nach kommt man den Ursachen dieser Arthrosen über ihre Erscheinungsformen näher. Eindeutig auf die statische

Fehlbelastung zurückzuführen und daher in jedem Falle umschrieben sind nur 13,33%. Bei diesen 13,33% handelt es sich um mediale Arthrosen nach gelenknahen Ober- oder Unterschenkelfrakturen.

Nach den Oberschenkelfrakturen sind Femur und Tibia an der Innenseite arthrotisch verändert, aber nicht polygonal entrundet. In einem typischen Fall lag der Unfall inzwischen 16 Jahre, in einem anderen 11 Jahre zurück, ohne daß bisher polygonale Entrundung eingetreten wäre. Sonst überwiegen nach Ober- und Unterschenkelfrakturen diffuse Arthrosen, die sich entweder trotz achsengerechter Stellung oder nach geringfügiger Achsenknickung entwickelt haben, aber auch nach stärkerer Achsenknickung entstanden sind. Es kann sich deshalb bei ihnen nicht ausschließlich um statisch bedingte Arthrosen handeln, zumal sie sich auch im Röntgenbild vielfach deutlich von diesen unterscheiden. Eine hypertrophische Atrophie ist oft Restzustand eines Sudeck, besonders oft an der Patella. Andere diffuse Arthrosen, mit grobsträhniger Knochenstruktur, bevorzugen keinen besonderen Gelenkabschnitt. Dann gibt es noch eine restliche Gruppe diffuser Arthrosen nach gelenknahen Frakturen, die grobsträhnige Knochenstruktur mit unregelmäßiger Entrundung der Gelenkkörper verbinden. Hier gingen offene Frakturen mit fortgeleiteter abakterieller Arthritis als Fernreaktion voraus. Die Knorpelschäden sind Folge von Toxinwirkung. Angesichts der Tatsache, daß nur 13,3% der posttraumatischen Arthrosen nach gelenknahen Ober- und Unterschenkelfrakturen auf Achsenänderung zurückgehen, bei den übrigen aber andere Ursachen vorherrschen, sollte man die statische Fehlbelastung nicht überbewerten. Das zeigen auch die Arthrosen nach achsengerecht verheilten Oberschenkelschaftfrakturen; trotz achsengerechter Stellung fanden wir (etwa 20%) diffuse, zumeist leichtere Arthrosen. Ihre Ursachen ließen sich nicht immer erkennen; vielfach gingen dystrophische Prozesse voraus.

Über die Kombinationsschäden können wir nicht gesondert berichten. Gerade hier ist die Abgrenzung der einzelnen Faktoren zu schwierig, um an Hand unserer wenigen Beobachtungen bestimmte Typen dieser Arthrosen herauszustellen.

Zusammenfassend möchten wir zum Problem der posttraumatischen Arthrose sagen:

1. häufigste Ursache ist die direkte Verletzung des Gelenkknorpels,

2. begleitende Kniebinnenverletzungen, Änderung der Statik und posttraumatische Zirkulationsstörungen sowie lange Ruhigstellung können die Entstehung der posttraumatischen Arthrose wesentlich fördern.

V. Die Arthrosis deformans im Klimakterium

Da Arthrosen während des Klimakterium besonders häufig sind, kam die Vermutung auf, zwischen ihnen und dem Nachlassen bzw. dem Ausfall der ovariellen Funktion bestünde ein direkter Zusammenhang. Gestützt wurde diese Annahme teils durch statistische Erhebungen, teils durch experimentelle Untersuchungen. Eine der ersten Krankheiten, die man als Folge ovarieller, klimakterischer Dysfunktion deutete, ist die Umbersche Periarthritis destruens, eine andere die von MUNK beschriebene Polyarthritis sicca endocrina. ASSMANN wies jedoch nach, daß die Periarthritis destruens zur primär-chronischen Polyarthritis gehört. BERGMANN und SCHULER halten auch die Polyarthritis sicca endocrina nicht für ein klimakterisch bedingtes Krankheitsbild, sondern ebenfalls für ein Stadium der primär-chronischen Polyarthritis. Der Versuch, degenerative Gelenkveränderungen mit Unterfunktion der Ovarien zu erklären, geht auf MENGE zurück, der den Begriff der „Arthropathia ovaripriva" prägte.

8*

MARTIUS beurteilt allerdings in seiner Monographie „Die Kreuzschmerzen der Frau" die Möglichkeit endokriner Entstehung degenerativer Wirbelsäulen- und Gelenkveränderungen recht zurückhaltend, da man die häufigen degenerativen Wirbelsäulenveränderungen auch durchaus ohne unmittelbaren, endokrinen Einfluß erklären könne. Der Mechanismus der endokrinen Einwirkung sei auch noch nicht geklärt. Mit den Bezeichnungen „Adipositas dolorosa", „Lipoarthrose sèche" und „Menopausenarthritis" ordneten KLING, PAP und WEISSENBACH dem Begriff der „Arthropathia ovaripriva" neue Züge zu. Dem anglo-amerikanischen Schrifttum ist der Name „Menopausenarthritis" geläufig; die französischen Rheumatologen sprechen von der Arthralgie im Klimakterium.

STORCK behauptet, die genuine Kniegelenksarthrose befalle Frauen im Klimakterium zwanzigmal so häufig wie gleichaltrige Männer und zieht daraus recht weitgehende Schlüsse auf die Ätiologie. Auch SEIDEL, der bei Frauen im vierten bis sechsten Lebensjahrzehnt öfter Arthrosen als bei Männern im gleichen Alter beobachtete, denkt an eine klimakterische hormonelle Ursache. THIERS stellte bei zahlreichen seiner Patientinnen nach Entfernung der Ovarien oder in den folgenden Jahren Arthrosen fest, sagt allerdings nichts über die Alterszusammensetzung. Die Angaben über die Häufigkeit der A. def. im Klimakterium sind keineswegs einheitlich. CHARMANT und BERENISI fanden zwar chronische Arthritiden und Arthrosen bei Frauen weitaus häufiger als bei Männern, jedoch überwogen bei ihren Untersuchungen (im Gegensatz zu Seidel) im sechsten Lebensjahrzehnt die Frauen, im fünften die Männer. Beide glauben nicht an ovarielle Insuffizienz als Ursache der Arthropathie. THIERS Beobachtungen weichen von denen KÜSTNERs ab. KÜSTNER hat lediglich gewisse Unterschiede in der Lokalisation an Hüftgelenken und Wirbelsäule festgestellt. An Hand- und Kniegelenken beginne die A. def. öfter nach dem Klimakterium, an Wirbelsäule und Hüftgelenken vorher. HEPP und MATTHIASH gehen im neuen Handbuch für Orthopädie, im Zusammenhang mit den Stoffwechselkrankheiten des Skelettes, ebenfalls auf unsere Frage ein. Man könne auf Grund der bisherigen Versuche weder einen Zusammenhang zwischen Oestrogenausfall und Auftreten der Arthrose beweisen, noch die Möglichkeit einer Beeinflussung ganz ablehnen, da über die Bedeutung der Keimdrüsenhormone für den Knorpelstoffwechsel noch viel zu wenig bekannt sei. Auch FORESTIER findet in seiner Statistik keine Bestätigung für eine hormonelle Genese. Bei den Patientinnen in vorzeitig eingeleiteter Menopause begann die Krankheit nicht früher als bei den übrigen. Die vor dem 40. Lebensjahr ovarektomierten Frauen wiesen den gleichen Anteil an Arthrosen auf, wie die anderen. In einer weiteren Gruppe von Frauen, die bereits vor dem 40. Lebensjahr an arthrotische Beschwerden litten, fanden sich nur zwei in vorzeitiger Menopause.

Ein großer Teil der Autoren, die einen Zusammenhang zwischen Arthrose und Klimax bejahen, stützt sich auf statistische Erhebungen. Dabei ist jedoch nicht immer klar ersichtlich, wie sie ihre Zahlen gewonnen haben. Statistiken, welche nicht die Gesamtmorbidität, das Zahlenverhältnis von Männern zu Frauen unter den eigenen Patienten und die Alterszusammensetzung der Gesamtbevölkerung berücksichtigen, sind aber unzuverlässig und geben leicht zu Fehlschlüssen Anlaß. Vor allem die Ansichten von SEIDEL, THEISS und STORCK sind in dieser Hinsicht mit einem gewissen Vorbehalt zu werten. Schon PRIBAM, dem durch Überprüfung des Charcotschen Kollektives die Häufigkeit der Arthrose unter den Frauen auffiel, stellte fest, daß sie größtenteils aus der frauenarmen Salperière stammten. Auch eine vom Empire Rheumatism Council veranlaßte Untersuchung über die primär-chronische Polyarthritis bei Frauen zeigte, wie die Angaben über die Häufigkeit der Polyarthritis bei Frauen zu bewerten sind, wenn man das

Geschlechtsverhältnis der Gesamtbevölkerung berücksichtigt. Es betrug 1 ♂ : 1,6 ♀. In den Jahren vor und nach der Menopause erkrankten Frauen entsprechend dem Anteil der Gesamtbevölkerung. Die Polyarthritis war also bei den klimakterischen Frauen keineswegs häufiger. SCHALLOCK hält es zwar für möglich, daß endokrine Faktoren bei der Degeneration des Knorpels mitspielen, glaubt aber, daß die Bedeutung hormoneller Einflüsse für die Entstehung der A. def. überschätzt wird. Experimentelle Untersuchungen sind bisher zu diesem Problem nur spärlich durchgeführt worden. SOKOLOW u. a. gelang es, experimentell Arthrosen durch Zufuhr von Wachstumshormonen zu erzeugen; Kastration erhöhte die Wirkung, Transplantation von Ovarien hemmte sie. Dabei waren jedoch auch Umstände wie z. B. Stamm und Gewicht der Tiere mitbestimmend. Da die Gewebe in den einzelnen Altersstufen unterschiedlich reagieren, fragt sich auch, ob bei den Versuchstieren schon das Wachstum abgeschlossen war. Hierauf gehen die Veröffentlichungen aber nicht ein. LICHTWITZ u. a. konnten bei ausgewachsenen Ratten keine Einwirkung der Sexualhormone auf die Wachstumszonen des Knochens und auf die eosinophilen Zellen im Hypophysenvorderlappen beobachten. SILBERBERG schließt aus seinen experimentellen Untersuchungen, jede Störung des innersekretorischen Gleichgewichtes mit Überwiegen des Wachstumshormons fördere die Entstehung der Arthrosis, weil das Wachstumshormon nach Abschluß des Wachstums das Altern beschleunige und dadurch die Entstehung der Arthrose im Klimakterium begünstige. Sie betonen aber auch die Wichtigkeit genetischer Einflüsse. Als weiterer Beweis werden die oft gemeinsam mit der Akromegalie vorkommenden degenerativen Veränderungen an Gelenken und Gliedmaßen zitiert. Die Ursache dieser Arthropathie liege jedoch im wesentlichen in der unregelmäßigen Knorpelproliferation (u. a. WAINE). ERDHEIM sowie französische und amerikanische Autoren haben ebenfalls auf die charakteristischen Unterschiede hingewiesen.

Eines geht jedenfalls klar aus der Literatur hervor: Es ist bisher weder durch Statistiken noch durch Tierexperimente gelungen, einen Zusammenhang zwischen Arthrosis deformans und Klimakterium zu beweisen.

Wir haben für diese Untersuchungen insgesamt etwa 25 000 Krankengeschichten ausgewertet. Die Regelanamnese wurde in den meisten Fällen anläßlich der ambulanten Untersuchung, z. T. durch schriftliche Befragung mit Hilfe von Fragebögen erhoben. Diese Patientinnengruppe bildet die eigentliche Basis unserer Untersuchungen. Hierzu kommen noch zwei weitere kleinere Gruppen:

1. ambulante Patientinnen aus der Frauenklinik, die sich seit etlichen Jahren vorzeitig in der Menopause befanden, entweder durch Totaloperation oder durch Radium-, bzw. Röntgenkastration. Diese Frauen hatten keine Gelenkbeschwerden;

2. unsere weiblichen Gutachtenprobanden, soweit sie keine Gelenkbeschwerden hatten, aber bereits in der Menopause waren; man kann wohl als sicher voraussetzen, daß sie etwa vorhandene Beschwerden angegeben hätten.

Bevor wir näher auf unsere Untersuchungsergebnisse eingehen, wollen wir die Häufigkeit der Kniearthrosen bei Mann und Frau und die Geschlechtsverteilung in den einzelnen Altersstufen betrachten. Wir haben unsere Werte mit denen des Landes Hessen und der Durchschnittsbevölkerung der Bundesrepublik verglichen. Das Geschlechtsverhältnis betrug bei unseren Patienten 1 ♂ : 1,3 ♀, bei der Durchschnittsbevölkerung des Bundesgebietes 1 ♂ : 1,2 ♀, in den Regierungsbezirken, aus deren ländlichen Gebieten unsere Patienten vorwiegend stammen, 1 ♂ : 1,1 ♀ bzw. 1 ♂ : 1,5 ♀.

Der Anteil weiblicher Patienten entspricht also in etwa dem durchschnittlichen Prozentsatz der Frauen in der Bevölkerung, liegt aber etwas über dem der

Regierungsbezirke Wiesbaden und Darmstadt. In unserer Gesamtstatistik (Morbiditätsstatistik) ist er nicht so hoch — hier beträgt das Verhältnis 1 ♂ : 1,02 ♀.

Das unterschiedliche Vorkommen der A. def. in den einzelnen Altersstufen und die Häufung im Klimakterium ist einer der Hauptgründe für die Annahme eines Zusammenhanges zwischen Arthrosis deformans und ovarieller Dysfunktion.

Die folgende Tabelle stellt eine Übersicht über die Häufigkeit in den verschiedenen Altersstufen, den prozentualen Anteil der ♀ Patienten an der Gesamtzahl der Kniearthrosen und dem Anteil an der Gesamtzahl der ♀ und ♂ Patienten dar (s. auch die Darstellung über die Altersverteilung, Abb. 127).

5. Lebensjahrzehnt
239 Frauen   = 12,15% aller Kniearthrosen (♀ + ♂)
                       = 22,18% aller Frauen mit Kniearthrose

6. Lebensjahrzehnt
352 Frauen   = 19,32% aller Kniearthrosen (♀ + ♂)
                       = 32,77% aller Frauen mit Kniearthrose

7. Lebensjahrzehnt
175 Frauen   = 9,30% aller Kniearthrosen (♀ + ♂)
                       = 5,30% aller Frauen mit Kniearthrose

Der Anteil der Frauen, deren Kniegelenksbeschwerden im 5. und 6. Lebensjahrzehnt begannen, beträgt 54,95%. Vergleicht man Einsetzen der Beschwerden in den verschiedenen Altersstufen und Beginn der Menopause, ergibt sich folgendes Bild:

Im 5. Lebensjahrzehnt   *Im 5. Lebensjahrzehnt*
Beginn der Menopause   Einsetzen der Beschwerden
40,5%   239 Patientinnen = 22,18%
Im 6. Lebensjahrzehnt   *Im 6. Lebensjahrzehnt*
Beginn der Menopause   Einsetzen der Beschwerden
50,4%   353 Patientinnen = 32,77%

Im Durchschnitt begann die Menopause bei unseren Patientinnen im Alter von 49,2 Jahren.

Was besagen unsere Zahlen?

In unserer Aufstellung über die Gesamtmorbidität betrug das Geschlechtsverhältnis 1 ♂ : 1,4 ♀. Analysiert man das Zahlenverhältnis in den entscheidenden Altersstufen, so erhält man folgende Werte:

5. Lebensjahrzehnt
Gesamtmorbidität   1 ♂ : 1,4 ♀
Arthrosepatienten   1 ♂ : 1,5 ♀

6. Lebensjahrzehnt
Gesamtmorbidität   1 ♂ : 1,02 ♀
Arthrosepatienten   1 ♂ : 1,80 ♀

Für das 5. Lebensjahrzehnt ergibt unsere Tabelle nichts besonderes, im 6. Lebensjahrzehnt ist der Anteil der Frauen an der Gesamtzahl der Patienten mit Kniearthrose dagegen beachtlich — er überwiegt bei weitem den Anteil der Männer.

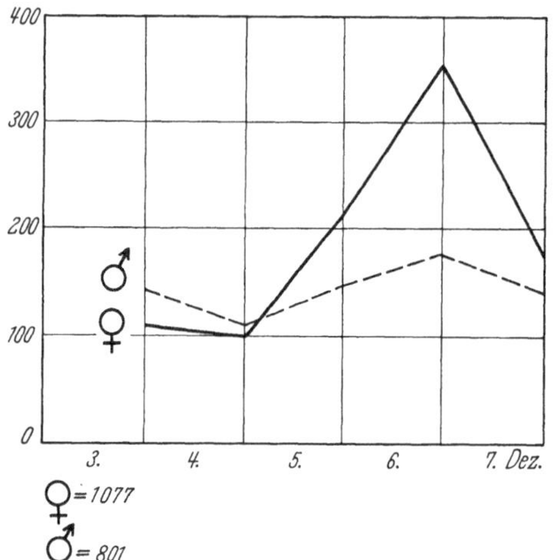

Abb. 127. Altersverteilung nach Beginn der Beschwerden

Die Häufung der Arthrosen bei den Frauen im 6. Lebensjahrzehnt ist das einzig auffallende an unseren Ergebnissen. Freilich ist die Häufung nicht so eklatant wie etwa STORCK sie schildert. Wir wissen allerdings auch nicht, worauf sich STORCKS Angabe, die A. def. sei bei klimakterischen Frauen etwa 20mal so häufig wie bei Männern der gleichen Altersstufe, stützt. Wahrscheinlich handelt es sich vorwiegend um Patientinnen aus einem Rheuma-Kurort, also um eine negative Auslese. Auf Grund unserer Feststellungen haben wir keinen Anlaß eine hormonelle Entstehung der A. def. bei der klimakterischen Frau anzunehmen. Die genaue Prüfung aller Faktoren, welche die „stehende Arthrose dekompensieren" (HACKENBROCH) zeigt, daß es einer hormonellen Ursache auch gar nicht bedarf. Vielmehr erklären eine Reihe äußerer Umstände die Häufung „arthrotischer Beschwerden" völlig ausreichend. Wir unterscheiden hier bewußt zwischen Arthrose und arthrotischen Beschwerden, denn die vergleichende Untersuchung der Gutachtenprobandinnen mit den Patientinnen der Frauenklinik ergab, daß die A. def. bei beiden, unbeschadet der hormonellen Funktion, gleich stark ausgeprägt war.

Die Untersuchung der Frauen mit Kniearthrose auf Konstitutionsmerkmale ließ hauptsächlich zwei Typen hervortreten:

1. die Pyknikerin;
2. die Asthenikerin.

Die pyknischen, adipösen Frauen waren eindeutig in der Überzahl. Während der kleinere Teil von ihnen immer schon ein gewisses Übergewicht hatte, entwickelte sich die Adipositas der Mehrzahl nach Einsetzen der Menopause meist sehr schnell. Gewichtszunahmen bis zu 10 kg binnen eines Jahres waren keine

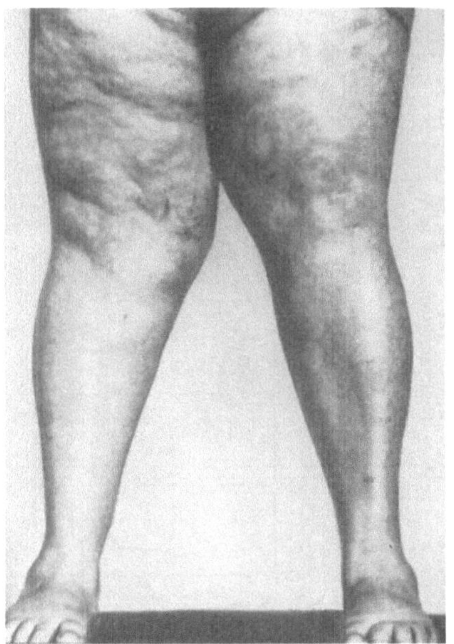

Abb. 128. 56jährige Frau. Hochgradige, im Klimakterium zugenommene genua valga. Gewichtszunahme 15 kg. Röntgenologisch nur mäßige Kniearthrose

Seltenheit — das Maximum betrug 23 kg. Die Untersuchten wiesen häufig, ohne danach gefragt zu sein, selbst darauf hin, daß ihre Beschwerden mit der rapiden Gewichtszunahme aufgetreten seien und Gewichtsabnahmen sich günstig auf die Beschwerden ausgewirkt hätten. Die Behandlung dieser Patientinnen war schwierig, die Beschwerden traten häufig auf und hielten lange an. Die Frauen beider Gruppen machten vielfach einen schlaffen Gesamteindruck — der Muskeltonus hatte im Klimakterium nachgelassen. Ob zusätzlich eine Muskelatrophie hinzukommt, ließ sich bei den Adipösen wegen der Fettverbrämung oft nicht entscheiden. Die Erschlaffung der Muskulatur hat darüberhinaus eine Lockerung des Kapselbandapparates, meist verbunden mit muskulärer Dekompensation sonst muskulär gesicherter Genua valga und Genua vara, zur Folge. Das Genu valgum herrschte bei beiden Typen vor. Das Genu varum fand sich wiederholt unter Pyknikerinnen, war aber seltener. Ursache des Genu valgum ist im allgemeinen das unterschiedliche Längenwachstum der Femurcondylen. Auf das X-Bein im Klimakterium trifft das aber wohl nur bedingt zu (wir wiesen im Abschnitt über das genu valgum als praearthrotische Deformität bereits darauf hin). Bei vielen klimakterischen Frauen mit hochgradigen X-Beinen ist die Längendifferenz zwischen den Condylen nämlich nicht so groß, daß sie die starke Abweichung erklären würde. Unserer Ansicht nach werden vielmehr bereits vorhandene X-Beine durch die zunehmende Lockerung des medialen Kapsel-Bandapparates verstärkt (Abb. 128).

Die unzureichende, muskuläre Sicherung des Kniegelenkes begünstigt aber auch die Entstehung der Beschwerden. Dementsprechend klagten die meisten unserer Patientinnen über Schmerzen an der Innenseite des Kniegelenkes. Wahrscheinlich kommen die Schmerzen nicht so sehr durch die vergrößerte Belastung des äußeren Gelenkabschnittes zustande, sondern durch Kapsel- und Bänderzerrung als Folge um Tendopathien (Tendomyosen).

Die weitere Ursache arthrotischer Beschwerden sind in dieser Altersstufe die Krampfadern. Die Häufigkeitskurve variköser Veränderungen läuft zwar der Alterskurve parallel (IDELBERGER), doch übersteigt sie bei unseren Patientinnen

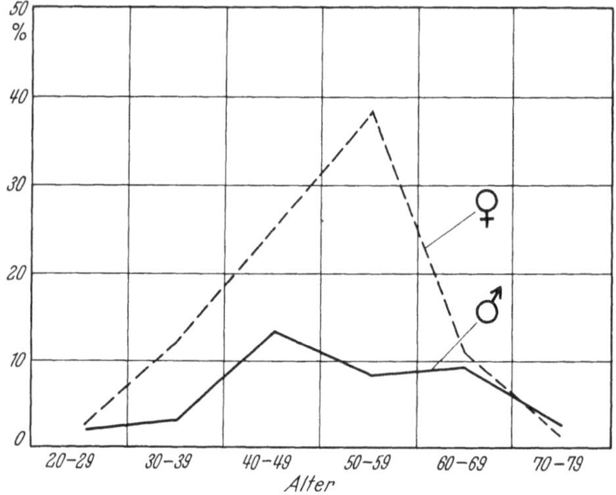

Abb. 129a. Häufigkeit der Varizen in den verschiedenen Altersstufen

mit Kniearthrosen im 6. Dezennium alle anderen Vergleichswerte. So betrug das Geschlechtsverhältnis bei unseren Kranken mit Varizen im 6. Dezennium 1 ♂ : 4,0 ♀. Die Häufung von Phlebitiden mit arthrotischen Reizzuständen, von Phlebitiden allein oder von arthrotischen Reizzuständen ohne Phlebitiden ist beachtlich. Folgende Übersicht über die Häufigkeit der Varicosis im 5. und 6. Dezennium (in Klammern das Geschlechtsverhältnis) zeigt das:

	♂	♀	
5. Dezennium	31	58	1 ♂ : 1,87 ♀ (1:1,53)
6. Dezennium	32	128	1 ♂ : 4 ♀ (1:1,80)

(s. auch Abb. 129a)

Wie sich die Varicosis auf die Entstehung des arthrotischen Reizzustandes auswirkt zeigt sich daran, daß arthrotische Reizzustände bei unseren männlichen Patienten mit Varizen ebenfalls sehr häufig waren.

Die Frage nach dem Zusammenhang zwischen arthrotischem Reizzustand und Varicosis bringt die Storckschen Vorstellungen in Erinnerung. Für STORCK entsteht die genuine Arthrose angiogen, durch mangelhafte Ausschwemmung der Stoffwechselschlacken im Gelenkknorpel. Soweit es die Ursache der A. def. angeht, konnten wir uns den Ansichten STORCKS nicht ganz anschließen; zur Erklärung des arthrotischen Reizzustandes bei Varicosis halten wir sie jedoch für

einleuchtend, denn nur so lassen sich die guten therapeutischen Erfolge des von
BÖHLER in die Arthrosebehandlung eingeführten Zinkleimverbandes und die
Wirkung der intermittierenden Extension erklären, die eine Hyperämisierung der
Gelenkkapsel bewirken.

Schließlich scheint noch ein weiterer Umstand erwähnenswert, der die Häufung arthrotischer Beschwerden im 6. Dezennium erklärt — die äußeren Lebensverhältnisse. Ein großer Prozentsatz unserer Patienten entstammt der klein-
bäuerlichen Bevölkerung, welche die Landwirtschaft teilweise als Nebenerwerb
betreibt. Während die Männer tagsüber ihrer Haupttätigkeit in der Fabrik, im
Steinbruch oder im Bauhandwerk nachgehen, verrichten die Frauen die meisten
schweren landwirtschaftlichen Arbeiten.
Wieder andere Patientinnen sind auch
noch nebenbei oder ausschließlich als
Tagelöhnerinnen und Waldarbeiterinnen
tätig. Diese starke Beanspruchung durch
körperliche Schwerarbeit macht sich natürlich bemerkbar. Das Klimakterium ist
für das Kniegelenk eine Krisenzeit, in der
die verschiedensten ungünstigen Umstände
zusammentreffen (s. Abb. 129b).

Gegen endokrine Ursachen der A. def.
sprechen zwei Umstände. Einmal beginnen die Beschwerden vielfach plötzlich mit Einsetzen der Menopause. Diese
meist sofort diagnostizierte A. def. kann
sich aber nicht in derart kurzer Zeit entwickeln. Der Röntgenbefund hinkt dem
histologischen Befund nach und auch
ein normaler Röntgenbefund ist noch kein
Beweis dafür, daß die regressiven Ver-

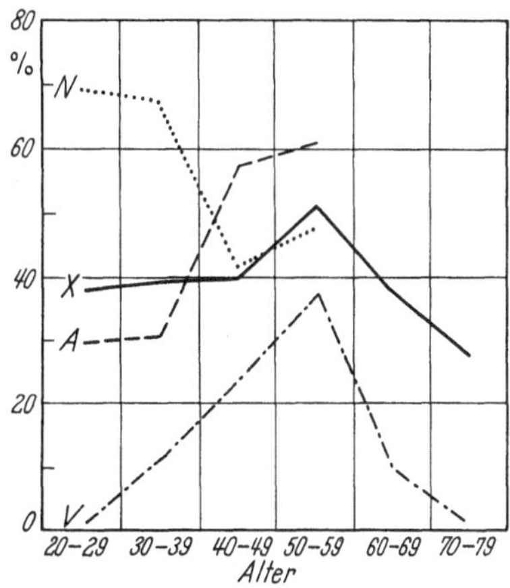

Abb.129b. Das Klimakterium als Kumulationsphase
N = Patienten mit Normalgewicht
X = Häufigkeit der X-Beine
A = Häufigkeit der Adipositas
V = Häufigkeit der Varizen

änderungen nicht schon in Entwicklung begriffen sind. Auch litten diejenigen
Frauen, bei denen die Menopause vorzeitig herbeigeführt wurde, nicht früher
unter Beschwerden, als die übrigen. Die röntgenologische Untersuchung dieser
Gruppe ergab außerdem keine frühzeitige oder verstärkte A. def., die man als
endokrin bedingt deuten könnte. Die folgende Aufstellung zeigt das Alter der
Kranken zum Eintritt der Menopause:

20 — 30 Jahre	6 Fälle	0,80%
30 — 40 Jahre	24 Fälle	3,20%
40 — 45 Jahre	86 Fälle	11,52%
45 — 50 Jahre	254 Fälle	34,04%
über 50 Jahre	376 Fälle	50,40%

Das Durchschnittsalter bei Eintritt der Menopause betrug also 49,2 Jahre.

Als einzige Begleiterscheinung der A. def. sind bei adipösen klimakterischen
Frauen vielleicht jene Erscheinungsformen anzusehen, die vorwiegend Schmerzen
im para- und intraartikulären Fettgewebe hervorgerufen. Die Ursache dieser
Weichteilveränderungen ist allerdings noch unbekannt. KLING und COPEMAN
fanden bei der histologischen Untersuchung keinerlei Spuren abgelaufener Entzündungen. COPEMAN meint, hauptsächlich die Fettdepots seien durch Dehnung
der sie fest umschließenden Fascien und Bindegewebe, schmerzhaft. Diese Dehnung würde durch ein Ödem hervorgerufen, das endokrin, durch Hyperfunktion
des Hypophysenvorderlappens oder Unterfunktion der Schilddrüse, entstehe.
BAKER führt die von SCHULER als Pannikulose bezeichnete Verdickung des Fett-

gewebes auf die rasche Gewichtszunahme und endokrine Umstellung zurück. Histologisch stellten sie eine Verdickung der kollagenen Faserschicht fest. Die Einlagerung von Fett und die verdickte, kollagene Faserschicht sollen die sensiblen Nervenendigungen reizen. Der endrokrine Ursprung der Pannikulose wurde vielfach bestätigt.

Die Meinungen über die Wirksamkeit der Östrogene bei der Behandlung der A. def. im Falle der klimakterischen Frau sind geteilt. Die optimistisch gefärbten Mitteilungen SCHITTENHELMS blieben unbestätigt, und auch andere Berichte über Behandlungserfolge mit Progesteron, Testosteron und Pregnolon hielten Nachprüfungen nicht stand — ein weiteres Argument gegen endokrine Ursachen. SCHULER führt eigene gute Ergebnisse der Behandlung mit Sexualhormonen auf die Behebung echter endokriner Mangelzustände zurück, wodurch die degenerativen Gelenkbeschwerden besser ertragen würden, Alterationen des vegetativen Nervensystems zurückgingen und hormonell verursachte Weichteilschwellungen an den Gelenken abklängen.

Es ist also recht zweifelhaft, daß ovarielle Dysfunktion die Entstehung der Arthrose fördert. Bezeichnend ist das Überwiegen der *Kniearthrose* bei der klimakterischen Frau. Man kann sich nicht vorstellen, warum — hormonelle Entstehung angenommen — das *Kniegelenk* bevorzugt befallen werden soll. Bei hormonell begünstigter Entstehungsweise müßte eine Häufung an vielen Gelenken (zumindest an den statisch belasteten Gelenken), festzustellen sein; das ist aber bisher nicht bekannt geworden. Unseres Erachtens spricht vielmehr alles dafür, daß die mit dem Klimakterium einhergehenden Besonderheiten — Fettleibigkeit, Erschlaffung des Kapsel-Bandapparates, Zunahme der Varizen und die damit verbundene schlechte Durchblutung der Gelenkkapsel — die Entstehung der arthrotischen Beschwerden fördern und die „stehende" Arthrose manifest machen (HACKENBROCH). Soziale Bedingungen, wie z. B. berufliche Beanspruchung, können weiter dazu beitragen.

Der Einfluß der ovariellen Dysfunktion auf die Entstehung der A. def. ist also bisher, auch durch die neueren Untersuchungen keineswegs geklärt, zumal die Bedeutung genetischer Ursachen für die Entstehung der A. def. auch von SILBERBERG selbst hervorgehoben worden ist. Schließlich ist es auch problematisch, ob die Verhältnisse vom Kaninchen auf den Menschen übertragen werden können. Unbestritten dagegen ist die Entstehung postklimakterischer Arthrosen über eine endokrin bedingte Osteoporose. Sie setzt die Tragfähigkeit des Kniegelenkes herab und begünstigt Einbrüche in die Gelenkfläche, denen Umbauvorgänge folgen. Diese „ossalen" Arthrosen haben wir im Abschnitt über die A. def. nach genu varum und im Kapitel über die „ossalen Arthrosen" besprochen.

VI. Die Arthrosis deformans nach Entzündungen
(nach Infektarthritis, Knochen- und Gelenktuberkulose, Gelenkempyemen und Osteomyelitis)

Die Differenzierung der Gelenkerkrankungen nach Arthrosis und Arthritis (F. MÜLLER) ist auch noch vom heutigen Standpunkt aus, eine „Tat" (HELLNER). Sie ist für den Kliniker nützlich und hat in gewissem Maß System in die Vielfalt der Gelenkerkrankungen gebracht. Sämtliche Schwierigkeiten beseitigt sie allerdings nicht. So argumentieren die Pathologen gern, man könne vielfach gar nicht entscheiden, ob eine A. def. entzündlichen oder degenerativen Ursprungs sei. HACKENBROCH verweist auf die vielen Gemeinsamkeiten von Arthrose und chronischer Arthritis, welche die Unterscheidung erschweren. Gleichzeitig mehren sich die Stimmen, die sich heute „nicht mehr gern mit der einfachen Annahme mechanisch-funktioneller Wirkungen zufrieden geben möchten" (GARDEMIN, KEY). Freilich gibt es auch unter ihnen Extremisten, die jeden Hallux-valgus, sogar Kyphosen und Skoliosen als entzündlich bedingt auffassen wollen.

Die Beziehungen zwischen Entzündung und A. def. sind in der älteren und neueren Literatur wiederholt besprochen worden. Im älteren Schrifttum vertrat u. a. BEITZKE die Ansicht, die Entzündung spiele für die Entstehung degenerativer Gelenkleiden keine Rolle. Im Gegensatz dazu hob KLINGE die engen Beziehungen zwischen Rheumatismus und deformierenden Gelenkleiden hervor; den Rheumatismus faßte er nur als eine der vielen Ursachen — allerdings eine wichtige — des deformierenden Gelenkleidens auf. Jeder andere Schaden könne das gleiche Krankheitsbild hervorrufen.

Zusammenhänge zwischen Entzündung und degenerativem Gelenkleiden werden auch im rheumatologischen Schrifttum diskutiert und angenommen. TSCHANNEN, GUTZEIT, TREICHLER, EVERS und COCCHI sind der Meinung, die Spondylosis deformans resultiere aus dem Zusammentreffen entzündlicher und degenerativer Faktoren. TREICHLER hat die Krankengeschichten von 178 chronischen Rheumatikern ausgewertet; er fand gehäuft deformierende Spondylosen und zog daraus den Schluß, zwischen primär chronischer Polyarthritis und Spondylosis deformans müsse ein ursächlicher Zusammenhang bestehen. BLUMENCRON, derselben Ansicht, untersuchte 700 Patienten, bei denen eine rheumatische Gelenk- oder Wirbelsäulenaffektion auszuschließen, eine Spondylose bzw. Arthrose jedoch nachweisbar war, auf entzündliche, rheumatische Prozesse. BLUMENCRON unterscheidet nach Monarthrosen bzw. umschriebenen Spondylosen und Polyarthrosen bzw. diffusen Spondylosen, die Ergebnisse nach sicheren entzündlichen Kriterien (eindeutige Laboratoriumsergebnisse, Senkungswerte, Latextest, Vermehrung der Globuline und schließlich positive Anamnese) und unsicheren Kriterien (nur mäßig erhöhte Senkungswerte und Laborbefunde, die sich nicht unbedingt auf eine entzündliche Erkrankung beziehen lassen). Bemerkenswert an den Ergebnissen ist die mit 9,6% geringe Zahl sicherer Kriterien entzündlichen Geschehens bei Monarthrosen bzw. umschriebenen Spondylosen (38,6% unsichere), wohingegen bei den Polyarthrosen bzw. diffusen Spondylosen 47,5% sicherer Kriterien für ein entzündliches Geschehen sprachen (38,6% unsichere). Sichere und unsichere Kriterien zusammen ergeben für die 1. Gruppe einen Gesamtwert von 48,2%, für die 2. Gruppe von 86,1%. Das Intervall zwischen primär entzündlicher Erkrankung und klinischer Manifestation der Arthrose betrug 2 bis 8 Jahre. BLUMENCRON zieht aus seinen Untersuchungen und der vorliegenden Literatur den Schluß, daß viel häufiger als angenommen, zwischen entzündlichen und degenerativen Krankheiten Zusammenhänge und keine starren Grenzen bestehen.

Die Arthrosis deformans nach unspezifischer Arthritis („Infektarthritis"). Angaben über die Häufigkeit sekundärer Arthrosen nach unspezifischen Entzündungen sind in der älteren Literatur relativ selten. ERBS Mitteilung über die Behandlung einiger unspezifischer Arthritiden liegen nur einige Frühfälle zugrunde. HELLNER ist in seiner Prognose hinsichtlich der „nichttuberkulösen chronischen unspezifischen Kniegelenksentzündungen und ihre Folgen" sehr optimistisch. „Selten ist eine sekundäre A. def. auf dem Boden einer chronischen unspezifischen Entzündung bei Fortschreiten eines Leidens, das zur Knorpelbeteiligung führen kann" (1937). PAAS dagegen ist 1937 wesentlich pessimistischer. BARTELS und BERNAU haben im gleichen Jahr über das „Spätschicksal des nicht artgebundenen, länger anhaltenden Kniegelenksergusses" berichtet, (gemeint ist die chronisch unspezifische Entzündung). Ihre Beobachtungen sind sehr aufschlußreich. Die Behandlung war bei $^2/_3$ aller Fälle seit 10 — 20 Jahren abgeschlossen. Nur 33% der Röntgenbefunde (insgesamt 33 Fälle) waren normal, 37,5% ergaben leichte, 28,3% schwere Arthrosen. Die Spätergebnisse hingen nach Ansicht beider Autoren nicht vom Lebensalter, sondern von der Krankheitsdauer ab. Ruhigstellung habe dagegen keinen Einfluß auf das Resultat. Einige Fälle endeten mit einer Knochenatrophie. Einmal wird auch im Zusammenhang mit einer starken Arthrose eine fleckige Atrophie erwähnt. VOIGT beschreibt die Behandlungsergebnisse bei unspezifischer Synovitis. In 32 von 48 Fällen wurde die Funktion voll wiederhergestellt, röntgenologisch war der Befund aber nur bei 19 o. B., 8,5% ließen eine leichte Arthrose ohne Atrophie, 4,25% eine mittelschwere Arthrose ohne Atrophie erkennen. 6,6% waren mit einer leichten Arthrose und Knochenatrophie, 4,25% mit einer mittelschweren A. def. und Knochenatrophie ausgeheilt. Der Gesamtanteil der Arthrosen betrug 24%. Dabei ist zu bemerken, daß es sich um Frühereignisse handelt. Die Behandlung lag durchschnittlich nur 5 Jahre zurück. Unsere eigenen Untersuchungen erstrecken sich auf die A. def. nach unspezifischer Monarthritis (Infektarthritis), Osteomyelitis und eitriger Gelenkentzündungen und Knochen- und Gelenktuberkulose. Wir haben uns bewußt auf diese drei Formen beschränkt, einmal wegen ihrer Häufigkeit, zum anderen wegen der Wandlung, der diese Krankheitsbilder durch die antibiotische, tuberkulostatische und hormonelle Therapie unterlagen. Da diese Fortschritte natürlich nicht ohne Einfluß auf die Folgezustände geblieben sind, ergeben sich hinsichtlich der sekundären Arthrosen interessante Vergleiche zu früher.

Der Krankheitsbegriff „*Infektarthritis*" ist noch nicht einheitlich. Etliche Autoren ordnen die Infektarthritis dem Rheumatismus zu, andere fassen sie als eigenes Krankheitsbild auf. F. J. LANG hat sie wie folgt definiert:

„Es sind infektiös bakterielle bzw. toxische Gelenkentzündungen, teils fakultativ, teils obligat allergiebedingte, partitialallergische Arthritiden."

Über die Häufigkeit der Infektarthritis ist wenig bekannt, wahrscheinlich deshalb, weil sie oft dem Rheumatismus zugerechnet und in den Statistiken auch unter dieser Rubrik geführt wird. BRAGARD fand 1953 unter 20 154 Krankheitsfällen 1 059 Infektarthritiden, d. s. 5,1%. Bei 6,1% scheinbaren Infektarthritiden wurden unterschwellige Entzündungen in anderen Gelenken festgestellt, bei weiteren 28,2% „rheumatische Äquivalente", nicht nur in der Umgebung, sondern oft weitab vom Stamm. SCHÄFER errechnete aus den stationären Behandlungsfällen zweier Jahre einer orthopädischen Klinik eine Morbiditätsziffer von 1,09%. Angesichts des vielfach schleichenden und auch nahezu beschwerdefreien Verlaufes kommt BRAGARD wahrscheinlich mit seinen Angaben den wirklichen Morbiditätswerten am nächsten. BAUMGARTL meint allerdings, auf die Gesamtzahl aller Kniegelenkserkrankungen bezogen, spielten rheumatische Entzündungen nur eine geringe Rolle.

Wir haben die Infektarthritis nach klinischen Gesichtspunkten geordnet. Man kann hier einmal trennen nach *eitrigen* und *nichteitrigen* Entzündungen oder, entsprechend *Verlauf* und *Ausheilungsergebnis*, nach leichten und schweren (bösartigen) Formen. Eitrige und nichteitrige Entzündungen sind allerdings nicht immer klar voneinander abgrenzbar.

Unterscheiden kann man ferner noch nach jenen Formen, die nur die Gelenkinnenhaut befallen (Synovitis) und jenen, die auf den Knorpel übergreifen (dies ist jedoch im allgemeinen nur durch Biopsie möglich).

Von den zahlreichen, mit der Infektarthritis verbundenen Fragen interessieren im Hinblick auf die Arthrose vornehmlich folgende:

1. Welche Formen der Infektarthritis zeichnen sich durch einen bösartigen Verlauf aus, d. h. enden vorwiegend mit einer A. def., oder mit fibröser Kniesteife?
2. Woran erkennt man im Röntgenbild die abgelaufene Infektarthritis?

Zunächst die klinischen und pathologisch-anatomischen Kriterien der Infekt-arthritis:

Im klinischen Befund dominieren die Anzeichen für eine Entzündung mit Hyperthermie, Kapselschwellung, Gelenkerguß und Bewegungsschmerz. Die Blutsenkungsreaktion ist oft leicht, in wenigen Fällen stark beschleunigt. Das Blutbild zeigt gelegentlich eine Eosinophilie. Waaler-Rosetest, Latex-Fixations-test und Rheumatoidfaktor sind meist negativ. Das Röntgenbild ist oft ohne krankhaften Befund.

Die Inspektion des Gelenkes, oft zur Sicherung der Diagnose (Abgrenzung gegen Tuberkulose, Sudeck-Syndrom) notwendig, zeigt, je nach Ausdehnung des Prozesses, eine hochrote, mit membranösen Fibrinauflägen versehene Gelenk-innenhaut, geschwürartige Usurierung des Gelenkknorpels und *Infiltrierung* der Gelenkkapsel. Auf der Kapseloberfläche fallen auch diffuse punktförmige Blu-tungen auf. Die Zotten sind später gelegentlich hyalinisiert, die Bindegewebs-züge verdichtet. Histologisch lassen sich Infiltrate aus Lymphozyten, Plasma-zellen und granulierten Leukozyten feststellen. Der Knorpel enthält kapillar-reiches Bindegewebe, Fibroplasten und lymphoidartige Infiltrate. Im Knochen sind die Bälkchen verbreitert, die Markräume weit.

Die Veränderungen nach nichteitrigen Entzündungen ähneln den nach eitrigen, besonders im fortgeschrittenen Stadium. Schrumpfung und Verdichtung von Bindegewebszügen und Hyalinisierung der Zotten sind kennzeichnend für ältere, vorwiegend auf die Synovialis beschränkte Fälle. Der Knorpel weist kleinere, teilweise zusammenfließende Ulcerationen auf.

Für die Substanzverluste des Knorpels gibt PHEMISTER drei Ursachen an:
1. Arrodierung durch Druck korrespondierender Gelenkflächen,
2. Adsorptive Wirkung des von der Synovialis ausgehenden Granulations-gewebes,
3. Andauung durch proteolytische Fermente des Exsudates (KLINGE).

Hinzuzufügen sind noch die fibronoid-nekrotisierende Synovitis und die bei Remobilisierung langer ruhiggestellter Gelenke durch Lösung der Adhäsionen entstehenden feinen Einrisse im Gelenkknorpel. Als Teilursache der Arthrose überhaupt muß man auch die durch narbige Verschwielung der Gelenkinnenhaut bedingte Durchblutungsverschlechterung ansehen (s. auch Abschnitt Arthrosis deformans als Ruheschaden).

Das Röntgenbild zeigt oft keine auffallenden Veränderungen, gelegentlich aber auch eine diffuse, fleckige Atrophie wechselnder Stärke. Faktoren, die das Behandlungsergebnis beeinflussen, sind die Toxität der Erreger, die allgemeine Abwehrlage des Körpers und die Art der Behandlung. Fokalsanierung blieb oft nachweislich ohne Einfluß auf die Gelenkentzündung.

Bevor wir unsere Schlußfolgerungen ziehen, einige interessante Kranken-geschichten mit recht unterschiedlichen Endzuständen:

Fall 1 – Reinhard B.:

Reinhard B.: 44 Jahre alt. Vorerkrankungen: Hirnverletzung und Schwerkörigkeit links. Vor 4 Jahren erstmalig Schmerzen im linken Kniegelenk, ohne ärztliche Behandlung ab-geklungen. Seitdem öfter leichte Schmerzen im linken Knie. Ärztliche Behandlung jedoch nicht erforderlich. War auch nicht arbeitsunfähig. Jetzt schwillt das Kniegelenk seit 4 Wochen zunehmend an. Allmählich stärker werdende Bewegungseinschränkung.

Klinischer Befund: Konturen des linken Kniegelenkes verstrichen; deutlicher Gelenk-erguß; Kapsel stark verdickt; Hyperthermie; Bewegungsausschläge: Streckung 175 Grad, Beugung 160 Grad.

Röntgenbefund: Gelenkspalt deutlich, gleichmäßig erniedrigt; kleinfleckige, subchondrale Atrophie; Gelenkkonturen leicht unregelmäßig; typische Usuren an den Kapselumschlag-stellen.

Befund bei der Arthrotomie: Makroskopisch — Gelenkkapsel sulzig verdickt, stark gerötet; Knorpel sieht matt aus, weist deutliche macerierte Stellen auf;

mikroskopisch — Gelenkkapsel stark verdickt, faserreichherdförmig oder weniger dichte Infiltrate aus Lymphozyten und vielen Plasmazellen, haemosideringespeicherte Makro-

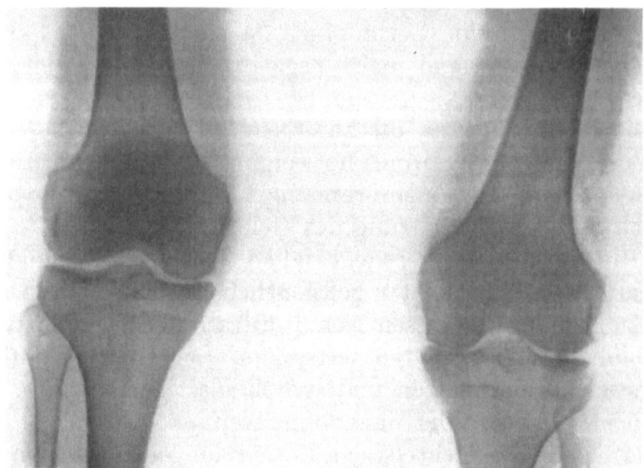

Abb. 130a. Legende s. Text Fall 1

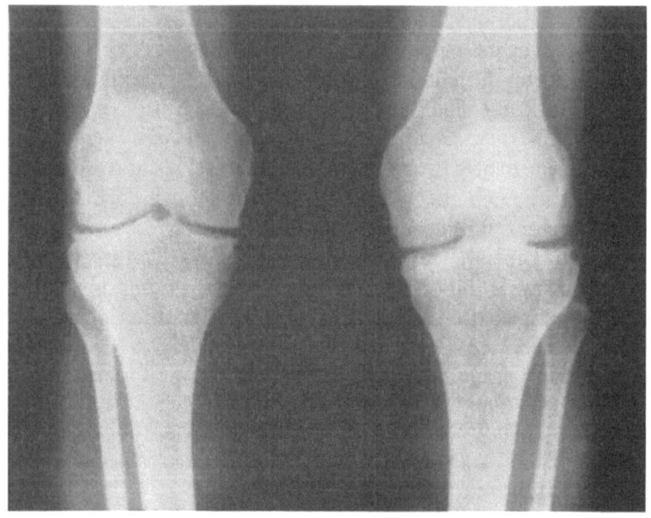

Abb. 130b. Alte Infektarthritis mit Usuren. Weitere Erklärungen s. Text Fall 2

phagen, herdförmig auch reichlich granulierte Leukozyten; Fettgewebe stellenweise durch faserreiches Bindegewebe ersetzt.

Kulturell im Gelenkpunktat: — gelbe Staphylokokken.

Rheumateste: — negativ (Rheuma, Latex, Waaler-Rose, Antistreptolysintiter).

Fall 2 – Yvonne B.:

Yvonne B.: 27 Jahre alt. Vor 10 Jahren allmählich einsetzende Schmerzen in beiden Kniegelenken mit beiderseitigem Gelenkerguß; vom Hausarzt mit Einreibungen und Wärme behandelt. Ergüsse gingen zwischendurch zurück. Ein Jahr nach Beginn der Beschwerden Überweisung wegen rezidivierenden Gelenkergusses.

Damaliger klinischer Befund: Praller Gelenkerguß beiderseits; Hyperthermie; Beweglichkeit mäßig schmerzhaft eingeschränkt; BSG 22/48; im Blutbild leichte Linksverschiebung.

Damaliger Röntgenbefund: Deutliche fleckige Entkalkung der Subspongiosa.

Therapie: Ruhigstellung in Gipshülsen, Punktion, vorübergehend Kreuzschiene. Nach dreimonatiger Behandlung ist Patientin beschwerdefrei.

Weiterer Verlauf: Nach 7 Jahren Nachuntersuchung auf Aufforderung. Seit 2 Jahren Beschwerden mit „Eingerostetsein", aber keine entzündlichen Erscheinungen.

Klinischer Befund: Beugekontrakturen von 10 Grad; leichte Kapselverdickung; keine Hyperthermie; deutliche Reibegeräusche; Patellaspiel frei; BSG 2/5.

Röntgenbefund: Gelenkspalt beiderseits gleichmäßig erniedrigt; Gelenkkörper entrundet, Konturen gut erhalten; leichte, subspongiöse Sklerosierung; an beiden Kniegelenken typische Usuren in den Kapselumschlagstellen.

Fall 3 – K. K. Schlosser:

Schlosser: 53 Jahre alt. Stieß sich bei der Arbeit das rechte Knie an. Das Knie schwoll in den folgenden Wochen unter stärkeren Beschwerden allmählich an. Mehrmonatige hausärztliche Behandlung, dann Aufnahme in die Klinik.

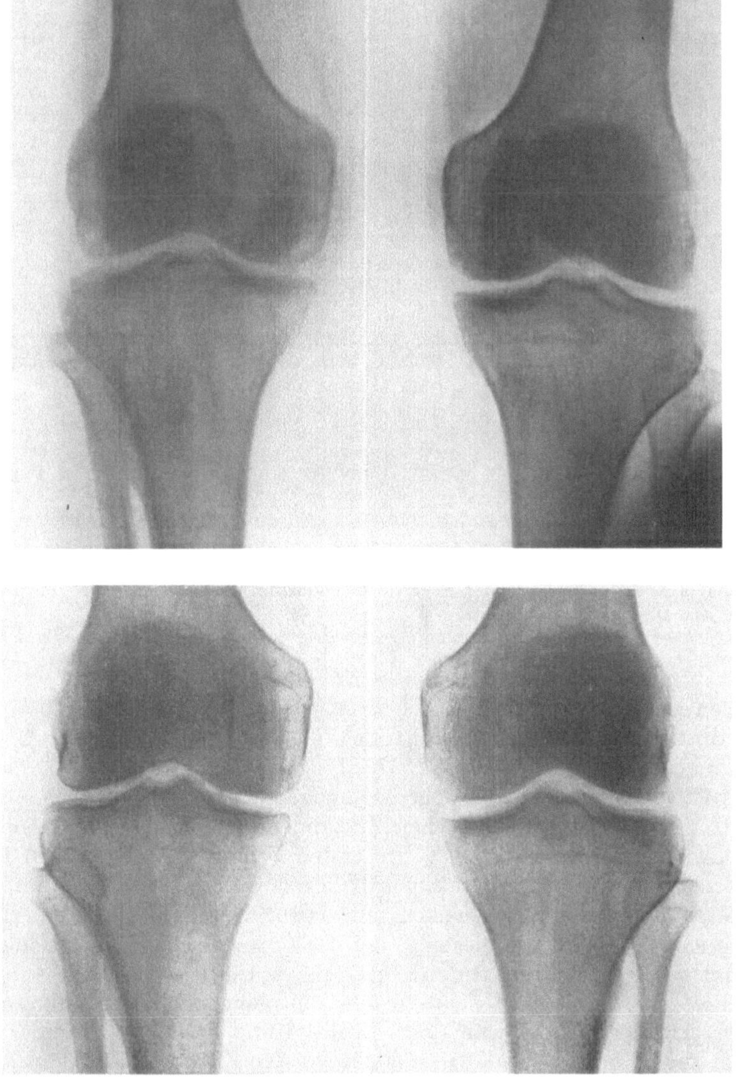

Abb. 131. Beginnende Entrundung der Gelenkkörper 1 Jahr nach Krankheitsbeginn. Weitere Erklärungen s. Fall 3

Damaliger klinischer Befund: Hochgradige, subcorticale, fleckige Atrophie, die nach vier-wöchiger Ruhigstellung mit Gipstutor noch zunimmt. Daher Probeexcision.

Kulturell: — steril. Patient wird mit einer Beuge- und Streckbehinderung in ambulante Behandlung entlassen; kommt erst nach 4 Jahren, auf schriftliche Aufforderung, zur Nach-untersuchung. Er hat nur wenig Beschwerden meistens bei Witterungsumschlag.

Klinischer Befund: Kniegelenk reizlos; Kapsel nicht verdickt; Patella im oberen Rezessus nicht so frei wie auf der Gegenseite; Beweglichkeit unter starkem Reiben von 90 Grad Beugung bis 175 Grad Streckung. Bandapparat fest.

Röntgenbefund: Linkes Knie o. B. Rechts sind die Femurcondylen deutlich unregelmäßig entrundet, die femorale Gelenkfläche ist dadurch verbreitert. Die Eminentia intercondylica ist plump verformt, die Subspongiosa leicht verdichtet; kleiner Binnenwulst in der Fossa

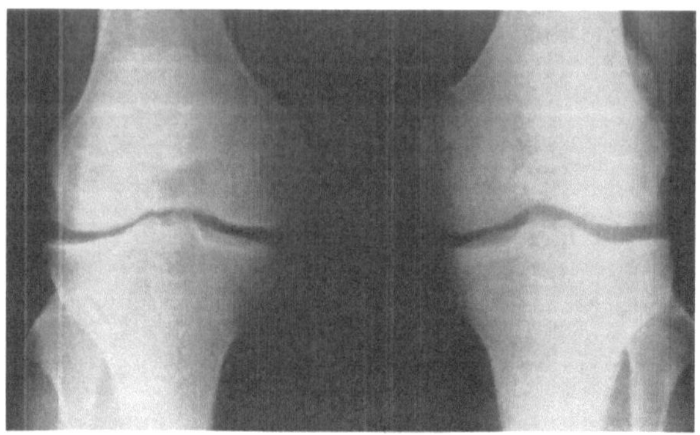

Abb. 132. 26jähriger Student. Deutliche Entrundung der Gelenkkörper rechts, wahrscheinlich schleichende Gelenk-infektion. Weitere Erklärungen s. Text Fall 4

intercondylica. Die Beckenübersichtsaufnahme zeigt im rechten Pfannendach eine große Cyste an typischer Stelle der Druckaufnahmezone. Oberer Pfannenerker läuft in derben Randwulst aus, unterer Pfannenboden ist wulstartig ausgezogen und verdickt.

Fall 4 – Student D.:

Student D.: Heute 26 Jahre alt. Vorerkrankungen: Im Alter von 14 Jahren Furunkel am linken Kniegelenk.

Erste Untersuchung im Alter von 18 Jahren wegen zeitweiliger Beschwerden nach Über-anstrengung.

Klinischer Befund: Kräftiger 18jähriger. Kniegelenke reizlos; rechts deutliches Bewe-gungsreiben; Kapsel zart; Patellaspiel frei; angedeutete Beugekontraktur von 175 Grad; Blutbild o. B.; BSG 2/5.

Röntgenbefund: Gelenkspalt gleichmäßig erniedrigt; Condylen unregelmäßig leicht ent-rundet; mäßige subcorticale Verdichtung.

In allen vier Fällen handelt es sich zweifelsfrei um sekundäre Arthrosen nach Infektarthritis. Bei sämtlichen Behandelten, teils jünger, teils älter, ist die Grundkrankheit längst abgeklungen. Die Folgezustände sind jedoch, nicht nur was die Intensität der Sekundärarthrose angeht, recht unterschiedlich.

Fall 1 und 2 lassen im klinischen Zustand erhebliche, im Röntgenbild nur geringfügige Unterschiede erkennen. Im ersten Fall trat die Krankheit im fort-geschrittenen Lebensalter an nur einem Kniegelenk, im zweiten Fall im jugend-lichen Alter an beiden Kniegelenken auf. Die Endstadien variieren. Bei dem Mann hat sich eine fibröse Kniesteife, bei der Frau in beiden Kniegelenken eine A. def. mit mäßiger Funktionseinbuße entwickelt. Die Röntgenbilder ähneln sich jedoch. Bei beiden überwiegt nicht so sehr die polygonale Entrundung der Ge-lenkkörper, sondern die gleichmäßige Erniedrigung des Gelenkspaltes, die für einen sich auf die ganze Gelenkfläche erstreckenden Knorpelabschliff spricht. Die Kapselumschlagstellen sind usuriert, in Fall 2 beiderseits.

Fall 3 und 4 weichen beträchtlich von den zwei erstbeschriebenen ab, haben aber deutliche Gemeinsamkeiten miteinander. Bei beiden handelt es sich um eine ausgeheilte Infektarthritis. Fall 3, der 53jährige Schlosser, war von den ersten Krankheitserscheinungen an in Behandlung; Erreger waren niemals nachzuweisen. Fall 4 verlief nahezu ambulant. Der in der Vorgeschichte erwähnte Furunkel spricht für eine eitrige Infektarthritis.

Wie unsere Beobachtungen zeigen, sind eitrige Arthritiden prognostisch ungünstiger als nichteitrige, treten aber auch seltener auf. Weiter läßt sich mit Sicherheit sagen, daß auch die Schwere der Entzündung für die Prognose eine Rolle spielt. Gradmesser für die Schwere des Krankheitsbildes ist die Atrophie des subspongiösen Knochens. Alle Arthritiden mit ungünstigem Ausgang waren röntgenologisch durch eine stärkere fleckförmige Atrophie gekennzeichnet, die bis zur vollständigen Aufhebung der subcorticalen Bälkchenstruktur gehen konnte. Das zeigt sich auch in den Nachuntersuchungen. VOIGT, die ihre Fälle zwar nicht ausdrücklich auf einen causalen Zusammenhang zwischen Arthrose und Atrophie geprüft hat, in der Besprechung jedoch schildert, wie sich nach einer starken fleckigen Atrophie später eine mittelschwere Arthrose entwickelte. Die Blutkörperchensenkungsgeschwindigkeit ist in schweren Fällen oft erhöht.

Auch die Probearthrotomie kann Hinweise auf die Schwere der Entzündung geben. Unsere Untersuchungen lassen erkennen, daß die Prognose dann günstiger ist, wenn nur die Gelenkinnenhaut entzündlich verändert ist. Wir haben 15 Fälle histologisch gesicherter Synovitiden 5 Jahre nach Krankheitsbeginn nachuntersucht und fanden weder klinisch noch röntgenologisch irgendeinen Anhalt für einen Knorpelschaden. Die Kürze dieser Beobachtungszeit gibt unseren Ergebnissen allerdings den Charakter des Vorläufigen.

Prognostisch absolut ungünstig sind jene Fälle, in denen der Knorpel schon am Krankheitsprozess beteiligt ist. Der Defekt im Gelenkknorpel ist der Schrittmacher, der Boden für die Arthrose; die Funktion löst sie aus und fördert ihr Fortschreiten.

Damit ist nun aber noch nicht geklärt, warum in diesem Falle die Entzündung einen eher gleichmäßigen Knorpelabschliff mit Usuren an der Kapselumschlagstelle, in jenen unregelmäßige Erniedrigung des Gelenkspaltes mit polygonaler Entrundung ohne Usuren zur Folge hat. Der Verlauf gibt hierfür keine Erklärung. Zieht man jedoch die Röntgenbilder hinzu, so kann man aus ihnen folgendes entnehmen: einmal handelt es sich in allen angeführten Fällen sicherlich um schwere Formen. Fall 2 dürfte der Polyarthritis nahestehen. Die Krankheit begann vor vielen Jahren, als die heute üblichen Rheumateste noch nicht durchgeführt wurden. Fall 1 und 2 legen den Gedanken nahe, daß hier nicht die proteolytische Wirkung des Exsudates, sondern die Entwicklung eines die Gelenkfläche überziehenden Granulationsgewebes, mit sekundärer Schrumpfung der Gelenkkapsel, im Krankheitsgeschehen überwiegt. Nur so sind die starken Usuren an den Kapselumschlagstellen zu deuten. Der Röntgenbefund gestattet unseres Erachtens somit Rückschlüsse auf die pathologisch-anatomischen Vorgänge. Unklar bleibt, weshalb bei ähnlichen pathologisch-anatomischen Vorgängen und ähnlichen Endzustand der Funktionsausfall ungleich sein kann. Möglicherweise ist der Grund für die fibröse Versteifung im Fall 1 zumindest teilweise in der Indolenz des Patienten zu finden. Er kam erst zu einem Zeitpunkt in Behandlung, als der Endzustand in etwa feststand. Es ist kaum denkbar, daß eine so weitgehende Bewegungseinschränkung unbemerkt entsteht.

In Fall 3 und 4 vermuten wir eine starke proteolytische Wirkung des Exsudates auf den Gelenkknorpel mit ulceröser Zerstörung des Knorpels, die unter der erhaltenen Funktion allmählich fortgeschritten ist. Die chondrolytische Wirkung des Gelenkergusses wird zwar bestritten, doch haben andererseits die Untersuchungen WELLERS gezeigt, daß Gelenkergüsse durch Änderung des pH-Wertes zu Schädigungen des knorpeligen Überzuges führen können. Da die Kapselumschlagstellen jegliche Usuren vermissen lassen, kann die adsorptive Wirkung des Granulationsgewebes nicht entscheidend gewesen sein. Das gilt wohl besonders für Fall 4, wahrscheinlich auch für viele eitrige Infektarthritiden.

Dies scheinen uns die wesentlichen, wenn auch nicht die einzigen Besonderheiten zu sein. Sicherlich kommt nämlich der Behandlungsart ebenfalls Bedeutung zu. Wir denken dabei besonders an übertrieben lange Ruhigstellung. Die Endzustände mit hypertrophischer Atrophie erinnern dann vielfach auch an abgelaufene Sudecksyndrome.

Es wäre schließlich auch denkbar, daß das Alter des Patienten bei Krankheitsbeginn eine Rolle spielt, weil der alternde „arthrosebereite" Knorpel (SCHALLOCK) anfälliger ist als der des jüngeren Menschen. Für die Richtigkeit dieser Vermutung haben wir aber keinen Anhalt gefunden; auch beim Jüngeren stellten wir mehrere Jahre nach Beginn der Kniegelenksentzündung schwere Arthrosen fest, während bei einigen Patienten über 50 Jahren die Infektarthritis ohne sichtbare Knorpelschäden ausheilte. In den Untersuchungsergebnissen von BARTHELS und BERNAU findet die Annahme, die Prognose sei im Hinblick auf eine spätere Arthrose bei älteren Menschen ungünstig, keinen Anhalt. MARQUARDT vermutet, manche scheinbar konstitutionell bedingte Arthrose entstehe auf der Basis einer abgelaufenen Infektarthritis. Vergleicht man die Untersuchungsergebnisse der verschiedenen Autoren miteinander, so trifft das sicherlich für viele einseitige Arthrosen zu, deren Ursache sich nicht genau klären läßt. Das ist besonders im Spätstadium sehr schwierig. Oft gibt die Anamnese bei eingehender Befragung noch Hinweise auf wiederholte flüchtige Infekte. Mit exakten Zahlen wird man die Häufigkeit derartiger Arthrosen jedoch belegen können.

Kriterien der abgelaufenen Infektarthritis sind leichte unregelmäßige Entrundung der Femurcondylen sowie unregelmäßige Erniedrigung des Gelenkspaltes mit Verdichtung und, vielfach allerdings nur mit der Lupe erkennbar, unregelmäßige Verdichtung der Grenzlamelle. Das Granulationsgewebe unterminiert die Kapselumschlagstellen und führt so zu Usuren und Pseudorandwülsten. Auch die durch das gestörte Mißverhältnis von Produktion und Resorption bedingte Verschiebung des pH-Wertes und die dadurch veränderte Zusammensetzung der Synovia dürften sich auf die Dauer ungünstig für die Ernährung des Gelenkknorpels auswirken. Schließlich verändert die Entzündung alle Gelenkabschnitte mehr oder minder gleichmäßig, ohne besondere Abschnitte zu bevorzugen. GARDEMIN macht die Entzündung für die Ausziehungen am oberen und unteren Pol der Patellarückfläche und für die Entstehung der Sporne am Ansatz der Sehne des Rectus femoris verantwortlich. Darin können wir ihm nicht völlig zustimmen. Die Randzacken an den Patellapolen sind Ausdruck vermehrter Randspannungen und diese wiederum Folge der beträchtlichen Beanspruchung der Patella durch Druck. Sie treten bereits beim Jugendlichen auf, sind also degenerativ bedingt. Natürlich können derartige Veränderungen nach einer abgeklungenen Entzündung fortschreiten. Bei unseren Patienten waren sie auch in den Fällen mit ungünstigen Ausgang, weder stärker noch häufiger als in denen ohne nachweisliche Entzündung. Ebenso sind die Ausziehungen an der Sehne des Rectus femoris keine Seltenheit; ihre Zahl steigt mit dem Lebensalter. Nach den neuesten Untersuchungen F. J. LANGS, SCHNEIDERS u. a. kommen diese Sporne, ähnlich wie die A. def. durch das Wiederaufleben der enchondralen Ossifikation zustande. Natürlich können diese Sporne, ähnlich wie die am Calcaneus, gelegentlich auch auf entzündlichem Wege entstehen, doch ist das nicht die Regel. Die Patellasporne schlechthin sind Produkte von Funktion und Alterung.

Wie sich die intraartikuläre Behandlung der Infektarthritis mit Nebennierenrindenpräparaten auf die Dauerergebnisse auswirkt, läßt sich heute noch nicht übersehen; die Beobachtungszeit ist noch nicht lang genug.

Arthrosis deformans nach Knochen- und Gelenktuberkulose

Die Prognose der Knochen- und Gelenktuberkulose ist durch die Fortschritte der Therapie wesentlich günstiger geworden. Heute sind die mit schweren Zerstörungen ausgehenden Formen seltener. Die Auflösung des Gelenkknorpels durch die in das Gelenk eindringenden Bazillen war Folge eines fermentativen Prozesses,

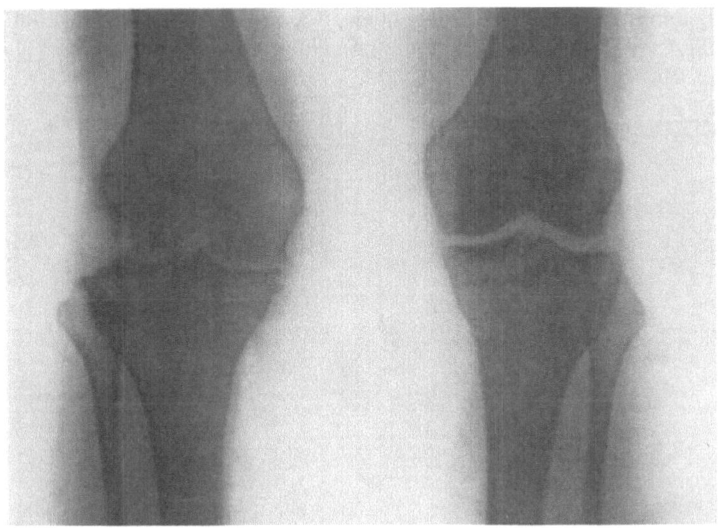

Abb. 133. Hochgradige destruierende Gonitis tbc re. Knie (Erkrankung 1933). Das Gelenk ist zerstört, nur noch als Ruine erhalten. Geringfügiges Bewegungsausmaß 160° Streckung, 120° Beugung

der von Virulenz und Menge der Keime, aber auch von der Dauer ihrer Entwicklung abhing. Wo ein Teil des Knorpels erhalten blieb und der Zustand des Gelenks noch eine Restfunktion erlaubte, schritt die Degeneration unter dem Gebrauch des Gelenkes weiter fort. Angesichts der veränderten Verhältnisse lag es nahe, einmal zu untersuchen, ob auch mit guten funktionellen Dauerergebnissen zu rechnen ist und woran man die A. def. nach Gelenktuberkulose, nennen wir sie die postinfektiöse A. def., erkennt.

Wir schicken voraus, daß unsere Beobachtungen ausschließlich auf Fällen histologisch gesicherter Tuberkulosen beruhen. Drei Formen der tuberkulös bedingten Erkrankung lassen sich unterscheiden:

1. die synoviale Arthritis,
2. die synovial-ossale Arthritis,
3. die bakterielle Arthritis als Nah- oder Fernreaktion (GLOGOWSKI).

Klinisch und röntgenologisch sind die drei Formen nicht immer einwandfrei zu trennen. Oft ist die Biopsie zur Klärung der Diagnose erforderlich, zumal fleckige Strukturen, die wir bei allen drei Formen sahen, auch bei Sudeck-Syndrom oder unspezifischer Monarthritis (Infektarthritis) vorkommen. Usuren gelten als Zeichen für das Eindringen von Erregern in das Gelenk. Allerdings sind sie, das sei einschränkend hinzugefügt, auch bei anderen entzündlichen Gelenkerkrankungen zu finden.

9*

Die Behandlungsergebnisse der Knochen- und Gelenktuberkulose stehen im allgemeinen unter dem Gesichtspunkt der erhaltenen Beweglichkeit des Kniegelenkes, weniger unter dem der späteren A. def. GLOGOWSKI stellte 1960 im Grunde doch resignierend fest, Fälle idealer Heilung seien auch beim Jugendlichen gering in der Zahl, z. T. träten aber schon wenige Jahre nach Behandlungsabschluß erste Anzeichen einer A. def. auf.

Wie schon erwähnt, geht der posttuberkulösen Arthrosis deformans der fermentativ gesteuerte Auflösungsprozess des Knorpels voraus, die Art der Erreger kann den Krankheitsablauf beeinflussen. Nicht zuletzt wirkt sich aber die Behandlung, wie sich rückblickend erweist, auf die Ergebnisse aus. Sie waren nach übertrieben langer Ruhigstellung im Gipsverband schlechter als nach funktioneller Behandlung mit vorübergehender Immobilisierung und längerer Extension (SCHLAAF, W. LEGAL und R. PFEIFFER). Nach letzterer war die Beweglichkeit

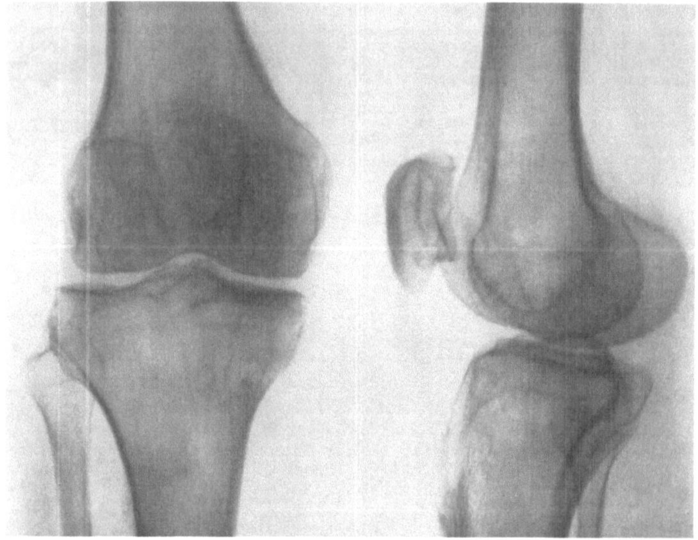

Abb. 134. 50jähriger Mann. Ausgeheilte tuberkulöse Synovitis. 5 Jahre nach Abschluß der Behandlung. Geringe Verdichtungen an der Patellarückfläche

größtenteils frei (75%), die postinfektiöse A. def. blieb aus oder beschränkte sich auf leichtere Verdichtungen, besonders im subpatellaren Bereich. W. LEGAL hat diese Fälle auf unsere Veranlassung nachuntersucht. 5 Jahre nach dem ersten Bericht von W. LEGAL und R. PFEIFFER hatte sich der Befund nicht verschlechtert. Endgültiges werden allerdings erst die Spätergebnisse bringen. Vorher können wir nicht übersehen, ob nicht Sekundärveränderungen in der Gelenkkapsel (ausgedehnte narbige Schwielen) und die dadurch verschlechterten Ernährungsbedingungen den Knorpel auf lange Sicht doch schädigen.

Die Prognose bei ossärem Befall ist weitaus ungünstiger als die der rein synovialen Formen. Die Auflösung des Gelenkknorpels geht schneller vor sich (natürlich mit individuellen Unterschieden) und daher entwickelt sich auch die A. def. früher.

GLOGOWSKI bezeichnet die abakterielle Form der tuberkulösen Gelenkaffektion als von einem tuberkulösen Herd ausgehende Nah- (durch Diffusion) oder Fernreaktion. Sie verläuft oft unter dem Bilde einer unspezifischen Arthritis mit und ohne fleckige Strukturen. PROSKE hat auf das die Tuberkulose begleitende Sudeck-Syndrom aufmerksam gemacht („tuberkulöser Sudeck").

Wir sind im Zusammenhang mit den Auswirkungen der Immobilisierung auf die A. def. ausführlich eingegangen. Die abakterielle Arthritis verläuft flüchtig und wird deshalb gar nicht selten übersehen. Ihre Prognose ist, meist günstig, ähnlich der der Infektarthritiden anderer Ursachen.

Die posttuberkulöse A. def. ist, das kann man zusammenfassend sagen, Nachfahre der Gelenkdestruktion aus vortuberkulostatischer Zeit. Trotz aller Fortschritte der neuzeitlichen Behandlung sollte unser Optimismus, was die endgültigen Ergebnisse im Hinblick auf die posttuberkulöse A. def. angeht, gedämpft

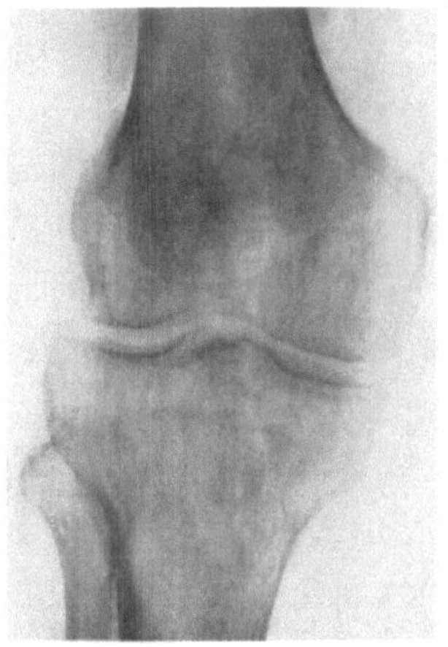

Abb. 135. 40jähriger Mann. Klinisch alle Zeichen einer Kniearthrose mit entsprechenden Beschwerden. Röntgenologisch gleichmäßige Atrophie

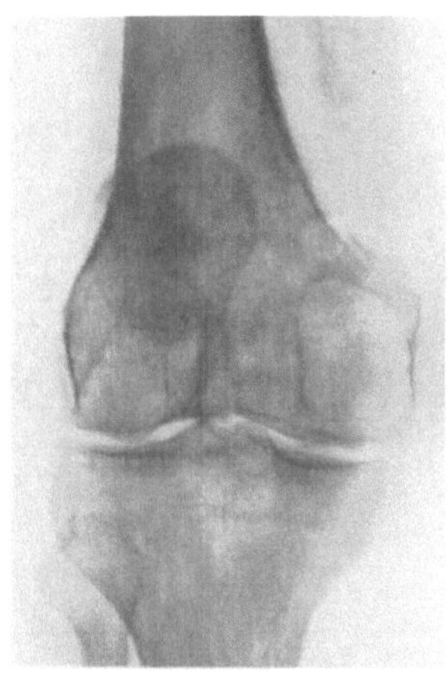

Abb. 136. 54jähriger Mann. Klinisch Kniegelenksarthrose mit typischen Beschwerden. Röntgenologisch polygonale Entrundung

bleiben. Der Zeitpunkt ihres Auftretens kann hinausgeschoben, ihr Ausmaß eingeschränkt werden (mit ihr rechnen muß man auf jeden Fall). Diese Feststellung soll aber keineswegs die hervorragenden Erfolge der modernen Tuberkulosebehandlung schmälern.

Die Arthrosis deformans nach Gelenkempyemen und Osteomyelitiden

Was wir im Abschnitt über Knochen- und Gelenktuberkulose zur Wandlung der Infektionskrankheiten sagten, trifft in besonderem Maße auf die Osteomyelitis zu. Das früher höchst bedrohliche Gelenkempyem ist weitaus seltener geworden. Es verläuft längst nicht mehr so akut. Auch die Verläufe der eitrigen Arthritiden sind wesentlich gemildert. Das gilt zudem für die metastatischen Absiedlungen. Mit den Wandlungen der Verläufe dieser Infektionen ergibt sich aber auch eine Änderung in der Beurteilung der Prognose. (s. Legende zu Abb. 137 und 138). Sinngemäß gilt für die Folgezustände der eitrigen Gelenkentzündungen dasselbe wie für die tuberkulöse Gelenkaffektion. Auch hier läßt sich zwar die Gelenkdestruktion, nicht aber die postinfektiöse A. def. aufhalten. Es ist allerdings schon erstaunlich, wie auch nach schweren eitrigen Gelenkinfektionen die Funktion des Kniegelenkes wieder hergestellt wird und die A. def., wenigstens zunächst röntgenologisch, auf sich warten läßt. Besonders sei hier auf Gelenkaffektionen hingewiesen, die aus der Diffusion von Toxinen aus gelenknahen Prozessen in das Kniegelenk resultieren und unter dem Bilde einer abakteriellen Arthritis, z. T. nur flüchtig und unbemerkt verlaufen. Die diesen

Reaktionen folgenden Arthrosen entwickeln sich schleichend, so langsam, daß sie oft erst Jahre später diagnostiziert werden.

Gelegentlich, gar nicht einmal so selten, kommen auch iatrogene eitrige Gelenkentzündungen nach intraartikulären Injektionen von Cortisonen vor

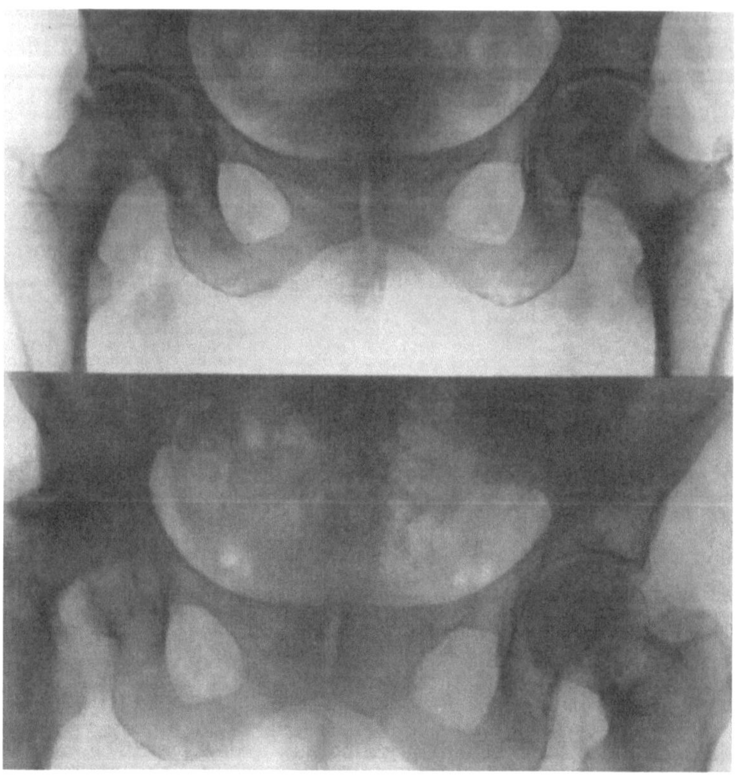

Abb. 137. 51jährige Frau. Vor 2 Jahren Kniegelenksempyem rechts. Keine Beschwerden im Knie. Gute Funktion, aber Schmerzen im rechten Hüftgelenk seit einem Jahr, hochgradige postinfektiöse Coxarthrose

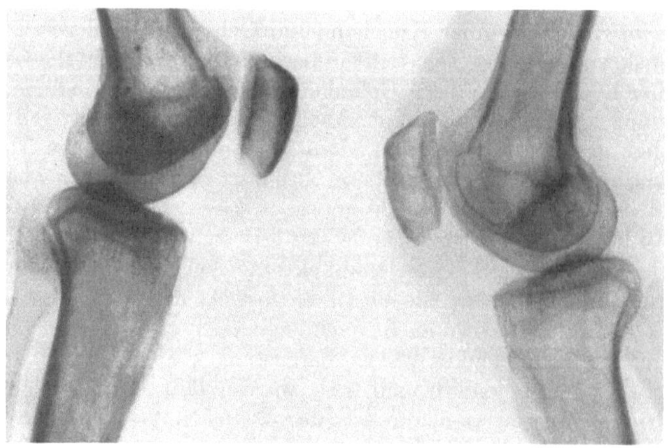

Abb. 138. Kniegelenke zu Abb. 137

(s. Abb. 143). Wenn auch die Prognose zunächst gut erscheint, so ist doch abzuwarten, inwieweit der fermentative Prozeß die Auflösung des Gelenkknorpels eingeleitet und damit den Start für die vorerst noch unsichtbare A. def. freigegeben hat. Gerade bei den zunächst geringfügigen postinfektiösen Arthrosen fällt ihre Lokalisation an der Patellarückfläche auf, während sie sich an den übrigen Ab-

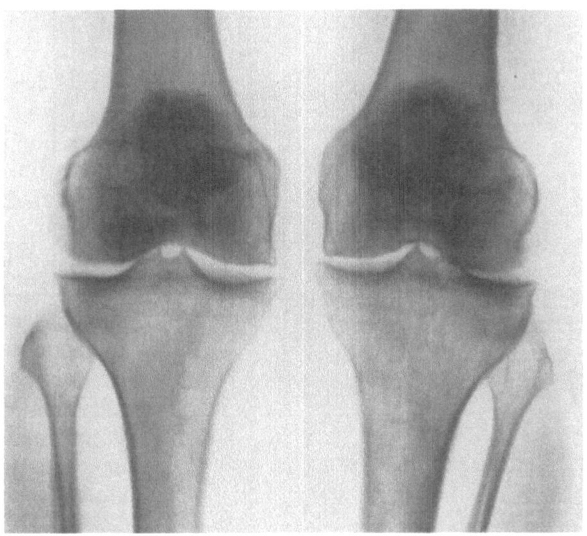

Abb. 139. 52jährige Krankenschwester. Vor 10 Jahren eitrige Gelenkentzündung bds. Jetzt beiderseitige Kniearthrose. Gelenkkörper leicht entrundet. Starkes Bewegungsreiben

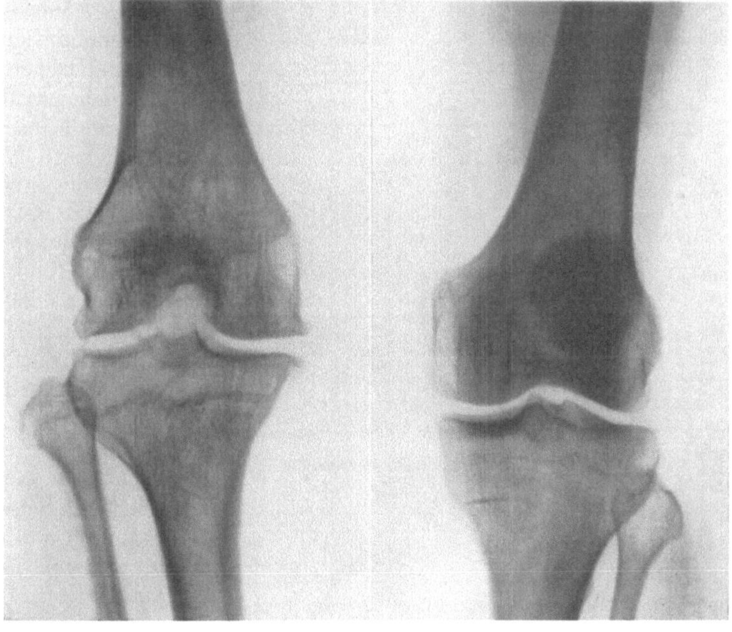

Abb. 140. Jetzt 49jährige Frau. Vor 30 Jahren Kniegelenksempyem rechts; leidliche Funktion, häufig Schmerzen im re. Knie bei Belastung

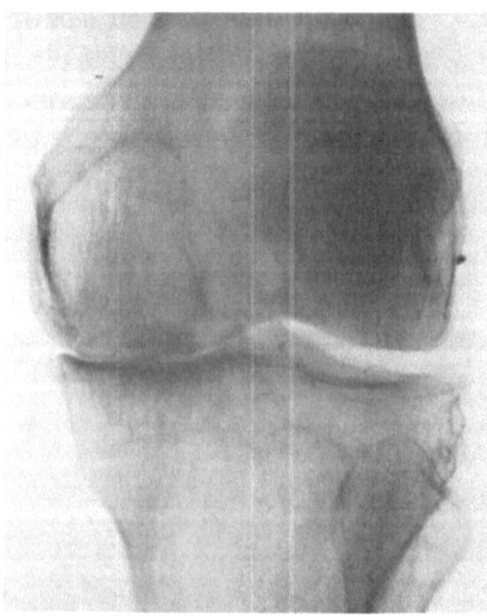

Abb. 141. 74jährig. Mann. Im 1. Weltkrieg Osteomyelitis linker Oberschenkel in Kniegelenksnähe. 6monatige Eiterung und Gipsfixierung. Seit Jahren zunehmende Schmerzen im linken Kniegelenk, gute Funktion, beginnende Beugekontraktur ←

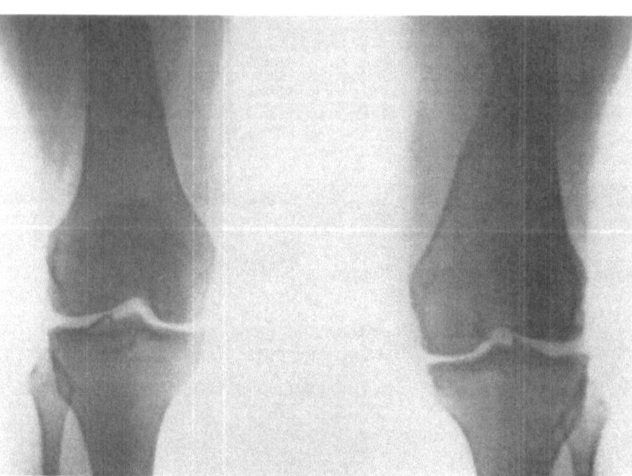

Abb. 142. 55jährige Frau. Mit 32 Osteomyelitis im kniegelenksnahen Bereich des linken Femurs. Jetzt typische arthrotische Beschwerden. Röntgenologisch leichte Entrundung des medialen Femurkondylus und Ausziehung der Eminentia intercondylica ↓

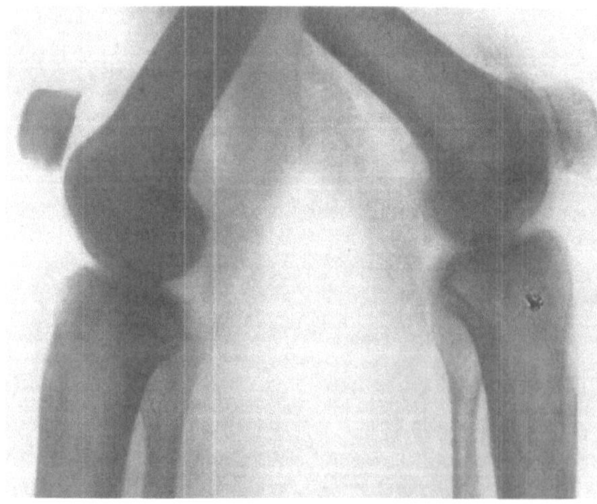

Abb. 143. 26jährige ♀. Erhielt wegen einer poliomyelitischen Beugekontraktur intraartikuläre Injektionen mit Glucocorticoiden. Nach der 2. Injektion trat eine Infektion auf. Jetzt typische subpatellare Arthrose. [Abstand zwischen Patellarückfläche und Gleitlager verengt

schnitten des Kniegelenkes oft, wenn überhaupt schon vorhanden, zunächst der Darstellung entzieht. Die besondere Mechanik des Kniegelenkes wirkt lokalisierend, das ist bei vielen sekundären Arthrosen immer wieder festzustellen, und gibt dem Kniegelenk mit seine Sonderstellung (s. auch Abb. 143).

Übersieht man die Folgezustände der besprochenen Entzündungen verschiedener Ätiologie, so läßt sich zusammenfassend feststellen, daß sich die Endzustände im allgemeinen kaum noch voneinander unterscheiden lassen. Gröbere Zerstörungen fehlen fast immer. Usuren an der Kapselumschlagstelle sieht man bei Tuberkulosen, eitrigen Gelenkentzündungen und Infektarthritiden. Verdichtung des subchondralen Knochens- und hypertrophische Knochenstrukturen sind ebenfalls nach den verschiedenen Entzündungen häufig und hängen von der Schwere der vorhergegangenen entzündlichen Knochenatrophie, aber auch von der Dauer der Ruhigstellung ab. Somit hat die Chemotherapie nicht nur die Verläufe gemildert, sondern auch die Endzustände verwischt. Das kann gelegentlich zu Schwierigkeiten führen, wenn man allein aus dem Röntgenbild auf die Natur des abgelaufenen Krankheitsprozeß schließen soll.

Die „ossale" Arthrosis deformans

Bei dem Versuch, die Kniegelenksarthrosen nach einem System zu ordnen, lassen sich Überschneidungen nicht vermeiden. So wiesen wir bereits darauf hin, daß man auch in chondrale und ossale Arthrosen unterscheiden kann. Nach POMMER beginnt die A. def. primär im Knorpel beweglicher Gelenke. Alles andere — Reaktion des subchondralen Knochens und Beteiligung der Gelenkweichteile — ist sekundär. Es tut den Verdiensten POMMERs und seiner Schule keinen Abbruch, wenn man die von AXHAUSEN vorgeschlagene und von K. WEISS gutgeheißene Einteilung in ossale und chondrale Arthrosen für berechtigt hält. Sie wird aber auch durch die neueren Untersuchungen der Infrastruktur (COTTA u. a.) weiter gestützt. Geht man von der Vorstellung aus, daß Gelenkkapsel, Knorpel und subchondraler Knochen eine funktionelle Einheit bilden, ist daraus logischerweise zu folgern, daß auch jede „Störung" dieser funktionellen Einheit der Entstehung der A. def. Vorschub leisten muß, dazu gehören auch Veränderungen im subchondralen Bereich. Der Teil der Kniegelenksarthrosen, die primär im subchondralen Knochen beginnen, ist nicht einmal so gering. Dazu gehören auch die Arthrosen nach juvenilen Osteochondrosen, wenn man sich die derzeit geltende, sich immer mehr durchsetzende Auffassung über das Wesen der juvenilen Osteochondrosen (LINDEMANN) zu eigen macht. Die größte Gruppe der ossalen Arthrosen ist aber die nach calcipenischen Osteopathien. BARTELHEIMER hält diese Bezeichnung für umfassender als Osteoporose. Sie ist aber zweifellos die häufigste Gruppe der calcipenischen Osteopathien. Im Zusammenhang mit der A. def. nach genu varum sind wir schon darauf eingegangen. Unter Osteoporose versteht man im allgemeinen eine lokalisierte oder systematisierte Knochenveränderung, die durch Mangel an Knochengewebe innerhalb der knöchernen Organe gekennzeichnet ist. Das noch vorhandene Knochenmaterial ist normal, das Verhältnis zum Markraum zu gunsten des letzteren verschoben (JESSERER). Die zahlreichen mit der Osteoporose zusammenhängenden Probleme sind in den letzten Jahren besonders von ALBRIGHT, NORDEN, JESSERER, BARTELHEIMER u. a. bearbeitet worden. Auch vom Standpunkt der deformierenden Arthropathien aus betrachtet hat sich ein gewisser Wandel angebahnt. So sagt S. WEIL noch 1958 im Handbuch für Orthopädie, Bd. II:

„Die Osteoporosen spielen in der Wirbelsäulenpathologie eine zahlenmäßig zunehmende und immer bedeutungsvollere Rolle, die größer ist, als die des gleichen Zustandes an den peripheren Skelettstücken."

Dagegen betont HEPP 1960 auf dem Kongreß der deutschen Orthopädischen Gesellschaft in Berlin, man müsse sich der engen Verknüpfung des Stütz- und Bewegungsapparates mit den wechselnden Stoffwechsellagen im Laufe des Lebens und der individuellen Konstitution und Disposition bewußt sein. In jüngster Zeit hat UEHLINGER selbst interessante Beobachtungen mitgeteilt und die Wichtigkeit dieser Sonderform der A. def. hervorgehoben (Abb. 68). Unlängst hat GSCHWEND auf den Zusammenhang von Coxarthrose und Osteoporose hingewiesen. Die Osteoporose ist kein Krankheitsbild sui generis, wir unterscheiden vielmehr verschiedene Formen der Osteoporosen. Dazu gibt es z. B. Arthritiden, die verhältnismäßig oft mit einer mehr oder weniger starken Demineralisierung einhergehen. Von diesen soll aber hier nicht die Rede sein. Im Zusammenhang mit den ossalen Arthrosen interessieren vielmehr insbesondere die praesenile und

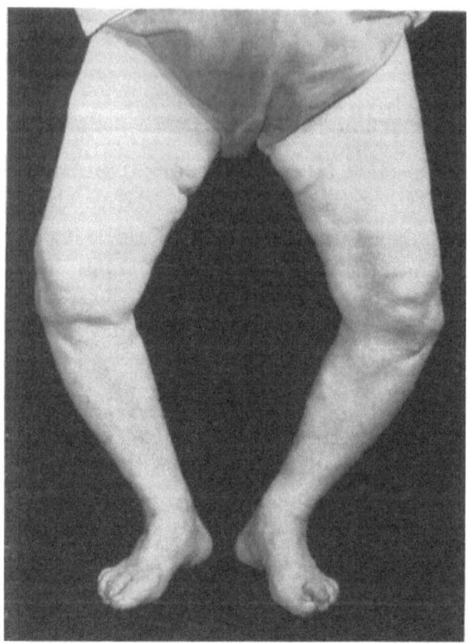

senile Involutionsosteoporose, die postklimakterische und die Osteoporose nach Cortisonlangzeittherapie. Die soziale und klinische Bedeutung dieser Zustände darf nicht unterschätzt werden, nehmen sie doch z. T. mit der gestiegenen Lebenserwartung noch erheblich zu. Hier ist nur eine Seite der Osteoporose hervorzuheben. Durch den Verlust eines Teils der tragefähigen Substanz wird die Belastbarkeit des Knochens so stark herabgesetzt, daß mehr oder minder große Einbrüche des knorpeligen Überzuges mit multiplen Knorpelfrakturen die Folge ist. Ihnen folgen lebhafte Umbauvorgänge an der Grenzlamelle zur Egalisierung und Wiederherstellung der Tragefähigkeit der Gelenkfläche. Diese Veränderungen beginnen also primär im Knochen, die regressiven Veränderungen des Gelenkknorpels entstehen erst sekundär. Das zeigt sich auch sehr deutlich im histologischen Bild, in denen die lebhaften Umbauvorgänge an der Grenzlamelle über-

Abb. 144. 73jährige Frau. Hochgradige Genua vara mit Kniebeugekontrakturen. Früher mehrfach Spontanfrakturen. (Hypophysentumor)

wiegen, die regressiven im Gelenkknorpel dahinter zurücktreten. Auch im makroskopischen Bild kann man oft beträchtliche Unterschiede feststellen. So zeichnet sich der Knorpelbelag nicht durch den bei vielen deformierenden Arthropathien

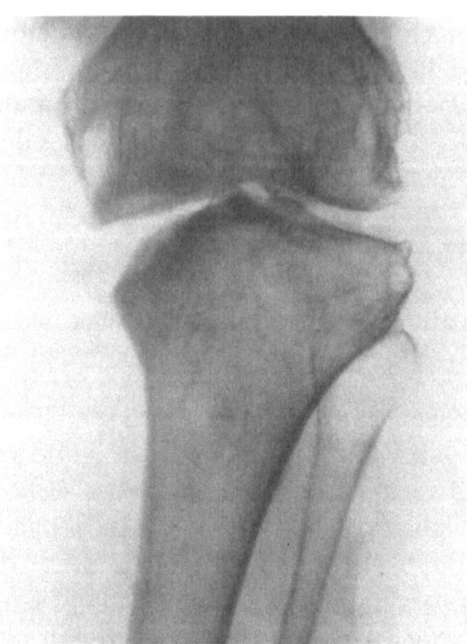
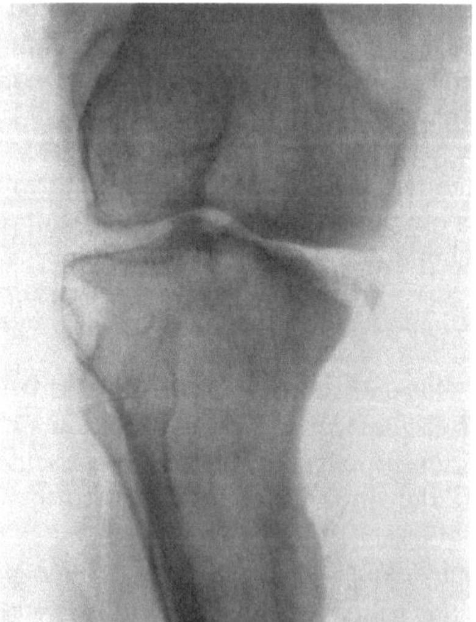

Abb. 145a u. b. Röntgenbilder zu Abb. 144 zeigen hochgradige Deformierung beider Kniegelenksflächen mit beginnender Osteolyse an den medialen Rändern des Schienbeinkopfes

eigenen typischen Knorpelabschliff sondern durch polygonale Entrundung und durch höckerige Gestaltung der Gelenkoberfläche aus. Die hierauf folgende Inkongruenz der Gelenkflächen begünstigt das Fortschreiten der Arthropathie zusätzlich. Diese Vorgänge laufen bei den verschiedenen Osteoporosen in etwa

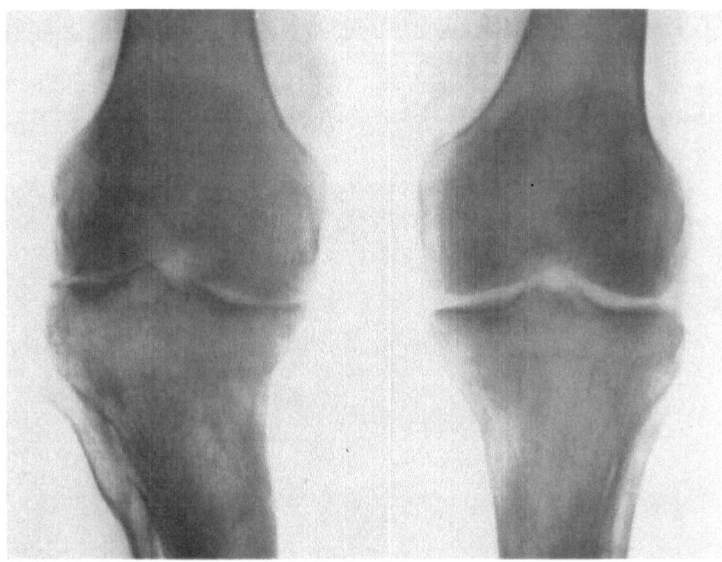

Abb. 146. 32jähriger Mann. Schwere deformierende Arthropathie (auch multiple Wirbelverformungen) und genu varum nach Cortisonlangzeitbehandlung)

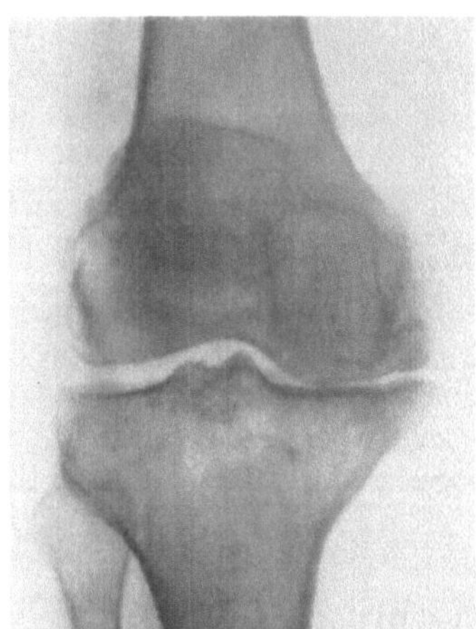
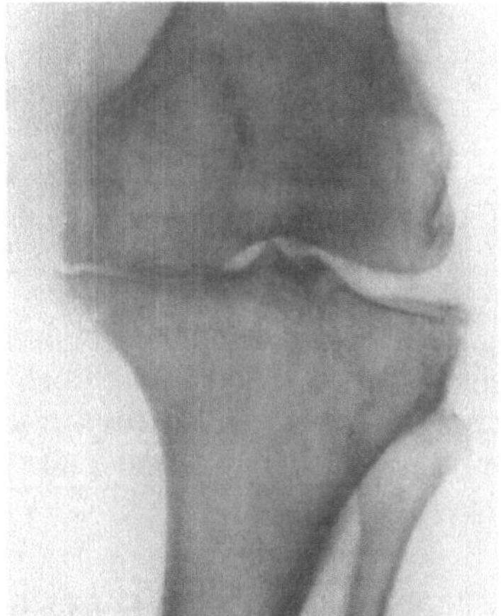

Abb. 147a u. b. 73jährige Frau. Hochgradige (osteoporotische) O-Beine

gleich ab. Die Schwere der Primärveränderungen bestimmen aber oft den Grad der späteren Deformität, während bereits bestehende statische Abweichungen den Sitz der sekundären Verformung beeinflussen oder diese verstärken können (O-Bein der alten Leute — HOHMANN).

Diese Darlehnungen mögen zeigen, daß die Osteoporose als praearthrotischer Faktor nicht zu unterschätzen ist (s. auch Abb. 65—67 und 140). Daraus ergibt sich

u. E. die Notwendigkeit an Osteopathien zu denken und die Demineralisierung möglichst früh zu erfassen. Das Röntgenbild sagt aber nur etwas, auch bei einwandfreier Technik über den Zustand des Knochens aus, wenn der Mineralgehalt um mindestens 30% reduziert ist (BABAJANZ). Auch die Laboruntersuchungen lassen uns meist im Stich. Die frühzeitige Erkennung der verschiedenen Osteoporosen hängt daher von den im Routinebetrieb praktikablen Verfahren ab, die eine genaue Registrierung derartiger Veränderungen ermöglichen. Die Entwicklung derartiger Methoden bahnt sich aber zweifellos an (HEUCK und KROSKOSKI).

Gerade die ossalen Arthrosen lehren uns, die Bedeutung der Gelenkmechanik nicht überzubewerten, sondern den Stoffwechsel des Stütz- und Bewegungs-

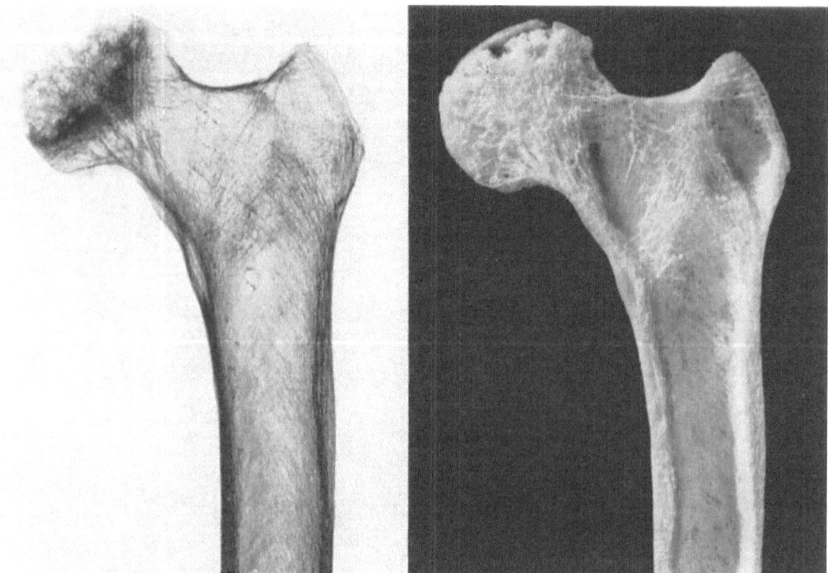

Abb. 148. (Abb. Prof. Dr. E. UEHLINGER, Path. Inst. d. Kantons-Spitals Zürich). *Linkes Bild:* Spaltbildung zwischen Gelenkknorpel und tragendem Knochengerüst, typische Stauchungssklerose. *Rechtes Bild:* Typische, coxale, ossale Coxarthrose. Schenkelkopf ist entrundet und eingedrückt, der Gelenkknorpel erhalten. Er hat sich vom Knochen gelöst

systems — also biologische und biochemische Probleme — zu beachten. Die Osteoporose ist freilich nur ein kleiner, aber doch bedeutsamer Teil dieses großen Gebietes.

Am Beispiel der ossalen Arthrosen zeigt sich aber auch deutlich, wie sich unsere Kenntnisse über Ätiologie und Pathogenese der A. def. wesentlich erweitert haben.

Freie Gelenkkörper bei der Arthrosis deformans

Freie Gelenkkörper sind bei den verschiedenen Formen der Kniearthrose recht häufig (in den entsprechenden Kapiteln gehen wir auch darauf ein). Es gibt eine Reihe von Entstehungsursachen. SONNENSCHEIN hat sie 1952 zusammengestellt. Sieht man von der traumatischen Absprengung von Knorpel-Knochengeweben ab, so entstehen Corpora libera in erster Linie:

1. durch die Gelenkchondromatose (Reichelsche Krankheit (s. Abb. 113 u. 114)),
2. durch dissezierende Prozesse (sog. sekundäre Gelenkchondromatose (s. Abb. 49 und 117)),

3. bei enchondralen Dysostosen, besonders häufig bei der habituellen Patellaluxation,
4. durch Verkalkung von Gelenkzotten und Fibringerinnseln, nach unseren
Erfahrungen häufig bei alten Leuten, aber auch nach Arthritiden,

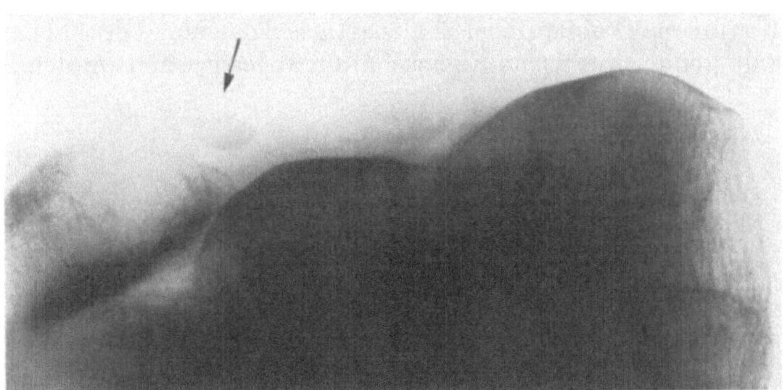

Abb. 149.   24jähriger Mann. Hochgradige Aufbaustörungen an Femur und Tibia mit freien Gelenkkörpern
(dysostotische ?)

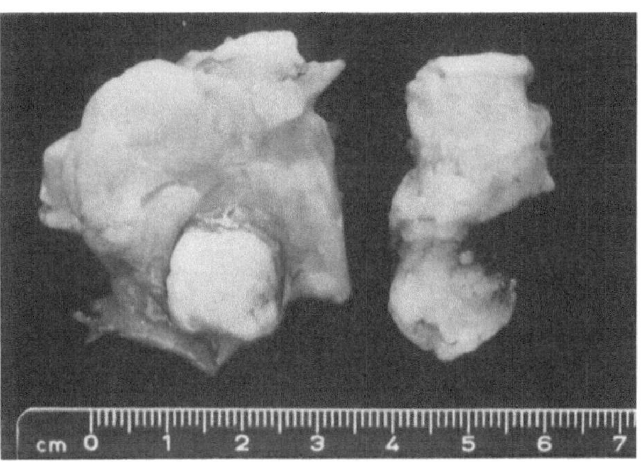

Abb. 150.   Corpus liberum mit Zottengewebe. 15jähriger Junge mit habitueller Patellaluxation. Erhebliche
Knorpelusuren an Patella und im Gleitlager

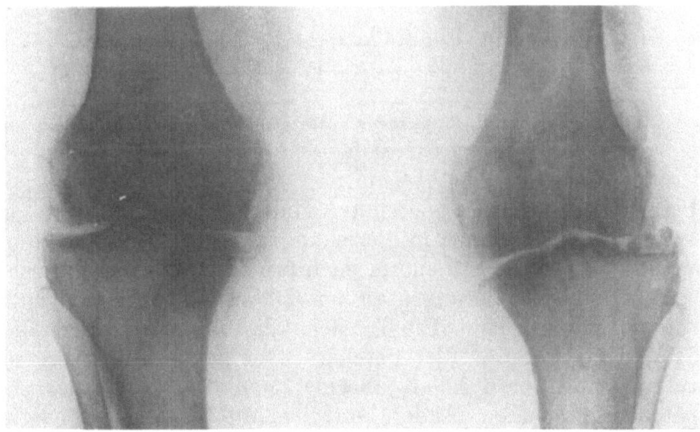

Abb. 151.   68jährige Frau. Osteoporotische O-Beine. Freie Gelenkkörper im linken Kniegelenk

5. als Sequester bei Osteomyelitiden,
6. durch gutartige Tumorbildungen verschiedenster Art,
7. durch Abbruch von arthrotischen Randwülsten.

Ein Teil der Gelenkkörper wächst im Gelenk durch Kalkaufnahme aus der Synovia. Die Struktur dieser Corpora libera ist ungleichmäßig, die Anlagerung von Kalksalzen gibt ihnen oft ein zwiebelschalenartiges Aussehen. Obwohl der Synovia osteolytische und chondrolytische Eigenschaften abgesprochen werden (GELBKE),

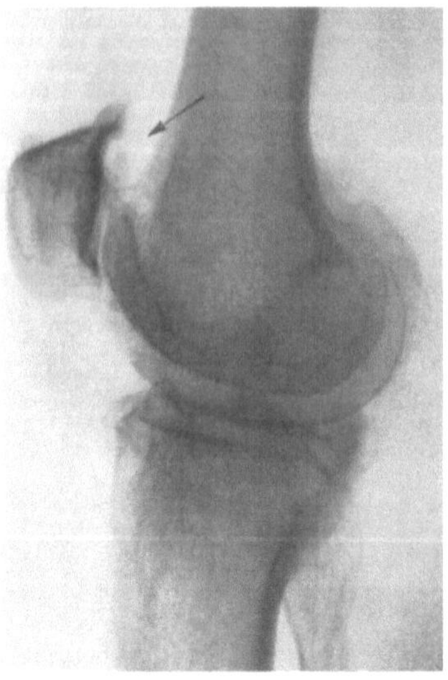
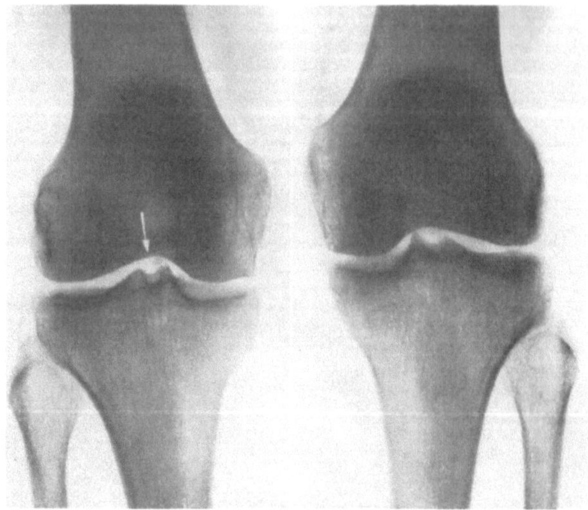

Abb. 152. 68jährige Frau. Schwere
subpatellare Arthrose, abgebrochener
Randwulst im Gleitlager

Abb. 153. Abbruch oder Ablösung einer Randzacke von der
medialen Eminentia intercondylica

werden kleinere Gelenkkörper oft resorbiert. Die mechanische Bedeutung dieser Freikörper wird u. E. häufig überschätzt, weil viele von ihnen sich in Wirklichkeit gar nicht frei im Gelenk bewegen sondern in der Gelenkkapsel festsitzen. Sie beeinflussen das Gelenkspiel nicht und üben daher auch keinen mechanischen Einfluß auf den Gelenkknorpel aus. Dies ist bei der Indikation zur Arthrotomie zu berücksichtigen.

VII. Die subpatellare Arthrosis deformans
(Arthrosis deformans des Femoro-Patellagelenkes)

Die A. def. der Patellarückfläche und ihres Gleitlagers, die subpatellare Arthrose, hat aus verschiedenen Gründen eine *Sonderstellung* inne und u. E. daher Anrecht auf einen besonderen Abschnitt.

Die Patella wird durch die gleitende Reibung (s. auch Abschnitt „die Morphologie der Arthrosis deformans in Beziehung zu den Besonderheiten der Beanspruchung des Kniegelenkes") enorm beansprucht. Das erklärt warum die *ersten* regressiven Knorpelveränderungen an der Kniescheibe auftreten und hier schon *relativ* früh zu erkennen sind. Die Tatsache, daß schon bei Jugendlichen relativ oft wegen Veränderungen an der Patellarückfläche operativ interveniert werden muß, gab einigen Autoren Anlaß, an eine Krankheit *sui generis*, die Chondropathia patellae zu denken. Andere sprechen ihr die Eigenständigkeit ab und rechnen sie der A. def. zu.

Weiterhin gibt es am Kniegelenk eine *Reihe praearthrotischer Deformitäten*, die Ursache *bestimmter Formen* der subpatellaren A. def. sind. Viele dieser zunächst *umschriebenen* subpatellaren Arthrosen greifen auf das übrige Gelenk über und werden zu meist *diffusen, panartikulären* Arthrosen. Auch die subpatellaren Arthrosen lassen sich in primäre und sekundäre Formen trennen.

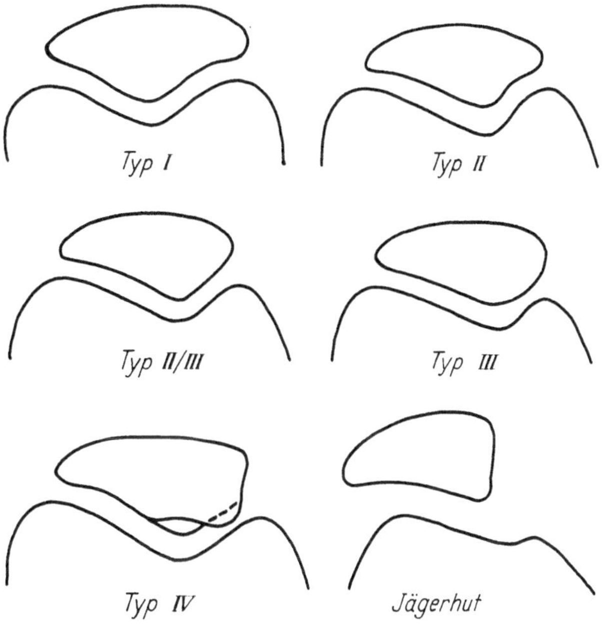

Abb. 154. (WIBERG) Typ I: Beide konkaven Facetten sind annähernd gleich groß, der First liegt in der Mitte. (WIBERG) Typ II: Die tibiale Facette ist kleiner als die fibulare, beide Facetten sind konkav. (WIBERG) Typ III: Die tibiale Facette ist noch kleiner als beim Typ II und außerdem *konvex*. (BAUMGARTL) Typ II/III: Die kleine mediale Facette der Kniescheibenrückfläche ist plan. Typ Jägerhut: Kniescheiben ohne tibiale Facette. Typ IV: (sehr selten). Die kleine mediale Facette ist nicht konvex gebogen sondern springt knorrenartig vor (Nach BAUMGARTL, Das Kniegelenk)

Wir unterscheiden dennoch

1. die *primäre subpatellare* Arthrosis deformans (Chondropathia patellae),
2. die *sekundäre subpatellare*
Arthrosis deformans nach
habitueller Patellaluxation
Sudeck-Syndrom
Patellafraktur
juvenilen Osteochondrosen.

Dazu kommen noch die vielen Entwicklungsstörungen und die Stellungsanomalien der Patella.

Zu Anatomie und Mechanik der Patella und ihres Gleitlagers sind einige Hinweise erforderlich.

Die Patella entwickelt sich, läßt man einige Eigenarten außer Betracht, in *Übereinstimmung* mit dem gesamten Kniegelenk. Das zeigt sich sehr charakteristisch nach langer Ruhigstellung wegen eines chronisch entzündlichen Hüftgelenkprozesses.

Fast immer treten an der Patella stärkere *Wachstumsstörungen* auf, ihre Form weicht wesentlich von der der nicht ruhiggestellten Seite ab (s. auch Abb. 88). R. FICK und WIBERG haben die Besonderheiten des Patellagleitlagers geklärt;

Wiberg orientiert sich dabei an der Form der Patella, indem er, nach Lage des Firstes, sechs Formen unterscheidet: u. a. Wiberg I, II und III (s. Abb. 154).

Strittig ist bisher noch, ob die Form der Femurcondylen festliegt, wie es Fründ und Rohlederer vermuten. Die *pathologischen* Formen des Patellagleitlagers bezeichnet Wiberg als Luxationsdysplasie. Sie ist bei Patellaluxation häufiger als in der Vorstufe, der Lateralisation (Rohlederer), im angloamerikanischen Schrifttum „lateral displacement" genannt. Nach den autoptischen Untersuchungen Wibergs ist die *knöcherne Führung* der Patella in Beugung von 115—160° am *besten*. Mit zunehmender Beugung *verlagert* sich der Druck auf die Patellarückfläche vom *medialen* First auf die *laterale* Facette. Bei der Beugung wird die Patella überwiegend durch *gleitende* Reibung und durch Druck beansprucht. Fürmaier hat den starken Auflagedruck gemessen; er beträgt bis zu 950 kg. Eine ganze Reihe von Stellungs- und Formanomalien der Patella beeinflussen das Gelenkspiel und fördern damit vielleicht auch die subpatellare Arthrose in irgendeiner Form.

1. Die primäre subpatellare Arthrosis deformans
(sog. Chondropathia patellae)

Arthrotische Veränderungen an der Patellarückfläche sind *überaus* häufig. Heine untersuchte 1926 1000 Kniegelenke und erkannte damals bereits, daß sie regelmäßig im 2. Lebensjahrzehnt einsetzen. Man könnte sich auch hier zunächst fragen, ob die Chondropathia patellae der primären A. def. gleichgesetzt werden kann. Da die A. def. schlechthin von der Patellae ausgeht und später regelmäßig auf das ganze Kniegelenk übergreift, läßt sich diese Frage wohl bejahen. Vielleicht wäre es jedoch besser, nicht von einer primären A. def. sondern von physiologischer Abnutzung zu sprechen. Dann sollte allerdings auch an die Stelle von „Chondropathia patellae" die Bezeichnung „juvenile subpatellare Arthrose" (konstitutionelle Minderwertigkeit) treten. F. J. Lang sah in der Chondropathia patellae nicht eine beginnende Arthrose sondern ein Krankheitsbild sui generis, bedingt durch *degenerative traumatisch* ausgelöste Veränderungen. Büdinger, Läwen und Fründ schrieben sie ebenfalls traumatischen Ursachen zu, Aleman sprach von der Chondromalacia posttraumatica. Grueter glaubte nur bedingt an traumatische Entstehung. Frosch, Scheurer, Bürkle de la Camp, Bircher u. a. dachten an konstitutionelle Grundlagen. Das neuere anglo-amerikanische Schrifttum führt die Chondropathia patellae wieder öfter auf Traumen zurück, z. B. Gray, Bronitzky, Haliburton und Sullivan. Sullivan vermutet allerdings bei den Frauen einen Entstehungsfaktor im genu valgum.

Schallock hält die Chondropathie für ausschließliche Folge zu *starken Drucks* auf den Knorpel, der entweder, wegen des Tangentialschubes, *umschriebene* Knorpelaussprengungen mit *spontaner Heilungstendenz* verursacht oder, oberflächlich einwirkend, den Startvorgang für die A. def. bedeutet. Wie Schallock darlegt, beginnen die Knorpelveränderungen, von bestimmten Fällen abgesehen, „*regelhaft*" im Bereich des Patellaknorpels, weil die Patella, bei gebeugtem Kniegelenk gegen die Gleitfläche des Femurs gepreßt wird. Überschreitet der Druck dabei die kritische Grenze, weichen die Fasern auseinander, die Gelenkflüssigkeit wird ausgepreßt und nach Aufhören des Patellaauflagedruckes in die Fasern eingesaugt. Mit diesem Geschehen setzt die Veränderung des Knorpels ein, der nunmehr für die Scherwirkung der gleitenden Reibung empfänglich wird. Auch Schallock mißt dem *Trauma* beim Jugendlichen *beträchtliche Bedeutung* zu, versteht aber unter „Trauma" jede *mechanische Überbeanspruchung*, bei der gerade der Tangentialschub eine besondere Rolle spielt. Grueter rechnet die Chondropathia patellae ebenfalls zur A. def. Er hält die dicke Bauchung des Knorpels der Patellarückfläche, also die Haglundsche Exkavation, für eine praearthrotische Deformität, weil der gebauchte Knorpel schlecht ernährt werde.

OUTERBRIDGE vermutet einen Zusammenhang zwischen Chondropathie und der an der oberen Begrenzung des medialen Femurcondylus häufigen Schlußleiste. P. SCHNEIDER beschrieb kürzlich die Früharthrose des Femoro-Patellagelenkes beim Leistungssportler und nennt sie eine Folge erhöhten *Auflagedrucks* verursacht durch die *Quadricepshypertrophie*. BAUMGARTL erklärt die Chondropathia patellae durch Überlastung im Femoro-Patellagelenk bei dysplastischen Femoro-Patellagelenken.

Die Chondropathia patellae wirft eine ganze Reihe von Fragen auf, von denen die folgenden vielleicht am wichtigsten sind:

1. Ist die Chondropathie eine *Krankheit sui generis*,
2. ist die Haglundsche Delle ein *Frühzeichen* dieser Chondropathie,
3. sind nach Abschälung des *schadhaften Knorpels*, im jugendlichen Alter vorgenommen, besonders oft stärkere Arthrosen zu erwarten?

Zu 1. Die Chondropathia patellae ist kein eigenes Krankheitsbild. Dem steht nicht entgegen, daß auch besondere gelenkmechanische Bedingungen, etwa unphysiologische Beanspruchung die Entwicklung der Degeneration verursachen oder begünstigen können. Andererseits möchten wir diese mechanischen Bedingungen nicht überschätzt wissen.

Man darf nicht übersehen, daß der Knorpel auch die Möglichkeit hat, sich durch Änderung der Anordnung seiner Fibrillen der Beanspruchung anzupassen. Neben der formalen darf die qualitative Dysplasie nicht unberücksichtigt bleiben (IDELBERGER). Dadurch lassen sich wahrscheinlich auch Unterschiede in der Schwere erklären. Wie soll man sich außerdem den enorm stark ausgeprägten Zerfall des Knorpels an der Patellarückfläche erklären.

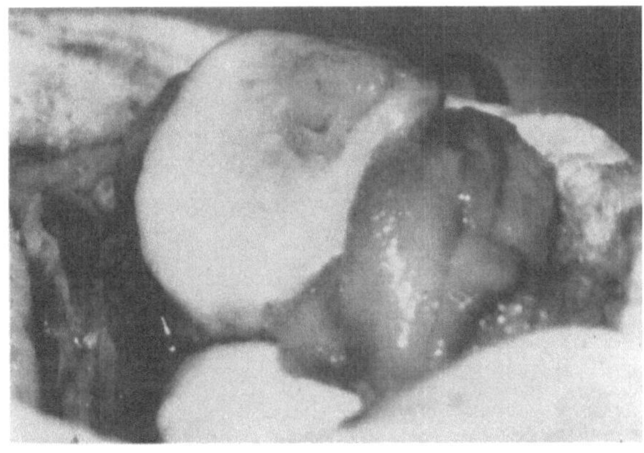

Abb. 155. 21jähriger Mann. Operationsbefund einer „Chondropathia" patellae mit schwerem lappigen Zerfall des Patellaknorpels

Da aber nur ein Teil dieser Chondropathien Beschwerden verursacht, dürfte die Zahl auch der stärkeren subpatellaren Knorpelschäden nicht zu gering veranschlagt werden. Allerdings kann die Frühdiagnose Schwierigkeiten bereiten. Die klinische Untersuchung ergibt nämlich vielfach nur Bewegungsreiben und Kompressionsschmerz an der Rückfläche der Patella bei Anpressen auf das Gleitlager. Im Röntgenbild sind *röntgenologische Feinzeichen* im Gleitlager zunächst kaum erkennbar. Erst im fortgeschrittenen Stadium treten sie deutlicher hervor. Dagegen stellen sich die arthrotischen Veränderungen an der Patellarückfläche schon recht früh und gut als Ausziehungen am oberen und unteren Patellapol, besonders am caudalen Pol dar. Spezialaufnahmen (Tomogramm nach Luftfüllung) sind meistens nicht einmal notwendig. 25% unserer jugendlichen Patienten und zwar beide Geschlechter, wiesen sie als *Frühzeichen* auf. Die Haglundsche Delle an der Patella, mit und ohne *zentrale Sklerosierung*, kam bei beiden Geschlechtern ebenso häufig vor. Allerdings traten Haglundsche Delle und arthrotische Ausziehungen am oberen und unteren Patellapol nicht immer gleichzeitig auf. Bei Haglundscher Exkavation fehlten vielfach die Randzacken, ebenso waren oft lediglich oberer und unterer Patellapol ausgezogen, die Patella nicht gebaucht. Bei 25% der nach dem

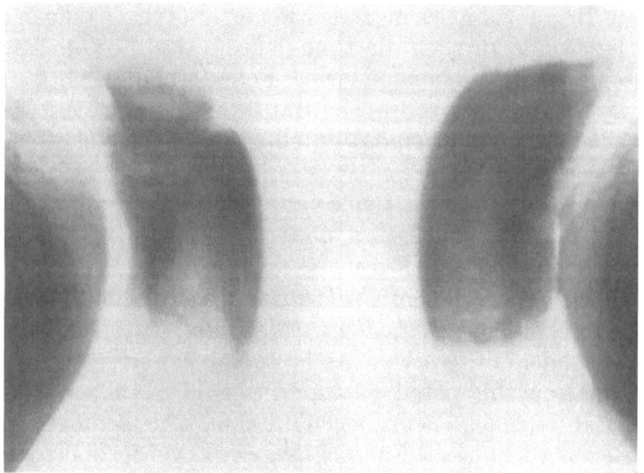

Abb. 156. Röntgenbefund zu Abb. 155. Die Patellarückfläche ist bds. unregelmäßig verdichtet und höckerig begrenzt. Nebenbefund: Patella bipartita li.

klinischen Befund diagnostizierten und operativ bestätigten Fällen war die Haglundsche Delle beiderseitig, die Beschwerden bestanden aber nur in einem Gelenk.

Intra operationem fanden sich die typischen Knorpelveränderungen meistens in den *zentralen* Teilen der Patellarückfläche, verschiedentlich jedoch auch in den *randständigen Bezirken* der Patella, häufig an der medialen Seite. Schließlich sahen wir gar nicht so selten, anläßlich Arthrotomien wegen *anderer Ursachen*, z. B. nicht traumatisch bedingter Meniskuslösungen, intraartikulären *Lipomen* usw. schwere bis schwerste Chondropathien, ohne daß die Patienten Beschwerden im subpatellaren Bereich hatten.

Wir neigen daher zu der Ansicht, daß die Haglundsche Exkavation keine praearthrotische Deformität (SCHEUER, ALEMAN) ist und auch der dicke gebauchte Knorpel der Patellarückfläche durchaus *nicht* unbedingt zur Arthrose *praedestiniert*. Autoptisch haben wir oft an *dicken* Patellae mit gebauchtem Knorpel keine stärkeren Degenerationszeichen gefunden. Die Bedeutung mechanischer Faktoren sollte man nicht überschätzen. Außerdem halten wir die *Haglundsche Delle nicht* für ein Frühzeichen der Arthrose. Die ersten Anzeichen der beginnenden Kniearthrose finden sich meist als Ausziehungen am oberen und unteren Pol, in schweren Fällen allerdings auch im Zentrum der Patellarückfläche.

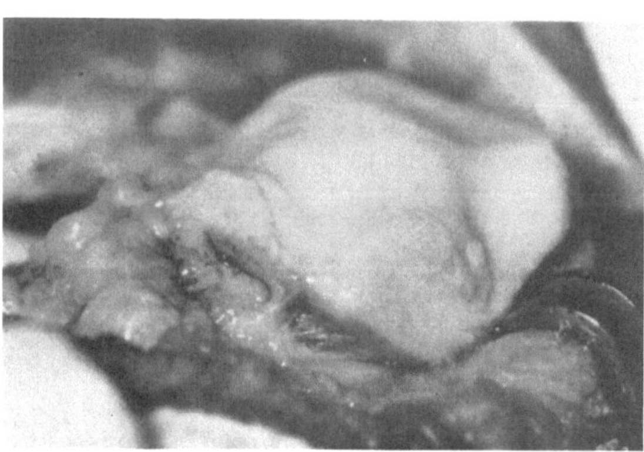

Abb. 157. 18 jähriger Mann. Operationsfoto einer leichteren Form der „Chondropathia" patellae mit kleinem randständigen Herd

Aus mehreren Gründen interessieren die *Spätergebnisse* der Behandlung von Chondropathien mit Knorpelabtragung. H. MAU rechnet die Chondropathia patellae zu den enchondralen Dysostosen; er bezieht sich einmal auf die Beobachtungen SILVERSKJÖLDS über eine Chondropathie bei vier Schwestern. FÜRMAIER fand unter 40 Chondropathien der Kniescheibe 29 mit mehr oder minder ausgeprägter *Dysplasie* des Patellagleitlagers, die nach H. MAU auch zu den enchondralen Dysostosen gehört. Unter 93 Fällen von Chondropathien, die KALLIO beschrieb, waren 20 mit Osteochondrosis dissecans, nach MAU ebenfalls eine enchondrale Dysostose. Setzt man der angeborenen Minderwertigkeit gleich Chondropathia patellae, so könnte man daraus wiederum die Frage ableiten, ob nach Operation wegen retropatellaren Knorpelschadens *frühzeitig* und *gehäuft* umschriebene Arthrosen auftreten. Die Nachprüfung der Spätergebnisse gibt zudem natürlich auch Aufschluß über die *Zweckmäßigkeit* operativer Behandlung. Wir konnten 20 Patienten nachuntersuchen, die vor 3—25 Jahren operiert worden waren. In den übrigen Fällen liegt der Eingriff noch nicht lange genug zurück, um Verbindliches darüber zu sagen. Diagnose und Indikation zur Operation waren stets klinisch gestellt worden. Sie stützten sich auf den typischen, umschriebenen *Schmerz* an der Patellarückfläche, verstärkt beim Verschieben der auf der Unterlage komprimierten Patella und bei zunehmender Beugung des Knie-

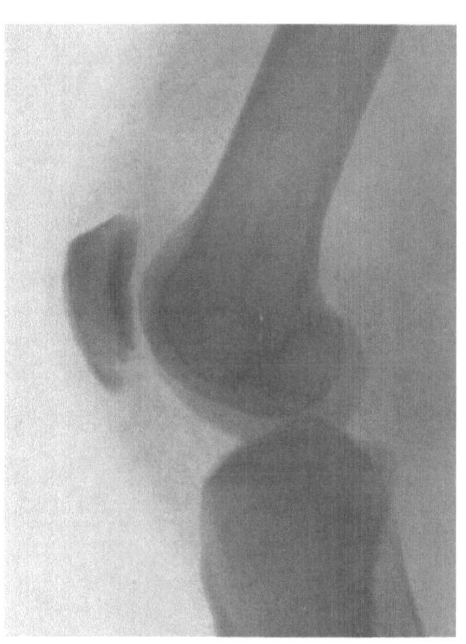

Abb. 158. Röntgenbild zu Abb. 157 läßt nur eine kleine Usur am unteren Pol der Patellarückfläche erkennen

gelenkes. Das Alter zum Zeitpunkt der Operation betrug zwischen 14 und 35 Jahre, zum Zeitpunkt der Nachkontrolle zwischen 18 und 55 Jahre. Nur zwei Patienten klagten noch über Beschwerden, eine Frau von 52 und ein Mann von 38 Jahren. In beiden Fällen war die Funktion aber ausgezeichnet, die Beweglichkeit frei, das Patellaspiel nur leicht eingeschränkt. Man hörte mäßiges arthrotisches Bewegungsreiben. Zudem war zu den Angaben dieser Beiden aus guten Gründen eine gewisse Vorsicht angebracht. Alle übrigen Patienten waren beschwerdefrei; bei zweien von ihnen betrug die Beugefähigkeit allerdings nur 80°, doch hatten auch sie seit Jahren keine Schmerzen. Da sich aber Beschwerden und Stärke der Arthrose nicht immer die Waage halten, wollen wir im Folgenden näher auf die früheren klinisch, röntgenologischen, bioptischen und autoptischen Befunde eingehen. Von den vor dem Kriege und während des Krieges Operierten standen die ersten Aufnahmen nicht mehr zur Verfügung.

Wie bereits erwähnt, bestand bei 25% unserer Operierten an *beiden* Kniegelenken eine Haglundsche Delle. Schmerzen waren aber nur im operierten Gelenk und — auch in der Folgezeit — nicht im anderen Gelenk aufgetreten. Bei den jüngeren Patienten setzte nach der Operation zunächst ein leichter *Umbau* an der Patellarückfläche ein. Die Knochenstruktur war etwas unregelmäßig, bisweilen angedeutet fleckig, die Verkalkungslinie wellig. Diese Strukturveränderungen können lange anhalten, sich aber auch schnell regulieren. Unseres Erachtens hängt der *Umbau* auch mit der *Ausdehnung* der *Knorpelusuren* zusammen. Sie blieben aus, wenn operativ nur kleine, randständige Herde entfernt worden waren. Bei diesen, länger als 4 Jahre nach der Operation beobachteten Patienten, sahen wir nur leichte Verdichtungen im Zentrum oder am Rand der Patella, je nach Lage des entfernten Herdes.

Interessanter als Früh- oder Zwischenergebnisse sind aber die Spätergebnisse. Es handelt sich hier um drei Männer und zwei Frauen, operiert vor 10—25 Jahren. Damals wurden große Knorpelherde entfernt. Der spätere Röntgenbefund wich in diesen Fällen nur *unwesentlich* von dem der *nichtoperierten* Seite ab. An der Stelle der Knorpelabtragung war die Verkalkungslinie der Patella leicht verdichtet; einmal war eine kleine, subscorticale Cyste zu erkennen. Eine *schwere*

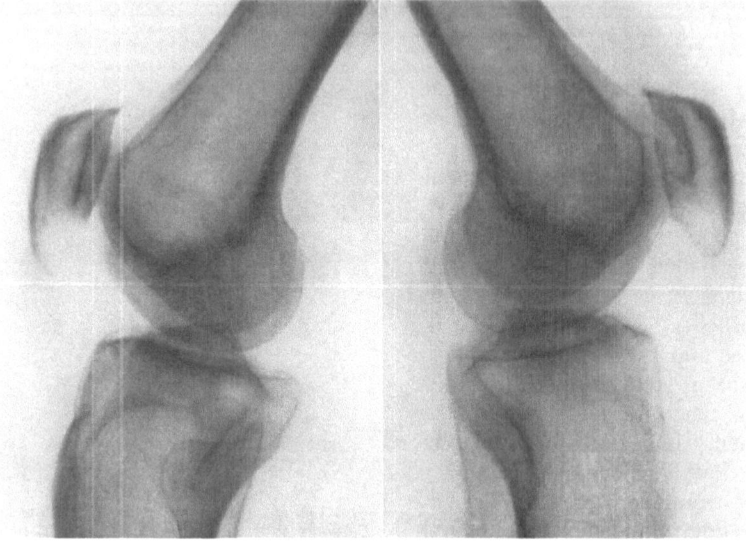

Abb. 159.   56jährige Frau. Vor 30 Jahren Operation wegen Chondropathia patellae links. Beschwerdefrei. Bewegungsspiel: 60° Beugung, Streckung frei. Röntgenbefund: Zentrale Aufhellung beider Patellarückflächen

Arthrose hatte sich nach der Knorpelabtragung in *keinem* Fall entwickelt. Sämtliche Arthrosen gehörten zu den leichten Formen, waren nicht stärker als auf der nichtoperierten Seite und überhaupt, gemessen am Lebensalter und der Häufigkeit der Arthrosen des Femoropatellagelenkes, nicht *bedeutend*. Die *Spätergebnisse* waren also *gut*.

Über histologische Befunde bei derartigen Spätergebnissen können wir nicht berichten. Wir zitieren dazu SCHALLOCK. SCHALLOCK hat unter einer Gesamtzahl von 2000 Kniegelenken, 50 bis 60mal Granulationsgewebe gesehen, das sich nach bis in die Cambiumzone reichenden Knorpelrissen von den Granulationgefäßen her gebildet wird (s. Abb. 34) und wie bei der Pseudarthrose verknorpelt. Das sei auch die Erklärung für die günstige Wirkung der Knorpelabtragung. Mit zunehmendem Knorpelschliff nimmt der Abstand zwischen der Patella und ihrer Unterlage ab; ihre ganze Rückfläche verdichtet sich gleichmäßig. Meist *wirkt* die Patella auch etwas *verlängert*. Schließlich liegt sie dem Patellagleitlager eng an. Die Tangentialaufnahmen stellen den Abstand zwischen Condylen und Patellarückfläche zwar größer dar, jedoch hängt die Patella vielfach leicht über den lateralen Femurcondylus. In diesem Stadium werden die Randwülste an der

Gleitbahn derber, subchondrale Cysten an der Patella häufiger; oft reihen sich *kleine Cystchen perlschnurartig* aneinander (Abb. 161).

Der bioptische Befund ist, je nach Lebensalter, unterschiedlich. Bei *Kindern* bietet er im allgemeinen intra operationem und auch an der Leiche *keine Besonderheiten*. Im *2. Dezennium* sind dagegen pathologische Befunde, auch *makroskopisch* nicht selten. Oft ist der Knorpel der Patella, wie uns Operationen wegen Chondropathie zeigten, an der medialen Facette oder in den Randgebieten, umschrieben herdförmig, *schollig* zerfallen, oft hängt er lappig in den Innenraum des Gelenkes. Zentrale und randständige Herde sind nahezu gleich häufig und überwiegen; totale, primäre Chondropathien sind seltener. Die *Condylengleitbahn* ist in dieser Altersstufe *makroskopisch* meist *ohne* krankhaften Befund.

Jenseits der 40er Jahre haben wir *keine* normalen Kniescheiben mehr gesehen. Von diesem Lebensalter ab treten die Degenerationsherde *deutlicher* in Erscheinung, die Riffelung der Patellarückfläche ist feiner, grobscholliger Zerfall seltener. Überhängende Randwülste an den Patellapolen prägen sich meistens stärker aus (Abb. 162—165, s. auch Abb. 21, 22 u. 23). Die Veränderungen im Gleitlager nehmen ebenfalls zu, sind allerdings unterschiedlich lokalisiert. Ulcusartige, wie ausgestanzt wirkende Defekte fallen sowohl an den Rändern selbst wie auch an den lateralen Ränder der Gleitbahn auf. Sie

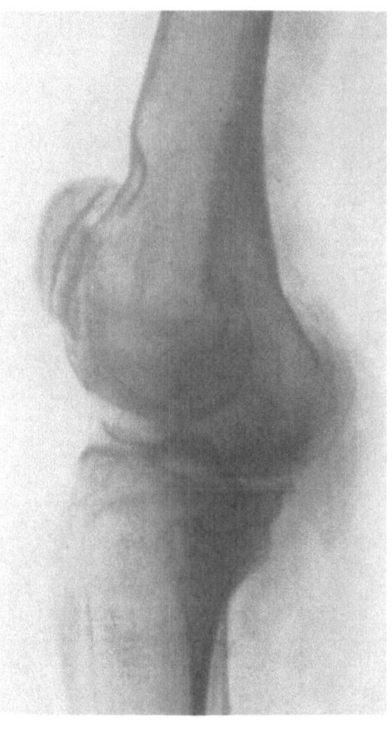

Abb. 160. 56jähriger Mann. Hochgradiger Abschliff an der Rückfläche der Patella. Das Röntgenbild erinnert an die von OUTERBRIDGE beschriebene Rinne am Femur

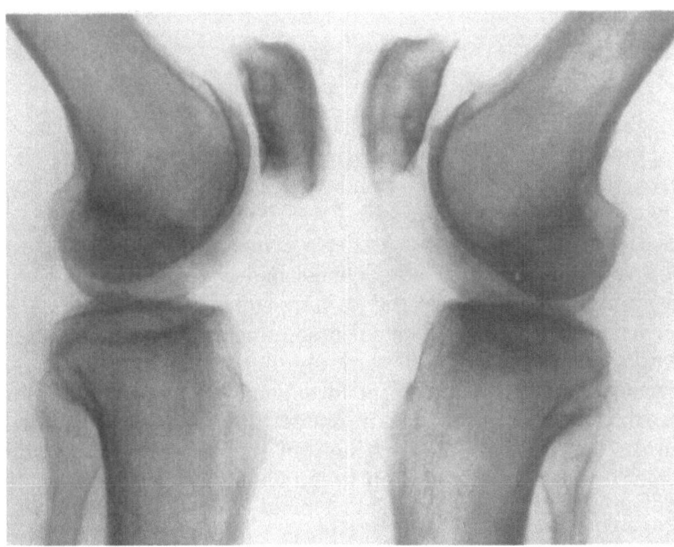

Abb. 161. Legende im Text

können sich sehr weit ausdehnen. Bisweilen ist an der Patella selbst nur das
Zentrum der Rückfläche oder ein Randbezirk, bisweilen aber auch die ganze
Rückfläche betroffen. Die gebrauchten Teile der Patella können dabei völlig frei
bleiben. Diese Beobachtungen sind deshalb so wichtig, weil sie zeigen, daß für die
subpatellare Arthrose nicht nur mechanische Faktoren ausschlaggebend sind und
der dicke gebauchte Knorpel nicht unbedingt zur Arthrose praedestiniert, obwohl

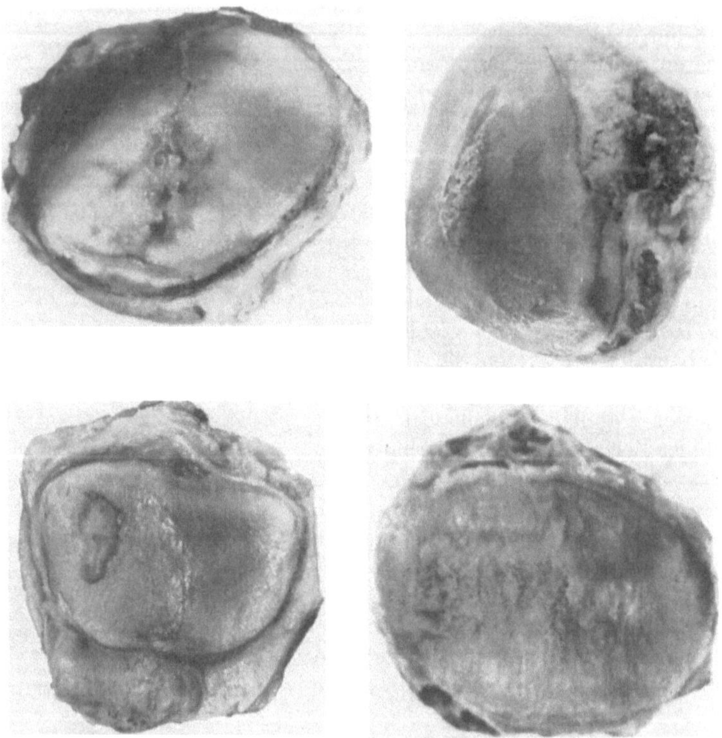

Abb. 162—165. Subpatellare Arthrosen an Leichenknieen mit überwiegend zentraler, randständiger oder diffuser
Knorpeldegeneration

die Ernährungsbedingungen für die Patella mit fortschreitendem Alter schlechter
werden. Wir können also feststellen, daß die A. def. des Kniegelenkes als subpatellare Arthrose an der Patella beginnt, und später auf das Gleitlager und schließlich auf das ganze Kniegelenk übergreift.

   Die „Chondropathia patellae" im *weiteren* Sinne ist eine subpatellare A. def.,
der eine Reihe von praearthrotischen Gelenkschäden vorausgehen. Die Chondropathia patellae im *engeren* Sinne ist die primäre subpatellare A. def., eine physiologischer Abnutzungsprozeß, an dessen Entstehung in erster Linie mechanische
Faktoren, Auflagedruck und Radierwirkung der Gelenkmechanik, aber auch
qualitative Dysplasie und Störungen im formalen Aufbau beteiligt sein können.
Die Tendenz, die subpatellare A. def. in erster Linie durch Fehlentwicklung im
anatomischen Aufbau oder gar mit bestimmten Indices erklären zu wollen, kann
nicht befriedigen, weil sie andere schon besprochene Faktoren zu wenig berücksichtigt. Darüber hinaus glauben wir auch nicht, daß man die vielen unklaren
Beschwerden im Kniegelenk und die häufigen „idiopathischen" Gelenkergüsse
ı ur mit einer Dysplasie des Femoropatellagelenkes erklären kann.

2. Die sekundäre subpatellare Arthrosis deformans

a) *Nach habitueller Patellaluxation*

Die habituelle Patellaluxation, eine oft vorkommende, praearthrotische Deformität, ist Folge verschiedener Entwicklungsstörungen im Bereiche des Kniegelenkes. RÜTT unterscheidet zwei Gruppen:

1. eine größere, in der die Patella mit zunehmender Beugung aus ihrem Gleitlager, zumeist bei vorbestehender Lateralisation, herausgleitet.

2. eine kleinere, in der (nach BÖHLER) der Vastus medialis hypo- oder aplastisch ist.

Zur ersten Gruppe gehört eine Reihe von *Störungen* im *Aufbau* des distalen *Femurendes*, Innen- und Außenverdrehung des distalen Femurendes, *Dysplasie* des lateralen Femurcondylus und eine *Lageanomalie* der Patella, der Patellahochstand. In dieser Gruppe findet man auch vielfach *Bänderschlaffheit* oder Genua valga.

Die praearthrotische Deformität besteht in der pathologischen Form von Femurrolle und Patella und der ständigen Lateralisation der Kniescheibe.

Die Störungen im Aufbau des Patellagleitlagers sind, ebenso wie die Stellungsanomalien des distalen Femurendes, angeboren. Wiederholt wurde familiäre Häufung der habituellen Patellaluxation beschrieben. Auch wir stellten sie bei drei Angehörigen einer Familie, Vater, Tochter und Sohn fest und zwar jeweils doppelseitig (Abb. 166 u. 167),

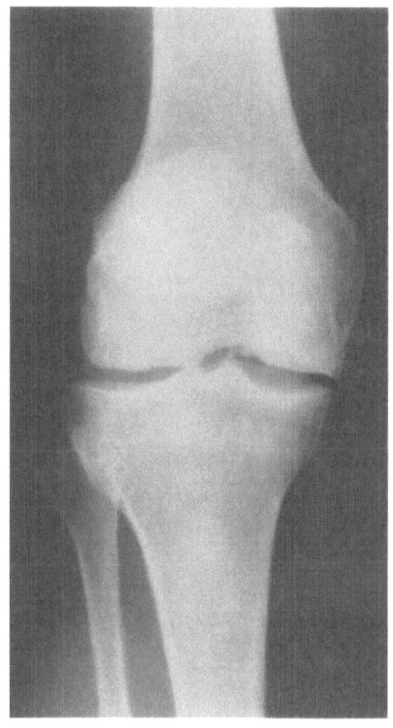

Abb. 166. 64jähriger Mann. Habituelle Patellaluxation bds., auch bei Sohn und Tochter. Schwere panartikuläre Arthrose

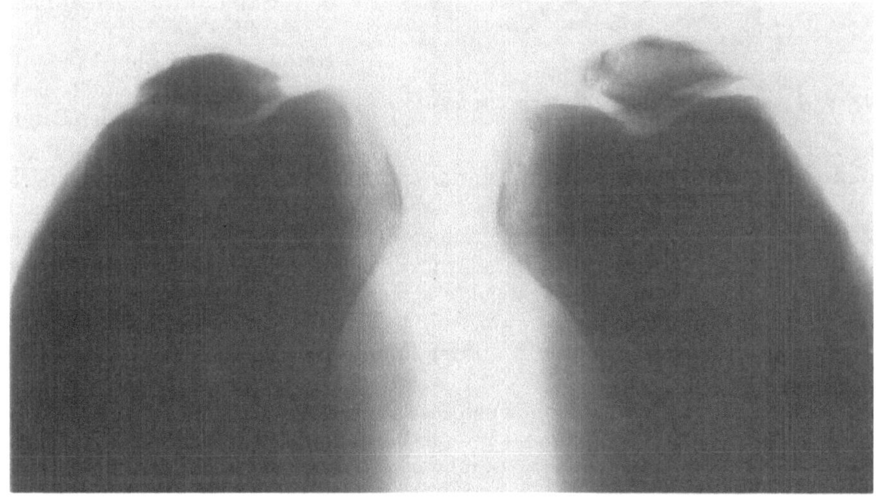

Abb. 167. 23jähriger Mann. Habituelle Patellaluxation, Tuberositas tibiae versetzt. Abgliederung durch Muskelzug?

verbunden mit Patellahochstand und Hypoplasie des lateralen Femurcondylus.
H. MAU sah die Patellaluxation häufig unter den enchondralen Dysostosen. Als
wesentliche Merkmale nennt er Bänderschlaffheit, X-Beine und Hypoplasie des
lateralen Femurcondylus.

K. H. BAUER und GÖTTIG fassen die eigentliche Patellaluxation als *Prototyp*
einer *erblich* dominanten *Systemerkrankung* auf.

Wir sahen wiederholt neben den Anomalien der Patella und den bekannten
Stellungsabweichungen (Hochstand) Torsionsfehler, X-Beine und Bänderschlaff-
heit sowie schwere Aufbaustörungen am Schienbeinkopf, mit und ohne freie Gelenkkörper. Corpora libera bei röntgenologisch normalem Aufbau fanden sich darüber hinaus auch schon beim Kinde und in der Adoleszenz (Abb. 168, s. auch Abb. 150). Als *praearthrotische Deformität* hat die habituelle Patellaluxation *große Bedeutung*. MACNAB hat die sekundären Kniearthrosen röntgenologisch und autoptisch untersucht und in fünf Gruppen eingeteilt:

1. Gruppe: Röntgenologisch nicht sichtbare Kniearthrosen. Intra operationem erkennt man an der Patella feine Riffelungen im Knorpel, besonders an der medialen Facette, die sich zu einem kleinen Krater ausweiten können.

2. Gruppe: Die Veränderungen ähneln denen der ersten Gruppe, sind nur etwas stärker. Auf den Standardröntgenaufnahmen stellen sie sich nicht dar, treten aber auf der Axialaufnahme in der Technik nach Folke KNUDSON an der Patellarückfläche in Erscheinung.

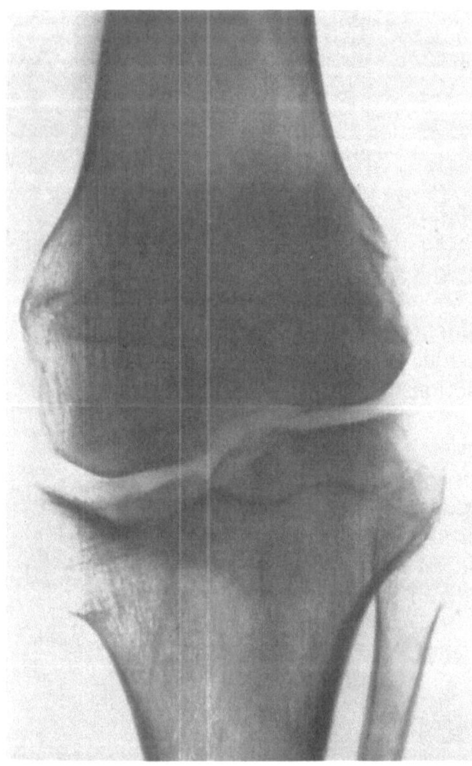

Abb. 168. 24jähriger Mann. Hochgradige Aufbaustörung,
besonders im Schienbeinkopf und an der Eminentia intercondylica mit freien Gelenkkörpern

3. Gruppe: Die Arthrose ist weiter fortgeschritten. Röntgenologisch zeigen sich
nunmehr auch auf den Routineaufnahmen arthrotische Randzacken am
lateralen Femurcondylus; auf der tangentialen Aufnahme wird der Knorpelabschliff noch deutlicher. Die Patellarückfläche ist bei der Biopsie jetzt stark
verändert, die kleinen Knorpeldefekte sind zu großen Kratern mit Riffelung
und Auffaserung der Ränder geworden.

4. Gruppe: Der Knorpelabschliff an der Patella ist so stark, daß die mediale
Facette knorpelfrei ist.

5. Gruppe: Die A. def. hat vom Femoro-Patellagelenk auf das Femoro-Tibial-
gelenk übergegriffen. Es handelt sich hier vornehmlich um Arthrosen nach un-
behandelter Patellaluxation bei mindestens 30jährigen.

MACNAB hält es für notwendig, bei der Operation das Kniegelenk zu inspizieren,
um sich ein Bild über das Ausmaß der Knorpelschädigung zu verschaffen. Er

selbst ist Anhänger der Totalexstirpation der Patella. Die im deutschen Schrifttum als Denksche Operation bezeichnete Versetzung der Tuberositas tibiae nach medial lehnt er bei Kindern ab, weil er verschiedentlich unliebsame Folgezustände sah, u. a. Wanderung der Tuberositas nach cranial, Abgliederung der Tuberositas durch Quadricepszug und vorzeitigen Epiphysenschluß.

Von welchen Umständen hängt die A. def. ab, welche Faktoren begünstigen ihr Fortschreiten? Spielt dabei die Häufigkeit der Luxation eine Rolle? Das sind nur einige Fragen, die sich zu dieser sekundären Arthrose ergeben.

Nach unseren Erfahrungen ist die Häufigkeit der Luxation für die Entstehung der A. def. nicht so wichtig, wie die *ständige Lateralisation* der Patella. Patellarückfläche und Gleitlager werden durch die mit der ständigen Lateralverschiebung verbundenen *gleitenden* Reibung und den Auflagedruck stark beansprucht. Der hierdurch verursachte *Knorpelabschliff* an der medialen Facette *begünstigt* wiederum die *Lateralisation* der *Patella*. Wahrscheinlich genügt also bereits die Dysfunktion, d. h. die pathologische Beweglichkeit der Patella, die Arthrose im Femoropatellagebiet einzuleiten.

Besonders wichtig ist die *Dauer* dieser *ungünstigen Gelenkmechanik* für Entstehung und Fortschreiten der Arthrose. Unsere eigenen Ansichten stützen sich im wesentlichen auf Röntgenergebnisse und auf die Inspektion der Patella intra operationem.

Unter unseren 25 kontrollierten Fällen waren nur 5 ♂. Die Operationen lagen 3—15 Jahre zurück. Nur bei 25% der ♀ Patienten war keine Arthrose entstanden; in allen anderen Fällen, auch in denen mit regulierter bzw. normalisierter Gelenkfunktion, hatten sich deutliche arthrotische Veränderungen herausgebildet.

Die Arthrose des *Femoro-Patellagelenkes* entwickelt sich in *Phasen*.

Im *Kindesalter* sind bioptisch, auch nach gehäuften Luxationen, an der Patella oder im Gleitlager intra operationem im allgemeinen *keine auffallenden* Veränderungen zu erkennen. *Gelegentlich* fühlt sich die Rückfläche der Patella zwar *etwas rauh* an, doch ist der makroskopische Befund unerheblich. Auch das Röntgenbild gibt keinen klaren Hinweis auf einen *arthrotischen Frühschaden*. Geringfügige spitze Ausziehungen an den Patellapolen deuten zwar auf frühzeitigen Beginn der subpatellaren Arthrose, versagen aber Rückschlüsse auf die Schwere der Chondropathie. Typisch für die subpatellare Arthrose nach Patellaluxation sind sie nicht. Die beginnende Arthrose zeigt sich *röntgenologisch* zunächst nur an der *Patella*, nicht im Gleitlager. Die autoptischen Befunde sprechen ebenfalls dafür, daß die regressiven Veränderungen an der Patellarückfläche ihren Anfang nehmen und erst später auf das Gleitlager übergreifen. Nur einmal konnten wir bei einem 15jährigen mit habitueller Patellaluxation makroskopisch starke Zerfaserung des Gelenkknorpels an der Patella und ihrem Gleitlager beobachten. Der obere Rezessus war mit Zottengewebe ausgefüllt, in dem ein Corpus liberum lag (Abb. 150).

In *fortgeschrittenen Fällen*, nach MACNAB der Gruppe 2 zugehörig, wenn es sich im ganzen auch immer noch um leichtere Arthrosen handelt, werden auch an der *untersten Spitze* des Gleitlagers, in der Fossa intercondylica (an der Stelle, an der sich später die typischen Binnenrandzacken bilden), die ersten auf die Arthrose verweisenden Umgestaltungen sichtbar. Sie haben die Form kleiner *Aufhellungen* und *angedeuteter Osteophyten*. Auch im Röntgenbild treten die Veränderungen an der Patellarückfläche stärker in Erscheinung; die Rückfläche wird dichter, unregelmäßig und buckelt sich an einzelnen Stellen vor. Die Condylen lassen in diesem Stadium noch keine Besonderheiten erkennen.

Besteht die Luxation fort, oder aber war bei der Operation die Arthrose schon stärker ausgeprägt, zeigt sich in *Gruppe 3* bereits das *ganze Kniegelenk* arthrotisch

verändert, der Schwerpunkt der Arthrose liegt aber noch im Femoro-Patellagelenk. Die Veränderungen an der Patella sind so schwer, daß schon der Röntgenbefund für eine subpatellare Arthrose spricht. Intra operationem zeigt sich der
Knorpel der gesamten Rückfläche betroffen, er hängt oft in großen *Lappen* ins
Gelenk und ist *zerklüftet* von Rissen, die bis auf die Basis gehen. Die Fossa intercondylica, das Gleitlager, hat ein anderes Aussehen erhalten, teils durch *umschriebene Usuren,* teils durch mehr *diffuse oberflächliche Abscheuerungen.*

In den Gruppen 1 und 2 konzentriert sich also die Degeneration noch vorwiegend auf die Patellarückfläche, in Gruppe 3, greift sie bereits auf das Gleitlager des Femur über.

Mit dem Fortschreiten (Gruppe 4 und 5) entwickelt sich das Bild der schweren panartikulären Arthrose. Das pathologisch veränderte Patellaspiel stört die Gelenkmechanik. Intra operationem bietet sich das Bild *völligen Knorpelabschliffs* an der *Patellarückfläche;* die *Spongiosa* ist *eburnisiert* und oft *glashart;* derbe Randwülste überragen die Patellapole. Auch im Gleitlager sieht man *ausgedehnte,* meist *oberflächliche,* gelegentlich aber auch tiefer gehende *Scheuerdefekte.* Die Condylen sind entrundet und weisen *Schleiffurchen* und derbe Randwülste auf. *Röntgenologisch* stellt sich ebenfalls eine schwere *Totalarthrose* dar. Die Condylen — meistens wegen eines genu valgum besonders der laterale Condylus — sind stark *entrundet* und an den Rändern ausgezogen. Von der Fossa intercondylica

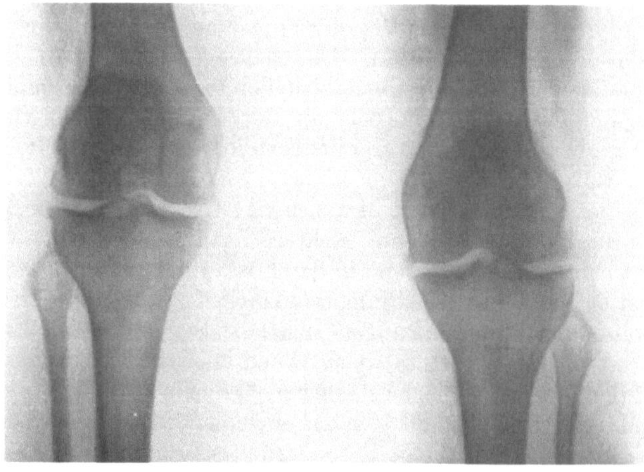

Abb. 169a. 56jähriger Mann. Erste Luxation mit 53 Jahren. Vorher ständig Lateralisation. Überwiegend subpatellare Arthrose

Abb. 169b. 30jährige Frau. Genua valga. Operierte bds. habituelle Patellaluxation. Beginnende panartikuläre Arthrosis deformans mit Entrundung der Gelenkkörper

ausgehende Binnenrandwülste ragen in das Gelenk hinein. Die Patellarückfläche ist häufig *stark* und gleichmäßig *verdichtet* und liegt, durch den völligen Abschliff des Knorpels, dem Gleitlager fest an. Gelegentlich hat die Kniescheibe eine unregelmäßige Struktur. Ihr unterer Rand erscheint ausgefranst; im Zentrum wirken kleine Verdichtungen wie *Sequester*.

Den Gruppen 1 bis 3 gehörten unsere Patienten bis zu 40 Jahren an, in den Gruppen 4 und 5 waren dagegen hauptsächlich die älteren Jahrgänge vertreten.

MACNAB bezeichnet die Spätergebnisse operativer Behandlung der habituellen Patellaluxation als schlecht. Trotz Operation blieben deformierende Arthrosen vielfach nicht aus. Für die Entstehung der Arthrose läßt sich eine Reihe von Ursachen anführen.

In den Fällen, in denen wir die Weichteiloperation nach ALI KROGIUS, bei Patellahochstand kombiniert mit der Fesselung nach PITZEN angewandt hatten, war 5 Jahre nach Operation noch keine A. def. festzustellen, falls das Gelenk vorher nicht arthrotisch verändert war.

Wir neigen zu der Auffassung von HOHMANN und RÜTT, daß sich in derartigen Fällen die Arthrose durch Beseitigung der Luxation und Normalisierung des Kapselapparates verhüten oder aber die Progredienz mildern läßt. Ungünstiger ist die Prognose dann, wenn mit der Luxation Entwicklungsstörungen am distalen Femurende einhergehen. An erster Stelle stehen hier X-Bein und Femurtorsion. Patellaluxationen mit diesen Bildungsfehlern enden, besonders wenn die Gelenkmechanik nicht operativ normalisiert wurde, immer mit schweren Arthrosen des gesamten Kniegelenkes. Bei habitueller Patellaluxation und genu valgum bleibt im fortgeschrittenen Stadium eine Abflachung des lateralen Condylus durch zunehmenden Knorpelabschliff nicht aus.

Zusammen mit der A. def. nach habitueller Patellaluxation fanden wir verschiedentlich *freie Gelenkkörper* an der Innenseite des unteren Kniescheibenrandes (s. auch Abb. 149 u. 150). Freie Gelenkkörper sind bei der A. def. des Kniegelenkes keineswegs

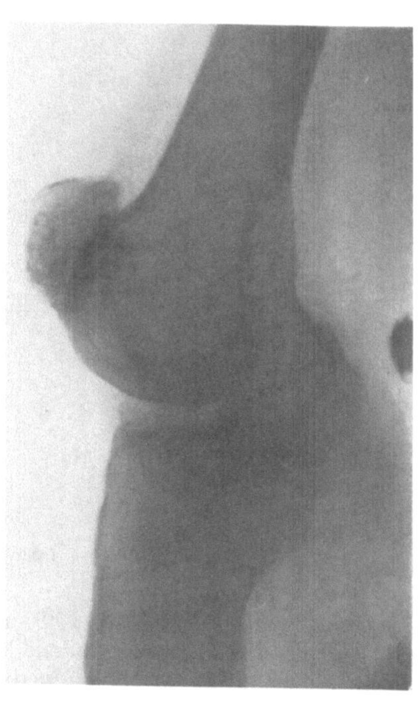

Abb. 170. 41jährige Frau. Habituelle Patellaluxation. Wiederholt operiert. Überwiegend subpatellare Arthrose

selten. Auf die Entstehungsmöglichkeiten gingen wir bereits ein. MACNAB berichtet über Corpora libera an der Innenseite des caudalen Patellapols. Er sieht in ihnen die Anzeichen starker Traumatisierung der Oberfläche der Patella. Ein abgebildeter, operativ entfernter, freier Körper stammt offensichtlich aus einem großen Krater in der exstirpierten Patella. Das würde also heißen, daß diese Corpora libera — ähnlich wie bei der A. def. — *abgesprengte Knorpelpartikelchen* sind, die durch Aufnahme ernährender Stoffe oder Kalk aus der Synovia wachsen können. Ein anderer Teil der Corpora libera kommt bei dysostotischen Aufbaustörungen vor (Abb. 149).

MACNAB sagt nichts über das Alter der Patienten mit Corpora libera und geht auch nicht auf den Entstehungsmechanismus ein. Nach den Abbildungen zu urteilen, hat er die freien Körper nur im Zusammenhang mit schweren *chondro-pathischen* Veränderungen an der Patellarückfläche gesehen. MACNAB analysiert seine Beobachtungen auch nicht nach der angewandten Behandlungsmethode. Nach der Übersicht wurde jedoch die Versetzung der Tuberositas tibiae nach medial am häufigsten angewandt. Es ist also durchaus möglich, daß in den Fällen mit Corpora libera auch die Tuberositas tibiae versetzt wurde. Medialisierung ändert aber die Zugrichtung des Ligamentum patellae und verstärkt so die *Spannung* an den Patellapolen. Wir halten die Freikörper z. T. für Abgliede-rungen, entstanden durch den Zug des Ligamentum patellae (Abb.149). Wahrschein-lich kommen aber noch *andere Faktoren* hinzu. So mögen *Chondropathien* und *Er-nährungsstörungen* (resultierend aus der nach Versetzung der Tuberositas tibiae erforderlichen *Ruhigstellung*) die Ablösung begünstigen. Unseres Erachtens kann jedenfalls eine *Knorpelschädigung* nicht die alleinige Ursache solcher Corpora libera sein, weil wir sie schon bei relativ jungen Leuten gesehen haben, in einem

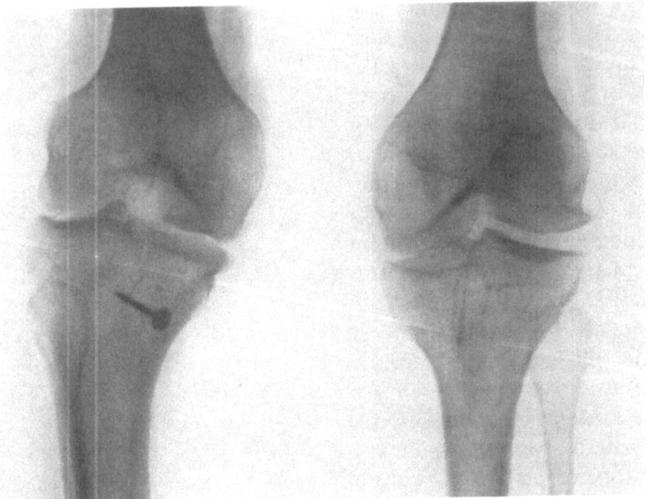

Abb. 171 u. 172. 33jähriger Mann. Bds. mehrfach operierte aber nicht ganz beseitigte habituelle Patellaluxation. Hochgradige Arthrosis deformans beider Kniegelenke. Keine Beschwerden!!!

Alter (z. B. 14 Jahre) (s. Abb. 150), in dem derartige schwere, mit Aussprengung von Knorpelsequestern verbundene Knorpelläsionen nicht vorkommen. Es muß sich auch deshalb vorwiegend um die Folgen veränderter Zugwirkung handeln, weil wir die Corpora libera meist am unteren, *inneren Patellapol*, selten an an-derer Stelle sahen.

Hier müssen wir noch einmal auf die Feststellungen der Ungarn ROFKÀ und TROKÀN eingehen, die wir bereits im Abschnitt über die aseptischen Knochen-nekrosen zitierten. Die Autoren berichten über das *Zusammentreffen* von *aseptischer Nekrose* der unteren Patellaspitze (Larsen-Johanssonsche Krank-heit) und *habitueller Patellaluxation*. Ihre Abbildungen lassen jedoch keine typischen Abgliederungen erkennen. An der Patellaspitze kann man aber die bei Patellaluxation beobachteten Corpora libera mit der aseptischen Nekrose am unteren Patellapol verwechseln. Die aseptische Nekrose des Patellapols kann zunächst einmal eine *Variante* der *Patellaverknöcherung*, also nichts Patholo-gisches, sein. Ferner tritt die Larsen-Johanssonsche Krankheit nur bei Kin-dern auf und heilt meistens ohne jegliche Folgen aus. Corpora libera nach habitueller Kniescheibenluxation gibt es zwar auch beim Kinde, öfter jedoch beim

Erwachsenen und sind bei diesem fast immer mit schweren, degenerativen Veränderungen an der Patellarückfläche verbunden. In den von MACNAB geschilderten Fällen lag eine schwere Arthrose des Gleitlagers mit weitgehendem Abschliff des Knorpels vor. Freie Gelenkkörper bei Morbus-Larsen-Johansson sind unseres Erachtens aber nur in jenen Fällen möglich, die den von RETTIG beschriebenen ähneln, d. h. bei *totalen* oder *partiellen Nekrosen* der Patella. Davon gibt es aber nur wenige.

Wahrscheinlich ähneln sich die Entstehungsbedingungen dieser Corpora libera. Die aseptische Nekrose der Patellaspitze beruht auf unzureichender Vascularisierung. Sie wird durch normalen Zug des Ligamentum patellae manifest.

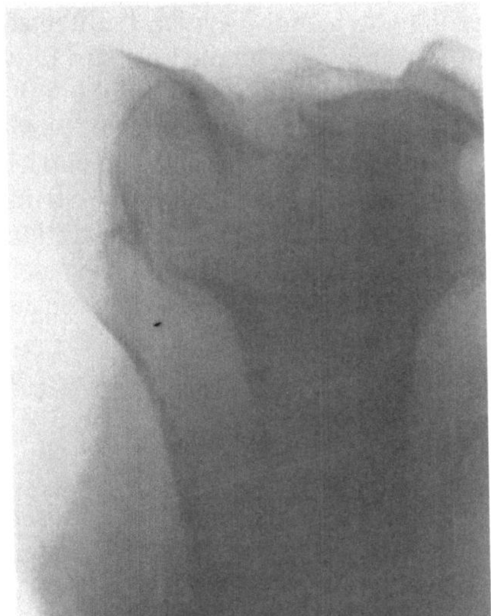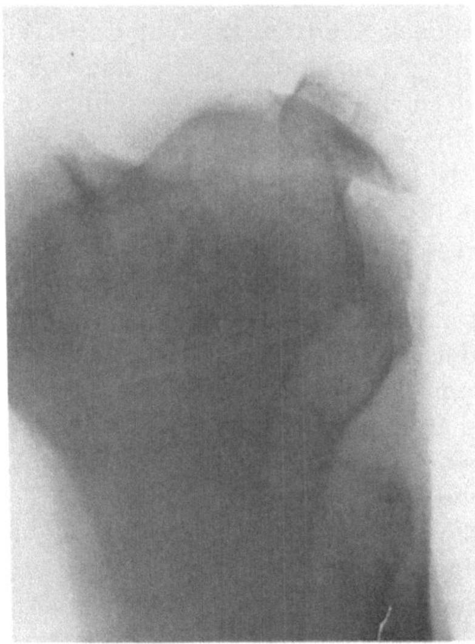

Abb. 172a u. b

Die freien Körper bei Patellaluxation entstehen unseres Erachtens als Abgliederung durch veränderte Zugrichtung der Muskulatur. Vielleicht (für einige Fälle gilt das sicher) spielt auch die Anfälligkeit der Patella durch die Chondropathie oder lange Ruhigstellung mit.

Abschließend ergibt sich die Frage, welche Formen der Patellaluxation prognostisch am ungünstigsten sind, d. h. die Entstehung der Arthrose am stärksten fördern. Zweifellos sind es jene, die auf Formstörungen mit Aplasie des lateralen Condylus femoris, Genua valga und verstärkter Torsion beruhen. Es ist u. E. richtig, zumindest einen Teil dieser Formen den enchondralen Dysostosen zuzuordnen (s. Abb. 168, 171 u. 172). Auch sie sind oft mit freien Gelenkkörpern kombiniert. Die subpatellare A. def. nach habitueller Patellaluxation ist also Folge der ständigen Lateralisation verbunden mit gleitender Radierwirkung und durch die häufige Inkongruenz der Gelenkflächen bedingt. Wegen der häufigen Dysostosen halten wir es für wahrscheinlich, daß aber auch eine zusätzliche qualitative Störung hinzukommt.

b) *Nach Sudeck-Syndrom*

Die Patella ist an den Erkrankungen des gesamten Kniegelenkes beteiligt. Die auf sie verweisenden Symptome können allerdings verwischt sein, wenn sich die Krankheit auf das ganze Kniegelenk erstreckt. Darüberhinaus gibt es eine

Reihe von Krankheitsprozessen, welche sich auf die Patella beschränken können. Zu ihnen gehört das an der Kniescheibe oft auftretende Sudeck-Syndrom. Das deutsche Schrifttum hat es bisher relativ wenig erwähnt (RETTIG, BLUMENSAAT, FÜRMAIER, SCHÖNBACH und THORBAN. REMÉ rechnete die Patellite posttraumatique eindeutig dem Sudeck-Syndrom zu. FÜRMAIER nannte schon vor Jahren das Sudeck-Syndrom eine häufige Ursache der Chondropathia patellae, dem sich, infolge Sklerosierung der Ränder des atrophischen Herdes, das Spätstadium mit Haglundscher Delle anschlösse.

SCHÖNBACH und THORBAN legen die isolierte Dystrophie der Patella der unzureichenden Ernährung des Weichteilmantels zur Last, die den Sudeck begünstigt. Tatsächlich beobachtet man häufig, gerade nach geringfügigen Traumen, an der Patella Sudeck-Syndrome aller Schweregrade. SCHÖNBACHS Auffassung, das Sudeck-Syndrom entstehe durch Verletzung peripherer Nerven, trifft unseres Erachtens (auch nach Auffassung von THORBAN und SCHÖNBACH) für die Patella jedoch nicht zu. Neuerdings führt man auch die fleckige Atrophie bei Entzündungen des Kniegelenkes auf ein begleitendes Sudeck-Syndrom zurück. BLAUTH weist auf die damit einhergehenden differential-diagnostischen Schwierigkeiten hin. Uns erscheint es allerdings als recht fraglich, ob diese fleckige Strukturen wirklich immer Folge des Sudeck-Syndroms sind (s. A. def. nach Ruhigstellung).

Wir übersehen etwa 30 Dystrophien, vorwiegend nach Traumen verschiedenster Stärke. Klinisches und röntgenologisches Erscheinungsbild waren hinsichtlich der Schwere des Krankheitsgeschehens sehr unterschiedlich.

Zum Teil war die Dystrophie leichterer Natur. Das akute Stadium lag hier bis zu 10 Jahren zurück. Andere, schwerere Formen, die vor etwa 20 Jahren begannen, haben wir im Kapitel über Amputation und Überlastungsschäden besprochen.

Die Einteilung in schwere und leichtere Formen wird bestimmt von klinischen Gesichtspunkten und vom Röntgenbild. Das Ausmaß der Dystrophie spiegelt sich auch meist in der Schwere der fleckigen Entkalkung wieder. Die Bedeutung des Sudeck-Syndroms für die Entstehung der subpatellaren A. def. wird oft nicht klar genug erkannt. So wurde kürzlich die Auffassung vertreten, die Reaktion des Gelenkknorpels auf das dystrophische Geschehen sei im Hinblick auf eine vorzeitige Arthrose noch nicht genügend erforscht. Wir sind mit FÜRMAIER und HACKENBROCH der Ansicht, daß die Sudecksche Dystrophie die besten Voraussetzungen für eine subpatellare Arthrose schafft. Problematisch sind dabei nur die Fragen, in welchem Zeitraum sich der subpatellare Knorpelschaden entwickelt, wen er bevorzugt befällt und ob sich die Arthrose durch die Behandlung verhüten läßt bzw. ob die Art der Behandlung einen Einfluß auf die Entstehung der A. def. hat. Die Prognose dieser subpatellaren Arthrose für das ganze Kniegelenk läßt sich nach den Verläufen der übrigen subpatellaren Arthrosen mit Sicherheit bestimmen. Sie kann durch ständiges Scheuern der unebenen, aufgerauhten Patella zunächst auf das Gleitlager, später auch auf das übrige Kniegelenk übergreifen. Dabei dürfte eine Rolle spielen, daß das Sudeck-Syndrom auch die Ernährung des übrigen Knorpelbelages stört, die Besonderheiten der Patella und ihrer Mechanik aber die frühe Manifestation an der Patellarückfläche begünstigen.

Der subpatellare Knorpelschaden nach Sudeck-Syndrom läßt sich in der Regel auch mit den Standardröntgenaufnahmen diagnostizieren. Meist genügt die Seitaufnahme, Tangentialaufnahmen der Patella können von Nutzen sein.

Von unseren 30 Patienten haben wir 20 mehrere Jahre lang (Höchstdauer 6 Jahre) beobachtet. Bei den übrigen liegt der Beginn der Erkrankung noch nicht lange genug zurück, um schon jetzt eine Voraussage treffen zu können. Den Rest konnten wir nicht nachuntersuchen. Nur zur Hälfte sind die Dystrophien ohne

klinischen oder röntgenologischen Hinweis auf eine subpatellare Arthrose ausgeheilt. 10 weisen deutlich alle Zeichen einer beginnenden oder stärkeren subpatellaren Arthrose auf.

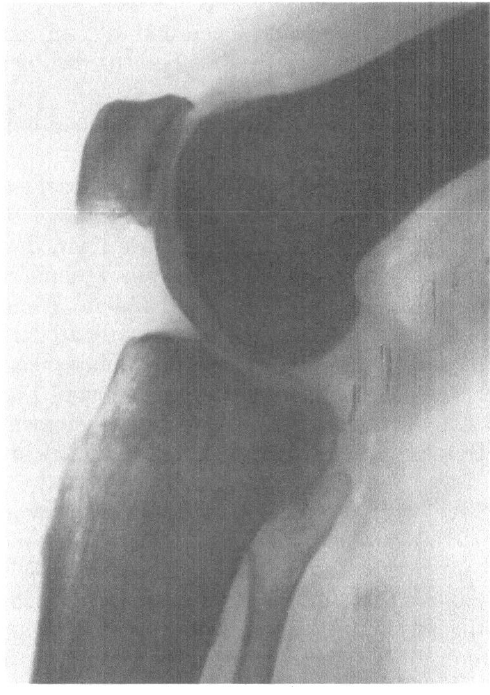

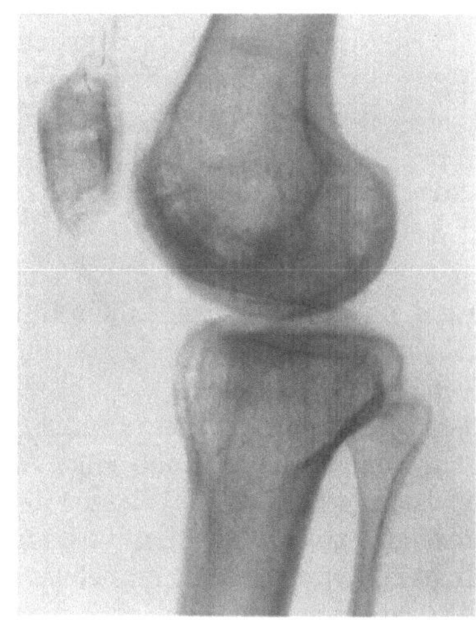

Abb. 175. Typ 3 ↑

Abb.176. Typ 4. 56jähriger Patient. Wegen Sudeck-
syndroms 3 Jahre entlastenden Apparat getragen
↓

↑ Abb. 173. Typ 1

↓ Abb. 174. Typ 2

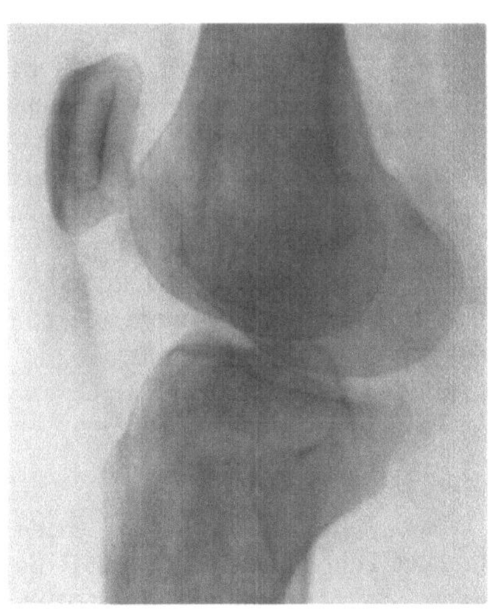

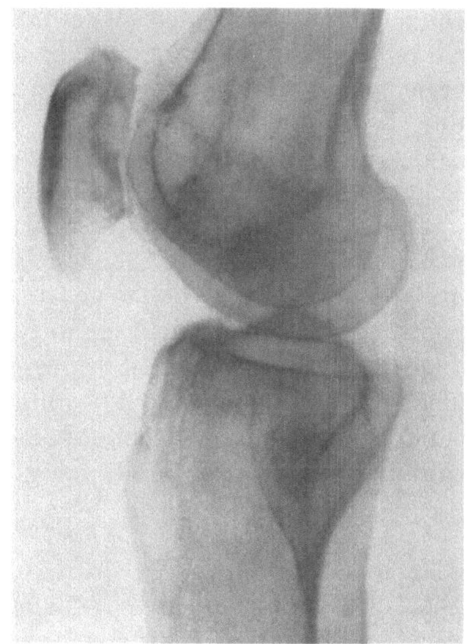

Wir haben nach dem Röntgenbild 4 charakteristische Gruppen der subpatellaren Arthrose unterscheiden können:

1. leichte Verdichtung der Patellarückfläche mit strähniger Zeichnung der gesamten Spongiosa,

2. Verdichtung der Patellarückfläche mit feinen Usuren in der Verkalkungslinie und kleinen Einbrüchen im Zentrum der Patella, aber auch an ihren Rändern,

3. Verdichtung der Patellarückfläche mit kleinen Einbrüchen und kleinen Abgliederungen am unteren Patellapol, ähnlich denen, die RETTIG bei der aseptischen Nekrose der Patella beschrieben hat,

4. Usuren und Verdichtungen an der Patellarückfläche mit größeren durch deutliche Sklerosesäume abgegrenzten Einbrüchen.

Aufteilung nach der Häufigkeit wäre wegen der Seltenheit der einzelnen Formen dieser Arthrosen nicht sinnvoll. Hier sei nur auf die Entstehungsmöglichkeiten und auf die Spätbilder hingewiesen. Für bedeutungsvoll halten wir, daß es sich, die Unterschenkelamputierten ausgenommen (hier spielen besonders mechanische Momente mit), mehr oder weniger um Frühfälle handelt. Wenn aber schon nach relativ wenigen Jahren nicht zu übersehende subpatellare Arthrosen zu verzeichnen sind, wie mögen dann die Spätergebnisse aussehen? Hierzu liegen unseres Wissens bisher keine Untersuchungsergebnisse vor. Das mag nicht zuletzt mit den differential-diagnostischen Schwierigkeiten zusammenhängen, derenthalber manches Sudeck-Syndrom wahrscheinlich als Infektarthritis behandelt wird.

Gelegentlich findet man in Berichten über die Behandlungsergebnisse von Frakturen oder Entzündungen die Feststellung, beim älteren Patienten seien die Ergebnisse etwas schlechter als beim jüngeren oder gar die Konstitution spiele für die Entstehung der Arthrose eine Rolle. Diese Auffassungen können wir nicht allgemein bestätigen. Wir haben bei jüngeren Leuten subpatellare Arthrosen nach Sudeck gesehen, während sich bei älteren über 5 Jahre hinweg keinerlei Anhalt für einen subpatellaren Knorpelschaden ergab. Entscheidend für die Prognose ist in erster Linie die Schwere des Sudeck-Syndroms. Ob die Prognose auch von der Art der Behandlung abhängt, vermögen wir an Hand der wenigen eigenen Fälle nicht zu entscheiden. Jedenfalls zeigt das Röntgenbild nach längerer Ruhigstellung oder Entlastung im Endstadium häufiger eine hypertrophische Atrophie. Desgleichen halten wir es für durchaus möglich, daß auch übertrieben lange Ruhigstellung oder Entlastung den subpatellaren Knorpelschaden fördert (Abb. 176). Die subpatellare Arthrose nach Sudeck wird auch mit der Dysplasie des Femoro-Patellagelenkes erklärt. U. E. bedarf es dessen aber nicht, denn bei derartigen oft sehr schweren Ernährungsstörungen ist die normale Gelenkmechanik Erklärung genug. Daneben wirken sich noch etwaige Besonderheiten der Patella und ihres Gleitweges aus. Unsere Untersuchungsergebnisse sind nicht endgültig, weil es sich nicht eigentlich um Spätergebnisse handelt. Sie zeigen aber eindeutig, daß die Sudeck-Syndrome größtenteils mit Arthrosen enden, die zunächst rein subpatellar sind, wahrscheinlich aber später auf das gesamte Kniegelenk übergreifen. So ist offenbar die Anfälligkeit des Gelenkknorpels nach abgelaufener Dystrophie bereits bei normaler Gelenkmechanik doch sehr groß.

c) Nach Patellafrakturen

Nach den Erfahrungen von KÖHNLEIN und WELLER sind die Patellafrakturen die häufigsten Brüche des Kniegelenkes. Dementsprechend zahlreich sind die Arthrosen, die auf sie zurückgehen. In der älteren Literatur nennen MADLENER und PAAS einen Wert von 48%, während SANDROCK nur in 2 von 49 Fällen sichere Zeichen einer Arthrose, aber sechsmal Gelenkknirschen feststellte. Die Ursachen der A. def. nach Patellafrakturen waren immer wieder Gegenstand von Nachuntersuchungen. Viele Autoren orientieren sich, eingedenk der Tatsache, daß Arthrose und Beschwerden nicht immer konform gehen, hauptsächlich nach den Beschwerden (KÄSTNER, HAUKE, v. HÜTTEN). KÄSTNER bezeichnete die Patella nach Frakturen als „Sitz arthritischer Beschwerden". HAUKE fand bei 11 von 15 Fällen „Neigung zu arthritischen Beschwerden". Schon frühzeitig kamen Bedenken gegen die Drahtnaht auf (SPECK-LINDNER, v. HÜTTEN, MADLENER und PAAS). Auch nach Stufen in der Rückfläche der Patella wurden Arthrosen beschrieben (HAUKE). MADLENER und PAAS hingegen erkannten der Deformierung der Patella keinen Einfluß auf die Entwicklung degenerativer Veränderungen zu. KIENBÖCK und BRUCKHARD hielten die Schwere der Gewalteinwirkung für entscheidend. EWALD nahm an, das Trauma mache eine bereits bestehende Arthrose durch Reizung der Kapsel erst zur Krankheit. BIER machte für die Arthrose den Bluterguß, BOCKENHEIMER die chronische Reizung der Synovialis durch Blutcoagula verantwortlich. SCHÖNBAUER fand 1959 nach konservativer Behandlung 11,34% leichte und 1,55% schwere Arthrosen, insgesamt also 12,89%. PASCHOLD nennt mit 30,8% nur die Gesamtzahl der Arthrosen dieser Gruppe. Bei den operativ Behandelten beobachtete SCHÖNBAUER 44,15% leichte und 9,46% schwere, insgesamt 53,61% Arthrosen. PASCHOLD differenzierte nach der Operationsmethode. Nach Cerclage betrugen die Arthrosen 36,6%, nach Naht des Streckapparates 20%, nach Payrnaht 50% (nur 2 Fälle). WEIL sichtete die Ergebnisse seiner Nachuntersuchungen ebenfalls unter dem Gesichtspunkt „arthrotische Beschwerden". Von 95 behandelten Patellafrakturen war die Funktion bei 62 gut, bei 29 befriedigend. Ein Teil der Patienten hatte trotz Arthrose und Stufen in der Patellarückfläche keine Beschwerden, während andere, trotz idealer Adaptation, über Beschwerden klagten. Schleichende Infektionen, Ernährungsstörungen durch lange Ruhigstellung, Remobilisierung nach langer Ruhigstellung und das Mißverhältnis zwischen der durch die lange Ruhigstellung herabgesetzten Belastbarkeit des Kniegelenkes und der Wiederbelastung nach Remobilisation, zählte WEIL zu den Ursachen der Arthrose. Kritisch ausgewertet bestätigen die Untersuchungsergebnisse von SCHÖNBAUER in vielem die Ausführungen WEILS. Offensichtlich hat SCHÖNBAUER nämlich nur die schweren Patellafrakturen mit Zerreissung des Reservestreckapparates operiert und doppelt so lange wie die nicht operierten Fälle behandelt. Lange Ruhigstellung und Schwere des Traumas sind aber sicher Teilursachen der Arthrose.

Die Wiederbeweglichmachung der oft im oberen Rezessus verklebten Patella geht meistens nicht ohne kleinere Einrisse in die Knorpeloberfläche ab. Zudem setzt die lange Ruhigstellung die Durchblutung der Gelenkkapsel herab und fördert Schrumpfungsvorgänge, die sich auf die Dauer auch auf die Ernährung des Knorpels bemerkbar machen. (Den Einfluß der Ruhigstellung haben wir an anderer Stelle ausführlich besprochen). TITZE berichtete unlängst über Abgliederungen am oberen Patellapol nach Ruhigstellung wegen Patellafraktur. Wir teilen WEILS Auffassung nach der auch blande Infektionen an der Entstehung der A. def. beteiligt sein können. IDELBERGER wies hierauf im Zusammenhang mit Kontrakturen nach Pfannendachplastiken hin.

Unsere Untersuchungen können wir nur auf verhältnismäßig wenig eigene Fälle stützen; diese geben jedoch einen Querschnitt durch die Vielgestaltigkeit der subpatellaren Arthrose nach Patellafraktur. Bei einem Teil der Patienten verlangen die Angaben über die Beschwerden eine gewisse Reserve, da es sich um Begutachtungen handelte.

Unsere Beobachtungen zeigen, daß subpatellare Arthrosen sowohl nach operativer als auch nach konservativer Behandlung auftreten und ideale Adaptation eine spätere Arthrose ebenfalls nicht ausschließt.

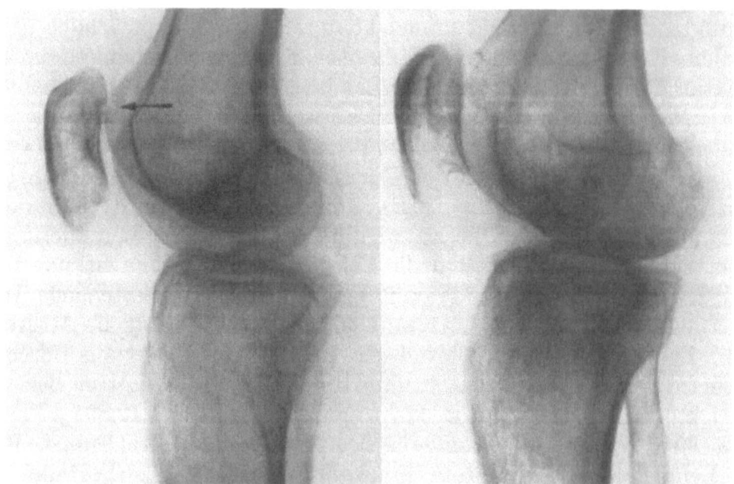

Abb. 177a u. b. a) 56jähriger Mann. Leichte umschriebene Spätarthrose. 10 Jahre nach Fraktur. b) mittelschwere Arthrose der gesamten Patellarückfläche 12 Jahre nach ohne Dislokation verheilter Fraktur. 46jährige ♀

Konservativ behandelt waren ausschließlich die Frakturen ohne Dislokation der Fragmente (also ohne Stufe in der Patellarückfläche).

Das *Frühergebnis*, d. h. bis zu 5 Jahren nach Abschluß der Behandlung, zeigt im allgemeinen keine arthrotischen Veränderungen, doch kann man bei anscheinend glatter Adaptation schon nach einem Jahr Früharthrosen beobachten (Abb. 177a/b). In späteren Jahren kann man häufig kleinere umschriebene, gelegentlich an einen abgelaufenen Sudeck erinnernde Verdichtungen an der Patellarückfläche, am Anfang der Bruchlinie, aber auch oberhalb und unterhalb davon feststellen. Durch die Lupe betrachtet, wirken diese Verdichtungen wie kleinere Defekte. Das *Spätbild* (mindestens 10 Jahre nach Behandlung) dieser ohne Dislokation ausgeheilten Patellafrakturen zeigt oft eine gleichmäßige Verdichtung der ganzen Patellarückfläche mit stärkeren Ausziehungen der Patellapole oder eine auf den Bruchbereich beschränkte Arthrose (Abb. 177b). Vielfach ist auch, bei diesen Frakturen allerdings seltener, das ganze Kniegelenk einschließlich des Gleitlagers betroffen (Abb. 178). Der Großteil posttraumatischer Arthrosen nach konservativ behandelten Frakturen hält sich in leichten Formen. Allerdings spiegelt das Röntgenbild den

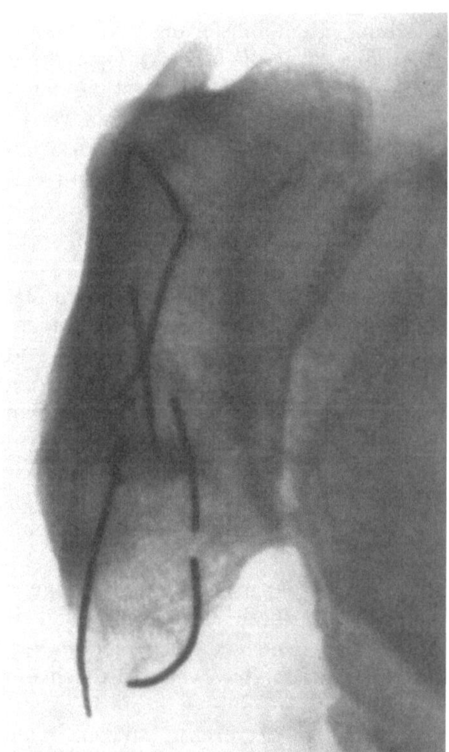

Abb. 178. 61jähriger Mann. Erhebliche Arthrosis deformans. 15 Jahre nach Fraktur

wahren Zustand des Knorpels nur annähernd wieder. Wie die Tibiakopffrakturen zeigen auch die Brüche der Kniescheibe deutlich, daß schon nach kleinen Verletzungen der Gelenkfläche umschriebene Arthrosen möglich sind, die allerdings häufig kaum zur Progredienz neigen. Wegen der besonderen mechanischen Beanspruchung der Patella dürfte sich der gleitende Druck besonders dann bemerkbar machen, wenn die Frakturlinie in der medialen Facette liegt. So entsteht eine Arthrose, auch wenn die Gelenkflächen nicht inkongruent sind.

Bei den operativ behandelten Patellafrakturen ist die konsekutive Arthrose wahrscheinlich ein Kombinationsschaden. Auf die Nachteile der langen Ruhigstellung wiesen wir schon hin. Die oft angeschuldigte Drahtcerclage ist unseres Erachtens nur dann Ursache der Arthrose, wenn sie gerissen ist und die Drahtenden den Knorpel schädigen.

Eine Stufe in der Hauptbelastungszone der Patellarückfläche kann die Gelenkmechanik empfindlich stören und zieht unseres Erachtens unbedingt eine subpatellare Arthrose nach sich. Wir müssen wegen ungenügender eigener Er-

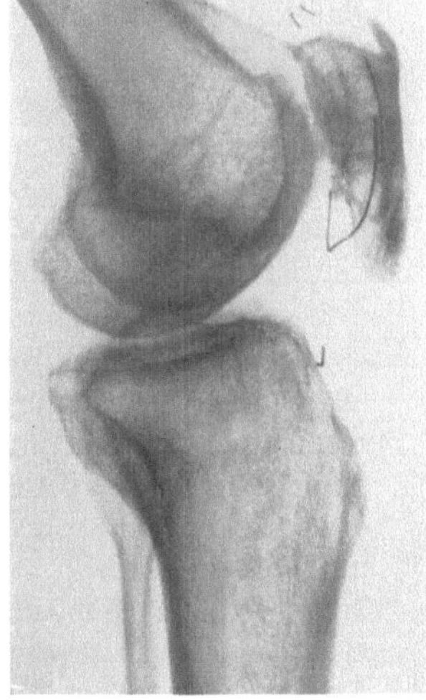

Abb. 179. 58jähriger Mann. Schwere subpatellare Arthrose. Draht schneidet ein

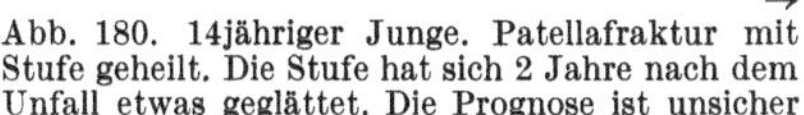

Abb. 180. 14jähriger Junge. Patellafraktur mit Stufe geheilt. Die Stufe hat sich 2 Jahre nach dem Unfall etwas geglättet. Die Prognose ist unsicher

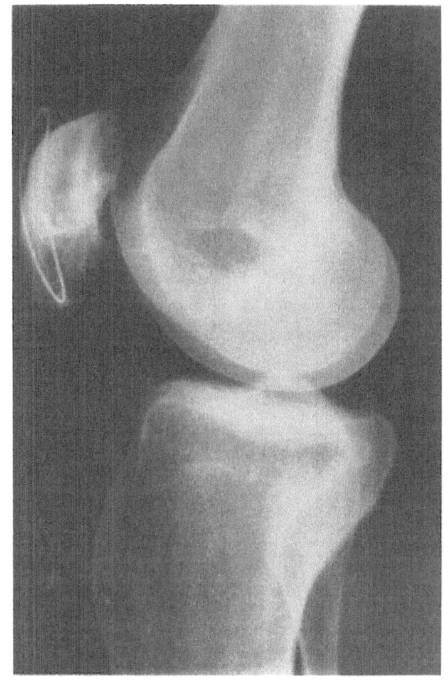

fahrungen die Frage offen lassen, ob die große Plastizität des jugendlichen Knorpels (erhöhte Viskosität der Grundsubstanz, SCHALLOCK) bei kleineren Stufen Anpassung durch allmählichen Umbau eine gewisse Anpassung ermöglicht (Abb. 180 u. 181).

Als letzte Schädigung bei Patellafrakturen ist die häufige posttraumatische Vergrößerung der Patella zu erwähnen, die ein Mißverhältnis zwischen Patella und ihrer Gleitbahn schafft und damit die Inkongruenz des Femoropatellagelenkes zur Folge haben kann. All diese überwiegend mechanischen Faktoren sind entweder Teil- oder Hauptursache der Arthrose. Lange Ruhigstellung, Schwere der Verletzung, chronische Synovitiden, rezidivierende Gelenkergüsse und blande Infektionen kommen als weitere Teilursachen hinzu.

Wie der Vergleich der Arthrosen nach Patellafrakturen mit und ohne Stufenbildung zeigt, bleibt nach konservativ behandelten Frakturen ohne Stufe die

Arthrose gewöhnlich nur leicht, seltener mittelschwer, während nach Stufen in der Patellarückfläche auf die Dauer immer eine mittelschwere bis schwere Arthrose folgt. Alle zunächst umschriebenen mittelschweren bis schweren subpatellaren Arthrosen werden aber später zu totalen, das ganze Kniegelenk verändernden Arthrosen.

Zur Entstehung der Arthrose nach Patellafrakturen läßt sich deshalb unseres Erachtens folgende Prognose stellen:

1. Ideale Adaptation der Bruchfragmente schließt eine spätere Arthrose nicht aus, stellt aber nur eine leichte, im Ausnahmefall mittelschwere Arthrose in Aussicht.

2. Nach Stufenbildung in der Patellarückfläche kommt es immer zur A. def. Diese Arthrosen sind durchweg schwerer als nach idealer Adaptation der Bruchfragmente. Der Ausgang hängt aber auch vom Sitz der Stufe ab. Man müßte allerdings noch an einer größeren Untersuchungsreihe nachprüfen, ob nach Frakturen mit Stufe im jugendlichen Alter Anpassung und Umbau an der Patellarückfläche möglich bzw. häufig sind.

3. Die Drahtnaht ist nur dann Haupt- oder Teilursache der Arthrose, wenn der Draht in den Knorpel einschneidet oder gerissen ist und so mechanisch auf das Gleitlager einwirkt.

4. Die Prognose der Patellafrakturen mit Eröffnung des Kniegelenkes ist durchweg schlechter als bei Nichteröffnung; wahrscheinlich spielen hier Dauer der Ruhigstellung und schleichende Infektionen eine Rolle.

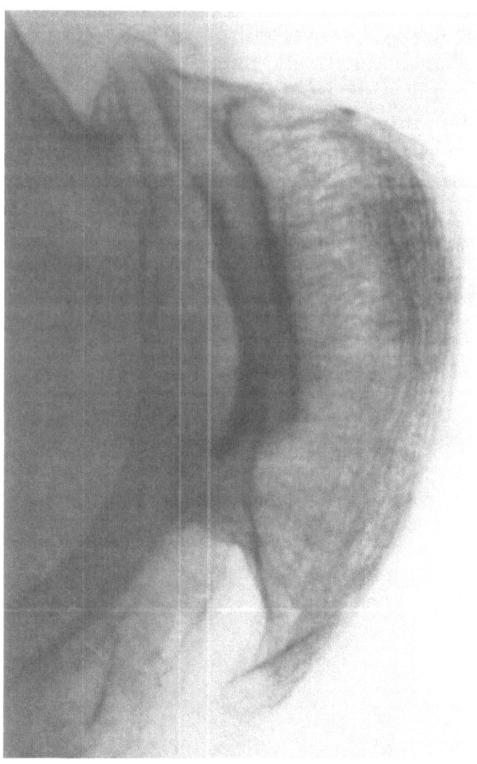

Abb. 181. 57jährige Frau. Vor 10 Jahren Patellafraktur mit Stufe im unteren Drittel. Jetzt mittelschwere subpatellare Arthrosis deformans

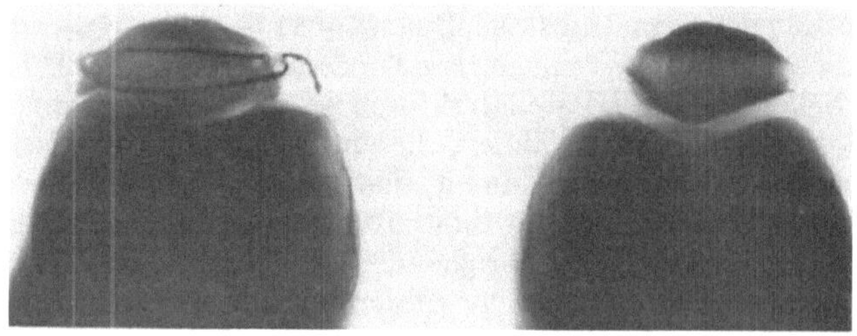

Abb. 182. 61jähriger Mann. Vor 20 Jahren Patellafraktur. Mittelschwere, überwiegend subpatellare Arthrosis deformans. Abstand zwischen Patellarückfläche und Femurcondylus herabgesetzt. Außerdem posttraumatische Vergrößerung der Kniescheibe

Über die Häufigkeit der Arthrosen nach Totalexstirpation der Patella haben wir keine eigenen Erfahrungen. Sie wird im allgemeinen nur nach schweren Trümmerbrüchen empfohlen, hat aber auch Anhänger bei anderen Indikationen (schwere Arthrose). In den letzten Jahren haben jedoch die Stimmen derer an Gewicht gewonnen, die die Patella nicht für überflüssig halten und ihre Exstirpation auf nur wenige Fälle beschränkt wissen wollen. Vielleicht hat hierzu die Arbeit Fürmeiers über die Bedeutung der Patella für die Mechanik des Kniegelenkes beigetragen.

d) Nach juvenilen Osteochondrosen

Aseptische Knochennekrosen an der Gelenkfläche der Patella sind *sehr selten*. Wir sahen die *Osteochondrosis dissecans* (die Chondropathia patellae rechnen wir aus den genannten Gründen nicht hinzu) unter 90 dissezierenden Prozessen am Kniegelenk nur zweimal (2,2%), das erste Mal bei einem 16jährigen Jungen, das zweite Mal bei einem 25jährigen Fußballspieler, bei dem die Maus nach einer beim Sport erlittenen Distorsion in das Gelenk ausgestoßen wurde. Entgegen unserer sonstigen Gepflogenheit entfernten wir bei dem 16jährigen die teilgelöste Maus operativ, weil wegen der besonderen Verhältnisse nicht mit Einheilung durch Ruhigstellung oder operative Fixierung zu rechnen war. Während der Operation zeigten sich nämlich in der Umgebung des zentral gelegenen Mausbettes deutliche Usuren im weichen Knorpel, der bei der histologischen Untersuchung Unregelmäßigkeiten in der Zellverteilung und eine fleckförmige Basophilie der Grundsubstanz erkennen ließ. Im Gegensatz zum Befund vor der Operation

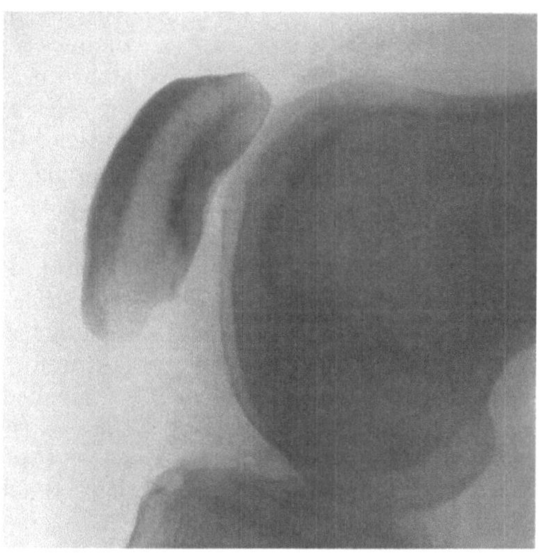

Abb. 183. 25jähriger Mann. Osteochondrosis dissecans der Patella. Spontanlösung des Sequesters. Mausbett ist unregelmäßig aufgehellt, Ränder unscharf

waren bei der Röntgenkontrolle 2 Jahre danach keine Besonderheiten mehr zu sehen; der Patient war beschwerdefrei.

Im Fall 2 zeigten die Röntgenaufnahmen ein Mausbett mit leicht spitzen Rändern im Zentrum der Patellarückfläche. Der freie Körper lag im oberen Rezessus (Abb. 183). Leider konnten wir den Patienten später nicht nachkontrollieren, halten die Prognose im Hinblick auf eine vorzeitige Kniearthrose aber für ungünstig, da der Patient 10 Jahre älter war als der erste und sich röntgenologisch bereits beginnende arthrotische Veränderungen feststellen ließen. Wegen *ihrer Seltenheit* kommt der *Osteochondrosis dissecans* der Kniescheibe offensichtlich *keine wesentliche Bedeutung* als praearthrotische Deformität zu, auch wenn man berücksichtigt, daß der eine oder andere Fall nicht erkannt wird. Durch irgendwelche Besonderheiten zeichnen sich die subpatellaren Arthrosen nach aseptischen Knochennekrosen unseres Erachtens nicht aus. Im Abschnitt über die A. def. nach habitueller Patellaluxation sind die Nekrosen an der Patella ebenfalls kurz erwähnt.

Zusammenfassung zur Ätiologie der Kniegelenksarthrose

Wir haben in den vorhergehenden Kapiteln versucht, die zur A. def. führenden praearthrotischen Schäden zu differenzieren und ihre Bedeutung für Entstehung und Verlauf der Kniegelenksarthrose zu erfassen. Es ist u. E. berechtigt, ja sogar notwendig, in primäre und sekundäre Arthrosen zu unterscheiden, trotz der hierzu geäußerten und auch verständlichen Bedenken. Daß oft mehrere praearthrotische Veränderungen zusammentreffen, spricht nicht gegen ein derartiges Ordnungsprinzip, sondern erschwert höchstens im Einzelfall die Zuteilung zu einer bestimmten Gruppe.

Setzt man die *Arthrosis simplex* als primäre A. def. der Altersarthrose gleich, ist eine weitere Unterscheidung zwischen ihr und dem „Altersgelenk" nicht mehr möglich, aber auch nicht erforderlich. Eine solche Trennung ist nur nach dem Röntgenbild möglich. Abgesehen davon gibt aber auch das Röntgenbild nur summarische Auskunft über den wahren Zustand des Gelenkknorpels. Normale, d. h. makroskopisch nicht veränderte Kniegelenke haben wir bei der Sektion jenseits der 60er Jahre Verstorbener nie gefunden, selbst wenn das Röntgenbild frei von arthrotischen Veränderungen war. Wir deuten die Altersarthrose als Zeichen guter und erhaltener Gewebsqualität. Verlaufskontrollen in zahlreichen Fällen von Kniegelenksarthrose haben unsere Auffassung bestätigt. Man kann es auch anders ausdrücken: bei guter Gewebsqualität wird die Arthrosis simplex nur dann wesentlich fortschreiten, wenn zusätzliche schädigende Einflüsse hinzukommen (Zweitfaktoren).

Die Bedeutung der *statisch-funktionellen* (mechanischen) *Komponente* zeigt ihr Platz in der ersten Hauptgruppe unserer Einteilung. Eigentlich handelt es sich um zwei Komponenten, um *Statik und Funktion.*

Kennzeichnend für ihren Einfluß ist außerdem die Verteilung degenerativer Veränderungen auf die einzelnen Gelenke (s. auch Abschnitt über die Häufigkeit der Arthrosis deformans des Kniegelenkes).

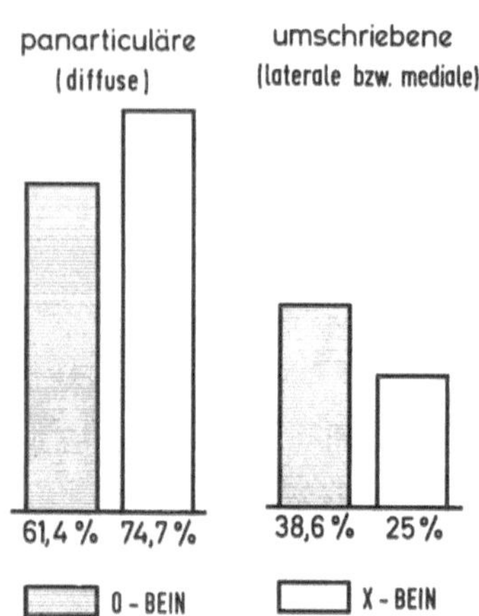

Abb. 184. Häufigkeit der panarticulären und umschriebenen Arthrosen nach X- und O-Beinen. Die umschriebenen überwiegend auf einen Gelenkabschnitt lokalisierten Arthrosen überwiegen nicht in dem allgemein angenommenen Ausmaß

Nach unseren Erfahrungen läßt sich HACKENBROCHs Begriff von der praearthrotischen Deformität, für das Hüftgelenk geprägt, nur mit Einschränkung auf das Kniegelenk übertragen. Im Gegensatz zur Hüfte mahnen die beträchtliche Variationsbreite in der Form der Kniegelenkskörper und die Besonderheiten der Gelenkmechanik zur Vorsicht bei dem Versuch, praearthrotische Veränderungen nur von der Form der Gelenkkörper her durch Messungen zu bestimmen.

Statisch-mechanischen Gegebenheiten kommt für die Entstehung der Kniegelenksarthrose *nicht* die große Tragweite zu, die die vorherrschende Tendenz ihnen, trotz bereits um sich greifender Zweifel, immer noch zuerkennt. Das zeigt sich am deutlichsten bei der A. def. nach X- und O-Beinen, den Prototypen statischer Fehlbeanspruchung. Die auf einen Gelenkabschnitt beschränkten Arthrosen sind nach diesen Deformitäten nicht so zahlreich wie erwartet, obwohl bei X- und O-Beinen ein Abschnitt vermehrt beansprucht wird (Abb. 184). Noch klarer wird das an der häufigen *Diskrepanz* zwischen *Schwere* der statischen *Abweichungen* und

Schwere der *Arthrosis deformans*. Beide stimmen durchaus nicht immer überein. Eine weitere *Einschränkung* der Bedeutung statisch-mechanischer Faktoren ergibt sich ferner aus der Untersuchung Fettleibiger und Beinamputierter (sog. Überlastungsarthrosen). Wie und ob sich die Fettleibigkeit auf die Entstehung der Arthrosis deformans auswirkt, ist noch nicht geklärt, die vermutete Stoffwechselstörung noch unbewiesen. Viele Autoren unterscheiden nicht exakt zwischen Entstehung der A. def. und *Auslösung der Beschwerden*. Hierin liegt aber ein erheblicher Unterschied.

Vorbehalte sind ebenfalls gegenüber den Vorstellungen von der Überlastungsarthrose beim *Beinamputierten* notwendig. Man vereinfacht zu sehr mit der Annahme, die Gelenke des erhaltenen Beines würden durch das Fehlen des anderen zu stark beansprucht. Die Frage kann doch nur die sein, ob nicht die erhaltenen Gelenke unphysiologisch belastet werden. Unter bestimmten Bedingungen können solche Arthrosen zwar entstehen, doch sind das Einzelfälle, Anerkennungen die Ausnahme. Eine *Überlastungsarthrose* schlechthin gibt es *nicht*. (Trotz neuerer Veröffentlichungen raten wir zur Zurückhaltung bei der Anerkennung derartiger Zusammenhänge.) Außerdem wäre es logischer, von einer A. def. durch *Fehlbeanspruchung* zu sprechen, wie das auch für die sekundären, durch die Amputation entstandenen Wirbelsäulenveränderungen gilt. Am Beispiel der Unterschenkelamputation konnten wir zeigen, daß nach besonderen Umständen, wie *Infektionen*, langjähriger *Stumpfeiterung* und *Stumpfbeugekontrakturen* teils subpatellare, teils diffuse Arthrosen entstehen.

Der zweite Faktor, die *Funktion*, greift tiefer als allgemein berücksichtigt in das „Arthrosegeschehen" ein. Das kommt am besten in der A. def. nach langer Ruhigstellung und hier wiederum besonders beim Kinde zum Ausdruck. Ausfall der Gelenkbewegung und die dadurch beeinträchtigte *Durchmischung* der Gelenkflüssigkeit verschlechtern die Ernährung des Gelenkknorpels und sind somit Ursache der Verödung der Gefäße, von Narben und Schwielen in der Gelenkkapsel. Sie begünstigen aber auch Adhäsionen im Gelenkinnenraum. Bei der *Remobilisierung* treten Risse im Knorpelüberzug auf. Extreme Folgen findet man an gesunden Kniegelenken, die wegen Coxitis ruhiggestellt waren. In diesen Fällen kommt, bedingt durch die *Minderversorgung* der Epiphyse, noch die Störung des Längenwachstums hinzu. Während beim noch Wachsenden die Plastizität des Knorpels die Entwicklung der Gelenkkörper beeinflußt, bleibt bei langer Ruhigstellung die Bildung wohlgeformter Gelenkkörper aus. Die vielfach bizarren Verformungen erinnern gelegentlich auch an enchondrale Dysostosen. Sie sind also ebenfalls ein durch Ruhigstellung hervorgerufener, praearthrotischer Gelenkschaden. Da wir dies bei allen Untersuchten, wenn auch graduell unterschiedlich stark beobachten konnten, ist u. E. die Ruhigstellung und nicht etwa ein Sudeck-Syndrom die *entscheidende* Ursache. Das schließt nicht aus, daß sich während der Immobilisierung gelegentlich auch ein Sudeck-Syndrom abspielen mag. Zur Erklärung dieser Entwicklungsstörungen bedarf es des Sudeck-Syndroms jedoch nicht.

Der Faktor „Durchblutung" ist ebenfalls für die posttraumatische Arthrose von besonderer Bedeutung (s. auch ZRUBECKY). Nicht alle Arthrosen nach Frakturen basieren auf Achsenknickungen oder Verletzungen der Gelenkfläche. Oft genug kommt es trotz idealer, achsengerechter Stellung zur Arthrose. Die Röntgenaufnahmen zeigen in solchen Fällen meist *hypertrophische Knochenstrukturen*, vielfach auch Aufhellungen im subchondralen Bereich, am deutlichsten an der Patella. Die Befunde erinnern an abgelaufene dystrophische Prozesse. Nach langer Ruhigstellung waren sie öfter zu sehen als nach operativ behandelten Frakturen. Wir deuten sie als Durchblutungsschäden.

Ein *Durchblutungsschaden*, mehr vermutbar als exakt zu messen, liegt auch den Osteonekrosen, den juvenilen Osteochondrosen zugrunde. Wenn sie sich an der Gelenkfläche abspielen, sind sie echte praearthrotische Deformitäten.

Geht man von der Vorstellung aus, daß ein ererbter, *angeborener* Durchblutungsschaden die Ursache der juvenilen Osteochondrosen ist, so ergeben sich Verbindungen zu den enchondralen Dysostosen, die nach H. MAU ein bisher für die A. def. noch nicht erfaßtes, ätiologisches Moment sind. Wir möchten allerdings nicht so weit gehen, Dysostose mit schlechter Gewebsqualität gleichzusetzen, gibt es doch dysostotische Feinzeichen ohne auffallende Arthrosen.

Der Einfluß *hormoneller* Faktoren auf die Entstehung praearthrotischer Zustände am Hüftgelenk ist bekannt, beim Knorpelstoffwechsel aber noch nicht genau geklärt. Man kann also noch nicht von einer *Arthropathia ovaripriva* als eigenem Krankheitsbild sprechen. Das Zusammenspiel einer ganzen Reihe äußerer Umstände, die eine *stumme* Arthrosis deformans *manifest* machen können, zeigt sich gerade im Klimakterium. Es erklärt auch das gehäufte Auftreten von Kniegelenksbeschwerden in diesem Lebensabschnitt. Einer dieser Umstände ist der Faktor „Durchblutung". Die Ansicht STORCKs, die Kniegelenksarthrose sei bei gleichzeitig vorhandenen Varizen an der Seite der stärksten Krampfadern am schwersten, können wir nicht bestätigen. Unseres Erachtens begünstigen die Varizen auch nicht die A. def., wirken jedoch bei der Auslösung der Beschwerden und des arthrotischen Reizzustandes entscheidend mit. Für erwiesen halten wir dagegen, daß ein Teil von Arthrosen über die verschiedenen Formen der Osteoporose entsteht; insofern ist eine hormonelle Mitwirkung nicht auszuschließen. Hierbei handelt es sich aber um *ossale Formen* der A. def. Sie entstehen durch subchondrale Einbrüche, denen reaktive Umbauvorgänge folgen. Diese ossalen Arthrosen sind keineswegs so selten, wie meist angenommen. Sie werden häufig erst dann diagnostiziert, wenn die eigentliche Ursache, die Osteoporose, nicht mehr zu erkennen und nur der Restzustand, die Deformierung des Gelenkes, übriggeblieben ist. Gerade das Osteoporoseproblem ist aber sehr wichtig. Als Ursache der schleichenden Verformungen an der Wirbelsäule (WITT) ist die Osteoporose bekannt. WEILs Auffassung, die Osteoporose spiele „in der Wirbelpathologie eine immer bedeutungsvollere Rolle, die größer ist als die des gleichen Zustandes an peripheren Skelettstücken", müßte nach den vielen stoffwechselbedingten Kniegelenksdeformierungen und Spontanfrakturen doch wohl korrigiert werden, nicht zuletzt auch im Hinblick auf die wegen der gestiegenen Lebenserwartung zunehmende Bedeutung der praesenilen Osteoporose.

Im rheumatologischen Schrifttum werden Zusammenhänge zwischen Entzündung und A. def. besonders oft diskutiert. Aus Verlaufskontrollen vieler chronisch verlaufender Infektarthritiden sind wir zu der Auffassung gelangt, daß manche einseitige Kniegelenksarthrose ihre eigentliche Ursache in einer abgeklungenen, *chronisch* verlaufenen Infektarthritis hat. Der Beginn der Entzündung läßt sich meist nicht mehr feststellen. Allerdings scheint uns die Schlußfolgerung STORCKs, die genuine Osteoarthritis deformans sei eine Minusvarinate des Gelenkrheumatismus, nicht überzeugend. *Viele Infektarthritiden* laufen in deformierende Arthrosen aus. Entscheidend ist dabei die *Schwere* der Krankheit, d. h. die *Ausdehnung* des entzündlichen Prozesses. Nach rein synovialen Formen der Infektarthritis kann die sekundäre Arthrose ganz ausbleiben oder sich erst sehr spät entwickeln. Nach Übergreifen auf den Knorpel oder nach überwiegend eitrigen Formen der Arthritis entwickelt sich die A. def. sehr schnell, oft schon binnen eines Jahres.

Ebenso wie das Bild vieler Infektionskrankheiten, haben sich die *Folgezustände* dieser Krankheiten gewandelt. Zwar heilen Gelenkempyeme, Knochen- und Gelenktuberkulosen auch heute noch nicht ganz folgenlos aus, jedoch sind die Endzustände nicht immer durch die schweren Zerstörungen gekennzeichnet. Für die postinfektiöse A. def. sind die diskreten Zerstörungen, die häufigen subchondralen Verdichtungen und die leichtere Entrundung der Gelenkkörper typisch. Hier hängt der Spätzustand ebenfalls wesentlich von der Ausdehnung des Krankheitsprozesses ab. Aber auch die Art der Behandlung ist am Endergebnis mitbeteiligt. Lange Ruhigstellung und intraartikuläre Anwendung von Tuberkulostatica sind zusätzliche Noxen. Behandlungsarten, die funktionelle Gesichtspunkte in den Vordergrund rücken (LEGAL und SCHLAAF), können die Behandlungsergebnisse verbessern.

Die A. def. des Patellagleitlagers (Femoropatellagelenkes) haben wir gesondert besprochen. Sie ist bis zu einem gewissen Grade eine umschriebene, isolierte Arthrose, aus der meist, durch Übergreifen auf das ganze Kniegelenk, eine diffuse, panartikuläre A. def. wird. Entscheidend für dieses Übergreifen auf das ganze Kniegelenk ist u. E. die allmählich entstehende Beugekontraktur als Folge des subpatellaren Knorpelabschliffs. Sie verstärkt den Charakter der dysfunktionellen Beanspruchung (HACKENBROCH).

Die Chondropathia patellae halten wir nicht für ein *eigenes* Krankheitsbild. Es wäre besser, von einer „juvenilen subpatellaren Arthrose" zu sprechen, statt diesen inzwischen eingebürgerten Begriff zu verwenden. Die A. def. beginnt regelmäßig an der Patellarückfläche. Wahrscheinlich tragen der hohe Auflagedruck der Patella und die Radierwirkung, d. h. die *gleitende Reibung*, in erster Linie die Schuld an der Degeneration des Gelenkknorpels. Verschiedene Patellaformen mögen die subpatellare Arthrose begünstigen.

Noch aus einem anderen Grunde haben wir die subpatellare Arthrose für sich besprochen. Gerade an der Patella sind nämlich die Auswirkungen einzelner, exogener Einflüsse, wie Inkongruenz der Gelenkfläche, Durchblutungsstörungen, Ruhigstellung und statisch-funktionelle Faktoren (habituelle Patellaluxation) gut zu erkennen.

Mit der Bestimmung der verschiedenen praearthrotischen Gelenkschäden und ihrer Konsequenzen für Entstehung und Verlauf der A. def. des Kniegelenkes, haben wir eigentlich auch schon eines der wichtigsten Kapitel der Arthrosis deformans, die

Prophylaxe

angeschnitten.

Gegen die *primäre* Arthrosis dürfte es keine Präventivmaßnahmen geben. Viele *sekundäre* Arthrosen hingegen kann man verhüten, oder aber am Fortschreiten hindern. Wenn wir auch nicht bereit sind, statischen Gegebenheiten in der Ätiologie Vorrangstellung einzuräumen, so bedeutet das natürlich nicht, daß Belastungsdeformitäten nicht behandelt werden sollten. An den bewährten Grundsätzen der Behandlung halten wir vielmehr ausdrücklich fest, zumal sich der weitere Verlauf doch nie voraussagen läßt. Andererseits darf nicht verkannt werden, daß in jeder statischen Deformität, was die Prognose angeht, eine große „Unbekannte" steckt. DEBRUNNER hat das in seinen sehr lesenswerten Ausführungen zur Prophylaxe der Kniegelenksarthrose dargelegt. Das zeigt sich nicht nur am temporären X-Bein (HEPP), sondern auch bei vielen Spastikern mit langjährigen Kniebeugekontrakturen. Ihnen entsprach nicht immer eine signifikante subpatellare Arthrosis deformans, wie man es eigentlich erwartet hätte. Wir haben vielmehr oft eine Transformation und Vergrößerung der Patellarückfläche als Zeichen funktioneller Anpassung beobachtet. Offensichtlich muß auch diese Möglichkeit zur Anpassung neben der Gewebsqualität berücksichtigt werden.

Schließlich zwingen uns auch die statischen Beschwerden oft zum Eingreifen. Allerdings ist der Schmerz nicht immer auf die Seite der Fehlbelastung lokalisiert. HACKENBROCH differenziert deshalb betont nach statischen und arthrotischen Beschwerden.

Die Erkrankungen und Anomalien des *Meniskus* ziehen oft eine Kniearthrose nach sich, operative Totalentfernung des Meniskus bei Meniskuslösungen und Meniskusganglien fördern sie. Bei Meniskuslösungen raten wir daher zur *Teilexstirpation*, bei Ganglien zur *Ausschälung* und erst beim Rezidiv zur Entfernung des Meniskus. Meniskuslösungen, die mit Gelenkeinklemmungen einhergehen, sollten immer operativ angegangen werden, weil sich sonst mit Sicherheit eine Arthrose entwickelt. Die *Meniskusverkalkung* bedarf *keiner* besonderen Behandlung.

Beim *Amputierten* hängt viel von Stumpfpflege, gutem Sitz der Prothese und gleicher Beinlänge ab. Hier kann man allerdings auf Schwierigkeiten stoßen, weil zahlreiche Amputierte, hauptsächlich die noch im Erwerbsleben stehenden, eine Beinverkürzung auf der amputierten Seite vorziehen; sie können damit bequemer gehen. Paßgerechte Prothesen, Beseitigung von Kontrakturen und Stumpfpflege tragen dazu bei, Beschwerden und vielleicht im Einzelfall auch eine A. def. durch Fehlbeanspruchung zu vermeiden.

Ob *Fettleibigkeit* Mitursache der A. def. sein kann, erscheint uns fraglich. Wir halten sie aber für einen der Multiplikatoren arthrotischer Beschwerden, die sich durch Gewichtsabnahme günstig beeinflussen lassen.

Durch die neuzeitliche Behandlung der *Knochen-* und *Gelenktuberkulose* und die damit verbundene Verkürzung der Ruhigstellung, werden die verheerenden Folgen langer Ruhigstellung an den Gelenken des Kindes und noch Wachsenden ausgeschaltet. Das ändert aber nichts daran, daß lange Ruhigstellung entzündlich veränderter Gelenke sekundäre Arthrosen begünstigt. Probeexcision ist deswegen sinnvoller als „Alsob"-Behandlung mit Ruhigstellung, um erst aus dem weiteren Verlauf die Diagnose zu sichern. Insofern kann frühzeitige Klärung der Diagnose ein wichtiger Beitrag zur Prophylaxe der Kniegelenksarthrose sein. Befristete Entlastung oder Führung im Apparat ist, wenn möglich, ebenfalls langer Ruhigstellung vorzuziehen.

Wenn wir in diesem Zusammenhang noch einmal kurz auf die Bedeutung der bei chronischen bakteriellen Entzündungen schwer veränderten Synovialis und auf deren Einfluß auf die Entstehung der Arthrosis deformans eingehen, wird die Rolle verständlich, welche gelegentlich der totalen Synovectomie zuerkannt wird. Wir glauben, daß diese schon vor vielen Jahren von KROLT empfohlene Operation (Nachuntersuchungen von COERPER und JANSEN) bei richtiger Indikation, technisch sorgfältiger Durchführung und besonders sorgfältiger postoperativer Behandlung geeignet ist, die postarthritische Arthrosis deformans zu verhüten. Diese Möglichkeit wird sicherlich nicht immer ausgenützt.

Der den juvenilen Osteochondrosen zugrundeliegende *Durchblutungsschaden* ist weder meßbar noch läßt er sich beeinflussen. Umsomehr Aufmerksamkeit gebührt daher den *juvenilen Osteochondrosen selbst*. Sie sind zum Teil echte praearthrotische Deformitäten, vor allem die Osteochondrosis dissecans. Voraussetzung für das wichtigste Ziel ihrer Behandlung, Einheilung des Dissecatum, ist frühzeitiges Erkennen oder, besser gesagt, überhaupt das „Darandenken". Die Therapie hat davon auszugehen, daß Spontanheilungen möglich sind und Ruhigstellung oft Einheilung des Dissecatum bewirken kann. Endgültige Ergebnisse, d. h. Spätresultate operativer Fixierung des Dissecatum durch Schrauben, Nägel, Bolzen, subchondrale Spongiosaplastik etc. stehen noch aus. Die Entfernung einer noch in situ befindlichen Maus ist nach unseren Erfahrungen aber schädlich und löst unter Umständen die A. def. vorzeitig aus. Ausgestoßene Sequester sollten aber, ebenso wie Corpora libera bei Gelenkchondromatosen, entfernt werden.

Die *enchondralen Dysostosen* sind, wenn es sich nicht um bestimmte, umschriebene Veränderungen handelt, meist nicht direkt therapeutisch anzugehen. Es ist daher ratsam, Jugendliche mit „minderwertigen" Kniegelenken, in geeignete, also vorwiegend im Sitzen ausgeübte Berufe zu vermitteln. Die Möglichkeit zur Beratung des Patienten und des Hausarztes ergibt sich durch das Jugendarbeitsschutzgesetz.

Auf die Bedeutung des Faktors „*Durchblutung*" wiesen wir im Zusammenhang mit der Immobilisierung hin. Er spielt auch bei der Entstehung der posttraumatischen Arthrosis deformans eine Rolle. Methoden der *Frakturbehandlung*, welche die Ruhigstellung *überflüssig* machen oder die Dauer der Immobilisierung *abkürzen*, so aber *frühzeitige Übungsbehandlung* ermöglichen, sind für die Prophylaxe ein *echter Fortschritt*. Daneben behalten die bekannten Grundsätze der Frakturbehandlung, achsengerechte Stellung und Wiederherstellung der Kongruenz der Gelenkflächen, volle Gültigkeit.

Funktionelle Gesichtspunkte sollten auch bei der Behandlung *spezifischer Gelenkentzündungen* beachtet werden. Wie LEGAL und SCHLAAF feststellten, bringt lange Immobilisierung meistens schlechte Ergebnisse, funktionelle Behandlung quoad functionem jedoch bessere.

Die A. def. im *Klimakterium* wird durch etliche exogene Faktoren klinisch manifest. Sie sind zum Teil schwer anzugehen (z. B. Fettleibigkeit). Die bei Krampfadern häufigen Zirkulationsbeschwerden und arthrotischen Reizzustände lassen sich dagegen gut beeinflussen, die Beschwerden lindern. Da die *Osteoporose* viele Frauen im Klimakterium bedroht, sind regelmäßige Kontrollen angebracht, um derartige Umbauvorgänge schon bei Beginn zu erkennen und so schwere Arthrosen zu verhüten. Es wird sich noch zeigen, ob sich verbesserte röntgenologische Untersuchungsmethoden hier günstig bemerkbar machen.

Besondere Aufmerksamkeit verdient die *subpatellare* Arthrosis deformans, da sie, bei weiterem Fortschreiten, zur diffusen, panartikulären Arthrose wird. Die operative Behandlung der Chondropathia patellae, der juvenilen subpatellaren A. def., hat u. E. durchaus ihre Berechtigung, da nach der Abtragung des erkrankten Knorpels die zurückbleibenden Defekte bindegewebig ausheilen können (s. auch „Operative Behandlung der Arthrosis deformans").

Die *habituelle Patellaluxation* basiert im allgemeinen auf mehreren formalen Störungen. Vor der Behandlung muß die eigentliche Ursache geklärt werden. Die unbehandelte habituelle Patellaluxation endet in jedem Fall mit einer stärkeren oder leichteren Kniearthrose.

Das *Sudeck-Syndrom* fordert aktive Behandlung. *Immobilisierung* oder Entlastung dürfen, falls überhaupt notwendig, nur *kurzfristig* erfolgen, um die Durchblutung nicht noch mehr herabzusetzen. Gerade an der Patella ist das Sudeck-Syndrom sehr *häufig* und ein *echter* praearthrotischer Gelenkschaden.

In der Behandlung der *Patellafraktur* kommt es neben anderem auf *sorgfältige Adaptation* der Bruchfragmente an. Drahtnähte dürfen nicht in die Patella einschneiden. Die Patella ist keineswegs überflüssig, Entfernung einzelner Fragmente deshalb besser als Totalexstirpation, die auf ausgesuchte Fälle, speziell auf Trümmerbrüche, beschränkt bleiben sollte.

Die *Prophylaxe* der A. def. läßt sich nach DEBRUNNER wie folgt zusammenfassen:

Krankheitsverhütung durch *Ausgleich zwischen Beanspruchung und Beanspruchbarkeit* (Leistungsverbesserung durch Training, Arbeitserleichterung durch Gewichtskontrolle und Arbeitshilfen).

Ausschaltung arthrosefördernder Faktoren
(Verhütung übertriebener sportlicher Beanspruchung, volle Ausheilung arthrotischer Reizzustände).

Praeventivmaßnahmen
zur Beseitigung von Wachstumsstörungen oder angeborener Deformitäten; Behandlung von Verletzungen und Unfallfolgen.

Progredienzverhütung durch *Überwachung und Behandlung der Frühsymptome nach Praeventivkuren*

Körperliche Schonung
(Arbeitshilfen, Stock, orthopädische Apparate, Berufswechsel, Diät und Gewichtskontrolle, Medikamente, Behandlung klimakterischer und altersbedingter Beschwerden).

Klinischer Teil

Die Differentialdiagnose

Im Gegensatz zur Ätiologie ist die Diagnose der Kniegelenksarthrose ohne wesentliche Probleme. Ihre Symptome sind typisch, fast gleichförmig, die Röntgenbefunde eindeutig. Gewisse Schwierigkeiten ergeben sich jedoch aus einigen Besonderheiten, die im charakteristischen Aufbau des Kniegelenkes begründet sind und aus einer Reihe von Beschwerden, die mit der Arthrose selbst nichts zu tun haben, aber oft gleichzeitig mit ihr auftreten und deshalb vielfach mit ihr in Verbindung gebracht werden.

Für bestimmte Beschwerdekomplexe ist jedoch gezielte Behandlung und somit Differenzierung der Ursachen erforderlich. So treten z. B. statische und arthrotische Beschwerden gern nebeneinander auf. Ein Beispiel dafür ist der Kniebinnenschmerz beim genu valgum, ein Dehnungsschmerz, entstanden durch Dehnung der Gelenkkapsel, Periostzug und Zug am pes anserinus. Wir fanden ihn bei über 50% der von uns untersuchten Frauen im Klimakterium. Ätiologisch gehört auch der Patellarandschmerz hierzu (Tendopathien — SCHNEIDER). Er wird durch einen Reizzustand im Bereich der Sehnenansätze am oberen und unteren Pol der Patellavorderfläche verursacht. Die Knochensporne am oberen und unteren Rand der Patella bilden sich zwar, ähnlich wie die A. def., unter dem Einfluß von Funktion und Alterung durch Wiederaufleben der enchondralen Ossifikation, jedoch verläuft, trotz dieser Übereinstimmung, ätiologisch die Entwicklung der Knochensporne und der A. def. nicht parallel. Reizzustände nach abgelaufenen juvenilen Osteochondrosen (SCHLATTER, LARSEN-JOHANSSON) sind seltener.

Durch genaue Untersuchung lassen sich die Beschwerden meist recht gut differenzieren. Schwieriger wird es erst, wenn die A. def. in das Reizstadium übergeht. Bei Gelenkergüssen und Kapselverdickungen ist die Abgrenzung von entzündlichen Prozessen oft nur durch eingehendere Untersuchung des Punktats möglich. Intraartikuläre Tumoren mit Reizergüssen können die Diagnose ebenfalls erschweren. Wir sahen wiederholt rezidivierende Ergüsse, jeweils hervorgerufen durch ein großes Lipom im oberen Rezessus. Der vergrößerte intraartikuläre Fettkörper, fälschlich auch „Hoffascher Fettkörper" genannt. vergröbert unter Umständen die Kniegelenkskonturen, erkrankt aber auch isoliert. Mit zunehmendem Lebensalter wird er jedoch fast gesetzmäßig fibrös induriert und gewinnt oft beträchtlich an Umfang. Wie wir bei der Untersuchung von Leichenknien feststellen konnten, ist die Fibrose des Fettkörpers eine regelmäßige Begleiterscheinung der A. def. Die häufigen Cysten und Ganglien im Kniegelenksbereich sind kaum mit der A. def. zu verwechseln, auch nicht in der Reizphase.

Mit einem kurzen Hinweis auf die umschriebenen Formen der A. def. leiten wir über zu den Sonderformen. Die subpatellare, umschriebene Kniegelenksarthrose, u. E. nicht ganz zutreffend als „Chondropathia patellae" bezeichnet, entzieht sich gern der Diagnose; sie verlangt unter Umständen speziellere Röntgenmethoden, wie Schichtaufnahmen und Kontrastdarstellungen. Während sich die primäre Chondropathia patellae im allgemeinen durch die subchondrale Abgrenzung der kranken Abschnitte gut erkennen läßt, bereitet die Diagnose dann

Schwierigkeiten, wenn fleckige Strukturen vorherrschen. Sie können Restzustände von Sudeck-Syndromen sein, kommen aber auch bei unspezifischen Infektarthritiden sowie Knochen- und Gelenktuberkulose vor. Notfalls muß die Probeexcision Aufschluß geben.

Einige *Sonderformen* der Kniegelenksarthrose treten vornehmlich beim *älteren* Menschen auf, insbesondere die A. def. auf der Grundlage der postklimakterischen oder altersbedingten Osteoporose. Im Anfang stehen meist unerfaßte Umbauvorgänge im Vordergrund; die eigentliche, oft schwere Arthrose folgt erst später. Gicht, tabische Arthropathien und chronische Polyarthritis können differentialdiagnostisch Schwierigkeiten bereiten. Gerade bei der chronischen Polyarthritis läßt sich oft nicht leicht entscheiden, ob der Erguß Folge der sekundären Arthrose oder aber eines neuen rheumatischen Schubes ist. Solche Fälle machen Teste zur Bestimmung der rheumatischen Aktivität erforderlich.

Die *Abgrenzung* Arthrosis deformans/chronische Arthritis ist unter Umständen also kompliziert, das gilt sowohl für die Sonderformen der Arthropathien verschiedener Genese als auch für die chronischen Synovitiden.

Zum Thema „Differentialdiagnose" gehören auch die *freien Gelenkkörper*. Ihre Ursachen, z. B. Gelenkchondromatose und Osteochondrosis dissecans, sind in diesem Zusammenhang belanglos. Zu einem nicht geringen Teil handelt es sich allerdings um Begleiterscheinungen der A. def. Es ist nicht immer klar, ob die Beschwerden Folge eines durch Corpora libera verursachten Reizzustandes oder rein arthrotischer Natur sind. Ausschlaggebend für die Indikation zur Arthrotomie sind Gelenksperren und Art der Beschwerden. Wandernde Schmerzen geben eher zur Arthrotomie Anlaß.

Zur exakten Differenzierung sind also in vielen Fällen, neben sorgfältiger Palpation des erkrankten Gelenkes, eingehende Laboruntersuchungen, einschließlich der Rheumateste, notwendig.

Die Behandlung der Arthrosis deformans des Kniegelenkes

Symptomatik und Phaseneinteilung

Die Behandlung praearthrotischer Deformitäten (X-Bein, O-Bein, usw.) verhütet unter Umständen sekundäre Arthrosen oder mildert ihre Neigung zur Progredienz. Eine eigentliche, *causale Behandlung* gibt es aber noch *nicht*. Da das Wesen der A. def. biochemisch in der Abnahme der Mucopolysaccharide besteht, hat man versucht, Chondroitinschwefelsäure zuzuführen, in gewissem Sinne also eine Substitutionstherapie zu betreiben. Die Ergebnisse waren aber fragwürdig. Dem behandelnden Arzt bleibt deshalb nicht viel mehr als die Bekämpfung der Symptome und die Verhütung von Kontrakturen. Diese Behandlung ist im allgemeinen konservativ und kann sich nach einer großen Skala von Möglichkeiten richten, die persönlichen Erfahrungen weiten Raum läßt. Hier ist allerdings oft eine gewisse Polypragmasie unverkennbar.

Wir wollen uns an dieser Stelle darauf beschränken, Anhaltspunkte zu geben, müssen dazu aber vorher kurz auf die *Klinik* der Kniegelenksarthrose eingehen. Es erscheint uns ratsam, *sämtliche* Kniegelenksarthrosen, ohne Rücksicht auf ihre Ursachen, nach dem *Verlauf* in mehrere Phasen einzuteilen:

1. Stadium der *beginnenden Arthrose*
2. Stadium der *beginnenden Kontraktur*
3. Stadium der *fortgeschrittenen Arthrose*
       (Stadium der voll ausgeprägten Kontraktur).

Die *Reizphase* nimmt eine Sonderstellung ein.

Das Stadium der beginnenden Arthrose

Arthrotische Beschwerden treten im allgemeinen jenseits der 40er Jahre auf, sind aber auch im 4. Dezennium nicht allzu selten (s. Altersverteilung, Abb. 127). Sie sind so typisch, daß DEBRUNNER von „eintöniger Gleichheit" spricht. Ihre Leitsymptome:

> „Eingerostetsein" und
> Herabsetzung der Belastbarkeit des Beins.

Der Betroffene muß sich nach längerem Sitzen oder morgens früh erst „einlaufen", weil die Kniegelenke wie „eingerostet" sind. Er hat das Gefühl der *Steifigkeit* und der *Unelastizität*. Schmerzen setzen meistens erst nach längerer Belastung, vielfach abends oder auch bei extremen Bewegungen ein; sie halten oft nicht lange an und verschwinden bei körperlicher Schonung. In diesem Stadium lassen sich die Symptome mit statischen Beschwerden (Kniebinnenschmerz — s. Abschnitt „Differentialdiagnose") verwechseln. Der *klinische Befund* ist in diesen im allgemeinen unbedeutend. Der Quadrizeps kann atonisch sein, die Gelenkränder sind bei Palpation oft schmerzempfindlich. In der Oberschenkel- und Pes anserinus-Muskulatur tastet man Myogelosen. Gelegentliche Gelenkgeräusche weisen, besonders beim Jugendlichen, keineswegs immer auf eine A. def. hin. Auch der *Röntgenbefund* ist vielfach unergiebig bzw. normal. Manchmal finden sich am oberen und unteren Pol der Patellarückfläche oder an der Eminentia intercondylica kleine spitze Ausziehungen.

Dennoch ist es, wegen der typischen Anamnese, eigentlich immer möglich, auch bei normalem Röntgenbefund die Diagnose „beginnende Kniearthrose" zu stellen.

Die beginnende Kniegelenksarthrose ist, abgesehen von der juvenilen subpatellaren Arthrose, die Domäne der *physikalischen Therapie*. Aber auch hier sind bestimmte Gesichtspunkte zu beachten. Ist der Quadrizeps hypotonisch, dienen vorsichtige Wärmeapplikation und Massage als Vorbereitung für die Kräftigung des Quadrizeps durch aktive Bewegungsübungen. Myogelosen werden mit kräftigen manuellen Massagen behandelt. Bei Schmerzen am Pes anserinus und an den Muskelansätzen sind lokale Infiltrationen mit 1%igem Novocain oder Corticosteroiden anzuraten. Wärmeanwendungen aller Art, wie Fangopackungen, Moorpackungen, Heißluft, Rotlicht, Kurzwellen und Mikrowellendurchflutungen, um nur einzelne zu nennen, bringen meist Erleichterung; Behandlung mit Kaltkaustik und Glüheisen nach BIER sind zwei ältere, ausgefallenere Methoden.

Bei O-Beinen kann man die schmerzhafte Seite durch Absatzerhöhung entlasten. Beckenschiefstand ist unbedingt durch Absatzerhöhung, statische Fehlbelastung durch Einlagen auszugleichen. Wo Varizen zu Phlebitiden neigen, haben sich Zinkleimverbände bewährt. STORCK empfiehlt Kaltreiz mit Güssen zur Stimulierung der Nebennierenrinde. Auf Medikamente kann man im allgemeinen verzichten. Im Stadium der beginnenden A. def. ist es für operative Praeventivmaßnahmen keineswegs zu spät. Wir denken hier vor allem an die Korrektur von X- und O-Beinen. Besserung der Durchblutungsverhältnisse und Herabsetzung des Körpergewichtes können dazu beitragen, die Empfindlichkeit des Gelenkes zu dämpfen. Sind die Patienten gegen die Einwirkung von Nässe und Kälte anfällig, wird man zu allgemein abhärtenden Maßnahmen raten. Wenn Aussicht besteht, daß die Arthrose fortschreitet, müssen sich die Betroffenen mit dem Gedanken allmählicher Herabsetzung der Belastungsfähigkeit und evtl. eines Berufswechsels vertraut machen und sich an eine eigene „Ökonomie der Bewegungen" gewöhnen. Im allgemeinen reichen aber die einfachen konservativen Maßnahmen zur Beseitigung der Beschwerden aus.

Das Stadium der beginnenden Kontraktur

In dieser Phase werden die *Beschwerden* allmählich *stärker* und *anhaltender*. Die charakteristischen Klagen über Schmerzen beim *Berg-* und *Treppabwärtsgehen* und über das Gefühl, in der Kniekehle sei etwas zu kurz, weisen auf die beginnende *Beugekontraktur* hin. Der Belastungsschmerz nimmt zu, die Patienten empfinden jetzt stärker die Abnahme der Leistungsfähigkeit. Sie können beim Gehen das Kniegelenk nicht mehr selbst durchdrücken, der Versuch, das Kniegelenk passiv durchzustrecken, verursacht Schmerzen. Die Patella läßt sich vielfach auf ihrer Unterlage nicht mehr so gut verschieben, die Gelenkkapsel ist verdickt, die Hypotonie des Quadrizeps zur leichten Atrophie geworden. Die Gelenkgeräusche treten deutlicher in Erscheinung.

Die Zunahme der A. def. in diesem zweiten Stadium zeigt deutlich das *Röntgenbild*. Die arthrotischen Randwülste sind stärker geworden, der *Gelenkspalt* ist oft *erniedrigt*, die *Gelenkkörper* können *entrundet* sein. Randzacken am oberen und unteren Pol der Patellarückfläche sprechen für die zunehmende Beteiligung des Femoro-Patellagelenkes. In diesem Stadium ist die A. def. auch röntgenologisch nicht mehr zu übersehen.

Die *Behandlung* muß in erster Linie den *Ausgleich* der *Beugekontraktur* anstreben. Funktionell wird zwar eine Streckhemmung von 10° toleriert, doch verstärkt die Beugekontraktur zweifellos die Dysfunktion und gibt damit die Basis ab, für das Fortschreiten der Arthrose. Der Grad der Kontraktur bestimmt auch die Therapie. In leichteren Fällen genügen passive Bewegungsübungen und Dauerextension, unterstützt von Wärme und intraartikuläre Injektionen. An die Stelle von Novocain, Plenosol und Immetal sind heute weitgehend die Corticosteroide getreten. Wo passive Dehnung durch Extension oder Lagerung nicht ausreicht, kann der Quengel- oder der Pitzensche Umstellgips notwendig werden. Nur selten sind Tenotomien, Myotomien oder Osteotomien erforderlich. Je schwieriger der Ausgleich der Beugekontraktur war, um so länger ist die Korrektur durch temporäre Fixierung im Gipsverband, evtl. durch Apparate oder Nachtschienen zu behaupten. Redressements am Kniegelenk sind, besonders für den wenig Geübten, nicht unbedenklich. Patienten mit Neigung zu Rezidiven muß körperliche Schonung angeraten werden. ·

Das Stadium der fortgeschrittenen Arthrose

Dieses Stadium der *voll ausgebildeten Kontraktur* ist gekennzeichnet durch die Schwere der A. def. und durch die häufig hartnäckigen und kaum zu beeinflussenden Beschwerden.

Nur ein kleiner Teil, vornehmlich älterer Patienten, hat, gemessen am Ausmaß der Arthrose, wenig Schmerzen. Alle Anderen leiden unter Beschwerden und Funktionsausfall. Viele Patienten können oft nur wenige Schritte schmerzfrei gehen, manche gar nicht.

Ein Merkmal des *klinischen Befundes* ist die schon äußerlich *sichtbare Deformierung* des Kniegelenkes. Es ist verbreitet, durch die Haut sind *höckerige Konturen*, hauptsächlich bei schlanken Menschen, zu sehen oder zu tasten. Bei Frauen macht die Verdickung der Weichteile an der Innenseite der Kniegelenke diese Feststellung bisweilen unmöglich. Die Gelenkkapsel ist häufig verdickt und fühlt sich sulzig an. Das Bewegungsausmaß ist erheblich eingeschränkt, am stärksten die Streckung. Die Patella sitzt dem Gleitlager fest auf und läßt sich gar nicht oder nur wenig verschieben.

Das *Röntgenbild* zeigt alle Merkmale der schweren A. def., die aber doch oft von der primären praearthrotischen Deformität abhängt. Die Gelenkkörper sind entrundet, die Gelenkflächen höckerig begrenzt. Massive Ausziehungen der Gelenkränder und Eminentia intercondylica mit starken Randwülsten, Verengung des Gelenkspaltes, subchondralen Cysten (diese allerdings nicht so häufig wie am Hüftgelenk) und freien Gelenkkörpern vervollständigen das Bild des schweren arthrotischen Prozesses.

Die *Behandlung* der schweren A. def. des Kniegelenkes richtet sich nach den Beschwerden. Sie ist oft mühevoll. Ohne *physikalische* Maßnahmen kommt man im allgemeinen nicht aus. Wärme wird meist als lindernd empfunden, auch Röntgentiefenbestrahlung bringt gelegentlich Erleichterung. Vorübergehende Entlastung oder Führung des Gelenkes im Apparat kann über besonders schmerzhafte Stadien hinweghelfen. Die „technische" Behandlung sollte aber dem Erfahrenen vorbehalten bleiben.

Reizphase

Die *Reizphase* bezieht eine Sonderstellung. Sie hängt nicht von der Schwere der A. def. ab, sondern kann durchaus bereits im Frühstadium auftreten. Freilich sind arthrotische Reizzustände bei schweren Arthrosen häufiger und langwieriger, schon wegen der häufigen mechanischen Irritation der Gelenkkapsel durch die arthrotischen Randzacken. Typisch für die Reizphase ist die plötzlich auftretende, mit Gelenkerguß einhergehende Gelenkschwellung. Differentialdiagnostisch läßt sie sich nicht immer von einer Monarthritis abgrenzen. Der mit der Reizphase vielfach verbundene Erguß ist fast immer ein klarer, seröser Hydrops, ausgesprochen selten blutig. WILSON sah 1959 blutige Spontanergüsse, wir insgesamt zwei, als Begleiterscheinung schwerer Kniegelenksarthrosen bei älteren Patienten. Das sind aber Seltenheiten. Beim serösen Erguß liegt der pH-Wert um 7,7—7,8, der Zuckergehalt ist meist unverändert (60—80% mg), der Eiweißgehalt erhöht (normal 1—2,5%) SCHULER. Die Blutkörperchensenkungsgeschwindigkeit kann beschleunigt sein. Im pathologisch-anatomischen Bild dominiert die Entzündung.

Behandelt wird während der Reizphase mit intraartikulären Injektionen von Glucocorticoiden. Wegen ihrer Wichtigkeit besprechen wir sie noch gesondert. Das arthrotische Knie beantwortet lokale Wärmeapplikation im Reizzustand oft mit Verstärkung der Beschwerden und Zunahme der entzündlichen Infiltration. Alkoholumschläge dienen im Reizzustand gelegentlich der lokalen Dämpfung. Die Haut ist durch Vaseline zu schützen.

Die medikamentöse Behandlung

In der Flut von Medikamenten, die dem praktizierenden Arzt heute angeboten werden, befinden sich auch viele, die zur Behandlung degenerativer Gelenkerkrankungen verwendet werden können. Wie die patho-ätiologischen Zusammenhänge erkennen lassen, kann es zwar keine causal wirkende medikamentöse Behandlung geben, dennoch können bestimmte Medikamente die Behandlung der A. def. unbestreitbar gerade während der Reizphase unterstützen, z. B. Salizylsäurepräparate und Derivate des Pyrazol und Pyridin. Sie wirken vornehmlich analgetisch. Eine Reihe von Mischpräparaten erstrebt eine „kombinierte Wirkung mit nervöser Umstimmung und Entspannung des Gefäßapparates". Dagegen sind Acetylcholin, Mistelextrakt und Schwefelabkömmlinge von den Glucocorticoiden stark in den Hintergrund gedrängt worden. Wir haben seit langem gute Erfahrungen mit Phenylbutazon, Oxyphenbutazon und auch mit anderen Pryazolderivaten gemacht. KELLER empfiehlt neuerdings Oxyphenbutazon besonders in der Reizphase. Frauen im Klimakterium mit Osteoporose müssen zusätzlich mit anabolen Hormonen behandelt werden.

Die Behandlung mit Glucocorticoiden und deren Nebenwirkung

Angesichts des Umfanges, den die Anwendung von Cortisonen und ihren Derivaten (besonders lokal und intraartikulär) angenommen hat, ist es angezeigt, die Möglichkeiten, Grenzen und Gefahren der intraartikulären Injektion von Glucocorticoiden darzulegen. Die Anwendung der Cortisone und ihrer Derivate beruht im wesentlichen auf der Erkenntnis, daß die Beschwerden teilweise aus der mechanischen Irritation der Gelenkkapsel resultieren (Kapselschmerz). Pathologisch-anatomisch handelt es sich um eine abakterielle Entzündung, im

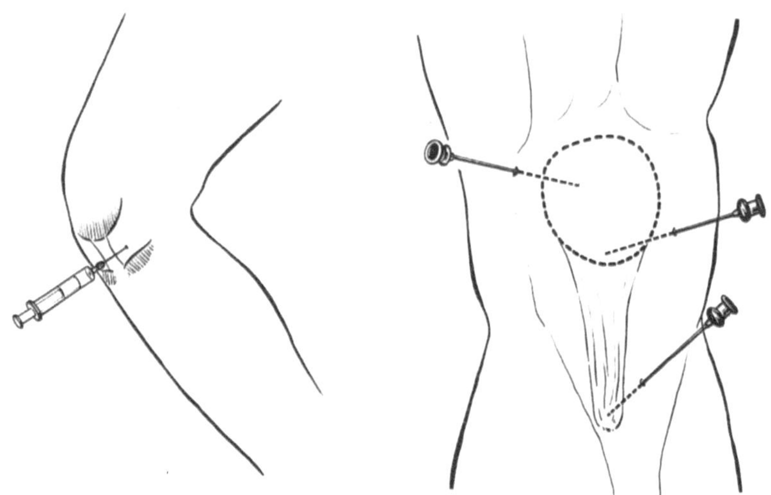

Abb. 185. Technik der intra- und paraartikulären Injektion

klinischen Sinne um den Reizzustand. Neben der Gelenkkapsel ist der subchondrale Knochen Lokalisation des Schmerzes. Dieser „Knochenschmerz" spricht auf Cortisone im allgemeinen nicht an. In der Behandlung des Reizzustandes, des Kapselschmerzes, ist die intraartikuläre Injektion von Corticosteroiden die Methode der Wahl.

Die Wirksamkeit der verschiedenen, im Handel befindlichen Mittel ist unterschiedlich. Sie hängt von der Speicherung des Medikamentes in den Synovialzellen ab. Am besten hat sich Hydrocortisonacetat bewährt. Durch die Speicherung in den Synovialzellen haben die lokal angewandten Cortisone auch nur vorwiegend lokalen Effekt.

ZICHA beobachtete nach der Injektion einen vorübergehenden Abfall der Eosinophilen im Blut, OKA einen beachtlichen Anstieg der 17 Hydrocorticosteroide. Wir kommen im allgemeinen mit drei Injektionen à 50 mg aus, gegeben in Abständen von 4—7 Tage. Gesamtdosis ist also etwa 150 mg (Injektionstechnik s. Abb. 185).

Nach der Injektion haben die Patienten vereinzelt während einigen Stunden stärkere Schmerzen. Man tut gut daran, sie vorher darauf aufmerksam zu machen. Die Beschwerdefreiheit hält ca. ein Jahr an, manchmal aber auch länger oder weniger lang.

Es gibt inzwischen eine ganze Reihe von Berichten über unerwünschte Nebenwirkungen. Verschiedentlich traten Gelenkveränderungen auf, die der tabischen Arthropathie oder den Arthropathien bei Springomyelie ähnelten. Man nahm an, diese osteolytischen Veränderungen kämen deshalb zustande, weil die schmerzfrei gewordenen Patienten nunmehr ihre Gelenke über Gebühr belasteten. (Inzwischen hat sich der Begriff Steroidarthropathie eingeführt.) Diese Interpretation mißt jedoch der Überbeanspruchung zu viel Bedeutung bei. Außerdem ist der Ursprung der durch Osteolyseen gekennzeichneten Arthropathien noch keineswegs geklärt. Wir halten mehr von IDELBERGERS Deutungsversuchen. Er erinnert daran, daß es sich in der Mehrzahl der beschriebenen Fälle um Rheumatiker gehandelt hat, die lange Zeit, teils jahrelang, mit hohen Dosen von Cortisonen (oral) behandelt worden waren. Da aber bei Langzeittherapie schwere Osteoporosen mit sekundären Verformungen (schleichende Verformungen — WITT) nicht selten sind, könnten die erwähnten Arthropathien auf die Osteoporose zurückzuführen sein (s. auch „Ossale Arthrosis deformans"). Daß die intraartikuläre, weniger häufige Anwendung von Cortisonen die gleichen Konsequenzen haben soll, ist unwahrscheinlich, bislang sieht es nicht so aus. Abzuwarten bleibt auch, inwieweit sich durch die intraartikuläre Anwendung von Glucocorticoiden bedeutsame Störungen des Mukopolysaccharidstoffwechsel entwickeln. BOSTROM und LOTMAR haben darauf hingewiesen.

Wir sahen einmal die Reaktivierung einer nicht erkannten Sehnenscheidentuberkulose und einer gleichzeitigen Gonitis tbc. Ein großer Defekt am lateralen Femurcondylus war als Cyste gedeutet worden. In einem anderen Falle wurde der kompensierte Altersdiabetes einer Krankenschwester nach einmaliger Injektion von 50 mg Prednisolon dekompensiert. Ihr Zustand macht heute noch, nach Jahren, Insulininjektionen erforderlich. UEHLINGER berichtete kürzlich über einen Knocheninfarct nach lokaler Injektion von Prednisolon.

Weitere Bedenken richten sich gegen die intraartikuläre Anwendung unter unzulänglichen aseptischen Bedingungen. WITT sah nach allzu freizügiger intraartikulärer Anwendung von Corticosteroiden, wie sie heute vielfach üblich ist, wiederholt eitrige Gelenkentzündungen. Wir machten ähnliche Beobachtungen (Abb. 143). Die intraartikuläre Injektion ins Kniegelenk sollte, ebenso wie die Punktion, nur unter strengsten aseptischen Cautelen durchgeführt und, wo dafür die Voraussetzungen fehlen, besser unterlassen werden.

Bei kritischer Betrachtung der bisher berichteten Nebenwirkungen bei *lokaler* Anwendung von Cortisonderivaten wird man die meisten von ihnen kaum den Medikamenten zur Last legen können. Bei Beachtung der erwähnten Gesichtspunkte bleiben die Cortisonderivate auch heute noch, jedenfalls nach dem gegenwärtigen Stand unseres Wissens, eines der wirksamsten Mittel zur Behandlung des arthrotischen Reizzustandes.

Die Behandlung der Arthrosis deformans mit Apparaten

Der alte Grundsatz, den Arthrotiker in Bewegung zu halten, ist zweifelhaft (HACKENBROCH). Es ist vielmehr sehr wichtig, in Ruhe und Bewegung und Bewegung mit und ohne Belastung zu differenzieren. Weiterhin kommt es auf den Stand der A. def. und die Phase der Schmerzempfindlichkeit an. Gerade die Behandlung mit Apparaten erfordert sorgfältige Analyse des Einzelfalles und ist einzig und allein Sache des Erfahrenen. Mit der Verordnung eines Apparates, dessen endgültige Ausgestaltung und Anproben dem Orthopädiemechaniker überlassen bleiben, ist es nicht getan. Der einfachste orthopädische Apparat bei der Behandlung der A. def. ist der Stock. Durch Abstützung trägt er zur Entlastung des erkrankten Gelenks bei. Bei O-Beinen kann die schmerzhafte Seite durch Absatzerhöhung entlastet werden. Weitere einfache Apparate, die dem Patienten Halt geben, aber gleichzeitig die Beweglichkeit des Kniegelenkes etwas einschränken, sind Bandagen und Kniekappen aus Filz, Schaumgummi und das Filzkreuz nach LANGE und HOHMANN. Vor Verordnung eines größeren Apparates muß man sich sehr genau überlegen, was man mit ihm erreichen will. Wird bei Gelenken mit relativ geringer Beweglichkeit eine Arthrodese abgelehnt oder ist sie nicht durchführbar, hat man die Wahl zwischen einer fixierenden Hülse, die allerdings nicht immer gänzliche Schmerzfreiheit bringt und einem entlastenden Apparat, der für den Patienten umständlicher ist. Subchondrale Cysten können, wegen der Gefahr des Einbruchs in die Gelenkfläche, vorübergehende Entlastung notwendig machen. Wenn die Beweglichkeit teilweise erhalten ist und nur bestimmte Bewegungen Schmerzen verursachen, kommt ein Führungsapparat infrage, der das

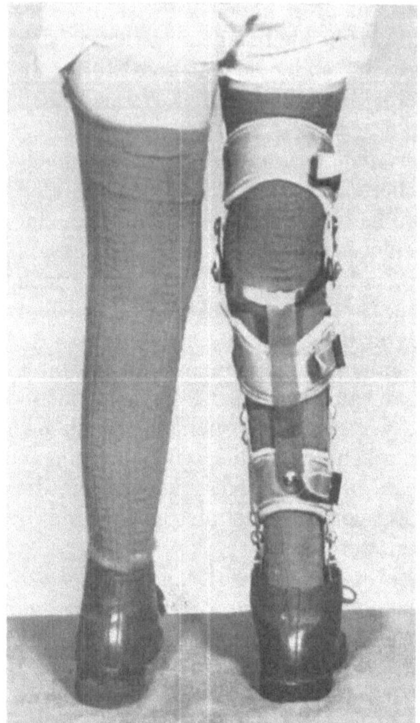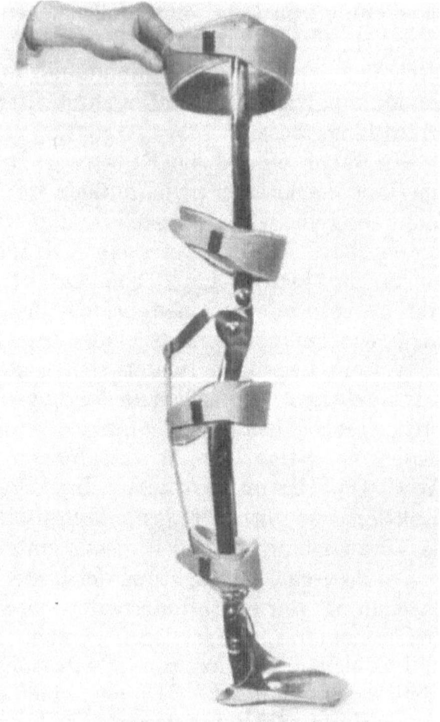

Abb. 186 u. 187. Führungsapparat mit Schweizer Sperre. Nirosta-Stahltechnik. (Abbildungen der orthopädischen Univ.-Klinik Münster, Prof. Dr. HEPP; orthopädisches Forschungsinstitut)

Gelenk innerhalb des schmerzfreien Spielraumes hält. Für sitzend Tätige ist die Kniehülse mit Schweizersperre angebracht. Sie verleiht im Stehen Stabilität, ermöglicht aber im Sitzen die Beugung des Kniegelenkes (Abb. 186 u. 187). Vor Verordnung aller größerer Apparate tut man gut daran, sich eingehend mit dem Patienten zu unterhalten, ob er auch wirklich geneigt ist, einen solch aufwendigen und dabei auffallenden Apparat zu tragen. Vor allem unsere Patientinnen lehnen ihn aus kosmetischen Gründen oft ab. Sein beträchtliches Gewicht trägt ebenfalls nicht dazu bei, ihn beliebter zu machen, obwohl die modernen Apparate durch die Verwendung von Nirosta-Schienen um etwa $^1/_3$ leichter sind als die bisherigen.

Schließlich werden die orthopädischen Heil- und Hilfsmittel zu einem großen Teil von der Allgemeinheit finanziert, ein Gesichtspunkt, der zwar nicht ausschlaggebend ist, aber doch bedacht sein will.

Die operative Behandlung der Arthrosis deformans des Kniegelenkes

Im Gegensatz zur A. def. des Hüftgelenks, deren Rahmen in den letzten Jahren durch die intertrochanteren Osteotomien und muskelentspannenden Operationen sowie durch die Gelenkplastiken wesentlich erweitert worden ist, sind die Möglichkeiten der operativen Behandlung der Kniegelenksarthrose doch sehr begrenzt, wenn man von den prophylaktischen und einigen anderen Operationen absieht. Die Alternative Plastik oder Versteifung stellt sich am Kniegelenk eigentlich nie. Die Wiederbeweglichmachung des Kniegelenkes durch Interpositionsplastik, schon von LEXER, PAYR u. a. empfohlen und angewandt, bleibt ein seltener Eingriff und zudem meist auf Versteifungen nach septischen Kniegelenksentzündungen beschränkt. Zu den gängigen Eingriffen bei schwerer A. def. des Kniegelenkes gehört sie schon deshalb nicht, weil der Patientenkreis sehr begrenzt ist — die Oberschenkelmuskulatur muß übungsbereit sein, der Patient energisch mitmachen.

WALLDIUS empfiehlt neuerdings plastischen Ersatz der Gelenkkörper durch Endoprothesen. Die Quote der Mißerfolge beträgt allerdings auch 25%, z. Z. mit erheblichen unangenehmen Begleiterscheinungen (Amputation, lange Eiterungen). Demgegenüber hatten wir allerdings auch Gelegenheit, einige schöne Behandlungsergebnisse der Walldiusschen Plastik zu sehen. Berücksichtigt man, daß es sich oft um Patienten handelt, die seit vielen Jahren bettlägrig waren, wird man das Risiko dieses großen Eingriffes unter Umständen rechtfertigen können.

Die Arthrodese ist zweifellos zuverlässiger als die Arthroplastik, ihr Wert für die Behandlung der schweren A. def. unbestritten. Als oberste Grenze für die Operation gilt im allgemeinen das 60. Lebensjahr, weil sich die Aussichten auf knöchernen Durchbau des Gelenkes später verschlechtern (M. LANGE). Die verschiedenen Operationsverfahren haben die sparsame Resektion der Gelenkflächen gemeinsam. Eine Druckarthrodese kann den knöchernen Durchbau fördern. P. PITZEN hat eine Methode entwickelt, die durch Entnahme und Umdrehung eines Knochenkeils den Ausgleich einseitiger Deformitäten ohne zusätzliche Verkürzung ermöglicht.

Im Hinblick auf die zunehmende Motorisierung, ganz besonders in der Landwirtschaft, wird heute wieder die Gelenktoilette, das sog. „Großreinemachen" (DEBRUNNER) oder Housecleaning empfohlen. NIEDERECKER hat mit dem Abtragen von Randwülsten und Unebenheiten der Gelenkflächen gute Erfolge gehabt. Der Ersatz der subchondralen Spongiosa oder die biologische Pfropfung (HACKENBROCH), in verschiedener Form u. a. von CAMERA, GRABER, DUVERNAY, VOGEL angewandt, besteht in der Ausräumung der erkrankten Spondiosa und Ersatz durch gesunde mit oder ohne Knochenbolzung. HACKENBROCH sah hier nur nach der Behandlung großer Cysten am Kniegelenk Erfolge. LÖFFLER rät bei älteren Leuten, zur Resektion eines Teils der medialen Kapsel einschließlich des Bandapparates. Wir haben ebenfalls bei älteren Frauen mit schwerer Arthrosis und O-Beinen überzeugende Erfolge gesehen. Bei rezidivierenden Reizergüssen auf arthrotischer Basis oder bei sekundären Arthrosen nach Polyarthritis sahen wir nach Fensterung der Gelenkkapsel mit partieller Synovectomie gute Ergebnisse. Obwohl schwere Arthrosen oft mit gestörter Resorptionsfähigkeit verbunden sind, ließ die Ergußneigung nach, auch die Beschwerden gingen zurück. Eine totale Synovectomie kommt bei schwerer Arthrose nicht in Betracht (COERPER, JANSEN).

Operationsmethoden, die, ähnlich wie am Hüftgelenk, die Druckverhältnisse durch eine Umlagerungsosteotomie ändern, gibt es, abgesehen von den X- oder O-Beinosteotomien, nur bei starker Neigung des Schienbeinkopfes nach innen. Der Innenrand ist durch eine Osteotomie und Unterfütterung zu heben. Vielfach wird noch eine X-Beinosteotomie am Oberschenkel erforderlich. Muskelentspannende Operation am Kniegelenk sind nicht ratsam.

Die operative Behandlung der *juvenilen subpatellaren Arthrose*, der Chondropathia patellae, mit Abtragung des kranken Knorpels nach LÄWEN zielt auf die
Ausheilung des Defektes mit Bindegewebe ab, das sich in Faserknorpel umwandelt, aber auch verhindert, daß sich die Arthrose durch die Scheuerwirkung
von der Patellarückfläche auf das Gleitlager und später auf das ganze Kniegelenk
ausbreitet.

Es ist schwer, etwas über den Wert dieser Operation auszusagen, da der
Einzelne zu wenig Spätfälle überblickt. Zudem fehlen häufig exakte Befunde über
das Ausmaß der Knorpeldefekte, das sicherlich für die Spätergebnisse mitent-
scheidend ist. Eine vorübergehende Besserung dürfte aber immer zu verzeichnen
sein (FROSCH). Wir hatten unter 20 operierten Fällen 10—15 Jahre nach der
Operation nur einen Versager; es handelte sich um eine A. def. nach Kniegelenks-
durchschuß. Alle übrigen Patienten waren mit dem Resultat sehr zufrieden und
beschwerdefrei. Die Beweglichkeit war gar nicht oder nur mäßig eingeschränkt.
Im Fall einer jetzt 55jährigen Frau liegt die Operation 30 Jahre zurück. Obwohl
sich die statischen und mechanischen Verhältnisse inzwischen infolge einer
spastischen Hemiplegie auf der operierten Seite stark geändert haben, ist die
Patientin weiterhin ohne Beschwerden. Abgesehen von einem Beugedefizit von
10^0 unterscheidet sich der Befund auf der operierten Seite nicht von dem der
anderen. Nach unseren Erfahrungen können wir den Eingriff also empfehlen.

Die *anatomischen Besonderheiten* des Kniegelenkes *versagen* dem Arzt für die
operative Behandlung der A. def. die beim Hüftgelenk doch recht großen Möglichkeiten. Die Zukunft wird zeigen, ob intensive Beschäftigung mit der Materie hier
noch etwas herauszuholen vermag.

Abschließend ist noch zur *sozialen Seite* der A. def. folgendes zu sagen:

Die Behandlung der schweren A. def. wird oft durch lange Kliniksaufenthalte,
ambulante Behandlung und Versorgung mit orthopädischen Apparaten sehr
kostspielig. Die RVO-Kassen kommen dann nur für einen Teil der Behandlungs-
kosten auf. Das Bundessozialhilfegesetz (BSG) ermöglicht dem Arzt jedoch auch die
Behandlung wenig begüterter Patienten. Wenn sich sonst kein Kostenträger
findet, treten die Landesfürsorgeverbände (geschlossene Behandlung) bzw. die
Bezirksfürsorgeverbände (offene Behandlung), in Zusammenarbeit mit den
Gesundheitsämtern und den Landesärzten für Körperbehinderte, für die Be-
zahlung ein.

Die Begutachtung der Arthrosis deformans

Es erscheint uns noch angebracht, hier ausführlich auf die Begutachtung ein-
zugehen. Von juristischer Seite wurden in Veröffentlichungen (HEUER) und
Stellungnahmen zu Gutachten (Bundessozialgericht) verschiedentlich Betrachtungen zum Gutachterwesen angestellt, denen man leider nicht widersprechen
kann. Die sich ständig auf weite Kreise der Bevölkerung ausdehnende Sozialversicherung und die vielen Folgezustände nach Kriegs- und Verkehrsunfällen
zwingen letzten Endes jeden Arzt einmal dazu, sich entweder als Gutachter oder
aber als behandelnder Arzt über einen Patienten zu äußern. Die Erfahrungen,
die HEUER als Richter am Sozialgericht mit diesen oft von Gefälligkeit dik-
tierten hausärztlichen Bescheinigungen machte, veranlaßten ihn, von einer „un-
bewältigten Gegenwart" zu sprechen. Andererseits darf man nicht verkennen,
wie schwer es wegen der Besonderheiten des deutschen Versicherungswesens und
der nicht abreißenden Änderungen ist, auf dem laufenden zu bleiben. Ganzen
Generationen von Ärzten geläufige Begriffe wie z. B. „Invalidität" sind längst
durch andere abgelöst. Studium und Ausbildung des Arztes berücksichtigen diese

Dinge kaum. Viele Ärzte sind allerdings auch an gutachtlichen Problemen nicht interessiert, andere wiederum halten die ärztliche Tätigkeit mit der des Gutachters überhaupt für unvereinbar. Auch diese Auffassung hat einiges für sich.

Abgesehen von den Erkrankungen gleichen Charakters an der Wirbelsäule sind deformierende Arthropathien am Kniegelenk am häufigsten. Einige der beliebtesten Sportarten gefährden das Kniegelenk auch besonders stark; hierzu gehören z. B. Fußball und Skilauf. Andererseits hat sich in den letzten Jahren mancher neue Aspekt ergeben, der stärker als es bisher im allgemeinen geschieht, bei der Beurteilung wichtiger Zusammenhangsfragen beachtet werden müßte, sobald er dem Stadium der Hypothese entwachsen ist. Begutachtung ist gewissermaßen angewandte Wissenschaft an der Nahtstelle von Medizin und Recht.

Entsprechend der Häufigkeit der deformierenden Arthropathien des Kniegelenkes ist auch die Zahl der zu erstellenden Gutachten groß. Gefragt wird am häufigsten

I. nach der *Ursache* der Arthrosis deformans

a) im Zusammenhang mit Unfällen

in der Kriegsopferversorgung

der privaten Unfallversicherung

der gesetzlichen Unfallversicherung

der privaten Haftpflicht

der Wiedergutmachung

b) nach dem Zusammenhang von A. def. und beruflichen Einflüssen oder „extremen" Lebensbedingungen (Kriegsgefangenschaft, Verfolgungsmaßnahmen, Inhaftierung)

c) nach den Auswirkungen der unter 1a und 1b genannten Umstände auf eine bereits vorhandene Kniegelenksarthrose (im Sinne einer einmaligen abgrenzbaren oder richtungsweisenden anhaltenden Verschlimmerung).

II. nach der Höhe der durch eine Kniegelenksarthrose hervorgerufenen unfallbedingten Minderung der Erwerbsfähigkeit in der gesetzlichen Unfallversicherung (abstrakte Einschätzung) und der Behinderung der Gebrauchsfähigkeit in der privaten Haftpflicht oder Unfallversicherung.

III. nach der Beurteilung der verbliebenen durch eine deformierende Gelenkkrankheit eingeschränkten körperlichen Leistungsfähigkeit eines Versicherten in der Angestellten-, der Arbeiterrenten-, oder Knappschaftsversicherung ohne Berücksichtigung der Causalität sondern lediglich unter dem Aspekt des erlernten oder zuletzt ausgeübten Berufes.

IV. nach der Arbeitsfähigkeit (in der Krankenversicherung)

V. nach der beruflichen Verwendungsfähigkeit auf dem Arbeitsmarkt (für das Arbeitsamt).

Der Besprechung der einzelnen Fragenkomplexe sind einige allgemeine Gesichtspunkte vorauszuschicken. Für jedes Gutachten ist, ausgenommen Kurzgutachten, eine ausführliche Vorgeschichte unerläßlich, jedoch können die darin zu berücksichtigenden Momente durchaus unterschiedlich sein. Sollen Zusammenhangsfragen geklärt werden, interessieren Angaben über Gelenkerkrankungen in der Familie sowie eigene frühere Erkrankungen. Wird ein Unfall angeschuldigt, muß der Unfallhergang exakt analysiert und niedergelegt, aber auch an Hand der Unterlagen nachgeprüft werden. Wichtig sind sowohl der Zeitpunkt des ersten Auftretens der Beschwerden als auch der ersten Inanspruchnahme des Arztes. Von den Angaben über die Entstehung kommen meistens die der Wahrheit am nächsten, die unmittelbar nach dem Unfall gemacht wurden. Zwischen der Schwere des Unfalls und den Folgen darf keine Diskrepanz bestehen. Viele sogenannte

Traumen stellen sich als Bagatell- oder Gelegenheitstrauma heraus, denen der eigentliche Unfallcharakter fehlt.

Werden für eine Kniegelenksarthrose extreme Lebensbedingungen verantwortlich gemacht, so sind die angeschuldigten ungünstigen Umwelteinflüsse in der Vorgeschichte herauszustellen. Dazu gehört auch der Nachweis der Brückensymptome vom Zeitpunkt dieser Lebensumstände bis zur ersten Inanspruchnahme des Arztes bei Rückkehr zum normalen Leben.

Der Auftraggeber erwartet vom Gutachter eine klare abschließende Stellungnahme. Diese Forderung muß der Gutachter mit dem Recht auf das „Ignoramus" aber dort unerfüllt lassen, wo eine eindeutige Stellungnahme nicht möglich ist. Das erscheint uns jedenfalls richtiger, als durch konstruierte, wissenschaftlich unfundierte Begründungen ein Urteil zu erzwingen. Das Bundesversorgungsgesetz gibt die Möglichkeit, besondere Fälle durch einen „Härteausgleich" zu entschädigen (§ 1, Abs. 1 Satz 3 BVG). In der Wiedergutmachung deuten sich ähnliche Möglichkeiten an.

Soll die körperliche Leistungsfähigkeit für die Arbeiterrentenversicherung oder die ihr gleichgestellten Versicherungszweige beurteilt werden, kommt es auf eine umfassende Leistungsanamnese an. Sie soll einen Querschnitt durch den Berufsweg geben, aber auch darstellen, wie sich die Leistungsfähigkeit entwickelt hat und welche Maßnahmen zur Wiederherstellung der Gesundheit bereits ergriffen wurden. Die Vorgeschichte muß sich dabei auch auf sozialmedizinische Gesichtspunkte, psychische Faktoren, Milieu und Arbeitsbedingungen erstrecken.

Der klinische Befund ist besonders sorgfältig niederzulegen, vor allem bei Gutachten, die bei späteren Nachprüfungen oft zum Vergleich herangezogen werden. Die Untersuchung soll sich stets auf alle Gelenke erstrecken, *beide* Kniegelenke sollten vergleichend untersucht werden, weil, wenn auch graduell unterschiedlich, meist beide Kniegelenke betroffen sind. Bei der Untersuchung sind wegen der häufigen Muskelansatzschmerzen (Tendomyosen) die Muskel- und Bänderansätze zu beachten. Diagnostische Irrtümer kommen bei der Beurteilung der Festigkeit des Kniegelenkes besonders oft vor. Manches traumatische Wackelknie entpuppt sich beim Vergleich der betroffenen mit der nicht betroffenen Seite als lockeres Gelenk, entstanden auf der Basis einer Insuffizienz des Binde- und Stützgewebes. Das erkennt man auch durch den Vergleich mit den Ellenbogen-, Hand- und Sprunggelenken.

Bei der Beurteilung von Bewegungsdefiziten wird oft übersehen, daß eine Beugebehinderung von 10⁰ gar keine, eine Streckbehinderung gleichen Ausmaßes aber erhebliche Auswirkungen haben kann. Es kommt nicht nur auf das Ausmaß der erhaltenen Beweglichkeit, sondern darauf an, in welchem Radius sich die Beweglichkeit abspielt. Entscheidend sind Existenz und Ausmaß einer Beugekontraktur.

Die *klinische Untersuchung* muß durch die Bestimmung der Blutkörperchensenkungsgeschwindigkeit und gelegentlich bei einigen Arthropathien auch durch speziellere serologische Untersuchungen ergänzt werden.

Die *Röntgenuntersuchung* sollte das „nichtbetroffene gesunde Gelenk" stets miterfassen. Nichtbeachtung dieser grundsätzlichen Forderung hat schon manche Fehlbeurteilung zur Folge gehabt. Je nach der Problematik des Falles sind Spezialaufnahmen, Tomogramme, gehaltene und ausgeblendete Zielaufnahmen notwendig.

Vielfach ist der Zusammenhang einer Kniegelenksarthrose mit einem angeschuldigten Unfall strittig (Ia—c). Im Abschnitt über die posttraumatische Arthrosis deformans sind wir schon auf die traumatische Entstehung der A. def. eingegangen. Wir fassen hier noch einmal kurz zusammen.

Posttraumatische Arthrosen können entstehen

1. durch *intraartikuläre* Noxen

a) durch direkte Verletzung des Gelenkknorpels nach Gelenkfrakturen, *Prototyp:* Tibiakopffraktur, Patellafraktur,

b) nach Meniskus- und Bänderverletzungen

c) nach posttraumatischen Gelenkinfektionen, Gelenkempyemen und nach, durch Diffusion von Toxinen aus gelenknahen Herden entstandenen, abakteriellen Entzündungen

d) nach blutigen und traumatisch bedingten rezidivierenden Gelenkergüssen

e) durch Ernährungsschäden nach langer Immobilisierung und posttraumatisch bedingten Entkalkungen einschl. Sudeck-Syndrom

f) durch Mobilisierungsschäden nach Remobilisierung fibrös versteifter Gelenke

2. durch *extraartikuläre* Noxen

nach Frakturen besonders in Gelenknähe, die mit Achsenknickung verheilt sind

3. nach Kombination von intra- und extraartikulären Schäden.

Da wir die posttraumatische Arthrosis deformans schon besprochen haben, können wir uns darauf beschränken, hier die wichtigsten Gesichtspunkte zur Begutachtung hervorzuheben.

Jede Verletzung des Gelenkknorpels führt in pathologisch-anatomischem Sinne zur A. def., das haben sowohl die Versuche WELLERS wie auch unsere eigenen Beobachtungen gezeigt. Viele der posttraumatischen Arthrosen haben zwar reparativen Charakter und zeigen auch keine auffallende Tendenz zum Fortschreiten, doch sind auch bei relativ geringfügigen Arthrosen durchaus Reizzustände möglich. Zudem läßt sich keineswegs immer vorher sagen, welchen Wert der sich entwickelnde Faserknorpel hat. Auch die Lokalisation der posttraumatischen Arthrosis deformans ist bedeutsam. Die Patellarückfläche kann schon erheblich degenerativ verändert sein, wenn an Condylen oder Schienbeinkopf noch keine posttraumatischen Veränderungen nachweisbar sind. Die Mechanik im Patellagleitlager mit ihren Besonderheiten wirkt lokalisierend. Weiterhin läßt sich im Einzelfall nie voraussagen, ob und in welchem Ausmaß eine posttraumatische Arthrosis deformans zur Progredienz neigt. Um diese gelegentlich gestellte Frage (z. B. bei Kapitalisierung von Renten) beantworten zu können, muß man den Patienten oft viele Jahre beobachtet haben.

Für die Beurteilung von Arthrosen nach Bänder- oder Meniskusverletzungen ist ausschlaggebend, ob der primäre „praearthrotische" Gelenkschaden als Unfall anerkannt ist. In derartigen Fällen ist es besonders wichtig, beide Kniegelenke röntgenologisch genau miteinander zu vergleichen. Nur dann läßt es sich entscheiden, ob es sich um eine echte posttraumatische Arthrose handelt. So entstehen gerade nach Operationen wegen Meniskusläsionen typische Arthrosen (Abb. 69 u. 72).

Daß Gelenkempyeme oft starke Knorpelschäden bedingen, welche die postinfektiöse Arthrosis deformans einleiten, ist bekannt. Für den Gutachter wirken sich hier die Einflüsse der antibiotischen Behandlung erschwerend aus, weil viele eitrige Arthropathien zunächst folgenlos ausheilen und die postinfektiöse Arthrose oft sehr spät entsteht. Das gleiche gilt, wenn benachbarte oder entferntere Gelenke mitbetroffen sind und besonders für blande abakterielle Entzündungen nach gelenknahen Erkrankungen, die bei der Behandlung der eigentlichen Krankheit gern übersehen werden. Wir haben es hier mit einem Schulbeispiel dafür zu tun, wie die normale Belastbarkeit des Gelenkknorpels durch Toxinwirkung soweit herabgesetzt werden kann, daß man von einem Mißverhältnis zwischen Beanspruchung und Beanspruchbarkeit sprechen kann. Vergleicht man derartige Gelenke mit dem gesunden, nicht betroffenen Kniegelenk, so fällt die unregelmäßige Sklerosierung der Grenzlamelle, die leichte Entrundung der Gelenkkörper mit einseitiger oder totaler Verschmälerung des Gelenkspaltes auf. Statische Abweichungen können den Hauptsitz der A. def. beeinflussen (Abb. 143) oder auch eine bereits vorhandene A. def. durch einseitigen Knorpelabschliff verstärken. Gewisse Behandlungsmaßnahmen tragen unter Umständen zur A. def. bei. Wir denken hier nicht nur an lange dauernde Immobilisierung sondern auch, vor allem bei posttraumatischen Arthrosen, an zu früh und zu abrupt einsetzende Belastung. Diese Art posttraumatischer Arthrosen sieht man besonders oft an der Patellarückfläche. Während an den Femurcondylen vielfach nur noch die mehr oder minder grobsträhnige Knochenstruktur an die abgelaufene Entkalkung erinnert, werden die Folgen der Dystrophie an der Patellarückfläche viel deutlicher. Auch hier zeigt sich wieder der Lokalisationseffekt der Gelenkmechanik.

Wir müssen hier noch zu der Frage Stellung nehmen, welchen Einfluß Ergüsse für die Entstehung der Arthropathie def. haben, weil die Auffassungen hierüber noch variieren. GRÜNER, zit. nach HÄBLER, will nach 5000 Kniegelenksdistorsionen keine Kniegelenksarthrose gesehen haben. WELLER konnte im Tierexperiment nachweisen, daß sich bei Gelenkergüssen auch bei posttraumatischen, der pH-Wert ändern kann und dadurch Schädigungen des knorpeligen Überzugs ermöglicht werden. Wir halten es nicht für unwahrscheinlich, daß Störungen des Fermentstoffwechsels die tiefere Ursache sind. Auch in der Bewertung des blutigen Gelenkergusses für die Entstehung sekundärer Arthrosen gehen die Meinungen etwas auseinander. Die Annahme, jeder Bluterguß werde folgenlos resorbiert, hat sich nicht halten lassen. Es gibt keinen gesetzmäßigen Ablauf des Resorptionsvorganges. Entscheidend ist vielmehr die Reaktionsbereitschaft der Synovialis auf den Fremdkörperreiz des Haemarthros. Nicht selten hat er eine abakterielle Entzündung mit vermehrter Exsudation ins Gelenk und damit weitere Schäden, ähnlich denen nach unspezifischen Entzündungen, zur Folge. Frühzeitige Punktion nach 24 Stunden ist deshalb auch aus prophylaktischen Gründen notwendig. Die Differentialdiagnose posttraumatische Arthritis, unspezifische Arthritis und Sudeck-Syndrom ist nicht immer leicht, denn alle diese Krankheitsbilder können fleckige Knochenstrukturen mit sich bringen. Bei späterer Begutachtung erleichtern die Unterlagen des Versicherungsträgers mit Nachweis des Traumas, Angabe anschließender Brückensymptome und Ausschluß früherer Erkrankungen am gleichen Gelenk dem Gutachter die Beurteilung. Veränderungen am Knochen mit hypertrophischer Struktur oder starker subchondraler Verdichtung können ebenfalls Hinweise auf abgelaufene Ernährungsstörungen verschiedener Ursachen geben (s. auch Kapitel Arthrosis def. nach Infektarthritis).

Den durch *extraartikuläre* Schäden hervorgerufenen Arthrosen liegen vor allem in Fehlstellung verheilte, zumeist kniegelenksnahe Frakturen zugrunde. Überwiegen Fehler in der Statik, ist der Gelenkspalt durchweg gleichmäßig verschmälert, die angrenzenden Gelenkkörper sind relativ wenig entrundet.

Die Einteilung in extra- und intraartikuläre praearthrotische Schäden ist in mancher Hinsicht, das räumen wir ein, zu schematisch, da oft beide Noxen zusammenwirken. Das zeigt sich z. B. dann, wenn die Fraktur in achsengerechter Stellung verheilt ist, sich aber trotzdem eine A. def. entwickelt hat, an deren Entstehung auch noch andere Faktoren, u. a. Ernährungsstörungen und lange Immobilisierung beteiligt sind. Die Hauptnoxe zu bestimmen, kann also schwierig sein. Es kam uns aber auch mehr darauf an darzulegen, daß nicht nur statische Abweichungen oder die direkte Verletzung des Gelenkknorpels für die A. def. verantwortlich sind, sondern, weit stärker als allgemein angenommen, auch die anderen, schon ausführlich besprochenen Faktoren.

Als Arbeits- oder Berufsschaden schlechthin gibt es die A. def. des Kniegelenkes nicht. Die gelegentlich vertretene Auffassung, die meisten Arthrosen entstünden durch berufliche Überlastung, stimmt nicht. Nach der 6. Berufskrankheitenverordnung sind die Folgen der Arbeit in Druckluft zu entschädigen. So wurden Gasembolien, subchondrale Knochenverdichtungen, Gelenkmäuse, Knocheninfarkte beschrieben, also Veränderungen, die man auch bei der A. def. sieht. Ob es im Zeichen des Berufsfußballs später einmal eine Arthropathie der Fußballspieler geben wird, bleibt abzuwarten. Das Krankheitsbild „Pied de footballeur" ist im französischen Schrifttum bekannt. ARENS hat bei Fußballspielern starke deformierende Veränderungen an Sprung- und Kniegelenken beobachtet, führt sie allerdings mit Recht überwiegend auf die vielen kleineren Verletzungen zurück, denen gerade der Fußballspieler ausgesetzt ist. ARENS hebt aber auch hervor, daß die meisten dieser Sportler im höheren Lebensalter trotz schwerer deformierender Gelenkveränderungen keine Beschwerden hatten. Zuletzt hat SCHNEIDER auf die Früharthrose im Subpatellargelenk bei Fußballspielern hingewiesen.

Sinngemäß, wenn auch mit gewissen Nuancen mehr rechtlicher Art, treffen die dargelegten Gesichtspunkte zur posttraumatischen A. def. auch für die *Kriegsopferversorgung*, für die *Haftpflichtversicherung*, die *private Unfallversicherung* und für die *Wiedergutmachung zu*. Der Unfallbegriff der privaten Unfallversicherung deckt sich allerdings nicht ganz mit dem der Reichsgesetzlichen Unfallversicherung, weil die Ansprüche des Versicherten gegen den Versicherer auf einen mit diesem abgeschlossenen Vertrag beruhen. Die Versicherungsbedingungen variieren aber.

Problematisch, nicht nur in wissenschaftlicher Hinsicht, sondern vor allem wegen der sozialen und menschlichen Seite, sind die Gutachten für die Kriegsopferversorgung und die Wiedergutmachung. Die menschlichen Aspekte veranlassen viele Ärzte, das Gebiet der Sachlichkeit zu verlassen. Sicherlich tragen dazu auch gewisse Tendenzen in der Rheumanomenklatur bei. Bekanntlich werden die Arthrosen auch zum sog. degenerativen Rheumatismus und damit den Krankheiten zugerechnet, denen Störungen rheumatischen Ursprungs des Bindegewebes zugrundeliegen. Von da aber ist der Weg zu Nässe- und Kälteeinflüssen nicht weit. Auch Begriffe wie „Fibrositis", „Fibrositissyndrom", „generalisierte Fibrositis" und „psychogener Rheumatismus" verleiten gelegentlich dazu, einen Zusammenhang zwischen extremen Lebensbedingungen und A. def. zu konstruieren. Hier beginnt der Boden der Begutachtung zu schwanken. Die A. def. ist kein Nässe- und Kälteschaden. Nur in ganz begrenztem Umfang kann die A. def. durch Umwelteinflüsse entstehen und vom Trauma abgesehen gibt es dazu eigentlich nur zwei Möglichkeiten:

1. Als ossale A. def. auf dem Wege über die Osteoporose infolge Mangelernährung (s. auch unter „ossale Arthrosen").

2. Als *postarthritische* Arthrose nach vorausgegangener Arthritis (Infektarthritis, rheumatoide Arthritis).

Voraussetzung für die Bejahung eines solchen Zusammenhangs ist natürlich, daß die Grundkrankheit als exogen bedingt anerkannt ist.

Die postarthritische A. def. (s. auch Abschnitt Arthrose nach Entzündungen) ist oft an den Usuren in der Kapselumschlagstelle, der diskreten Verdichtung an der Grenzlamelle und der unregelmäßigen, bisweilen nur leicht ausgeprägten Entrundung der Gelenkkörper zu erkennen. Einige Probleme werden sich aber wahrscheinlich durch die Änderung des Bundesentschädigungsgesetzes von selbst erledigen.

Fast ebenso häufig kommt man in die Lage, zur Verschlimmerung der A. def. durch die beschriebenen exogenen Einflüsse Stellung nehmen zu müssen. Gelegentlich wird der Begriff der Verschlimmerung auch der Auslösung gleichgesetzt. Hierin liegt ein gedanklicher Irrtum. Auslösung ist eine sog. Gelegenheitsursache. Es wäre besser, den Ausdruck ganz zu vermeiden, weil er mißverständlich ist. Dagegen sind einmalige — vorübergehende und richtungweisende — dauernde Verschlimmerung ständig angewandte Begriffe. Jede A. def., besonders die der belasteten Körpergelenke, vermag jederzeit und ohne ersichtlichen Grund aus der klinisch stummen Phase in die Reizphase überzugehen. Traumen können denselben Effekt haben. Die Reizphase (Reizknie — arthrotischer Reizzustand) zeichnet sich durch Gelenkerguß, Kapselverdickung und erhöhte lokale Schmerzempfindlichkeit aus. Sie ist jedoch nicht irreversibel. Meist handelt es sich um passagere Zustände, die sich bei schweren Arthrosen aber häufen. Gelegentlich ist die Abgrenzung von chronischen Arthropathien schwierig. Das spontane Auftreten des arthrotischen Reizzustandes erweist wie notwendig es ist, jeden Zusammenhang zwischen bereits bestehender A. def. und Unfall, sei es auch nur im Sinne einer vorübergehenden, nicht richtungweisenden Verschlimmerung, sorgfältig und kritisch zu prüfen. Bedingung für die Annahme eines Zusammenhanges ist in jedem Falle der Nachweis des Traumas und des zeitlichen Zusammenhanges. Traumatische Entstehung eines arthrotischen Reizknies setzt ein erwiesenes adäquates Trauma voraus, von dem das Kniegelenk direkt betroffen wurde. Oft handelt es sich aber nur um sog. Bagatelltraumen, um alltägliche Vorgänge, welche die Bezeichnung Trauma nicht verdienen.

Ist die behauptete lokale Gewalteinwirkung fraglich, läßt sich die Annahme, das später entstandene Reizknie sei Unfallfolge, nicht begründen. Andererseits ist für die Anerkennung eines zeitlich begrenzten Zusammenhangs der Nachweis erforderlich, daß wirklich ein Reizknie besteht. Die Angaben, daß seit einem Unfall verstärkt Beschwerden aufgetreten sind, ohne daß ein Reizknie besteht, rechtfertigen nicht die Anerkennung einer Verschlimmerung. Ist ein Reizknie einwandfrei Unfallfolge, demnach die bereits vorhandene Kniearthrose durch den Unfall zeitlich begrenzt verschlimmert, so gilt die Verschlimmerung mit Abklingen des Reizzustandes als abgeschlossen. Später auftretende Reizphasen können dann nicht mehr als Unfallfolge anerkannt werden.

Weitaus diffiziler als das Problem der zeitlich begrenzten ist das der dauernden, richtungweisenden Verschlimmerung. Der Gutachter soll in diesen Fällen die Frage beantworten, ob das Unfallereignis den Verlauf der Krankheit in eine andere Richtung gelenkt hat. Ohne Übertreibung läßt sich behaupten, daß viele anerkannte richtungweisende Verschlimmerungen Kompromißlösungen sind. Richtungweisende Verschlimmerung bedeutet in erster Linie Verschlimmerung im klinischen Bild. Sie braucht sich nicht im Röntgenbefund widerzuspiegeln, denn beide decken sich nicht immer. Eine dauernde richtungweisende Verschlimmerung besteht im Auftreten im Gegensatz zur Zeit vor dem Unfall von nachweisbaren gehäuften Reizzuständen mit Kapselschwellung, Reizergüssen und schließlich auch Beugekontraktur nicht. Wo diese klinischen Merkmale zusammen mit einem adäquaten Trauma nicht gegeben sind, gibt es auch keine dauernde richtungweisende Verschlimmerung. Beide, zeitlich begrenzte und richtungweisende Verschlimmerung haben ihr klinisches Substrat, die Reizphase, den abklingenden oder sich häufenden Reizzustand.

Extreme Lebensbedingungen wie körperliche Überbeanspruchung unter ungünstigen Witterungsverhältnissen können gelegentlich eine bereits vorhandene Arthrose verschlimmern. Hier muß man berücksichtigen, daß die fehlende Möglichkeit, die Arthrosen, besonders bei Neigung zu Reizzuständen oder beginnender

Beugekontraktur sachgemäß zu behandeln, das Fortschreiten der A. def. zu begünstigen vermag. Entscheidend ist der Nachweis der Brückensymptome und der Zeitpunkt des Beginns der ärztlichen Behandlung nach Übergang in normale Lebensverhältnisse.

Besonders schwierig für die Begutachtung sind zwei Punkte:

1. Die traumatische Entstehung der sog. Chondropathia patellae.
2. Die traumatische Entstehung der Osteochondrosis dissecans.

Zu 1. Die Chondropathia patellae, wir haben sie als subpatellare A. def. bezeichnet, entsteht nicht direkt traumatisch. Man muß ihre Ätiologie unter dem Aspekt der enormen mechanischen Beanspruchung und der biologischen Wertigkeit (qualitative Dysplasie) des Gelenkknorpels sehen. Beide entscheiden neben anderen Faktoren, wie Dysplasie des Femoro-Patellagelenkes, über Zustandekommen und Fortschreiten der subpatellaren Arthrose (Chondropathia patellae). Diese Feststellungen gelten vornehmlich für die primäre subpatellare Arthrose.

Sekundäre subpatellare Arthrosen haben eine ganze Reihe von Ursachen. Hierzu gehören Ernährungsstörungen, darunter auch in hohem Maße posttraumatische Entkalkungen, Dysplasien im Femoro-Patellagelenk, Frakturen der Patella und habituelle Patellaluxation, um einige zu nennen. Uns interessieren

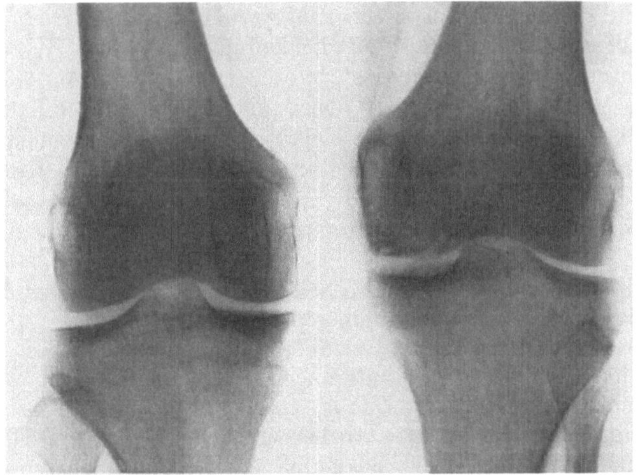

Abb. 188. 45jähriger Mann. Posttraumatische Osteochondrosis dissecans. *li. Knie innen.* Befund: 6 Monate nach Kniegelenkstrauma mit blutigem Erguß und Patellafraktur

nur die posttraumatischen Entkalkungen. Auch da, wo die Patellarückfläche nicht primärer oder ausschließlicher Sitz derartiger Entkalkungsvorgänge ist, können sich die Spätschäden (sekundäre subpatellare Arthrosen) auf die Rückseite der Patella beschränken. In solchen Fällen wirken die Besonderheiten der Mechanik lokalisierend. Für die Anerkennung des ursächlichen Zusammenhangs ist der Nachweis des Traumas mit nachfolgender Entkalkung erforderlich. Beide Kniegelenke müssen vergleichend geröntgt werden. Die Aufnahmen zeigen häufig doch deutliche Strukturunterschiede im subchondralen Knochen. Spezialaufnahmen, ergänzt durch die Tomographie, können gelegentlich zur Klärung der Frage, ob bereits eine sekundäre posttraumatische „Chondropathie" vorliegt, notwendig sein.

Entscheidend ist also, ob sich ein Trauma mit direkter Verletzung des Gelenkknorpels oder nachfolgender Entkalkung nachweisen läßt.

Zu 2. Ob es eine echte, traumatisch bedingte Osteochondrosis dissecans gibt, hängt letztlich davon ab, was man unter dem an sich klaren Begriff „Osteochondrosis dissecans" versteht. Zählt man die Osteochondrosis dissecans im Sinne LINDEMANNS zu den juvenilen Osteochondrosen (wir sind der Meinung, daß man das tun sollte) dann ist dieser Begriff ausdrücklich für diese Fälle reserviert und daher nur beschränkt anwendbar. Logischerweise gibt es dann keine durch ein einmaliges Trauma verursachte Osteochondrosis dissecans. Für die Entstehung dissezierender Prozesse sind endogene Faktoren und nicht einmalige Traumen entscheidend. Das zeigt sich u. a. daran, daß oft nicht nur beide Kniegelenke gleichzeitig, sondern noch andere Gelenke betroffen sind. Um Mißverständnisse zu vermeiden, sollte man also traumatisch entstandene freie Gelenkkörper nicht den durch dissezierenden Prozessen entstandenen gleichsetzen. Corpora libera können sich direkt durch Knorpelabsprengungen oder über lokale Kreislaufunterbrechungen entwickeln. Über derartige Fälle, wir haben sie ebenfalls beobachtet, hat u. a. RÜTT berichtet (Abb. 188). Zwischen der traumatischen Kreislaufunterbrechung und der Entstehung des Dissecats muß allerdings ein Intervall liegen. Durchweg handelt es sich um schwere Traumen mit blutigen Ergüssen. Wenn der freie Gelenkkörper bereits am Unfalltag röntgenologisch nachweisbar und eine Absprengung auszuschließen ist, kann es sich nicht um ein unfallbedingtes Corpus liberum handeln. Ob ein bereits am Unfalltage vorhandenes Dissecatum durch den Unfall gelöst und damit zum Corpus liberum werden kann, läßt sich nicht exakt beweisen. Im allgemeinen wird diese Möglichkeit jedoch bejaht. Wir haben aber nicht wenige Krankheitsfälle beobachtet, in denen das Dissecatum über 10 Jahre unverändert im Mausbett lag. Corpora libera mit unregelmäßiger Knochenstruktur und schalenartigen, ringförmig angelagerten Verkalkungssäumen sind aber niemals frisch ausgestoßen. Derartige Strukturen kommen durch Kalkaufnahme aus der Synovialis zustande, setzen also voraus, daß sich das Dissecatum bereits einige Zeit im Gelenkraum befunden und dann allmählich diese Gestalt angenommen hat.

Traumatische Gelenkmäuse sind also Seltenheiten. Jeder Fall muß eingehend unter den geschilderten Gesichtspunkten geprüft werden.

Die durch eine deformierende Gelenkerkrankung verursachte Gebrauchsbehinderung wird nach der sog. Minderung der Erwerbsfähigkeit auf dem allgemeinen Arbeitsmarkt geschätzt. Das ist eine rein abstrakte Einschätzung in Anlehnung an die bekannten Rententabellen (FISCHER-MOLINEUS, HERGET), bei der der Beruf in der reichsgesetzlichen Unfallversicherung kaum, in der Kriegsopferversorgung nur eine gewisse Rolle spielt. Diese Tabellen geben aber nur Anhaltspunkte.

Normal-Rentensätze

(in Anlehnung an R. HERGET)

Leichtes Wackelknie (Apparat nicht erforderlich) . . . . 10—20 %

Mittelschweres Wackelknie . . . . 20—40 %

Starkes Wackelknie (mit Stützapparat) . . . . 30—50 %

Kniescheibenbruch

    in idealer Stellung knöchern verheilt ohne Funktionsausfall und ohne chronisch-deformierende Veränderungen . . . . unter 10 %

    in guter Stellung knöchern verheilt mit geringem Funktionsausfall und mit geringfügigen chronisch-deformierenden Veränderungen . . 10—15 %

in schlechter Stellung knöchern verheilt mit mittlerem Funktionsausfall und mit mittelschweren chronisch-deformierenden Veränderungen . . . . 20—40 %
nicht knöchern verheilt mit Funktionsfähigkeit des Streckapparates . . . . 10—20 %
nicht knöchern verheilt mit Funktionsunfähigkeit des Streckapparates . . . . 20—40 %

Arthrosis deformans des Kniegelenkes
leicht bis mittelschwer . . . . 10—30 %
mittelschwer bis schwer . . . . 30—50 %

Intraartikulärer Bruch des Kniegelenkes
deform ausgeheilt . . . . 30—50 %

Stärkeres X-Bein entsprechend den Gelenkstörungen . . . . 20—40 %

Stärkeres O-Bein entsprechend den Gelenkstörungen . . . . 20—40 %

Stärkeres Genu recurvatum entsprechend den Gelenkstörungen . . . . 20—40 %

Einschränkung der Beugung des Kniegelenkes um 20—30° bei freier
Streckung . . . . 10 %

Bewegungsbehinderung zwischen 90 und 180° . . . . 20 %

Bewegungsbehinderung zwischen 120 und 170° . . . . 20—30 %

Der Grundsatz, daß ein in guter Gebrauchsstellung versteiftes aber schmerzfreies Gelenk funktionell günstiger und daher niedriger zu bewerten ist als
ein noch bewegliches, deshalb jedoch schmerzhaftes Gelenk, wird oft nicht
beachtet. Ist nach posttraumatischem Befund und Verlauf nur eine vorübergehende Verschlimmerung anzunehmen, empfiehlt es sich, statt der laufenden
Rentenzahlung eine einmalige Gesamtvergütung nach § 616a der RVO vorzuschlagen. Der Verletzte erhält für die angenommene Dauer der Verschlimmerung
die Entschädigung in einer Summe ausbezahlt. Stellt sich später heraus, daß die
anerkannte Verschlimmerung danach doch nicht abgeklungen ist, lebt der Anspruch auf Rente wieder auf. Die Gesamtvergütung spart viel Verwaltungsarbeit
und ist darüber hinaus auch psychologisch sehr wirkungsvoll, da sie die Tendenz
zur Überbewertung eindämmt. Bei Rentennachprüfung muß, um eine Änderung
der Entschädigung zu begründen, eine wesentliche Änderung der der Rentengewährung zugrundeliegenden Verhältnisse eingetreten sein. Wesentlich heißt in
diesem Zusammenhang mehr als 5%. Der Begriff „Minderung der Erwerbsfähigkeit" läßt sich vom allgemeinen Arbeitsmarkt nicht auf die Haftpflichtversicherung übertragen. Die Verkennung der unterschiedlichen Ausgangssituation stellt
eine der häufigsten Fehlerquellen dar. Zwar ist der Umfang des zu ersetzenden
Schadens in der privaten Haftpflichtversicherung wesentlich größer, jedoch muß
der entstandene Schaden nachgewiesen werden. Die Minderung der Erwerbsfähigkeit ist auf dem allgemeinen Arbeitsmarkt eine abstrakte, in der Haftpflichtversicherung eine konkrete Größe.

Die Einschätzung muß darlegen, welchen Beruf der Verletzte noch ausüben
kann, ob und in welchem Umfang in Zukunft noch mit Änderungen zu rechnen ist.
Da der Verletzte nach dem Bürgerlichen Gesetzbuch verpflichtet ist, zur Minderung
des Schadens beizutragen, wird gleichzeitig aber auch oft die Frage nach zweckmäßigen Behandlungsmaßnahmen gestellt. Die Festsetzung des Schmerzensgeldes ist nicht Aufgabe des ärztlichen Gutachters. Auch die Ausgangssituation
der privaten Unfallversicherung unterscheidet sich wesentlich von der der reichsgesetzlichen, weil sich die Ansprüche des Versicherten gegen den Versicherer auf

einen zwischen beiden abgeschlossenen Vertrag gründen, dessen Umfang genau geregelt ist. Auch der Unfallbegriff der privaten Unfallversicherung ist nicht dem der reichsgesetzlichen konform. Die Entschädigung richtet sich nach der einfachen oder sog. verbesserten Gliedertaxe.

In der *Arbeiterrenten-, Angestellten- und Knappschaftsversicherung* haben sich gegenüber früher laufend Änderungen ergeben. An die Stelle des Begriffs „Invalidität" sind „Berufs- und Erwerbsunfähigkeit" getreten. Die Ursachen eines Leidens sind in allen Zweigen der Rentenversicherung im allgemeinen nicht von Interesse, es sei denn, die Versicherungsträger hätten ihrerseits, z. B. nach Verkehrsunfällen Regreßansprüche gegen Dritte. Auch der in der Unfallversicherung übliche Begriff „Minderung der Erwerbsfähigkeit" ist durchweg ohne Belang. Der Versicherungsträger erwartet vielmehr ein Urteil über die verbliebene körperliche Leistungsfähigkeit, abgestellt auf den erlernten oder ausgeübten Beruf. Dabei darf der Begriff Beruf nicht zu eng ausgelegt werden. Er kann auch ähnliche Arbeiten einschließen. Neben der ärztlichen Stellungnahme spielen sozialmedizinische Gesichtspunkte eine wesentliche Rolle. So kann z. B. einem gelernten Facharbeiter, der seinen Beruf nicht mehr ausüben kann, unter Umständen eine Hilfsarbeitertätigkeit mit gleichen Verdienstchancen nicht zugemutet werden, wenn sie mit einem sozialen Abstieg verbunden ist.

Eine deformierende Kniegelenksarthrose mit Neigung zu Reizzuständen und Beugekontraktur kann die Leistungsfähigkeit für Arbeiten im Gehen und Stehen wesentlich beeinträchtigen und daher für viele Berufe Berufsunfähigkeit bedeuten.

Auf jeden Fall sollte man jedoch überlegen, ob sich die Leistungsfähigkeit nicht durch orthopädische Maßnahmen oder Umschulung bessern läßt. Das gilt besonders bei drohender Berufsunfähigkeit durch eine zur Progredienz neigende Arthropathie.

In der *Krankenversicherung* ist zu entscheiden, ob der Arbeitnehmer infolge einer Kniegelenksarthrose arbeitsunfähig ist. Da auch nach Abklingen eines Reizzustandes die A. def. unverändert bleibt, kann der Betroffene logischerweise immer nur für begrenzte Zeiträume arbeitsfähig sein. Arbeitsunfähigkeit liegt dann vor, wenn der Arbeitnehmer seine Arbeit nicht mehr, oder nur auf Kosten der Gesundheit verrichten kann. Bei Neigung zu arthrotischen Reizzuständen oder lockeren Kniegelenken sollte ein Wechsel des Arbeitsplatzes von im Stehen zu überwiegend im Sitzen auszuübender Tätigkeit rechtzeitig eingeleitet werden.

Da gerade bei der A. def. Beschwerden und Röntgenbefund nicht immer übereinstimmen und auch schwere Arthrosen unter Umständen keine Schmerzen verursachen, sind gelegentlich Fehlurteile unvermeidlich. Nicht wenige für berufsunfähig Erklärte sind nach Erhalt der Rente wieder erstaunlicher körperlicher Leistungen fähig. Trotz guter Heilerfolge gibt es Faktoren, die unter Umständen den Willen zur Gesundung einschränken, so z. B. die Aussicht auf finanzielle Entschädigung. Nichts zeigt das deutlicher als der Vergleich der Folgen „versicherter" und „unversicherter" Unfälle. Das Wort vom Fluch und Segen der Sozialversicherung wurde geprägt. Im Rentenkampf sind alle Stände gleich (HÜBNER).

Dem Gutachter fällt die nicht immer dankbare Aufgabe zu, den Einzelfall zu analysieren und seine medizinischen Aspekte darzulegen, nach denen Gericht und Versicherungsorgane die Ansprüche regeln. Das setzt außer Verantwortungsbewußtsein auch Kenntnis im Sozialrecht voraus. Wir wüßten keine bessere Kennzeichnung der an den gutachtlich tätigen Arzt gestellten Anforderungen als diese Worte HÜBNERS:

Der ärztliche Gutachter bedarf neben seiner wissenschaftlichen Ausbildung noch besonders dreier vornehmer Eigenschaften: gesunden Menschenverstand, saubere Hände und hohe Verantwortungsfreudigkeit.

Literatur

Literaturverzeichnis, nach Sachgebieten geordnet. (Am Anfang stehen jeweils, in alphabetischer Reihenfolge geordnet, die größeren zusammenfassenden Darstellungen, Handbuchbeiträge, Lehrbücher und Monographien.)

Vorbemerkungen zur Anatomie und Mechanik des Kniegelenkes

BENNINGHOFF, A.: Lehrbuch der Anatomie des Menschen, 4. Aufl., 1. Bd., Berlin-München: Urban & Schwarzenberg 1949. — CORNING, H.K.: Lehrbuch der topographischen Anatomie, 23. Aufl., Berlin: Springer 1946. — FICK, R.: Handbuch der Anatomie und Mechanik der Gelenke. Jena: Gustav Fischer 1910. — MEYER, H.: Die Statik und Mechanik des menschlichen Knochengerüstes. Leipzig 1873. — SCHUBJE, H.: Über die Prinzipien der mechanischen Gliederheilkunde. Leipzig: Georg Thieme 1948.

ABY: Zit. nach SCHUBJE. — ALBRECHT: Zit. nach SCHUBJE.

BIRCHER, E.: Binnenverletzungen des Kniegelenkes. Zbl. Chir. **24**, 1420 (1933); — Binnenverletzungen des Kniegelenkes. Langenbecks Arch. Klin. Chir. **177**, 290 (1933). — BUGNION: Zit. nach R. FICK.

DOWGJALLO, N.: Zit. nach GRUETER.

GLESER: Zit. nach KNESE. — GRUETER, H.: Praearthrotische Deformitäten und Arthrosis deformans am Kniegelenk. Inaug. Diss. Köln 1955.

HYRTL, J.: Zit. nach GRUETER.

IMBERT, R.: Zit. nach GRUETER.

KIESSELBACH, A.: Untersuchungen über den funktionellen Einbau des Musculus quadriceps in das Gefüge des Oberschenkels. Verh. Anat. Ges., 52. Versammlung in Münster vom 6.—9. April, 206—221 (1954); — Die Seitenzugkomponenten des Musculus quadriceps und ihre Bedeutung für die Patella bei gestrecktem und bei gebeugtem Kniegelenk. Morph. Jb. **49**, 452 bis 470 (1955). — KNESE, H.K.: Erörterungen über mechanische und anatomische Grundlagen einer Individual- und Konstitutionsanatomie des Kniegelenkes. Vortrag auf der Frühjahrstagung der Nordwestdeutschen Gesellschaft für Orthopädie, Kiel 1959; — Kinematik des Kniegelenkes, Gelenkstudien III. Z. Anat. Entwickl.-Gesch. **115**, 287 (1950). — KUMMER, B.: Die Torsion der unteren Extremitäten, ihre Entstehung und funktionelle Bedeutung. Verh. Dtsch. Orthop. Ges., 49. Kongreß, 115—135 (1961), Beilageheft zur Z. Orthop. Bd. 96.

RIED: Zit. nach KNESE. — ROHLEDERER, O.: Die Torsionsverhältnisse des Kniegelenkes und ihr Einfluß auf den Patellagleitweg. Verh. Dtsch. Orthop. Ges., 49. Kongreß, 192—197 (1961), Beilageheft zur Z. Orthop. Bd. 96. — RÜTT, A.: Beiträge zur Arthrosis deformans. Beilageheft zur Z. Orthop. Bd. 89 (1957); — Die Torsion des distalen Femurendes und ihre röntgenologische Erfassung. Verh. Dtsch. Orthop. Ges., 49. Kongreß, 149—155 (1961), Beilageheft zur Z. Orthop. Bd. 96.

SCHALLOCK, G.: Untersuchungen zur Pathogenese von Aufbrauchsveränderungen an den knorpeligen Anteilen des Kniegelenkes. Veröffentlichungen aus der Konstitutions- und Wehrpathologie. H 49. Jena: Gustav Fischer 1942.

TROTTER: Zit. nach KNESE.

WEBER, W., u. E.: Über die Mechanik der menschlichen Gehwerkzeuge, Bd. 6 der Werke H. Webers, herausgegeben von Ges. Wiss. Göttingen. — WEIDENBRÜCK, M.: Der anatomische Bau der Femurcondylen und seine Beziehungen zu genu valgum, Meniskusschäden und Arthrosis deformans. Inaug. Diss. Münster 1939.

Allgemeines zur Arthrosis deformans, Ätiologie und Pathogenese

BAETZNER, W.: Sport- und Arbeitsschäden. Leipzig: Georg Thieme 1936. — BURCKHARDT, H.: Arthritis deformans und chronische Gelenkleiden. Neue deutsche Chirurgie. Bd. 52. Stuttgart: Ferdinand Enke 1932. — ERDHEIM, H.: Die Lebensvorgänge im normalen Knorpel und seine Wucherung bei Akromegalie. Pathologie und Klinik in Einzeldarstellungen III. Berlin und Wien: Springer 1931. — HÄBLER, C.: Allgemeines über Knochen und Gelenke im Handbuch der gesamten Unfallheilkunde. Stuttgart: Ferdinand Enke 1955. — HACKENBROCH, M.: Die Arthrosis deformans der Hüfte. Leipzig: Georg Thieme 1943; — Die degenerativen Gelenkerkrankungen im Handbuch der Orthopädie. Bd. 1. Stuttgart: Georg Thieme 1957. — HAGLUND, P.: Die Prinzipien der Orthopädie. Jena: Gustav Fischer 1923. — HELLNER, H.: Die nicht tuberkulösen chronischen unspezifischen Kniegelenkserkrankungen und ihre Folgen. München-Berlin: Urban & Schwarzenberg 1935; — Posttraumatische, entzündlich degenerative Gelenkerkrankungen. München-Berlin: Urban & Schwarzenberg 1955. — HOFFA, A.: Lehrbuch der orthopädischen Chirurgie, herausgegeben von H. Gocht, 6. Aufl. 1921. — HYRTL, J.: Lehrbuch der topographischen Anatomie. Wien: Wilhelm Maudrich 1882. — LANG, F.J.: Arthritis deformans und Spondylitis deformans, im Handbuch der speziellen Pathologischen Anatomie und Histologie. Berlin: Springer 1934; — Pathologie der chronischen Gelenkleiden. Dresden und Leipzig: Th. Steinkopff 1943. — LEDDERHOSE, L.G.: Die Arthritis deformans als Allgemeinkrankheit. Straßburg: Trübner 1951. — LUDLOFF, K.: Chronische Entzündungen der Knochen. In LANGE, F.: Lehrbuch der Orthopädie. Jena: Gustav Fischer 1922. — MEYER, K.: Struktur und Biologie der Polysaccharidsulfate im Bindegewebe. In „Struktur und Stoffwechsel des Bindegewebes". Stuttgart: Georg Thieme 1960. — MÜLLER, W.: Die normale und pathologische Physiologie des Knochens. Leipzig: J.A. Barth 1924; — Biologie der Gelenke. Leipzig: J.A. Barth 1929. — POMMER, G.: Mikroskopische Befunde bei der Arthritis deformans. Denkschrift, Wiener Akademie der Wissenschaft, 89 (1913). — PREISER, G.: Statische Gelenkerkrankungen. Stuttgart: Ferdinand Enke 1911. — RICKER, G.: Pathologie als Naturwissenschaft. Berlin: Springer 1924. — RIMAN, H.: Pathologisch anatomische und ätiologische Beiträge zur Arthritis deformans. Arbeiten aus dem pathologischen Institut zu Berlin. Herausgegeben von J. Orth, Berlin 1906. — RÖSSLER, H.: Neuere Erkenntnisse über die Biologie der Mesenchymerkrankungen und ihre praktische Bedeutung für die Orthopädie. Beilageheft zur Z. Orthop. Bd. 86, 1955. — ROKITANSCKI, C.: Handbuch der speziellen pathologischen Anatomie, Bd. II. Wien: Braumüller & Seidl 1844. — ROUX, W.: Gesammelte Abhandlungen I und II, S. 335. Leipzig 1895. — SCHADE, H.: Physikalische Chemie in der inneren Medizin. Dresden und Leipzig: D. Steinkopff 1923. — SCHÖMANN, X.: Das malum coxae senile. Jena 1851. — SONNENSCHEIN, A.: Biologie, Pathologie und Therapie der Gelenke, dargestellt am Kniegelenk. — STORCK, H.: Rheumatismus als Regulationskrankheit. München-Berlin: Urban & Schwarzenberg 1954. — VOLKMANN, R.: Verletzungen und Krankheiten der Bewegungsorgane. Handb. allgem. u. spez. Chir., Bd. 2. Herausgegeben von Pitha und Billroth, Stuttgart 1882. — WEICHSELBAUM, A.: Die senilen Veränderungen der Gelenke und deren Zusammenhang mit der Arthritis deformans. Sitz. Akad. Wiss. Wien, math.-naturwiss. Kl. III, 75, 1877.

AXHAUSEN, G.: Die Ernährungsunterbrechungen am Knochen. Ergebn. allgem. Path. path. Anat. **37**, 207—257 (1954); — Über die Entstehung der Randwülste bei der Arthritis deformans. Virchows Arch. path. Anat. **255**, 144—187 (1925).

BAUD, B.: Über das röntgenologische Bild der Hüfte im Alter. Z. Orthop. **86**, 1 (1956). — BEITZKE, H.: Über die sog. Arthritis deformans atrophica. Z. klin. Med. **74**, 215 (1912). — BENECKE, H.H.: Zur Lehre von der Spondylitis deformans. Beiträge zur wissenschaftlichen Medizin. Festschrift der 69. Versammlung deutscher Naturforscher und Ärzte. Herausgegeben von R. Benecke, Braunschweig 1897. — BERNBECK, R.: Zur Pathogenese der jugendlichen Hüftkopfnekrose. Arch. Orthop. Unfall-Chir. **44**, 164—200 (1949/51); — Kritisches zum Perthes-Problem der Hüfte. Arch. Orthop. Unfall-Chir. **44**, 445—472 (1949/51). — BYFIELD: The etiology of arthritis deformans in children. Amer. J. Dis. Child. **19**, 87—96 (1920).

CAWADIAS, A.B.: Sulphur metabolism in arthritis deformans. Lancet, **1**, 283—285 (1927). — CORNIL: Zit. nach RÜTT. — COTTA, H., u. N. DETTMER: Ergebnisse der Bindegewebsforschung und ihre Bedeutung für Erkrankungen des Stütz- und Bewegungsapparates. Arch. Orthop. Unfall-Chir. **52**, 217—246 (1960); — Elektronenoptische Untersuchungen über das Bindegewebe der Gelenkkapsel. Z. Orthop. **94**, 303 (1961); — Elektronenoptische Untersuchungen an der Gelenkkapsel und ihre Bedeutung für die morphologisch-funktionelle Einheit des Gelenkes. Arch. Orthop. Unfall-Chir. **54**, 443—494 (1962).

DUVERNAY: Zit. nach HACKENBROCH.

EWALD, P.: Biologisches zu chronisch deformierenden Gelenkerkrankungen. Mschr. Unfallheilk. **39**, 241—246 (1932); — Die funktionelle Theorie über die Entstehung der Arthritis deformans und ihre praktische Folgerung für die Prophylaxe und Therapie. Wien. klin. Wschr. **45**, 712—715 (1932).

GARDEMIN, H.: Kapselbefunde bei Kniebinnenverletzung und ihre pathogenetische Bedeutung für die Arthrosis deformans. Hefte Unfallheilk. **48**, 105 (1955). — GHORMLEY, R.U.: Late joint changes as a result of internal derangements of the knee. Amer. J. Surg. **76**, 496 (1948). — GHORMLEY, J.C.: Positive pressure in arthrosis of the knee joint. J. Bone Jt Surg., Brit. Ed. **30**, 478 (1948). — GROSS, J.: Connective tissue fine structures and some methods for its analysis. J. Geront. **5**, 343—360 (1950).

HACKENBROCH, M.: Beiträge zur Arthrosis deformans. Beilageheft zur Z. Orthop., Bd. 89 (1957). — HANSEN: Zit. nach RÜTT. — HECKE: Zit. nach RÜTT. — HEIDENHEIN, L.: Arthritis senilis bilateralis symmetrica. Arch. Klin. Chir. **127**, 514 (1923). — HEINE, J.: Über die Arthritis deformans. Virchows Arch. path. Anat. **260**, 521 (1926). — HIRSCH, S.: Klinische

Beobachtungen zur Diagnose und Pathogenese chronischer deformierender Gelenkerkrankungen. Klin. Wschr. 11, 1075—1079 (1923).

IRVING, E. H., u. S. G. TOMLIN: Zit. nach J. M. SCHMITT-ROHDE, Ergebn. inn. Med. 10, 383 (1958).

JONASCH, E.: Zur Klassifizierung der Arthrose im Kniegelenk. Verh. dtsch. orthop. Ges. 46. Kongreß, 579—581 (1958), Beilageheft zur Z. Orthop., Bd. 92. — JÜRGENS: Zit. nach RÜTT.

KELLGREN, J. H., and J. S. LAWRENCE: Osteoarthrosis and disc regeneration in oururban population. Ann. Rheumatic Diseases, London 17, 388—397 (1958). — KIMURA, K.: Histologische Untersuchungen über Knochenatrophie und deren Folgen. Beitr. path. Anat. 27, 225, 591 (1900). — KÖNIG, FR.: Zit. nach F. J. LANG. — KÖNIGSWIESER: Zit. nach GRUETER. — KROH, F.: Experimentelle Arthritis deformans. Dtsch. Z. Chir. 99, 425 (1909); — Die totale und subtotale Synovektomie bei der chronischen unspezifischen Entzündung des Kniegelenkes. Chirurg 77, 232 (1952).

LANDELLS, J. M.: Zit. nach HACKENBROCH. J. Bone Jt Surg., Brit. Ed. 35, 643 (1953). — LAUENSTEIN, L.: Zur Bedeutung der Röntgenstrahlen für die Erkenntnis krankhafter Veränderungen an den Gelenkknorpeln. Fortschr. Röntgenstr. 3, 102 (1899/1900). — LINDNER, J.: Histochemische und biochemische Untersuchungen der traumatisch geschädigten Beziehung zwischen Grundsubstanz und Kollagenfasern. Verhandl. dtsch. Ges. Path. 43, 61—69 (1959). — LLOYD and ROBERTS, G. G.: The role of capsular changes in osteoarthrosis of the hip joint. J. Bone Jt Surg., Brit. Ed. 35 (1935). — LUCHERINI, T.: Primäre chronische degenerative Osteoarthrosis und Arterienhypertension. Wien. Med. Wschr. 93, 299 (1943). — LUNA: Zit. nach RÜTT.

MAIER, R.: Über die Rolle der Zugfunktion bei der Genese der Arthrosis deformans in röntgenologischer Betrachtung. Z. Orthop. 90, 511—518 (1958). — MAKOWSKY, L.: Studien über den Wasserverlust des Kniegelenkknorpels. Helv. Chir. Acta 15, 44 (1948). — MARCOS: Zit. nach HACKENBROCH. — MARK, R.: Abservations on arthritis deformans calcium metabolism. J. metab. Res., Morristown, IV, 135—156 (1924). — MARTIN: Zit. nach SCHALLOCK. — MECKAUER: Zit. nach RÜTT. — MENGE, C.: Über Arthropathia ovaripriva. Zbl. ges. Gyn. 48, 1617 (1924). — MEYER, O.: Zit. nach H. STORCK. — MOHING, W.: Die sekundäre Arthrosis deformans des Kniegelenkes. Habilitationsschrift, Erlangen (1962); — Das Problem der Arthrosis deformans in neuer Sicht. Saar. Ärztebl. 17, 413 (1964). — MÜLLER, v. F.: Zit. nach F. J. LANG, u. H. HELLNER.

NIKOLS, E., and F. RICHARDSON: Arthritis deformans. J. med. Res. 21, 140—221 (1909).

PAYR, E.: Therapie der primären und sekundären Arthritis deformans, Konstitutionspathologie der Gelenke. Bruns' Beitr. klin. Chir. 136, 260—329 (1926). — PODKAMINSKY, N. A.: Die fermentative Theorie der Entstehung von Arthritis und Spondylitis deformans. Arch. Klin. Chir. 171, 592 (1932). — POMMER, G.: Die funktionelle Theorie der Arthritis deformans vor dem Forum des Tierversuches und der pathologischen Anatomie. Arch. Orthop. Unfall-Chir. 17, 573—593 (1920).

RAPPERT: Zit. nach SCHALLOCK. — RICHARDSON: Siehe E. NIKOLS. — RIMAN, H.: Pathologisch-anatomische und ätiologische Beiträge zur Arthritis deformans. Arbeiten aus dem pathologischen Institut zu Berlin. Herausgegeben von J. Orth, Berlin (1906). — RÖSSLER, H.: Zur Problematik der Arthrosis deformans des Kniegelenkes. Med. Klin. 38, 1489—1494 (1964). — ROULET, F.: Zit. nach RÜTT. — RÜTT, A.: Zur Histologie und Pathogenese arthrotischer Knochencysten. Acta orthop. scand. XXVII (1957); — Beiträge zur Arthrosis deformans. Beilageheft zur Z. Orthop. Bd. 98 (1957).

SCHAEFER, V.: Die neurologische Herd-Hof-Lehre und ihre Bedeutung für die orthopädische Chirurgie. Verh. dtsch. orthop. Ges. 40. Kongr., Beilageheft zur Z. Orthop., Bd. 83 (1952). — SCHALLOCK, G.: Der feingewebliche Aufbau des Kniegelenkknorpels in seiner Beziehung zur Arthrosis deformans. Vortrag gehalten auf der gemeinsamen Frühjahrstagung der Deutschen Gesellschaft für Orthopädie und der franz. Gesellschaft für Orthopädie und Traumatologie, Vittel 7.—9. Juni 1963. Ref. in Z. Orthop. 98, 225 (1964); — Kausale und formale Genese der Osteoarthrosen, in „Die Osteoarthrosen", Rheumasammlung Bd. 31, 1—28. Darmstadt: D. Steinkopff 1956. — SCHLOMKA, G., u. G. SCHRÖTER: Über die Bedeutung der beruflichen Belastungen für die Entstehung der degenerativen Gelenkleiden. Z. inn. Med. 8, 473—476 (1953); — — Über die Bedeutung der beruflichen Belastungen für die Entstehung der degenerativen Gelenkleiden. Z. inn. Med. 9, 1031—1037 (1954). — SCHMITZ, F.: Neue histologische Befunde bei der Arthrosis deformans des Hüftgelenkes. Z. Orthop. 86, 360 (1955). — SCHÜMMELFEDER, W., u. N. SCHÜMMELFEDER: Lebensalter und Wasserhaushalt der Zwischenwirbelscheiben. Chirurg 20, 395 (1949). — SEELIGER: Ein Beitrag zur pathologischen Physiologie der Gelenke im Hinblick auf die Arthritis deformans. Dtsch. Z. Chir. 198, 11—20 (1920). — SMITH: Zit. nach F. J. LANG. — STAUBESAND: Zit. nach RÜTT. — STEMPEL, W.: Das malum coxae als Berufskrankheit und in seinen Beziehungen zur sozialen Gesetzgebung. Dtsch. Z. Chir. 60, 265 (1901). — STORCK, H.: Zur Pathogenese der genuinen Arthrose. Fortschr. Med. **71**, 147—148 (1935); — Degenerative Erkrankungen von Venen und Gelenken. Med. Welt **20**, 354—356 (1951). — SUMITA: Zit. nach SCHALLOCK. — SURY, K.V.: Über die chronischen Folgen der Gelenktraumen (Arthritis traumatica). Arch. Klin. Chir. **109**, 271 (1918). — SYLVEN, B.: Zit. nach SCHALLOCK.

TOMLIN: Siehe IRVING. — TRUETA, J.: Zit. nach HACKENBROCH; — Der Einfluß des Muskels auf den Blutstrom in den langen Röhrenknochen. Z. Orthop. **99**, 11—18 (1964).

UMBER, J.: Die Nosologie der Gelenkerkrankungen. Münch. med. Wschr. **71**, 4 (1924).

VIRCHOW, R.: Zit. nach H. BEITZKE, Syphilis der Gelenke, im Handbuch der speziellen pathologischen Anatomie und Histologie, Bd. 9. Berlin: Springer 1934. — VOGEL, A.: Die Exkochleation der Substantia spongiosa, eine operative Behandlung der Osteoarthrosis chronica deformans. Z. Orthop. **78**, 375—380 (1949).

WALTHARD, K.M.: Rev. Rhum., 20. Sonderheft. Zum 20jährigen Bestehen der französischen Liga gegen den Rheumatismus. — WASSERMANN, F.: Fibrillogenesis in the regenerating rat bendon with special reference to growth and composition of the collagenous fibril. Amer. J. Anat. **94**, 399 (1954). — WEISS, K.: Chondrale und ossale Arthritis deformans. Radiol. Austriaca Bd. III, 133 (1950). — WERNHERR, A.: Beiträge zur Kenntnis der Erkrankungen des Hüftgelenkes. Malum coxae senile. Coxalgie und Fractura intra Capsularis colli femoris. Gießen 1847. — WOLLENBERG, G.A.: Die ätiologische Faktoren der Arthritis deformans. Z. orthop. Chir. **26**, 381—384 (1910).

ZBINDEN, G.: Diss. Bern 1953. — ZIEGLER, E.: Über die subchondralen Veränderungen der Knochen bei Arthritis deformans und über Knochencysten. Virchows Arch. path. Anat. **70**, 502 (1877).

Die Veränderungen des Corpus adiposum („Hoffascher Fettkörper")

BIRCHER, J.: Die Resektion des Hoffaschen Fettkörpers. Inaug. Diss. Basel 1953. — BOOS, O.: Traumatische Veränderungen des Kniegelenkes. Handbuch der Orthopädie, Bd. IV, Teil 1. Stuttgart: Georg Thieme 1961. — DEBRUNNER, H.: Das Kniegelenk. Handbuch der Orthopädie, Bd. IV, Teil 1. Stuttgart: Georg Thieme 1961. — DIAMANT-BERGER: Zit. nach DEBRUNNER: Das Kniegelenk. Handbuch der Orthopädie, Bd. IV, Teil 1. Stuttgart: Georg Thieme 1961. — STRACKER, O.: Orthopädie des Erwachsenen. Ein Lehrbuch der praktischen Orthopädie. Wien: Wilhelm Maudrich 1955.

BORSAY et al: Experimentelle Beiträge zur Pathologie der Hoffaschen Krankheit. Z. Orthop. **82**, 420 (1952).

DIAMANT-BERGER, L., et A. SICARD: La Cipo arthrite traumatique de genou. Rev. Orthop. **18**, 5 (1931). — DUBS: Zit. nach DEBRUNNER.

HOFFA, A.: Über die Bedeutung des Fettgewebes für die Pathologie des Kniegelenkes. Dtsch. med. Wschr. XXX, 337—338 (1904).

KASTERT, J.: Die Verwachsung des Kniegelenkfettkörpers als selbständiges Krankheitsbild. Chirurg **24**, 390—394 (1953).

LERCH, H.: Zit. nach RÖNICKE und WISCHMANN; —, H.G. RÖNICKE u. H. WISCHMANN: Über die Hoffasche Kniegelenkserkrankung. Chirurg **34**, 269—273 (1963).

PRIESSNITZ, O.: Zit. nach LERCH, RÖNICKE u. WISCHMANN.

SICARD: s. DIAMANT. — SMILLIE, J.S.: Lesions of the intrapatellar Fat-Pad and synovial Fringes. Hoffa's Disease. Acta orthop. scand., Vol. XXXIII, Fasc. 4 (1963).

Die Häufigkeit der Arthrosis deformans des Kniegelenkes

CRUVEILLIER, J.: Anatomie pathologique du corps humain. Paris 1828—1835. Liveraison Blanche IX, p. 10. — FRAENKEL: Zit. nach CRUVEILLIER. — HACKENBROCH, M.: Die Arthrosis deformans der Hüfte. Leipzig: Georg Thieme 1943. — JONASCH, E.: Zur Klassifizierung der Arthrose im Kniegelenk. Verh. dtsch. orthop. Ges., 46. Kongreß, Beilageheft zur Z. Orthop. Bd. 92, 579—581. — KREUZ, L.: Zur Arthritis deformans des Kniegelenkes. Zbl. Chir. **54**, 3105 (1927). — WATERMANN, H.: Arthrosen, Unfall und Behandlung. Hefte Unfallheilk. **48**, 81 (1955).

Arthrosis deformans nach Genu varum und Genu valgum

BRAGARD, K.: Das Genu valgum. Beilageheft zur Z. orthop. Chir., Bd. 57, Teil I und Teil II, 1932. Siehe auch weitere ausführliche Literaturangaben. — DEBRUNNER, H.: Das Kniegelenk. Handbuch der Orthopädie, Bd. IV, 1. Teil. Stuttgart: Georg Thieme 1961. — FICK, R.: Handbuch der Anatomie und Mechanik der Gelenke. Jena: Gustav Fischer 1910. — FROMME, A.: Die Spätrachitis, die spätrachitische Genese sämtlicher Wachstumsdeformitäten und die Kriegsosteomalacien. Ergebn. Chir. **15**, 1—204 (1922). — HOFFA, A.: Lehrbuch der orthopädischen Chirurgie, herausgegeben v. H. Gocht, 6. Aufl., 1921. — HOHMANN, G.: Das erworbene Crus varum. Handbuch der Orthopädie, Bd. IV, Teil 2. Stuttgart: Georg Thieme 1961.

— LANGE, F.: Lehrbuch der Orthopädie. Jena: Gustav Fischer 1922. — SCHALLOCK, G.: Untersuchungen zur Pathogenese von Aufbrauchsveränderungen an den knorpeligen Anteilen des Kniegelenkes. Veröffentlichungen aus der Konstitutions- und Wehrpathologie, Heft 49. Jena: Gustav Fischer 1942. — SONNENSCHEIN, A.: Biologie, Pathologie und Therapie der Gelenke dargestellt am Kniegelenk. Basel: Benno Schwabe & Co. 1952.

ALBERT, E.: Zur Symptomatologie des genu valgum. Wien. Med. Bl. 607, 1882.
FRANKE: Zit. nach BRAGARD.
GRUETER, H.: Praearthrotische Deformitäten und Arthrosis deformans am Kniegelenk. Inaug. Diss. Köln 1955.
HEPP, O.: Über das temporäre X-Knie. Arch. Orthop. Unfall-Chir. 51, 536—548 (1960).
MIKULICZ, v.: Über individuelle Formdifferenzen am Femur und an der Tibia des Menschen. Arch. Anat. Entwickl.-Gesch., Anat. Abt. 351 (1878).
PITZEN, P.: Das X-Bein rachitischer Kinder im Röntgenbild. Z. orthop. Chir. 41, 418 (1922).
VOLKMANN: Zit. nach BRAGARD.
WOLF, J.: Zur Ätiologie des Genu valgum adolescentium. Z. orthop. Chir. 51, 98 (1929).

Arthrosis deformans nach Meniskuslösungen und Meniskusverletzungen (einschließlich Meniskusganglien und Meniskusverkalkungen)

ANDREESEN, R.: Meniskusbeschädigungen (Verletzungen und Erkrankungen) bei Sport und Arbeit. Ergebn. Chir. 30, 24—128 (1937). — BAUMGARTL, F.: Das Kniegelenk. Berlin-Göttingen-Heidelberg: Springer 1964, hier auch weitere Literaturangaben. — BREITENFELDER, H.: Die Begutachtung des Unfallzusammenhanges der Meniskusschädigung. Hefte Unfallheilk. 57 (1958). — BÜRKLE DE LA CAMP, H.: Meniskusschädigungen des Kniegelenkes im ärztlichen Gutachten im Versicherungswesen. Bd. 1. München: Johann Ambrosius Barth 1955; —, u. D. ROSTOCK: Handbuch der gesamten Unfallheilkunde, Bd. III, S. 296. Stuttgart: Ferdinand Enke 1956. — GROH, H.: Der Meniskusschaden des Kniegelenkes als Unfallfolge. Stuttgart: Ferdinand Enke 1954. — HACKENBROCH, M.: Beiträge zur Arthrosis deformans. Beilageheft zur Z. Orthop. Bd. 89, 1957. — KRÖMER, K.: Der verletzte Meniskus. Wien: Wilhelm Maudrich 1955. — LANGE, M.: Orthopädisch-chirurgische Operationslehre. 2. Aufl. München: J.F. Bergmann 1962. — RÜTT, A.: Beiträge zur Arthrosis deformans. Beilageheft zur Z. Orthop. Bd. 89, 1957. — SCHINZ, BAENSCH, FRIEDL u. E. UEHLINGER: Lehrbuch der Röntgendiagnostik. Stuttgart: Georg Thieme 1951. — SMILLIE, J.S.: Injures of the Knee Joint. Edinburgh: E. & S. Livingstone Ltd. — SONNENSCHEIN, A.: Biologie, Pathologie und Therapie der Gelenke dargestellt am Kniegelenk. Basel: Benno Schwabe & Co. 1952.

ALBERT, E., u. G. KELLER: Über Meniskusganglien. Z. Orthop. 83, 228 (1953). — ANDREESEN, R.: Über Verkalkungen der Knorpelzwischenscheiben der Kniegelenke. Bruns' Beitr. klin. Chir. 158, 75 (1953); — Praktische Erfahrungen bei der Begutachtung von Meniskusschäden. Hefte Unfallheilk. 52, 214 (1956).
BECHTOLD, W., u. W. STAERK: Zur Frage der sog. Meniskuscysten. Z. Orthop. 92, 561 (1960). — BIRCHER, E.: Beitrag zur Pathologie (Arthritis deformans) und Diagnose der Meniskusverletzungen (Arthroendoscopie). Bruns' Beitr. klin. Chir. 127, 239—250 (1922); — Binnenverletzungen des Kniegelenkes. Zbl. Chir. 24, 1420 (1933). — BÖHLER, J.: Intraarticuläre Cyste des lateralen Meniskus. Z. Orthop. 88, 56 (1956). — BÖHLER, L.: Behandlung, Nachbehandlung und Begutachtung von Meniskusverletzungen. Erfahrungen an 1000 operierten Fällen. Langenbecks Arch. Klin. Chir. 282, 264—272 (1955). — BONNIN, J.G.: Cysts of the semilunar cartilages of the knee-joint. Brit. J. Surg. 40, 558 (1953). — BUCHHOLZ, H.: Knie- und Meniskusverkalkung im Röntgenbild. Röntgenpraxis 1, 888 (1929). — BUSSEBAUM, G.: Beitrag zur Entstehung und Behandlung der Ganglien des fibularen Meniscus. Chirurg 21, 337 (1950).
CEELEN: Zit. nach SCHALLOCK. — CERWENKA, W.: Über röntgenologische Veränderungen im Bereich der Eminentia intercondylica tibiae nach Meniskusoperation. Beiträge aus dem gesamten Arbeitsbereich der Orthopädie und chirurgisch-medizinischen Technik, 6, 1—6 (1959). — CHAPACHAL, G.: Die hintere Meniskusresektion am Kniegelenk. Verh. dtsch. orthop. Ges. 43. Kongreß (1955). Beilageheft zur Z. Orthop., Bd. 87, 360—362; — Grundsätzliche Fragen der Diagnostik und Therapie der Meniskusverletzungen. Sportärztl. Prax. 1, 17—19 (1958). — CHARNLEY: Zit. nach SMILLIE. — COURVOISIER, E.: Sur la régéneration des Menisgues du genon aprés meniscectomie. Helv. Chir. Acta 26, 358—374 (1959).
DAHMEN, G.: Elektromikroskopische Befunde bei Meniskusdegenerationen. Arch. Orthop. Unfall-Chir. 53, 620—632 (1962).
EBNER, A.: Ein Fall von Ganglion am Kniegelenksmeniskus. Münch. med. Wschr. 39, 1737 (1964). — ECK, T.: Meniskusverkalkungen und ihre Differentialdiagnose. Chirurg 11, 547 (1939).
FAIRBANK'S, A.J.: J. Bone Jt Surg., Brit. Ed. 30, 664 (1948). — FRÜND, H.: Diskus- und Meniskuserkrankung verschiedener Gelenke. Zbl. Chir. 53, 2987 (1926).

GHORMLEY, R. K.: Late joint Changes as a Result of Internal Derangement of the Knee joint. Amer. J. Surg. **76**, 496 (1948).

HAIKE, H.: Beitrag zur Kasuistik von Innenbandganglien des Kniegelenkes. Arch. Orthop. Unfall-Chir. **54**, 293—294 (1962). — HAYEK, W.: Frühdiagnose des lateralen Meniskuscystoms. Wien. klin. Wschr. **65**, 180 (1953). — HENRICHSON, A.: Meniskusverkalkungen im Röntgenbild. **4**, 403 (1932). — HERZOG, R.: Über Meniskusschaden und Meniskusoperationen. Münch. med. Wschr. **139**, 1076 (1953). — HERZOG, G.: Über die Pathogenese der meniskalen Ganglien. Virchows Arch. path. Anat. **307**, 27 (1940). — HOFFA, A.: Zur Bedeutung des Fettgewebes für die Pathologie des Kniegelenkes. Dtsch. med. Wschr. **30**, 337—338 (1904). — HORISBERGER, B.: Über Vorkommen, Entstehung und Behandlung des Meniskusganglions. Helv. Chir. Acta **26**, 128—154 (1959). — HÜBNER, A.: Meniskusoperation und Arthrosis deformans. Mschr. Unfallheilk. **50**, 1 (1943. — HÜBNER, H.: Unfall und Recht. Meniskusschaden. Chirurg **12**, 76—80 (1940).

IDELBERGER, K.: Ganglien des Kniegelenkes. Arch. Orthop. Unfall-Chir. **51**, 458—463 (1960). — IMHÄUSER, G.: Discopathien. Handbuch für Orthopädie, Bd. 1. Stuttgart: Georg Thieme 1957.

JAKOBY, E.: Erfahrungen bei Meniskusverletzungen, beim Scheibenmeniskus und Meniskusganglien. Arch. Orthop. Unfall-Chir. **46**, 290 (1954). — JELINEK, R.: 10 Jahre Meniskuschirurgie der Abteilung Prof. Mandl. Wien. Med. Wschr. **46**, 946—948 (1957). — JONASCH, E.: Die Verkalkung der Menisci des Kniegelenkes. Arch. Orthop. Unfall-Chir. **51**, 659—660 (1960).

KOESLING, H.: Über Meniskusveränderungen im jugendlichen Alter. Inaug. Diss. Frankfurt 1937. — KÖSTLER, J.: Die Blutgefäßversorgung des Meniskus und ihre Bedeutung bei der Heilung von Meniskusrissen. Langenbecks Arch. klin. Chir. **187**, 15—18 (1936); — Das Meniskusversagen im Sport. „Der Sportarzt", Heft 12 (1959). — KÜTTNER, H., u. E. HERTEL: Die Lehre von den Ganglien. Ergebn. Chir. **18**, 377 (1925).

LLOYD: siehe unter FAIRBANKS.

MANDL, F.: Beobachtungen und Ergebnisse bei 400 Meniskusoperationen. Dtsch. Z. Chir. **239**, 580—614 (1933). — MEYER-BORSTELS, H.: Meniskusverkalkungen. Chirurg **3**, 424 (1931). — MÜLLER, W.: Luxation eines nach Exstirpation umgebildeten Kniegelenksmeniskus. Zbl. Chir. **57**, 2790 (1930).

NIEDERECKER, K.: Befunde und Erfahrungen bei Kniegelenksoperationen insbesondere bei Binnenverletzungen. Z. Orthop. **81**, 225—250 (1952).

OESTERN, H. F.: Die Spontanverkalkungen des Meniskus. Langenbecks Arch. Klin. Chir. **260**, 532 (1948). — OTT, H. W.: Meniskusganglien. Dtsch. Z. Chir. **247**, 560 (1936).

PAYR, E.: Zur Meniskusfrage, Vor- und Nacherkrankung des Gelenks, Sportunfall, Berufsschadenfolge. Zbl. Chir. **63**, 976 (1936). — PELIZAEUS, O.: Zwei Fälle von Ganglion des äußeren und ein Fall von Ganglion des inneren Meniskus. Dtsch. Z. Chir. **199**, 426 (1926). — PFAB, B.: Klinik und Therapie der Meniskuscysten. Zbl. Chir. **24**, 1429 (1933).

RIEDEL, G.: Seltene Ganglien. Dtsch. Z. Chir. **132**, 167 (1915). — RITTER, U.: Zur Klinik und Röntgendiagnostik der Meniskusverkalkungen. Chirurg **23**, 22 (1952).

SCHMID, M. A.: Unfall und Versicherungsmedizin. Münch. med. Wschr. **102**, 2479—2482 (1960). — SCHMIDT, E.: Ein Fall von Ganglion am Kniegelenksmeniskus. Münch. med. Wschr. **29**, 1415 (1906). — SCHOCH, J.: Arthrosis deformans bei Meniskusoperierten. Vortrag gehalten auf der gemeinsamen Tagung der deutschen Gesellschaft für Orthopädie und der französischen Gesellschaft für Traumatologie, Vittel 1963. Ref. in Z. Orthop. **98**, 225 (1964). — SCHROP, F.: Zur Genese der primären Meniskusverkalkungen. Fortschr. Röntgenstr. **76**, 202 (1952). — SCHULTE, F.: Beitrag zur Kenntnis der primären Meniskusverkalkung. Zbl. Chir. **75**, 214 (1950). — SCHWARZ, W.: Ein weiterer Fall von doppelseitiger Meniskusverkalkung im Röntgenbild. Röntgenpraxis **4**, 751 (1932). — SJÖVALL, H.: Zit. nach BÜRKLE DE LA CAMP; — Über Meniskusganglien. Acta Chir. Scand. **86**, 561 (1942). — SODDEMANN, H.: Die Begutachtung von Meniskusschäden bei Bergleuten, die außerdem regelmäßig Sport betrieben haben. Mschr. Unfallheilk. **66**, 21—27 (1963). — SONNTAG, H.: Meniskusverkalkung. Zbl. Chir. **55**, 2932 (1928). — SPRINGORUM, P. W.: Der Begriff „Meniskusverletzung". Z. Orthop. **98**, 169—177 (1964).

THURNER, J. P., u. NIGRICOLI: Zur Klinik und Pathologie der Meniskuscysten. Z. Orthop. **88**, 164 (1957). — TRAVAGLINI, F., u. J. THURNER: Zur Klinik und Pathogenese der Zysten (Ganglien) im Bereich des Kniegelenkes. Z. Orthop. **88**, 536 (1957).

VIERNSTEIN, K., u. H. GALLI: Meniskusverletzung – Meniskusschaden. Z. Orthop. **98**, 177—182 (1964).

WAGNER, W.: Über Meniskusverkalkung. Röntgenpraxis **5**, 188 (1933). — WALTER, H.: Ref. im Zbl. Chir. **25**, 1479 (1937). — WENIG, K.: Zur Geschwulstnatur der sog. Meniskusganglien. Frankfurter Z. Pathol. **56**, 23 (1942). — WERWARTH, K.: Abnorme Kalkablagerungen innerhalb des Kniegelenkes, ein Beitrag zur Frage der primären „Meniscopathie". Fortschr. Röntgenstr. **37**, 169 (1928). — WOLKE, K.: Über Meniskus und Gelenkknorpelverkalkungen. Acta Radiol. **16**, 577 (1935)

Arthrosis deformans als Überlastungsschaden nach Ober- und Unterschenkelamputation

HAGLUND, P.: Die Prinzipien der Orthopädie. Jena: Gustav Fischer 1923.

ARENS, W.: Chirurgische Begutachtung von Beinamputationsfolgen. Der Medizinische Sachverständige **53**, 25—30 (1957); — Oberschenkelamputation und Wirbelsäulenveränderungen. In: Die Kriegsopferversorgung, Heft 1—4, 16—17 (1959); — Arthrosis deformans bei Leistungssportlern. Hefte Unfallheilk. 48 (1959).

BOOK, H.: Oberschenkelamputation und Wirbelsäulenveränderungen. In: Die Kriegsopferversorgung, Heft 1—4, 12—15 (1959). — BORGMANN, F.: Der Einfluß der Oberschenkelamputation auf den Bewegungs- und Stützapparat. Z. Orthop. **91**, 502 (1959); — Zur Frage der Kniearthrose als Spätfolge der Oberschenkelamputation. Z. Orthop. **97**, 189—195 (1963). — BÜRKLE DE LA CAMP, H.: Diskussionsbemerkung zur Abnutzung in der Pathogenese der Arthrosis deformans. Protokoll der Frühjahrssitzung des Ärztlichen Sachverständigenbeirates für Fragen der Kriegsopferversorgung im Bundesministerium für Arbeit, Bonn 1958.

ENDERT, H.: Ergebnisse einer Reihenuntersuchung von 123 Unterschenkelamputierten. Z. Orthop. **91**, 517—527 (1959).

FALK, E.: Persönliche Mitteilung; — Diskussionsbemerkung. Verh. dtsch. orthop. Ges., 40. Kongreß (1952). Beilageheft zur Z. Orthop., Bd. 83; — Überlastungsschäden bei einseitig Beinamputierten. Beiträge aus dem gesamten Arbeitsbereich der Orthopädie und chirurgisch-medizinischen Technik **4**, 1—4 (1959). — FÜRMAIER, A.: Beitrag zur Ätiologie der Chondropathia patellae. Arch. Orthop. Unfall-Chir. **46**, 178 (1953).

GRUETER, H.: Untersuchungen zum Patellahinterwandschaden. Z. Orthop. **91**, 485 (1959).

HACKENBROCH, M.: Protokoll der Frühjahrstagung des ärztlichen Sachverständigenbeirates für Fragen der Kriegsopferversorgung im Bundesministerium für Arbeit, Bonn 1958.

IMHÄUSER, G.: Protokoll der Frühjahrssitzung des ärztlichen Sachverständigenbeirates für Fragen der Kriegsopferversorgung beim Bundesministerium für Arbeit, Bonn 1958.

JENNY, F., u. M. AUFDERMAUR: Über die Spondylosis deformans der Lendenwirbelsäule beim Beinamputierten. Z. Unfallmed. **43**, 257 (1950). — JONASCH, E.: Zur Klassifizierung der Arthrose im Kniegelenk. Verh. dtsch. orthop. Ges., 46. Kongreß, 1958. Beilageheft zur Z. Orthop., Bd. 91, S. 579—581.

KALLIO, K. E.: Chondromalacia of the patella. Ann. Chir. Gynaecol. Fenniae **36**, 173 (1947).

LANG, F. J., u. H. SCHNEIDER: Zur Genese der Knochensporne. Chirurg **12**, 541—543 (1957).

MAYR, H., u. J. SCHOCH: Wann sind Überlastungsschäden nach einseitiger Absetzung im Oberschenkel anzusehen. Z. Orthop. **92**, 198—204 (1959).

WARMUTH, H. H.: Die Entstehung und Begutachtung der Inkongruenzosteochondrose der Lendenwirbelsäule nach einseitiger Beinamputation. In: Die Kriegsopferversorgung, Heft 1—4, 3—1 (1959). — WIBERG, G.: Roentgenographie and anatomic studies on the femo-patellar joint with spec. reference to chondromalacia patellae. Acta orthop. scand. **12**, 319—410 (1941).

Arthrosis deformans beim Übergewichtigen

BAETZNER, W.: Sport- und Arbeitsschäden. Leipzig: Georg Thieme 1936. — HACKENBROCH, M.: Die Arthrosis deformans der Hüfte. Leipzig: Georg Thieme 1943. — IMHÄUSER, G.: Protokoll der Frühjahrssitzung des ärztlichen Sachverständigenbeirates für Fragen der Kriegsopferversorgung beim Bundesarbeitsministerium, Bonn 1958. — SCHULER, B.: Die degenerativen Gelenkerkrankungen im Klimakterium. Z. Rheumaforsch. **18**, 1—13 (1959). — SPÜHLER, G.: Über die Rolle der Übergewichtigkeit bei der Entstehung der Arthrosis deformans. Inaug. Diss. Zürich, 1958.

Die Arthrosis deformans als Ruheschaden

SONNENSCHEIN, A.: Biologie, Pathologie und Therapie der Gelenke. Basel: Benno Schwabe & Co. 1952.

ARNOTT, W. M.: The abuse of rest. Lancet **19**, 1251—1252 (1954).

BASU, A. K.: Tuberculosis of the hip joint. Indian J. Surg. **14**, 81 (1952). — BORLE, A. B., B. E. C. NORDIN u. B. COURVOISIER: Der Phosphor-Kalzium-Stoffwechsel. Documenta Geigy, Acta clinica Nr. 2, Basel 1963. — BREITNER, B., u. F. J. LANG: Fragen der Knochenpathologie. Schweiz. med. Wschr. **26**, 1788—1789 (1954). — BURDEAUX, B. D., and W. J. HUTCHISON: Etiology of traumatic osteoporosis. J. Bone Jt Surg., Amer. Ed. **35**, 479—488 (1953).

CHAPCHAL, G.: Gevaren von immobilisatie. Ned. Tijdschr. Geneesk. **104**, 1837 (1960); — Zur Kenntnis der Folgezustände nach Gliedmaßen-Ruhigstellung. Öffentliche Antrittsvorlesung an der Universität des Saarlandes, Homburg/Saar am 23. 5. 1960; — Zur Kenntnis der Knochenschäden durch Gliedmaßen-Ruhigstellung. Chir. Praxis 8, 197—201 (1964).

DEITRICK, J. E., G. D. DHEDON, and E. SHORR: Effects of immobilisation on metabolic and physiological functions of normal men. Bull. N. Y. Acad. Med. **24**, 364—375 (1948).

EVANS, E., G. EGGERS, J.K. BUTLER, and J. BLUMEL: Experimental immobilisation and remobilisation of rat knee joints. J. Bone Jt Surg., Amer. Ed. **42**, 737 (1960).

GILL, G.G.: The cause of discrepancy in length of the limbs following tuberculosis of the hip in children. J. Bone Jt Surg., Amer. Ed. **26**, 272 (1944). — GLOGOWSKI, G.: Tuberkulotoxische Nah- und Fernreaktion am Skelettsystem. Z. Orthop. **92**, 58—67 (1960).

HOHMANN, G.: Ruhe und Bewegung. Krankengymnastik 1, 1956.

IMHÄUSER, G.: Zur Prophylaxe der Kontrakturen. Diskussionsbemerkung. Verh. dtsch. orthop. Ges., 46. Kongreß, Tübingen, 1958. Beilageheft zur Z. Orthop., Bd. 91, S. 340.

JONES, R.W., and R. E. ROBERTS: Calcification, decalcification and ossification. Brit. J. Surg. **21**, 461—499 (1934).

KESTLER, O.C.: Unclassified premature cessation of epiphyseal growth about the knee joint. J. Bone Jt Surg., Amer. Ed. **29**, 788 (1947).

PARKE, W., G. S. COLVIN, and A. H. ALMOND: Premature epiphysial fusion at the knee joint in tuberculous disease of the hip. J. Bone Jt Surg., Brit. Ed. **31**, 63 (1949). — PERKINS, G.: Rest and movement. J. Bone Jt Surg., Brit. Ed. **35**, 521—539 (1953).

ROSS, D.: Disturbance of longitudinal growth associated with prolonged disability of the lower extremity. J. Bone Jt Surg., Amer. Ed. **30**, 103 (1948).

SCHNEIDER, H.: Ursachen der Beinverkürzung bei Coxitis tuberculosa. Z. Orthop. **67**, 456 (1956). — SISSONS, H.A.: Osteoporosis and epiphysial arrest in joint tuberculosis. J. Bone Jt Surg., Brit. Ed. **34**, 275—290 (1952).

TRUETA, H.: Der Einfluß des Muskels auf den Blutstrom in den langen Röhrenknochen. Z. Orthop. **99**, 11—18 (1964).

WEIL, S.: Diskussionsbemerkung zur extra- und paraartikulären Spanverriegelung bei der Gelenktuberkulose. Verh. dtsch. orthop. Ges., 38. Kongreß 1951. Beilageheft zur Z. Orthop., Bd. 80, S. 239—240. — WEISS, K.: Chondrale und ossale Arthritis deformans. Radiol. Austriaca III, 131—158 (1950); — Die Bedeutung der Funktion in der Gelenkpathologie. Radiol. Austriaca IV, 171—181 (1951).

Arthrosis deformans nach enchondralen Dysostosen einschließlich Osteochondrosis dissecans, freie Gelenkkörper

CHIARI, H.: Die Geschwülste der Gelenke, im Handbuch der speziellen pathologischen Anatomie und Histologie. Berlin: Springer 1934. — CRUVEILLIER, J.: Anatomie pathologique du corps humain tome premier, Paris 1929—1935, Livraison Blanche VI, p. 10 f. — DEBRUNNER, H.: Das Kniegelenk, im Handbuch der Orthopädie, Bd. IV. Stuttgart: Georg Thieme 1961. — IDELBERGER, K.: Lehrbuch der Chirurgie und Orthopädie des Kindesalters, Bd. 3. Berlin: Springer 1959. — LINDEMANN, K.: Die juvenilen Osteochondrosen, im Handbuch der Orthopädie, Bd. 1. Stuttgart: Georg Thieme 1957. — MAU, H.: Wesen und Bedeutung der enchondralen Dysostosen. Stuttgart: Georg Thieme 1958. — MOHING, W.: Die sekundäre Arthrosis deformans des Kniegelenkes, Habilitationsschrift, Erlangen 1962. — MÜLLER, W.: Biologie der Gelenke. Leipzig: Johann Ambrosius Barth 1929; — Überanstrengungsschäden des Knochens. Leipzig: Johann Ambrosius Barth 1944. — REHBEIN, F.: Rhythmische Dauerbeanspruchung spongiösen Knochens (Experimenteller Beitrag zur Frage der Entstehung örtlicher Malazien). Jena: Gustav Fischer 1951. — SCHINZ, BAENSCH, FRIEDL u. E. UEHLINGER: Lehrbuch der Röntgendiagnostik, 5. Aufl. Stuttgart: Georg Thieme 1952. — SMILLIE, J. S.: Osteochondritis dissecans Loose Bodies in Joints, Etiology, Pathology, Treatment Knee. Metatarso-Phalangeal (Freiberg's Infraktion, Köhlers Second Desease). Ellow, Ankle, Hip. Edinburgh: E. & S. Livingstone 1960; — Irjuries of the Knee Joint. Edinburgh: E. & S. Livingstone 1962. — SONNENSCHEIN, A.: Biologie, Pathologie und Therapie der Gelenke, dargestellt am Kniegelenk. Basel: Benno Schwabe & Co. 1952. — WEIL, S.: Die Osteochondrosis dissecans und die degenerativen Erkrankungen des Ellenbogengelenkes. In: Handbuch der Orthopädie, Bd. II. Stuttgart: Georg Thieme 1959.

ARNAUDOW, M.: Zur Frage der deformierenden Arthropathie als Folge der epiphysären Knochennekrose. Bruns' Beitr. klin. Chir. **205**, 477—502 (1962). — AXHAUSEN, G.: Über einfache aseptische Knochen- und Knorpelnekrosen, Chondritis dissecans und Arthritis deformans. Langenbecks Arch. Klin. Chir. **99**, 519 (1912; — Über epiphysäre Nekrosen und blande Knocheninfarkte. Arch. Klin. Chir. **164**, 506 (1950).

BARTH, A.: Über die Entstehung der freien Gelenkkörper mit besonderer Berücksichtigung der arthrotischen Gelenkkörper. Arch. Klin. Chir. **112**, 369 (1919). — BAUER, C.: Die Beziehung der Weite der Kniegelenksspalte zueinander und zur Form der Eminentia intercondylica. Zbl. Chir. **58**, 1317 (1931). — BAUMGARTL, F., u. A. DAHM: Zur Pathogenese der Osteochondrosis dissecans. Zbl. Chir. **87**, 1916—1925 (1962). — BECKER, R., u. K. SCHLÜTTER: Die Form der Eminentia intercondylica. Arch. Orthop. Unfall-Chir. **47**, 703 (1955). — BERRY: Zit. nach IDELBERGER. — BETHGE, J. F.: Hereditäre, multiple Exostosen und ihre pathogenetische Deutung. Arch. Orthop. Unfall-Chir. **54**, 667—696 (1963). — BÖHLER, L.: Zit. nach HOWALD.

— BREITENFELDER, H.: Patella partita dolorosa. Z. Orthop. 81, 434—441 (1951). — BLUMEN-
SAAT, C.: Patella bipartita — traumatische Spaltpatella — Patellafraktur. Arch. Orthop. Un-
fall-Chir. 32, 263 (1932). — BURKHARDT, H.: Über Entstehung der freien Gelenkkörper.
Bruns' Beitr. klin. Chir. 130, 163 (1924).

CLASSEN, H.: Beitrag zur Larsen-Johanssonschen Erkrankung der Patella. Z. Orthop. 78,
180 (1949); — Über zwei Fälle von Osteopathia patellae juvenilis. Arch. Orthop. Unfall-Chir.
45, 543 (1953).

EHALT, W.: Grafting of Joint-Cartilage Bone-Blocks from the Bank. VI. Congr. Soc. Inter-
nat. Chir. Orthop. et Traumatol., S. 419, Bern 1954. — ENDLER, F.: Chondrolyse als Über-
beanspruchungsschaden des Kniegelenkes. Wien. Med. Wschr. 108, 948—951 (1958). —
EXNER, G.: Beitrag zur Pathogenese der Osteochondritis dissecans. Z. Orthop. 81, 386 (1952).

FRAENKEL: Zit. nach CRUVEILLIER. — FROMME: Zit. nach KAPPIS.

GEISENDÖRFER, H.: Die Bedeutung der geteilten Kniescheibe für den Militärarzt. Militärarzt 7, 286 (1943). — GOFF: Zit. nach H. MAU. — GOLDING: Zit. nach H. MAU. — GREI-
FENSTEIN: Experimenteller Beitrag zur Kenntnis der schleichenden Spaltbildung im
Knochen unter besonderer Berücksichtigung ihrer Histogenese. Bruns' Beitr. klin. Chir. 150,
588 (1928). — GRUBER: Zit. nach PLATZGUMMER. — GRUETER, H.: Die Osteochondropathie
des jugendlichen Kniegelenkes und seine Behandlung. Verh. dtsch. orthop. Ges. 49. Kongreß,
395 (1961). Beilageheft zur Z. Orthop., Bd. 96.

HAUBERG, G.: Nagelung der Osteochondritis dissecans am Knie. Verh. dtsch. orthop. Ges.
43. Kongreß, 362 (1955). Beilageheft zur Z. Orthop., Bd. 87. — HEINE, J.: Über die Arthritis
deformans. Arch. Pathol. Anat. 260, 521 (1926). — HELLMER, H.: Patella partita. Acta Radiol.
Scand. 4, 137 (1925); — Acta Radiol. Scand. (Stockholm). Supply, 27 (1935). — HELLSTRÖM, J.,
u. S. OESTLING: Ein klinischer Beitrag zur Kenntnis der Osteochondritis dissecans. Acta Chir.
Scand. 75, 273 (1934). — HOWALD, H.: Zur Kenntnis der Osteochondrosis dissecans. Arch.
Orthop. Unfall-Chir. 41, 730 (1942). — HUMPHRY: Siehe BERRY.

JONASCH, E.: Untersuchungen über die Form der Eminentia intercondylica. Fortschr.
Röntgenstr. 89, 81—85 (1958).

KAPPIS, M.: Osteochondritis und traumatische Gelenkmäuse. Dtsch. Z. Chir. 157, 187
(1920). — KARCHER, H.: Seltene Lokalisationen der Osteochondrosis dissecans mit besonderer
Berücksichtigung ihrer Genese. Langenbecks Arch. Klin. Chir. 271, 449—463 (1952). —
KÖNIG, F.: Über freie Körper in den Gelenken. Dtsch. Z. Chir. 27, 90 (1888). — KREUZ, L.:
Zur Arthritis deformans des Kniegelenkes. Zbl. Chir. 54, 3105—3106 (1927). — KROH, F.:
Chondromatose des Kniegelenkes. Zbl. Chir. 59, 1528 (1932).

LANG, F. J.: Über die Bedeutung des Traumas für die Entstehung der Osteochondritis.
Zbl. Chir. 58, 770 (1931). — LEHMANN, J. C.: Ist eine Wiedereinheilung osteochondritischer
Gelenkmäuse möglich? Dtsch. Z. Chir. 192, 88 (1925). — LEXER, E.: Gelenkchondrome.
Dtsch. Z. Chir. 88, 311 (1907). — LIEK: Zit. nach PLATZGUMMER. — LODES, R.: Familiäres
Vorkommen habitueller bilateraler Luxation zweigeteilter Kniescheiben. Z. Orthop. 78, 506 bis
524 (1949). — LÖHR, W.: Über Spontanheilung von Osteochondritis genu. Langenbecks Arch.
Klin. Chir. 138, 63 (1925).

MARQUARDT, W.: Die Klinik und Röntgenologie der angeborenen enchondralen Verknö-
cherungsstörungen. Fortschr. Röntgenstr. 71, 511—538 (1949), 71, 794—827 (1949). — MAU,
C.: Beitrag zur Pathologie der kindlichen Kniescheiben. Dtsch. Z. Chir. 228, 261 (1930); —
Osteopathia patellae. Verh. dtsch. orthop. Ges. 25. Kongreß 1930. Beilageheft zur Z. Orthop.,
Bd. 53. — MAU, H.: Die Abgrenzung der enchondralen Dysostosen und ihre Beziehungen zu
den aseptischen Knochennekrosen, zur Arthrosis deformans und den lokalisierten Formen.
Verh. dtsch. orthop. Ges. 47. Kongreß, 51—70 (1959). Beilageheft zur Z. Orthop., Bd. 93. —
MITTELMEIER, H.: Diskussionsbemerkungen zu H. MAU. Verh. dtsch. orthop. Ges. 47. Kongreß,
97—98 (1959). Beilageheft zur Z. Orthop., Bd. 93. — MOHING, W.: Die Osteochondrosis dissecans — Ätiologie, Pathogenese, Klinik und Therapie — unter besonderer Berücksichtigung
ihrer Bedeutung als praearthrotischer Gelenkschaden. Z. Orthop. 92, 543—560 (1960); —
Die Osteochondrosis dissecans. Med. Klin. 56, 1000—1003 (1961); — Die Bedeutung der juvenilen Osteochondrosen (dargestellt am Kniegelenk). Münch. med. Wschr. 105, 416—420
(1963). — MONROE: Zit. nach IDELBERGER.

NIELSEN: Zit. nach H. HOWALD. Acta Chir. Scand. 69, 305—318 (1932). — NORDMANN:
Zit. nach H. PLATZGUMMER. — NUSSBAUM, A.: Die arteriellen Gefäße der Epiphysen des Oberschenkels und ihre Beziehungen zu normalen und pathologischen Vorgängen. Bruns' Beitr.
klin. Chir. 130, 495 (1923).

PLATZGUMMER, H.: Die Osteochondritis dissecans (König). Arch. Orthop. Unfall-Chir. 46,
650 (1954). — PUKY, P.: Über die Chondromatose der Gelenkkapsel. Arch. Klin. Chir. 188,
719—738 (1937).

RADOCHAY, L., u. J. SOMOGYI: Beitrag zur Frage der Osteochondritis patellae (Osteopathia
patellae juvenilis nach MAU). Zbl. Chir. 83, 1825—1830 (1958). — REICHEL, J.: Chondromatose der Gelenkkapsel. Arch. Klin. Chir. 61, 717 (1900). — RIBBING, W.: Die hereditären

multiplen Epiphysenstörungen. Verh. dtsch. orthop. Ges. 41. Kongreß, 255 (1953). Beilageheft zur Z. Orthop., Bd. 84. — RITTER: Zit. nach SCHAER. — ROHLEDERER, O.: Ätiologie und Symptomatologie der Praeluxatio patellae. Zbl. Chir. 23, 22 (1952). — RòJKO, u. E. TROKÀN: Über die Ähnlichkeit von Kniescheibenveränderungen bei habitueller Patellaluxation mit der Sinding-Larsen-Johanssonschen Krankheit. Z. Orthop. 94, 317 (1961). — ROSTOCK, P.: Osteopathia patellae. Dtsch. Z. Chir. 217, 406 (1932). — RÜTT, A.: Zur Ätiologie und Pathogenese freier Gelenkkörper. Z. Orthop. 96, 242—245 (1962).

SCHAER, H.: Die Patella partita. Ergebn. Chir. 27, 1 (1934). — SCHÖRCHER: Zit. nach PLATZGUMMER. — SIEMENS, W.: Patella partita. Dtsch. Z. Chir. 233, 727 (1931). — SMILLIE, I. S.: The quadriceps in relation to recovery from injuries of the knee-joint. Physiotherapy, 1949; — Notes on the physiology of the knee joint in relation to recovery of function. Occup. Ther. 1954; — Treatment of Osteochondritis dissecans. J. Roy. Coll. Surg. Edinb. 2, 51—54 (1956); — Treatment of Osteochondritis dissecans. Septieme Congrés de la Sociètè Internationale de Chirurgie Orthopédigue et de Traumatologie. Barcelone 16—21, 578—580 (1957); — Treatment of Osteochondritis dissecans. J. Bone Jt Surg., Brit. Ed. 39, 248—260 (1957). — SMOLA, E.: Knorpelbruch und Osteochondritis dissecans. Chirurg 28, 417—418 (1957). — STEHR, L.: Die ulnavolare Bajonetthand als typische Fehlbildung bei Chondrodysplasie. Fortschr. Röntgenstr. 57, 587 (1938).

WATERMANN, H.: Arthrosen, Unfall und Behandlung. Hefte Unfallheilk. 48, 81 (1955). — WELLER, S., u. J. MEYER-GROHBRÜGGE: Die Osteochondrosis dissecans und ihr Zusammenhang mit der traumatischen Knorpelschädigung. Bruns' Beitr. klin. Chir. 207, 215—230 (1963).

ZOBEL, K.: Osteochondritis dissecans an beiden Kniegelenken und vier Finger-Mittelgelenken. Z. Orthop. 94, 321—324 (1961).

Posttraumatische Arthrosis deformans*

ANDREESEN, R.: Schienbeinkopfbrüche und ihre praktische Behandlung. Vorträge aus der praktischen Chirurgie. Stuttgart: Ferdinand Enke 1955. — BÖHLER, L.: Die Technik der Knochenbruchbehandlung, 13. Aufl., Wien: Wilhelm Maudrich 1957. — BÜRKLE DE LA CAMP, u. P. ROSTOCK: Die Behandlung der Schienbeinkopfbrüche. In: Handbuch der gesamten Unfallheilkunde, Bd. III. Stuttgart: Ferdinand Enke 1957. — HACKENBROCH, M.: Die degenerativen Gelenkerkrankungen. In: Handbuch der Orthopädie, Bd. 1. Stuttgart: Georg Thieme 1957. — HÄBLER, C.: Allgemeines über Knochen und Gelenke. In: Handbuch der gesamten Unfallheilkunde. Stuttgart: Ferdinand Enke 1955. — LUCK, J. V.: Bone and Joint Diseases. Springfield/Ill.: Charles C. Thomas 1952. — MATTI, R.: Die Knochenbrüche und ihre Behandlung. Bern 1951. — WITT, A.: Traumatische Schäden des Bewegungsapparates. In: Handbuch der Orthopädie, Bd. 1. Stuttgart: Georg Thieme 1957.

ANGERER, H.: Trauma und Ernährungsstörung als Ursache chronischer Ernährungsstörungen. Münch. med. Wschr. 88, 1081 (1941). — ARENS, W.: Arthrosis bei Leistungssportlern. Hefte Unfallchir. 48, 101—105 (1954); — Arthrosis bei Leistungssportlern im Alter. Hefte Unfallchir. 52, 231—234 (1955); — Zur Frage der Arthrose als mechanisches Überlastungsproblem. Der Sportarzt 5, 95—98 (1963).

BLOUNT, W. P., and G. R. CLARKE: Control of bone growth by epiphyseal spapling. J. Bone Jt Surg., Amer. Ed. 31, 646 (1949). — BÖHLER, L.: Unterschenkelschaftbrüche. Langenbecks Arch. Klin. Chir. 276, 192 (1953); — Behandlung der Kniescheibenbrüche. Dtsch. med. Wschr. 25, 1209 (1961). — BOSWORTH, D. M.: An acceptable Therm. (Editorial) J. Bone Jt Surg., Amer. Ed. 41 (1959).

CLARKE, H. O.: Discussion on fracture of the tibia involving the knee joint. Proc. Roy. Soc. Med. 28, 1035 (1935).

ENDER, J.: Brüche des Schienbeinkopfes. Arch. Klin. Chir. 258, 253—256 (1953). — ENDER, J., H. JAHNA u. H. KROTSCHECK: Bericht über die bei 3308 Unterschenkelfrakturen in den Jahren 1926—1950 im Wiener Unfallkrankenhaus erzielten Behandlungsergebnisse unter Benutzung des Hollerithverfahrens. Hefte Unfallheilk. 54. Berlin-Heidelberg: Springer 1957.

GRÜNER: Zit. nach HÄBLER.

HART, G.: Meniskusläsion bei Tibiakopffrakturen. Chirurg 8, 375 (1959).

JAHNA: Siehe ENDER. — JÜNGLING: Zit. nach ANDREESEN. — JUNGHANNS, H.: Die Brüche des knienahen Unterschenkelabschnittes. Langenbecks Arch. Klin. Chir. 70, 242—253 (1953).

KÖHNLEIN, H., u. S. WELLER: Über Frakturen im Bereiche des Kniegelenkes. Zbl. Chir. 11, 849 (1961). — KROTSCHECK: Siehe ENDER. — KÜMMERLE, F., u. S. WELLER: Über die

---

* Weitere Literaturangaben unter subpatellare Arthrosis deformans und Begutachtung.

Indikation zur Patellektomie. Mschr. Unfallheilk. **2**, 55 (1960). — KUHLMANN, K.: Tibiakopffrakturen. Langenbecks Arch. Klin. Chir. **70**, 257—260 (1953).

LEMBCKE, W.: Tibiakopffrakturen. Langenbecks Arch. Klin. Chir. **70**, 256—257 (1953). — LICHTENAUER, F.: Zur blutigen Behandlung der Schienbeinkopfbrüche mit zentraler Depression eines Gelenkanteiles. Dtsch. Z. Chir. **251**, 1 (1938). — LIGHTBOY, J. J.: Aggravation of Arthritic conditions bei Trauma. Harper Hosp. Bull. **47**, 14 (1956).

MIKKELSEN: Zit. nach JUNGHANNS.

NIELSEN, A.: Unter welchen Umständen ist bei Osteochondrosis dissecans ein Unfallzusammenhang anzunehmen. Chirurg **7**, 70 (1935).

REHBEIN, F.: Verschraubung des Schienbeinkopfes. Bruns' Beitr. klin. Chir. **180**, 409 (1950). — ROHLEDERER, O.: Die Behandlung von Unterschenkelbrüchen unter besonderer Berücksichtigung der Nachbehandlung. Verh. dtsch. orthop. Ges. 41. Kongreß 1953. Beilageheft zur Z. Orthop., Bd. 84.

SALEM, u. P. WURNIG: Die gelenknahen Frakturen am oberen Tibiaende und ihre Behandlung. Arch. Orthop. Unfall-Chir. **45**, 600 (1953). — SURY, K. V.: Über die chronischen Folgen der Gelenktraumen (Arthritis traumatica). Arch. Klin. Chir. **109**, 271 (1918). — STORCK, H.: Zur Pathogenese der genuinen Arthrose, Übersichtsreferat. Fortschr. Med. **71**, 147—148 (1953). — STUMPFENEGGER, L.: Meniskusvernarbung nach Schienbeinkopfbrüchen. Langenbecks Arch. Klin. Chir. **189**, 226—227 (1937).

TEBBE: Zit. nach JUNGHANNS.

WEISS, J.: Beitrag zur Frage der posttraumatischen Arthrosis deformans. Z. Orthop. **88**, 247—250 (1956). — WILLENEGGER, H.: Fragen der operativen Bruchbehandlung. Arch. Klin. Chir. **276**, 173 (1953). — WÜTHERICH, A.: Über die Behandlung der Tibiakopffrakturen. Arch. Orthop. Unfall-Chir. **40**, 71 (1940).

ZOLLINGER, F.: Beiträge zur Frage der traumatischen Entstehung der Arthrosis deformans. Arch. Orthop. Unfall-Chir. **27**, 116 (1926). — ZRUBECKY, D.: Arthrose nach Unterschenkelbrüchen. Hefte Unfallheilk. **48**, 115 (1955).

Arthrosis deformans im Klimakterium

ASSMANN, H.: Primär chronische Polyarthritis. In: Handbuch für inn. Med., 3. Aufl. VI, 1, S. 713 ff., Berlin 1941. — HACKENBROCH, M.: Degenerative Gelenkerkrankungen. In: Handbuch für Orthopädie, Bd. 1. Stuttgart: Georg Thieme 1957. — HEPP, O., u. H. H. MATTHIASH: Die Stoffwechselkrankheiten des Skeletts. In: Handbuch der Orthopädie, Bd. 1. Stuttgart: Georg Thieme 1957. — KÜSTNER, H.: Rheumatismus und Frauenkrankheiten. Dresden-Leipzig 1941. — MARTIUS, H.: Die Kreuzschmerzen der Frau, ihre Deutung und Behandlung. Leipzig: Georg Thieme 1944. — PRIBRAM, A.: in spezielle Pathologie und Therapie. (H. Notnagel) VII, 5, Wien 1902. — THIERS, H.: Traite de Médecine **17**, 134 u. 441, Paris 1953.

BERENSCI: Siehe CHARMANT. — BERGMANN, G. v.: „Rheuma" und „Pseudorheumatismus". Veröff. Dtsch. Ges. Rheumabekämpf. **4**, 22—34 (1929). — BERNBECK, R.: Zur Pathologie und Klinik der klimakterischen Osteoarthropathien. Verh. dtsch. orthop. Ges. 45. Kongreß, 265—268 (1958). Beilageheft zur Z. Orthop., Bd. 90.

CHARMANT, P., u. GY BERENCSI: Rheumastatistik auf Grund des Krankenmaterials der gemeinsamen Rheumaabteilung des St. Lucács-Bades. Z. Rheumaforsch. **5**, 169—174 (1942).

ERDHEIM, J.: Pathologie und Klinik in Einzeldarstellungen, III, S. 36, Berlin 1931.

FORESTIER, J., et P. DE MARCHIN: De l'influence d'une ménopause artificielle précoce sur les manifestations rhumatismales (Über den Einfluß der künstlichen vorzeitigen Menopause auf rheumatische Erscheinungen). Rev. Rhumat. **22**, 819—823 (1955).

IDELBERGER, K.: Die Therapie des statisch-varikösen Symptomenkomplexes. Verh. dtsch. orthop. Ges. 42. Kongreß 1954. Beilageheft zur Z. Orthop., Bd. 86.

KLINGE, F.: Der Rheumatismus. Ergebn. allgem. Path. path. Anat. **27**, 1 (1933).

LICHTWITZ, A., D. HIOCO, et G. THIERY: Hormones inflammatoires et antiflammatoires (Entzündungshemmende und entzündungsfördernde Hormone). Brasil-Med. **67**, 515—522 (1953). Ref. in Zbl. inn. Med. **157**, 214 (1955); — R. PARLIER, u. R. THIERY: Rev. Rhumat. **20**, 165 (1953), **20**, 256—263 (1953); — G. THIERY, R. PARLIER, et M. DELAVILLE: Les hormones gérntabes et le cartilage de congaison (Die Keimdrüsenhormone und der Gelenkknorpel). Semaine Hop. Paris, 247—260 (1951).

MENGE, C.: Über Arthropathia ovaripriva. Zbl. Gynäk. **30**, 1617 u. 2047 (1924). — MOHING, W.: Die Kniegelenksarthrose im Klimakterium (s. auch unter „ossale Arthrosis deformans").

PAPE, W.: Über die Bedeutung von Varietäten an Lendenwirbelsäule und Becken in der Gynäkologie. Zbl. Gynäk. **47**, 2632 (1938).

SCHALLOCK: Persönliche Mitteilung. — SCHITTENHELM, A.: Hormonbehandlung des Rheumatismus. Verh. dtsch. Ges. inn. Med. **49**, 3—16 (1937). — SCHULER, B.: Die degenerativen Gelenkerkrankungen im Klimakterium. Z. Rheumaforsch. **18**, 1—13 (1959). — SEIDEL, K.: Zit. nach SCHULER. — SILBERBERG, M. R.: Degenerative joint disease in mice fed high-protein diets. J. Geront. **7**, 24—32 (1951); —, and M. OPDYKA: Degenerative joint disease in mice bearing anterior hypophysial, ovarian and adrenal grafts. Endocrinology **54**, 26—34 (1954); — Osteoarthrosis in mice fed diets enriched with animal or vegetable fat. A. M. A. Arch. Pathol. **62**, 129—135 (1956); — Modification of degenerative joint disease of unice by somatrophin (STH). Endocrinology **67**, 540—546 (1960). — STORCK, H.: Zur Pathogenese der genuinen Arthrose. Fortschr. Med. **71**, 147—148 (1953).

UMBER, F.: Zur Nosologie der Gelenkerkrankungen. Münch. med. Wschr. **71**, 4—6 (1924).

WAINE, H.: Annual review of rheumatic diseases. Arch. Internal Med. **86**, 934—969 (1950).

Arthrosis deformans nach Entzündungen

COCCHI, M.: in SCHINZ-BAENSCH-FRIEDL-UEHLINGER: Lehrbuch der Röntgendiagnostik, 5. Aufl., Stuttgart: Georg Thieme 1950. — GUDZENT, F.: Gicht und Rheumatismus. Berlin: Springer 1928. — HACKENBROCH, M.: Beiträge zur Arthrosis deformans. Beilageheft zur Z. Orthop., Bd. 89. — HELLNER, H.: Posttraumatische, entzündliche, degenerative Gelenk-erkrankungen. München-Berlin: Urban & Schwarzenberg 1955. — KLINGE, E.: Die rheumati-schen Erkrankungen der Gelenke. In: Handbuch der speziellen Pathologie und Histologie, 9. Bd., 2. Teil. Berlin: Springer 1934. — LANG, F. J.: Pathologie der chronischen Gelenkleiden. Dresden und Leipzig: D. Steinkopff 1943. — SCHNEIDER, H.: Die Abnutzungserkrankungen der Sehnen und ihre Therapie. Stuttgart: Georg Thieme 1959.

BARTHELS, C., u. H. BERNAU: Über das Spätschicksal des nicht artgebundenen, länger an-haltenden Kniegelenksergusses. Zbl. Chir. **64**, 778—783 (1937). — BEITZKE, H.: Über die sog. Arthritis deformans arthrophica. Z. klin. Med. **74**, 215 (1955). — BERNAU: Siehe BARTHELS. — BLUMENCRON, W.: Statistischer Beitrag zum Arthrose-Arthritisproblem. Z. Rheumaforsch. **82**, 303 (1961). — BRAGARD, K.: Die unspezifische rheumatische Infektarthritis. Vortrag ge-halten auf der 3. Tagung der Vereinigung Süddeutscher Orthopäden in Baden-Baden. Ref. in Z. Orthop. **85**, 504—506 (1955).

ERB, K.: Operative Behandlung chronischer unspezifischer Kniegelenkserkrankungen, ihre Frühresultate und deren Behandlung durch die soziale Versicherung. Mschr. Unfallheilk. **38**, 433—441 (1931). — EVERS, A.: Sitzungsprotokoll des ärztlichen Sachverständigenbeirats für die Kriegsopferversorgung beim Bundesarbeitsministerium, Bonn 1958.

GARDEMIN, H.: Kapselbefunde bei Kniebinnenverletzung und ihre pathogenetische Be-deutung für die Arthrosis deformans. Hefte Unfallheilk. **48**, 105—109 (1955). — GLOGOWSKI, G.: Tuberkulotoxische Nah- und Fernreaktion am Skelettsystem. Z. Orthop. **92**, 58—67 (1960); — Aktuelle Probleme der Knochen- und Gelenktuberkulose des Kindes und Jugend-lichen in der Sicht der Tuberkulostatika. Münch. med. Wschr. **104**, 208—210 (1962).

KEY, J. A.: Traumatic arthritis on the mechanical factors in hypertrophic arthritis. J. Lab. Clin. Med. **4**, 1145 (1929/30).

LANG, F. J., u. H. SCHNEIDER: Zur Genese der „Knochensporne". Chirurg **28**, 541—543 (1957). — LEGAL, W., u. R. PFEIFFER: Funktionelle Wiederherstellung bei der synovialen Kniegelenkstuberkulose. Münch. med. Wschr. **39**, 1675—1678 (1959).

MADLENER, M. J., u. H. R. PAAS: Über Patellafrakturen und ihre Folgezustände unter be-sonderer Berücksichtigung der Arthrosis deformans. Arch. Klin. Chir. **156**, 445 (1930). — MARQUARDT, W.: Die Klinik und Röntgenologie der angeborenen enchondralen Verknöche-rungsstörungen. Fortschr. Röntgenstr. **79**, 511—538 (1949), 794—827 (1949). — MIEHLKE, K.: Die Rheumafibel. Berlin-Heidelberg-New York: Springer 1961. — MÜLLER: Zit. nach F. J. LANG.

PFEIFFER, R.: Leistungen und Grenzen der Chemotherapie der Knochen- und Gelenk-tuberkulose. Münch. med. Wschr. **25**, 962—964 (1958). — PHEMISTER: Zit. nach SCHÄFER. — PROSKE: Zit. nach GLOGOWSKI.

SCHÄFER, W.: Die unspezifische Infektarthritis. Inaug. Diss., Gießen 1960. — SCHALLOCK, G.: Kausale und formale Genese der Osteoarthrosen. In: Die Osteoarthrosen, Rheumasamm-lung, Bd. 31, 1—28. Darmstadt: D. Steinkopff 1956. — SCHLAAFF, J.: Persönliche Mitteilung; — Operative Durchlüftung bei Knietuberkulose. Arch. Klin. Chir. **183**, 661 (1957).

TREICHLER, J.: Über den Zusammenhang zwischen primär chron. Polyarthritis und Spon-dylosis deformans. Z. Rheumaforsch. **13**, 129—132 (1954). — TSCHANNEN, F.: Zur medikamen-tösen Behandlung der Arthrosen mit Gt 50. Der Krankenhausarzt **24**, 187 (1951).

VOIGT, I.: Behandlungsergebnisse der unspezifischen chronischen Synovitis des Knie-gelenkes. Inaug. Diss., Rostock 1955.

Gelenkergüsse

BARUCH, S., and M. D. BLUMBERG: Synovial fluid in arthritis. Rheumatism. 37—42 (1958).

CHARRY, J., and R. GHORMELY: A histopathological study of the synovial membrane with mucicarmine staining. J. Bone Jt Surg. **20**, 8 (1938).

GREILING, H., u. B. SCHULER: Die Enzyme in der Synovialflüssigkeit bei rheumatischen Erkrankungen. Méd. et Hyg. **668**, 1141—1142 (1964).

HÄBLER, C.: Zur Frage der aktuellen Reaktion der Gelenkexsudate. Dtsch. Z. Chir. **209**, 211 (1928). — HARFF, J., u. H. WANDSCHNEIDER: Das reizempfindliche Knie. Ther. d. Gegenw. **100**, 142—152 (1961).

NIEDERECKER, K., u. H. WEITNAUER: Über den diagnostischen Wert chemischer Untersuchung von Gelenkpunktaten. Chirurg **28**, 352—356 (1957).

SCHLEGEL, K. F.: Zur Kasuistik des chronisch-rezidivierenden Kniegelenksergusses. Arch. Orthop. Unfall-Chir. **45**, 261 (1952/53). — SOLIGNAC, H.: Hydrarthros des Kniegelenkes und seine ätiologischen Probleme. Bull. Med. **74**, 51—54 (1960).

WILSON, J. N.: Spontaneous haemarthrosis in osteoarthritis of knee. Brit. Med. J., Vol. 1, 1327—1328 (1959).

Die ossale Arthrosis deformans

WEIL, S.: Die Systemerkrankungen der Wirbelsäule. In: Handbuch der Orthopädie, Bd. II. Stuttgart: Georg Thieme 1958.

ALBRIGHT, F., C. H. BURNETT, P. H. SMITH, and W. PARSON: Pseudo-hypoparathyreoidism-example of "Seabright-bantam-Syndrom". Endocrinology **30**, 922 (1942). — AXHAUSEN, G.: Die Arthritis deformans, ihre Abarten und Behandlung. Arch. Klin. Chir. **126**, 573—603 (1923).

BABAJANZ: Zit. nach BARTELHEIMER. — BARTELHEIMER, H.: Symptomatologie, Pathophysiologie und interne Therapie der kalzipenischen Osteopathien. Verh. dtsch. orthop. Ges. 48. Kongreß, Berlin 1960. Beilageheft zur Z. Orthop., Bd. 94.

GSCHWEND, N.: Involutionsosteoporose im Hüftgelenk. Arch. Orthop. Unfall-Chir. **56**, 543—557 (1964).

HEPP, O.: Stoffwechselstörungen des Stützapparates in orthopädischer Sicht. Siehe unter BARTELHEIMER.

JESSERER, H., u. W. KIRCHMAYR: Die praesenile und die senile Involutionsosteoporose. Documenta rheumatologica, Geigy Nr. 8, Basel; — Atlas der Knochen- und Gelenkkrankheiten. Herausgegeben von E. Mack AG, Darmstadt 1963.

MOHING, W.: Die Kniegelenksarthrose im Klimakterium. Vortrag gehalten auf der Frühjahrstagung der deutschen Gesellschaft für Orthopädie und der französischen Gesellschaft für Orthopädie und Traumatologie, Vittel 1963. Ref. in Z. Orthop., Bd. 98 (1964); — Osteoporose und Arthrose. 1. Badenweiler Symposion vom 6.—8. Nov. 1964. — MORSCHER, E.: Osteoporoseproblem in der Kinderorthopädie. 1. Badenweiler Symposion vom 6.—8. Nov. 1964.

NORDIN, B. E. C.: The pathogenesis of osteoporosis. Lancet **1**, 1011 (1961).

POMMER, G.: Mikroskopische Befunde bei der Arthrosis deformans. Denkschrift Wiener Akademie der Wissenschaft **80** (1913).

SCHLETTWEIN-GSELL, D.: Verbreitung osteoporotischer Skeletterkrankungen in verschiedenen Gegenden. 1. Badenweiler Symposion vom 6.—8. Nov. 1964.

UEHLINGER, E.: Osteoporose als Gewebsveränderung und ihre Auswirkung auf knöcherne Organe. 1. Badenweiler Symposion vom 6.—8. Nov. 1964; — Knocheninfarkte bei Morbus Cushing und nach Glucocorticoid-Medikation. 1. Badenweiler Symposion vom 6.—8. Nov. 1964; — Die Pathologie der Osteoporosen. 1. Badenweiler Symposion vom 6.—8. Nov. 1964.

WEISS, K.: Chondrale und ossale Arthritis deformans. Radiol. Austriaca Bd. III, 131—158 (1950); — Die Bedeutung der Funktion in der Gelenkpathologie. Radiol. Austriaca Bd. IV, 171—181 (1951).

Die subpatellare Arthrosis deformans einschließlich Chondropathia patellae

BÜRKLE DE LA CAMP et al.: Handbuch der gesamten Unfallheilkunde. Bd. 3. Stuttgart: Ferdinand Enke 1956. — FICK, R.: Handbuch der Anatomie und Mechanik der Gelenke. Jena: Gustav Fischer 1910. — HAGLUND, P.: Die Prinzipien der Orthopädie. Jena: Gustav Fischer 1923. — HOHMANN, G.: Fuß und Bein. 5. Aufl., München: J. F. Bergmann 1951. — KIENBÖCK, R.: Gelenkosteomatose und Chondromatose. Röntgendiagnostik der Knochen und Gelenkkrankheiten. Berlin und Wien: Urban & Schwarzenberg 1934. — MAU, H.: Wesen und Bedeutung der enchondralen Dysostosen. Stuttgart: Georg Thieme 1959. — STORCK, H.: Über die Kräfte in der Orthopädie. Stuttgart: Ferdinand Enke 1934. — WELLER, S., u. KÖHNLEIN: Traumatologie des Kniegelenkes. Stuttgart: Georg Thieme 1962.

ALEMAN, O.: Chondromalacia posttraumatica patellae. Acta Chir. Scand. **63**, 149—190 (1928).

BIER, A.: Zit. nach KÄSTNER. — BIRCHER, E.: Binnenverletzungen des Kniegelenkes. Zbl. Chir. **24**, 1420 (1933). — BLAUTH, W.: Die Sudeck'sche Dystrophie des Kniegelenkes. Arch. Orthop. Unfall-Chir. **53**, 231 (1961). — BLUMENSAAT, C.: Der heutige Stand der Lehre vom Sudecksyndrom. Hefte Unfallheilk. 51. Göttingen-Heidelberg-Berlin: Springer. — BOCKENHEIM: Zit. nach v. HÜTTEN. — BÜDINGER, K.: Über traumatische Knorpelrisse im Kniegelenk. Dtsch. Z. Chir. **92**, 510 (1908), **84**, 311 (1906).

COTTA, H., u. N. DETTMER: Ergebnisse der Bindegewebsforschung und ihre Bedeutung für Erkrankungen des Stütz- und Bewegungsapparates. Arch. Orthop. Unfall-Chir. **52**, 217—246 (1960).

DAUBENSPECK, K.: Korrigierende Operationen nach Kniegelenksbrüchen. Verh. dtsch. orthop. Ges. 42. Kongreß, 237—245 (1955). Beilageheft zur Z. Orthop., Bd. 86.

ERB, K.: Operative Behandlung chronischer unspezifischer Kniegelenkserkrankungen, ihre Frühresultate und deren Behandlung durch die soziale Versicherung. Mschr. Unfallheilk. **38**, 433—441 (1931); — Registrierung von Gelenkgeräuschen. Arch. Klin. Chir. **117**, 475—482 (1933). — ERB, K. H.: Zur Chondromalazie der Patella. Beilageheft zur Z. Orthop. **78**, 304 (1948). — EWALD: Zit. nach ZOLLINGER.

FÄHNDRICH, W. H.: Die degenerativen Gelenkerkrankungen in der Sicht des Internisten. Z. Rheumaforsch. **18**, 81—97 (1959). — FELLÄNDER, MAC.: The results of chondrectomy in chondromalazia of the patella. Acta orthop. scand. **21**, 300—318 (1951). — FROSCH, L.: Zum Problem der Chondropathie der Patella. Arch. Orthop. Unfall-Chir. **47**, 436—442 (1955). — FRÜND, R.: Traumatische Chondropathia patellae, ein selbständiges Krankheitsbild. Ref. in Zbl. Chir. **53**, 707—710 (1926). — FÜRMAIER, A.: Beitrag zur Ätiologie der Chondropathia patellae. Arch. Orthop. Unfall-Chir. **46**, 178—196 (1953); — Beitrag zur Ätiologie und Therapie der habituellen congenitalen Patellaluxation. Arch. Orthop. Unfall-Chir. **46**, 380 (1954); —, u. A. BREIT: Über die Röntgenologie des Femuro-Patella-Gelenkes unter besonderer Berücksichtigung der Diagnose der Chondropathia patellae. Arch. Orthop. Unfall-Chir. **45**, 126—138 (1952).

GOETTIG, H., u. H. BAUER: Zit. bei BLUMENSAAT. Die Lageabweichungen und Verrenkungen der Kniescheibe. Ergebn. Chir. **31**, 147 (1938). — GRAY, C.: Chondromalacie patellae. Brit. Med. J. 427—430 (1948). — GRUETER, H.: Untersuchungen zum Patellahinterwandschaden. Z. Orthop. **91**, 485 (1959).

HACKENBROCH, M.: Differentialdiagnose und Therapie der chronischen Arthropathien. Deut. Med. J. **10**, 212—216 (1959). — HALIBURTON, R. A., and C. R. SULLIVAN: The patella in degenerative joint disease. A.M.A. Arch. Surg. **77**, 677—683 (1958). — HARTMANN, F.: Neuere Ergebnisse der Bindegewebsforschung. Z. Rheumaforsch. **17**, 445—467 (1958). — HAUKE, H.: Zur Behandlung der Patellafrakturen. Ref. in Zbl. Chir. **41**, 1468 (1914). — HEINE, J.: Über die Arthritis deformans. Virchows Arch. path. Anat. **260**, 521 (1926). — HENSSGE, J.: Die Formabweichungen des Patellagleitgewebes im Röntgenbild. Vortrag zur Tagung der Österreichischen Orthopäden in Innsbruck vom 28.—30. 5. 1959. — HÜTTEN, V.: Zur Behandlung der Kniescheibenbrüche. Bruns' Beitr. klin. Chir. **121**, 687 (1921).

JONASCH, E.: Traumatische Knorpelknochenabsprengungen im Kniegelenksbereich. Verh. dtsch. orthop. Ges. 49. Kongreß, 88 (1962). Beilageheft zur Z. Orthop., Bd. 96.

KÄSTNER, H.: Kniescheibenbrüche, ihre Behandlung und Voraussage. Ergebn. Chir. **17**, 240 (1924). — KALLIO, K. E.: Chondromalacia of the patella. Ann. Fenn. chir. gynaec. Ferm. **36**, 173—192 (1948). — KARLSON, ST.: Chondromalazia patellae. Acta Chir. Scand. **83**, 347 bis 381 (1939). — KIESSELBACH, A.: Die Seitenzugkomponente des Musculus quadriceps und ihre Bedeutung für die Patella bei gestrecktem und bei gebeugtem Kniegelenk. Morph. Jb. **94**, 452—470 (1955). — KUKLA, D.: Restzustände nach Patellaverletzungen. Verh. dtsch. orthop. Ges. 49. Kongreß, 100—104 (1962). Beilageheft zur Z. Orthop., Bd. 96.

LÄWEN, A.: Über Befunde, namentlich an der Synovialis bei der Operation chronischer, nicht spezifischer Kniegelenkserkrankungen. Zbl. Chir. **53**, 857—866 (1926). — LANG, F. J.: Die chronisch-degenerativen Gelenkerkrankungen. Radiol. Austriaca VI, 99—108 (1953). — LEPIGUE, G., u. G. SELL: Der Gelenkbinnendruck im normalen und geschädigten Gelenk. Z. Orthop. **96**, 235—238 (1962). — LEPPELMANN, H. J.: Der Mukopolysaccharidgehalt des Knorpels in Abhängigkeit vom Lebensalter. Z. Rheumaforsch. **18**, 348—354 (1959). — LINDNER, K. J.: Tagung westdeutscher Pathologen. Bad Ems 1954.

MACNAB, J. J.: Recurrent dislocation of the patellae. J. Bone Jt Surg., Amer. Ed. **34**, 957 (1952). — MADLENER, M. J., u. H. R. PAAS: Über Patellafrakturen und ihre Folgezustände unter besonderer Berücksichtigung der Arthrosis deformans. Arch. Klin. Chir. **156**, 445 (1930). — MAIER, R.: Über die Rolle der Zugfunktion bei der Genese der Arthrosis deformans in röntgenologischer Betrachtung. Z. Orthop. **90**, 511—518 (1958). — MANDL, F.: Über die operative Behandlung nicht spezifischer Erkrankungen des Kniegelenkes. Arch. Klin. Chir. **151**, 302 bis 328 (1928).

OBERNIEDERMAYR, A.: Die Operation der Chondropathia patellae. Arch. Klin. Chir. **156**, 56—65 (1929); — Zur Therapie der Chondropathia patellae. 53. Tagung der Dtsch. Ges. für Chirurgie Berlin. Sitzung vom 3.—6. 4. 1929. — OTTE, P.: Physikalisch-chemische Prinzipien als Grundlage einer allgemeinen Arthrologie. Z. Orthop. **95**, 202—212 (1961). — OUTERBRIDGE, R. E.: The Etiology of Chondromalacia patellae. J. Bone Jt Surg., Brit. Ed. **43**, 752 bis 757 (1961); — Further studies on the etiology of chondromalacia patellae. J. Bone Jt Surg., Brit. Ed. **46**, 179—190 (1964).

PAAS: Siehe H. MADLENER. — PASCHOLD, K.: Über Patellafrakturen und ihre Behandlungsergebnisse unter besonderer Berücksichtigung der Arthrosis deformans. Zbl. Chir. **83**, 1532 bis 1541 (1958). — PAYR, E.: Therapie der primären und sekundären Arthrosis deformans wegen der Begründung seiner Einteilung in primäre und sekundäre Arthrosis deformans. Bruns' Beitr. klin. Chir. **136**, 260 (1926); — Das „Patellarspiel" und seine Bedeutung für die Pathologie des Kniegelenkes. Chirurg **1**, 66—77 (1928—1929). — PITZEN, P.: Über Ursache und operative Behandlung der habituellen Patellaluxation. Münch. med. Wschr. **84**, 1577 (1938).

REMÉ, H.: Sudeck-Syndrom und Gliedmaßentuberkulose. Verh. dtsch. orthop. Ges. 46. Kongreß. Beilageheft zur Z. Orthop. **91**, 389—393 (1959). — RETTIG, H.: Das Röntgenbild der Kniescheibe in der Differentialdiagnose der Erkrankungen des Kniegelenkes und der Patella. Z. Orthop. **91**, 551 (1959); — Folgezustände nach Kniegelenks- und kniegelenksnahen Frakturen beim Kind und ihre Behandlung. Verh. dtsch. orthop. Ges. 49. Kongreß, 83—88 (1962). Beilageheft zur Z. Orthop., Bd. 96. — ROHLEDERER, O.: Die klinische Bedeutung der Arthrose des Patellagleitgewebes. Vortrag, gehalten auf der gemeinsamen Tagung der deutschen Gesellschaft für Orthopädie und Traumatologie, Vittel 1963. Ref. in Z. Orthop. **98**, 225 (1964). — ROJKÒ, u. E. TROKÀN: Über die Ähnlichkeit von Kniescheibenveränderungen bei habitueller Patellaluxation mit der Sinding-Larsen-Johanssonschen Krankheit. Z. Orthop. **94**, 317—321 (1961). — RÜTT, A.: Histologische Befunde der Gelenkkapsel und der periarticulären Weichteile bei der Arthrosis deformans. Z. Orthop. **89**, 180—188 (1957); — Zur Histologie und Pathogenese der arthrotischen Knochencysten. Acta orthop. scand., Vol. XXVII, Fasc. 1, 1957; — Zur Therapie der sog. habituellen Patellaluxation. Arch. Orthop. Unfall-Chir. **51**, 377 (1959).

SANDROCK: Beitrag zur Frage der offenen Patellanaht mit Nachuntersuchungen. Dtsch. Z. Chir. **129**, 536 (1914). — SALTER, R.B., and P. FIELD: The effect of continuous compression on living articular cartilage; on experimental investigation. J. Bone Jt Surg., Amer. Ed. **42**, 31 (1960). — SCHALLOCK, G.: Zur Frage der Chondromalazie der Patella. Fortschritte der Diagnostik und Therapie. Bd. 1, Heft 9, 1—8 (1950). Stuttgart: S. Hirzel; — Kausale und formale Genese der Osteoarthrosen. Sonderdruck aus „Die Osteoarthrosen, Rheumasammlung" **31**, 1—28 (1956; —, u. SCHMIDT-MATTHIESEN: Experimentelle Untersuchungen über die Viskositätsänderungen der Grundsubstanz. Verh. dtsch. Ges. Path. 39. Tagung 1.—4. Juni 1955 (1956). — SCHEUER, F.: Ein Beitrag zur Chondropathia patellae. Chirurg **24**, 148 bis 151 (1953); — Das Endstadium einer nicht behandelten angeborenen doppelseitigen Patellaluxation. Z. Orthop. **95**, 108—110 (1961). — SCHLEGEL, K. F.: Die operative Behandlung des sog. hinteren Patellaschadens. Vortrag auf der gemeinsamen Tagung der deutschen und der französischen Gesellschaft für Orthopädie, Vittel 1963. Ref. in Z. Orthop. **98**, 225 (1964). — SCHNEIDER, P.G.: Die Früharthrose im Femuropatellagelenk des Leistungssportlers. Arch. Orthop. Unfall-Chir. **54**, 401—416 (1962). — SCHÖNBACH, G.: Ist die Sudecksche Dystrophie eine vermeidbare Unfallfolge? Verh. dtsch. orthop. Ges., 397—400 (1959). 46. Kongreß. Beilageheft zur Z. Orthop., Bd. 91. — SCHÖNBAUER, H.R.: Brüche der Kniescheibe. Ergebn. Chir. **42**, 56 (1959). — SILVERSKJÖLD, N.: Chondromalazia patellae. Mschr. Unfallheilk. **39**, 193—198 (1932); — Über die Häufigkeit der Chondromalazie der Kniescheibe. Vestn. Chirurg 30, H. 101/102, 83—85 (1935). — SULLIVAN: Siehe unter HALIBURTON.

THORBAN, W.: Neue experimentelle Ergebnisse zur Ätiologie und Pathogenese des posttraumatischen Sudeck-Syndroms. Verh. dtsch. orthop. Ges., 385—389 (1959). 46. Kongreß. Beilageheft zur Z. Orthop., Bd. 91. — TITZE, A.: Kniescheibenverletzungen bei Jugendlichen von 17 bis 19 Jahren. Verh. dtsch. orthop. Ges. 49. Kongreß, 98—100 (1962). Beilageheft zur Z. Orthop., Bd. 96. — TRIAS, A.: Effect of persistent pressure on the articular cartilage. J. Bone Jt Surg., Brit. Ed. **43**, 376 (1961). — TROKÀN: Siehe ROJKÒ.

VIERNSTEIN, K.: Untersuchungen über den Stoffwechsel des normalen Gelenkknorpels. Z. Orthop. **42**, 4—10 (1959).

WEIL, P.: Über die Behandlungsergebnisse bei Patellafrakturen unter besonderer Berücksichtigung arthritischer Beschwerden. Wien. klin. Wschr. **63**, 379 (1951). — WIBERG, G.: Roentgenographic and anatomic studies on the femopatellar joint with spec. reference to chondromalazia patellae. Acta orthop. scand. **12**, 319—410 (1941).

Therapie

SCHNEIDER, H.: Die Abnützungserkrankungen der Sehnen und ihre Therapie. Stuttgart: Georg Thieme 1959.

ABESSER, W.: Die Resektion der Patella als Behandlungsform schwerer Trümmerfrakturen. Verh. dtsch. orthop. Ges. 49. Kongreß 1962. Beilageheft zur Z. Orthop., Bd. 96. — ALBORA, D.: The treatment of arthritis deformans. Long Isl. Med. J. **16**, 228—231 (1922).

BACHMANN, R.: Punktförmige Elektrokaustik bei Arthrosis deformans des Kniegelenkes. Dtsch. Gesundh.-Wes. **11**, 1256—1260 (1956); — Punktförmige Kaltkaustik bei Kniearthrosis. Langenbecks Arch. Klin. Chir. **284**, 710—713 (1956). — BAUMANN, J.: Differentialdiagnose und Behandlung der Schmerzen in der Kniegegend. Z. ärztl. Fortbild. **37**, 104—109 (1940). — BÖHLER, L.: Die Behandlung der Arthritis deformans und verschiedener statischer Beschwerden mit Leimverbänden. Verh. dtsch. orthop. Ges. 17. Kongreß (1922).

COERPER, P., u. H.H. JANSEN: Spätergebnisse nach totaler und subtotaler Synovektomie bei chronischer unspezifischer Entzündung. Bruns' Beitr. klin. Chir. **194**, 74 (1957). — COTTA, H.: Das Arthroseproblem. Deut. Med. J. **13**, 283—288 (1962).

DAVID, S.D.: Synovektomy in chronic arthritis cases. Southern Med. J. **28**, 867—874 (1935). — DEBRUNNER, H.: Überlegungen zur Prophylaxe der Kniegelenksarthrose. Z. Orthop. **99**, 77—86 (1964); — Die Prophylaxe der Kniearthrose. Vortrag, gehalten auf der gemeinsamen Tagung der deutschen Gesellschaft für Orthopädie und der französischen Gesellschaft für Orthopädie und Traumatologie, Vittel 1963, Ref. in Z. Orthop. **98**, 224 (1964).

EISENKLAM, D.: Die Behandlung der chondralen Form der Arthritis deformans mit Knorpelextrakt. Med. Klin. **29**, 322 (1933). — ERB, K.H.: Weitere Erfahrungen über die operative Behandlung unspezifischer Kniegelenkserkrankungen. Bruns' Beitr. klin. Chir. **153**, 437—452 (1931); — Operative Behandlung chronischer unspezifischer Knieerkrankungen, ihre Frühresultate und deren Beeinflussung durch die soziale Versicherung. Mschr. Unfallheilk. **38**, 433—441 (1931).

FABER, A.: Die Behandlung deformierender Gelenkerkrankungen mit Immetal. Münch. med. Wschr. **80**, 2019—2020 (1933). — FIRED, C.: Röntgenbehandlung der chronischen Gelenkerkrankungen. Dtsch. Z. Chir. **227**, 399—413 (1930). — FLETCHER, A.A.: Dietetic treatment of chronic arthritis and its relationship of the sugar tolerance. Arch. Internal Med. **30**, 106—117 (1922); — Chronic arthritis; some phase in the etiology and treatment. Can. Med. Assoc. J. **12**, 633—637 (1922). — FRANKLING: The operative treatment of arthritis deformans of the large joints. Brit. Med. J. **2**, 656—658 (1924).

GIESBERT, H.: Zur Osteoarthrosenbehandlung mit Mistelextrakten. Fortschr. Therap. **18**, 181—184 (1942). — GLOVER, J.A.: Report on chronic arthritis with special reference to provision of treatment. Rep. Pub. Health and Subj. **52**, 1—103 (1928). — GROH, H.: Behandlungsergebnisse bei 1000 Kniearthrosen. Z. Orthop. **90**, 324—332 (1958).

HACKENBROCH, M.: Differentialdiagnose und Therapie der chronischen Arthropathien. Deut. Med. J. **10**, 212—216 (1959). — HÄBLER, C., u. N. WEITZENFELD: Erfahrungen mit parenteralen Schwefelinjektionen (Sufrogel-Heyden) bei der Behandlung der Arthritis deformans. Dtsch. med. Wschr. **54**, 841—842 (1928); — Erfahrungen bei der Behandlung der Arthritis deformans mit Sufrogel. Dtsch. med. Wschr. **54**, 841—842 (1928). — HASS, J.: Welche Behandlungsformen kommen bei der Arthritis deformans in Betracht? Wien. klin. Wschr. **42**, 1200—1201 (1929). — HETZLAR, W.: Arthrotomy and arthritis deformans. Arch. Klin. Chir. **185**, 493—503 (1936). — HUEK, H.: Die chirurgische Behandlung der Arthritis deformans. Chirurg **1**, 244—255 (1929).

IDELBERGER, K.: Die Behandlung der Kniegelenksarthrose. Z. ärztl. Fortbild. **52**, 700 (1963); — Die modernen Richtungen in der konservativen Behandlung der Kniearthrose. Vortrag, gehalten auf der gemeinsamen Tagung der deutschen Gesellschaft für Orthopädie und der französischen Gesellschaft für Orthopädie und Traumatologie, Vittel 1963. Ref. in Z. Orthop. **98**, 225 (1964).

JONES, E.: Synovektomie of the knee joint in chronic arthritis. J. Amer. Med. Assoc. **81**, 1579—1585 (1923); — Orthopedic treatment of chronic arthritis. Calif. west. Med. **43**, 125—128 (1935).

KÄDING, K.: Die Röntgentherapie der chronischen Arthritiden. Strahlentherapie **31**, 135 bis 141 (1928). — KELLER, G.: Behandlung von Arthrosen und Distorsionen. Ärztl. Praxis **15**, 2428—2431 (1963). — KIRSCH, R.: Die Spaneinpflanzung bei chronischen Arthritiden (außer Tuberkulose). Ergebn. Chir. **32**, 227—260 (1939). — KIVEL, F.: Therapy of arthrosis with phosphaden (adenosine-5-mono-phosphate). Münch. med. Wschr. **98**, 26—28 (1956). — KÖNIG, W.: Eine neue Gelenkschmiere zur Behandlung der Arthritis deformans. Zbl. Chir. **59**, 1907—1915 (1932); — Über die Injektionsbehandlung deformierender Gelenkerkrankungen. Med. Welt **12**, 1446—1450 (1938). — KRON, R.: Intraartikuläre Alkalitherapie. Schweiz. med. Wschr. **78**, 80—83 (1948).

LÄWEN, A.: Knorpelresektion bei fissuraler Knorpeldegeneration der Patella, eine Frühoperation der Arthritis deformans. Bruns' Beitr. klin. Chir. **134**, 265—307 (1925); — Zur Frage der Synovektomie bei chronischen nicht spezifischen Kniegelenkserkrankungen. Bruns' Beitr. klin. Chir. **156**, 153—162 (1932). — LOEFFLER, F.: Zur Behandlung der Arthrosis deformans des Hüft- und Kniegelenkes. Zbl. Chir. **77**, 2142—2146 (1952).

MANDL, F.: Über die operative Behandlung chronischer, nicht spezifischer Erkrankungen des Kniegelenkes. Arch. Klin. Chir. **151**, 302—328 (1928). — MAU, H.: Orthopädie und Rehabilitation. Münch. med. Wschr. **106**, 473—483 (1964); — Behandlungsprinzipien der Orthopädie. Med. Welt **16**, 897—904 (1964). — MOHING, W.: Zur Frage der postarthritischen Arthrosis deformans. Vortrag gehalten auf der 11. Tagung der Internationalen Liga gegen den Rheumatismus. Mar del Plata, 2.—11. 12. 1965; — Diskussion über Moderne Aspekte der aktiven Rheumabehandlung. 5. Tagung der Vereinigung der Fachärzte für innere Medizin, Bayern, München, 27./28. November 1965. — MOSES, P.: Die Röntgenbehandlung der Arthritis deformans und Polyarthritis chronica. Röntgenpraxis **1**, 849—853 (1929).

NIEDERECKER, K.: Beobachtungen nach Gelenkplastik bei Arthrosis deformans der Gelenke, besonders des Ellenbogengelenkes. Hefte Unfallheilk. 48, 109—114 (1955).
OKA: Zit. nach IDELBERGER.
PAAS, H.R.: Spätergebnisse der Immetaltherapie bei der genuinen Arthrosis deformans. Fortschr. Therap. 14, 481—484 (1938). — PANNEWITZ, V.: Röntgendiagnose und Röntgentherapie der Arthritis. Verh. dtsch. orthop. Ges. 28. Kongreß 1934. Beilageheft zur Z. Orthop., Bd. 60; — Die Behandlung der Arthrosis deformans mit Röntgenstrahlen. Med. Welt 9, 15—17 (1935). — PAYR, E.: Therapie der primären und sekundären Arthritis deformans, Konstitutionspathologie der Gelenke. Bruns' Beitr. klin. Chir. 86, 260—329 (1926). — PITZEN, P.: Fortschritte in der Behandlung der Arthropathia deformans. Fortschr. Therap. 8, 417—421 (1932).
RECKNAGEL, K.: Welche Formen von Kniegelenkserkrankungen eignen sich zur Behandlung mit Progynon? Therap. Gegenw. 79, 164—168 (1938). — RETHER, O.: Experience with Mobilat especially in diseases of the knee joint. Med. Klin. 56, 1454—1455 (1961). — RIESS, J.: Knorpelschäden nach antibiotischer Behandlung von Kniegelenksinfektionen. Z. Orthop. 84, 445—448 (1954). — RÖDEL, W.: Kolloidal-Schwefelbäder und Schwefelmedikation in der Behandlung chronischer Gelenkleiden. Klin. Wschr. 8, 94—95 (1920). — RÖSSLER, H.: Differentialdiagnostische Probleme bei der Arthrosis deformans. Vortrag, gehalten auf der gemeinsamen Tagung der deutschen Gesellschaft für Orthopädie und der französischen Gesellschaft für Orthopädie und Traumatologie, Vittel 1963. Ref. in Z. Orthop. 98, 225 (1964). — ROHRBACH, u. GRÄFE: Die Behandlung von Gelenkerkrankungen, insbesondere der Arthritis deformans mit Ichtotherpan und Strontiuron. Med. Welt 2, 736 (1928). — ROUX-BERGER: Surgery of the knee; menisci, crucial ligaments, articular cartilages. Amer. J. Surg. 35, 54—59 (1921).
SCHLEGEL, K.F.: Die operative Behandlung des sog. hinteren Patellaschadens. Vortrag, gehalten auf der gemeinsamen Tagung der deutschen Gesellschaft für Orthopädie und der französischen Gesellschaft für Orthopädie und Traumatologie, Vittel 1963. Ref. in Z. Orthop., Bd. 98 (1964); —, et O. DARMAN: Le traitement opératiore de l'arthrose de l'articulation femoro-patellaire. Rev. Chir. orthop. 50, 353—360 (1964). — STAUNIG, K.: Über Röntgentherapie der Arthritis deformans. Strahlentherapie 20, 113 (1925). — STEINBERG, C.L.: Massive doses of vitamin D in chronic arthritis; effect on calcium metabolism. J. Lab. Clin. Med. 24, 17—24 (1938). — STRACKER, O.: Zur Behandlung der Kniearthrosen. Wien. klin. Wschr. 84, 658—659 (1934).
TAILLARD, W.: Die Prophylaxe der Arthrosen. Eine Aufgabe der Kinderorthopädie. Dtsch. med. Wschr. 64, 1478—1485 (1959). — TRAUT, E.F., and E.W. PASSARELLI: Controlled therapy (using placebo tablets) of degenerative arthritis. Arch. Internal Med. 98, 181—186 (1956).
VOGL, A.: Die Exkochleation der Substantia spongiosa, eine operative Behandlung der Osteoarthrosis chronica def. Z. Orthop. 78, 375—380 (1949); — Einfluß der Exkochleation auf den Verlauf der Arthrosen. Zbl. Chir. 77, 887—890 (1952).
WALLDIUS, J.: Arthroplasty of the knee using an endoprothesis. Acta orthop. scand., Supplementum 24, Stockholm 1957. — WEIL, A.J.: Therapie chronischer Gelenkerkrankungen. Med. Welt 7, 458—460 (1933). — WOLLENBERG, A.: Indikationen zur operativen Behandlung der Arthritis deformans. Berl. klin. Wschr. 57, 927 (1921).
ZIMMER, A.: Die ambulante Caseinbehandlung chronischer Arthritiden. Therap. Gegenw. 12, 276—280 (1920).

Behandlung mit Cortisonen und deren Nebenwirkungen

ANDERSON, H.O.: Triamcinolone Acetonide. J. Kansas Med. Soc. 61, 11, 561—563, 577 (1960).
BARTELHEIMER, H.: Kombinierte Therapie mit Kalk und anabolen Wirkstoffen bei gleichzeitiger Prednisolon-Behandlung. Med. Klin. 57, 4, 161 (1962). — BERGER, H.D.: Osteoporose und Osteomalacie. Ärztl. Wschr. 15, 89—98, 6 (1960). — BLOCH-MICHEL, H., et M.: Une nouvelle complication de la corticotherapie: 1 ostéonérose aseptique Bull. et Mém. Soc. Méd. de Paris 29 et 30, 1026—1935 (1961). — BOSTRÖM: Zit. nach WAGENHÄUSER.
CÉLICE, J., et M.: Danger de la corticotherapie prolongée (a propos d'une observation de syndrome de Cushing avec fractures vertébrales). Thérapie 15, 5, 834 (1960). — COHEN, A., J. ROSE, et J. SEVEN: Intraarticular injection of cortisone (adrenocortical preperation) in rheumatoid and hypertrophic arthritis. New Engl. J. Med. 250, 507—509, March 25 (1954).
DAVISON, F.: Treatment of degenerative joint diseases (Osteoarthritis) by intraarticulare installation of hydrocortisone. New York J. Med. 53, 975—977 (1953).
EDSTRÖM, G.: Destructions of hip joint in rheumatoid arthritis during long-term steroid therapy. Atti de X. congresso della lega internazionale contro il reumatismo. Rom, 3.—7. Sept., 382—386, Bd. I, Med. (1961). — ENDLER, F.: Zur Lokalanwendung moderner Kortikosteroide in der Orthopädie. Wien. Med. Wschr. 110, 4—71 (1960).

Fallet, G. H., et E. Meyer: Effects secondaires et accidents de la corticothérapie stéroidienne prolongée. Praxis 49, 50—1175 (1960).

Gamp, A.: Die Umfrage „Gibt es eine Steroid-Arthropathie?". Med. Klin. 55, 2010—2011 (1960). — Gascon, J., et M.: Observations cliniques sur le problème de l'ostéoporose et des fractures pathologiques au cours d'un de polyarthrite chronique evolutive. Can. Med. Assoc. J. 83, 8—376 (1960).

Hellner, H.: Die Umfrage „Gibt es eine Steroid-Arthropathie?". Med. Klin. 55, 2010 bis 2011 (1960). — Hollander, E. M., and M. Brown jr.: The effect of triamcinolone on psoriatic arthritis. A two year study. Arthritis and Rheumat. 2, 513—525 (1959); ref. Zbl. Haut- u. Geschlkrkh. 106, 4—290 (1960).

Jesserer, H.: Die Praesenile und die senile Osteoporose. Documenta rheumatologica Geigy Nr. 8, Basel 1955; — Die Umfrage „Gibt es eine Steroid-Arthropathie?". Med. Klin. 55, 2010—2011 (1960); — Stoffwechselprobleme des Knochens. Münch. med. Wschr. 104, 5: 28—29 (1962); — Atlas der Knochen und Gelenkkrankheiten. Herausgegeben von der E. Merck AG, Darmstadt 1963.

Kaiser, H.: Die Grundlagen der Cortisontherapie. Der Urologe 2, 4, 203—210 (1963). — Krammer, F.: Die moderne Behandlung der Osteoporose. Z. Rheumaforsch. 21, 9/10, 383—390 (1962).

Lotmar: Zit. nach Wagenhäuser. — Louyot, P.: Die Nachteile und Zwischenfälle der Corticoidtherapie. Z. Rheumaforsch. 20, 1/2 : 60/61 (1961).

McConkey, E. et al.: Quart. J. Med. 31 : 419—427 (1962), ref. Absrt. Wld. Med. 33, 3 : 193 (1963). — Moksenbaum, M., and M. Mendelson, and Ch. G.: Aseptic Necrosis of the Femoral Head Associated with Steroid Therapy. J. Amer. Med. Assoc. 184, 4 : 262 (1963). — Murdoch, W., M. B., F. R. F. P. S., M. R. C. P.: Persistence of intraarticular steroid. Brit. Med. J. 9, 94—95 (1960).

Niepel, G., u. D. Kostka: Die Entstehung des Pseudo-Charcot-Gelenkes nach intraartikulären Instillationen von Hydrocortison bei rheumatoider Arthritis. Fortschr. Röntgenstr. 98, 4 : 505 (1963).

Oberdisse, K.: Die Therapie mit Glucocorticoiden (Substitution, Hemmwirkung, Therapie mit pharmakologischen Dosen). Arch. Exptl. Pathol. Pharmakol. 241, 1 : 102 (1961).

Rössler, H.: Cortisonbehandlung in der Orthopädie. Verhandl. Deut. Ges. Orthop. 44. Kongreß, 399—404 (1956).

Savage, A. A.: Symposium on the place of steroids in rheumatoid arthritis. Brit. Med. J. 5191 : 60 (1960). — Scheiffarth, F.: Vergleichende Untersuchungen über die eosinopenische Wirkung verschiedener Glucocorticoidester sowie des l-Hydroxytryptophans beim Menschen. Arzneimittel-Forsch. (Drug. Res.) 11, 602—606 (1961); — Corticoide und neutrale 17-Ketosteroide im Parotisspeichel, Schweiß und Duodenalsaft vor und nach Applikation von Glukocorticoiden. Med. Exptl. 5 : 77—90 (1961). — Schmid, J.: Über den Einfluß von Cortison- und ACTH-Derivaten auf die Knochendichte bei primär chronischer Polyarthritis. Münch. Med. Wschr. 102, 41 : 1987 (1960). — Schreiner, H. E.: Dexamathason, klinisch und experimentell. Dermatol. Wschr. 142, 43 : 1171 (1960). — Seidel, K.: Kritisches zur Kortikosteroidtherapie rheumatischer Erkrankungen. Dtsch. Ges. Wiss. 16, 21 : 957 (1961). — Serre, H.: Mécrose bilatérale des têtes fémorales au cours d'une maladie d'Addison sous corticothérapie prolongée. Presse méd. 69, 16 : 742 (1961). — Sèze, S. de, Hioco, et Lanham: Trâitement des ostéopathies cortisoniques par les fortes doses de calcium. Presse méd. 71, 14 : 732 (1963). — Silvermann, J., and C. T. H. Schroeder: Myocardial in farction developing during des oxycorticosterone Cadrenal preparation therapie. New York J. Med. 51, 1427 bis 1428 (1951). — Steinberg, Ch., Le Roy, and M.: Charcot-like Arthropathy Following Intra-Articular Hydrocortisone. J. Amer. Med. Assoc. 181, 10 : 851 (1962). — Stolzer, B. L., and M.: Intra-articular Injections of Adrenocorticosteroids in Patients with Arthritis. Penn. Med. J. 65 : 911 (1962), ref. Abstr. Wld. Med. 33, 1 : 46 (1963). — Streiker, F. B., D. S. C., F. A. C. F. O.: Injections of Therapy-Triamacinolone Acetonide. 12. J. Amer. Podiatry Assoc., p. 973—974, Vol. 52, Dec. 1962. — Sweetnam, D. R., R. M. Mason, and R. O. Murray: Steroid Arthropathy of the Hip. Brit. Med. J. 5183 : 1392 (1960).

Uehlinger, E.: Cortisonschäden. 2. Badenweiler Symposion 29.—31.10.1965 Badenweiler.

Wagenhäuser, F. J.: Die Dauertherapie chronisch-degenerativer Gelenkerkrankungen. Münch. med. Wschr. 107, 45—54 (1965). — Will, G.: Persistence of intraarticular steroid. Brit. Med. J. 9, 94—95 (1960).

Zicha, L.: Sofort- und Dauertherapie mit neuen Glukokortikoidderivaten. Therap. d. Gegenw. 100, 213—220 (1961); — Dünnschichtchromatographische Untersuchungen über den Stoffwechsel des Prednisolon- und 6-a- Methylprednisolon- Na-hemisuccinat. Med. exper. 7:1 (1962); — et al.: Vergleichende Untersuchungen über Wirkungseintritt und Wirkungsdauer neuer Dexamethason- und Prednisolonester am Histamin- und Serotonin-Asthma des Meerschweinchens. Arzneimittel-Forsch. 10, 831—834 (1960); — Vergleichende Untersuchungen über die eosinopenische Wirkung verschiedener Glucocorticoidester unter besonderer Berücksichtigung der Applikationsweise. Arzneimittel-Forsch. **11**, 606—612 (1961); — Nebennierenrindenfunktion bei rheumatischen Prozessen. Relazione al X. Congresso della Lega Internazionale contro il Rheumatismo (Roma, 3.—7. settembre 1961).

*Begutachtung**

Anhaltspunkte für die ärztliche Gutachtertätigkeit im Versorgungswesen, Neuausgabe. Herausgegeben von der Ärztlichen Abteilung des Bundesministeriums für Arbeit und Sozialordnung. Bonn: Köllen Verlag 1958. — Grundsatzfragen der sozialen Unfallversicherung. Festschrift für Dr. Herbert Lauterbach. Berlin: Erich Schmidt 1961. — Asanger, R.: Die rechtlichen Grundlagen der gesetzlichen Unfallversicherung in der Bundesrepublik Deutschland. In: Handbuch der Unfallbegutachtung, Bd. I, herausgegeben von A. Lob. Stuttgart: Ferdinand Enke 1961. — Gercke, W.: Prävention, Rehabilitation, Berufsunfähigkeit, Erwerbsunfähigkeit in der Rentenversicherung der Arbeiter und Angestellten. 2. Aufl. München: Werk-Verlag Dr. Banaschewski 1961. — Lob, A. R., Asanger u. J. Probst: Sozialgerichtliche Entscheidungen über den Zusammenhang zwischen Unfall und Erkrankung. Stuttgart: Ferdinand Enke 1958. — Perret, W.: Die private Unfallversicherung. In: Handbuch der Unfallbegutachtung, Bd. I, herausgegeben von A. Lob. Stuttgart: Ferdinand Enke 1961. — Probst, J.: Praxis der Unfallbegutachtung, Bd. I, herausgegeben von A. Lob. Stuttgart: Ferdinand Enke 1961. — Schönberg, G.: Die ärztliche Beurteilung Beschädigter, 3. Aufl. D. Steinkopff 1960. — Störring, G. E., u. W. Schellworth: Einführung in die Unfall- und Rentenbegutachtung, 4. Aufl. Stuttgart: Gustav Fischer 1958. — Weller, S.: Zur Morphologie und Funktion des Gelenkknorpels unter normalen und pathologischen Bedingungen. Habilitationsschrift, Freiburg 1962.

Albert, W.: Arbeitsstörungen als Problem der modernen Gesellschaft, der sozialen Sicherungssysteme und der Ärzte. Ärztliche Mitteilungen **41**, 1—18 (1956).

Böhler, L.: Osteochondrosis dissecans und Unfall. Münch. med. Wschr. **77**, 1189 (1930). — Burckhardt, H.: Arthritis deformans und Unfall. Arch. Orthop. Unfall-Chir. **34**, 291—299 (1933).

Dubitscher, F.: Grenzen bei der Anwendung des Begriffes der „Verschlimmerung". Der medizinische Sachverständige **51**, 77—80 (1955).

Freudenberg, K.: Die wirtschaftliche Bedeutung der medizinischen Begutachtung. Der medizinische Sachverständige **55**, 30—33 (1959).

Girgensohn, H.: Pathologische Anatomie der Gefangenschaftskrankheiten mit Bemerkungen zu ihrer Klinik und zur Frage der Spät- und Dauerschäden. Medizinische **16**, 761—769 (1959).

Hergt, W.: Arzt und Patient im Spannungsfeld der medizinischen Begutachtung. Therapiewoche **8**, 115 (1957). — Herrmannsdorfer, A.: Ethische, soziologische und erkenntniskritische Betrachtungen zum Problem des ärztlichen Gutachtens. Medizinische, 16 u. 17 (1954). — Herold, G.: Ärztliche Atteste und Berufsgeheimnis. Med. Klin. **53**, 1095—1096 (1958). — Heuer, H.: Das hausärztliche Attest, eine crux der Sozialgerichtsbarkeit. Ärztliche Mitteilungen **46**, 431—438 (1961); — Die wesentlichsten Begriffe des deutschen Sozialrechts und ihre Konkretisierung im Einzelhandeltatbestand. Der Medizinische Sachverständige **59**, 21—26 (1963). — Hohlbaum, L.: Arthritis deformans und Unfall. Chirurg **5**, 451—456 (1933). — Hübner, A.: Begutachtungsfragen. Landarzt **35**, 665—666 (1959).

Krischek, J.: Die Psychologie des Betriebsunfalls. Ärztliche Mitteilungen **44**, 1604—1608 (1959). — Kühl, E.: Arthritis deformans und Sport. Ver. bl. pfälz. Ärzte **40**, 162—177 u. 194 (1928).

Liniger, H., u. Haehner: Arthritis deformans und Unfall. Mschr. Unfallheilk. **35**, 289—298 (1928).

Marcus, C.: Arthritis deformans und Unfall. Mschr. Unfallheilk. **36**, 529 (1929). — Mayr, O.: Unfall und Arthrosis deformans, Mitteilung eines Falls von auffallend rascher Entwicklung einer Arthrosis deformans. Mschr. Unfallheilk. **42**, 120—122 (1935). — Mohing, W.: Erfahrungen an über 500 Zusammenhangsgutachten. Hefte Unfallheilk. **56**, 237—241 (1957).

Probst, J.: Grundsätzliche Fragen der ärztlichen Begutachtung. Med. Klin. **57**, 1231—1232 (1962); — Über grundsätzliche Fragen der ärztlichen Begutachtung. Med. Klin. **57**, 1272—1273 (1962); — Über grundsätzliche Fragen der ärztlichen Begutachtung. Med. Klin. **57**, 1302—1304 (1962); — Über grundsätzliche Fragen der ärztlichen Begutachtung. Med. Klin. **57**, 1345—1347 (1962); — Über grundsätzliche Fragen der ärztlichen Begutachtung. Med. Klin. **57**, 1423—1425 (1962).

Quirin: Über Zusammenhang zwischen Arthritis deformans und Unfall. Fortschr. Therap. **5**, 749—753 (1929).

---

* Weitere Literaturangaben unter posttraumatischer Arthrosis deformans

RÜD, H., H. DRIVER, E. SCHENCK u. G. NATHUSIUS v. W.: Chirurgisch-orthopädische Beobachtungen und Erfahrungen, aus „Extreme Lebensverhältnisse und ihre Folgen". Handbuch der ärztlichen Erfahrungen aus der Gefangenschaft, erschienen beim Verband der Heimkehrer, Verlagsabteilung, Bad Godesberg, Heerstr. 17.

SCHELLWORTH, W.: Minderung der Erwerbsfähigkeit, Begriff und Wirklichkeit. Ärztliche Mitteilungen **41**, 859—865 (1956); — Persönlichkeit und Werk. Der Medizinische Sachverständige **55**, 49—52 (1959). — SCHIECKEL, H.: Der Arzt als Gutachter in der Sozialgerichtsbarkeit. Ärztliche Mitteilungen **42**, 37—40 (1957). — SCHMID, A.: Unfall und Versicherungsmedizin. Münch. med. Wschr. **104**, 196—198 (1962). — SCHUTZ, H.: Arthritis deformans; zur Frage ihrer Verschlimmerung durch Unfall. Chirurg **3**, 68—74 (1931).

WEISS, J.: Beitrag zur Frage der posttraumatischen Arthrosis deformans. Z. Orthop. **88**, 247—250 (1956). — WETTE, F.: Über Arthritis deformans, ihre Entstehung und versicherungsrechtliche Beurteilung. Ärztl. Sachverst.-Ztg. **35**, 261—270 (1929).